全国高职高专护理类专业"十三五"规划教材

（供护理、助产专业用）

U0265544

基础护理学

主　编　叶　玲　刘　艳

副主编　黄利全　王君华　杨天琼

编　者　（以姓氏笔画为序）

　　　　王君华（漯河医学高等专科学校）

　　　　叶　玲（益阳医学高等专科学校）

　　　　冯莉苹（重庆三峡医药高等专科学校）

　　　　刘　艳（红河卫生职业学院）

　　　　杨　清（泰山护理职业学院）

　　　　杨天琼（遵义医药高等专科学校）

　　　　李青文（沈阳医学院）

　　　　何　求（益阳医学高等专科学校）

　　　　金　晶（安庆医药高等专科学校）

　　　　周丽平（长沙卫生职业学院）

　　　　郭凤英（益阳市第六人民医院）

　　　　黄利全（金华职业技术学院）

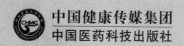

中国健康传媒集团

中国医药科技出版社

内容提要

本教材为"全国高职高专护理类专业'十三五'规划教材"之一,系根据本套教材的编写指导思想和原则要求,结合专业培养目标和本课程的教学目标、内容与任务要求编写而成。本教材具有专业针对性强、紧密结合岗位知识和职业能力要求、理论与临床联系密切、强调学生人文素养培养、对接护士执业资格考试要求等特点。本教材为书网融合教材,即纸质教材有机融合电子教材、教学配套资源(PPT、微课、视频等)、题库系统、数字化教学服务(在线教学、在线作业、在线考试)。内容主要涵盖医院与门诊急诊护理工作、医院内感染的预防与控制、患者安全与护士职业防护、患者入院护理、生命体征的评估与护理、医疗和护理文件记录、舒适护理等方面。

本教材主要供高职高专院校护理、助产等专业的师生使用,也可作为广大护理工作者进修提高的参考用书。

图书在版编目(CIP)数据

基础护理学 / 叶玲,刘艳主编. —北京:中国医药科技出版社,2018.8

全国高职高专护理类专业"十三五"规划教材

ISBN 978 - 7 - 5214 - 0135 - 6

Ⅰ. ①基…　Ⅱ. ①叶…　②刘…　Ⅲ. ①护理学 – 高等职业教育 – 教材　Ⅳ. ①R47

中国版本图书馆 CIP 数据核字(2018)第 061492 号

美术编辑　陈君杞

版式设计　麦和文化

出版　**中国健康传媒集团** | 中国医药科技出版社

地址　北京市海淀区文慧园北路甲 22 号

邮编　100082

电话　发行:010 - 62227427　邮购:010 - 62236938

网址　www. cmstp. com

规格　889 × 1194mm $\frac{1}{16}$

印张　27 $\frac{1}{4}$

字数　577 千字

版次　2018 年 8 月第 1 版

印次　2022 年 1 月第 5 次印刷

印刷　北京市密东印刷有限公司

经销　全国各地新华书店

书号　ISBN 978 - 7 - 5214 - 0135 - 6

定价　58.00 元

获取新书信息、投稿、为图书纠错,请扫码联系我们。

数字化教材编委会

主　编　叶　玲　刘　艳
副主编　黄利全　王君华　杨天琼
编　者（以姓氏笔画为序）

王　敏（长沙卫生职业学院）　　　　王君华（漯河医学高等专科学校）

叶　玲（益阳医学高等专科学校）　　刘　艳（红河卫生职业学院）

刘静馨（长沙卫生职业学院）　　　　刘美萍（长沙卫生职业学院）

冯莉苹（重庆三峡医药高等专科学校）朱　蓓（江苏医药职业学院）

朱素文（江苏医药职业学院）　　　　汤　艳（江苏医药职业学院）

杨　清（泰山护理职业学院）　　　　杨天琼（遵义医药高等专科学校）

李青文（沈阳医学院）　　　　　　　何　求（益阳医学高等专科学校）

肖　洁（长沙卫生职业学院）　　　　金　晶（安庆医药高等专科学校）

周丽平（长沙卫生职业学院）　　　　郑　雯（长沙卫生职业学院）

胡子艳（长沙卫生职业学院）　　　　郭凤英（益阳市第六人民医院）

唐　艳（长沙卫生职业学院）　　　　黄　玲（长沙卫生职业学院）

黄利全（金华职业技术学院）　　　　崔佳佳（江苏医药职业学院）

熊　琼（长沙卫生职业学院）

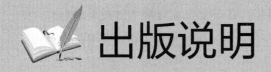

出版说明

为贯彻落实国务院办公厅《关于深化医教协同进一步推进医学教育改革与发展的意见》（〔2017〕63号）等有关文件精神，不断推动职业教育教学改革，推进信息技术与医学教育融合，加强医学人才培养，使职业教育切实对接岗位需求，教材内容与形式及呈现方式更加切合现代职业教育需求，培养具有整体护理观的护理人才，在教育部、国家卫生健康委员会、国家药品监督管理局的支持下，在本套教材建设指导委员会和评审委员会顾问、苏州卫生职业学院吕俊峰教授和主任委员、南方医科大学护理学院史瑞芬教授等专家的指导和顶层设计下，中国健康传媒集团·中国医药科技出版社组织全国100余所以高职高专院校及其附属医疗机构为主体的，近300名专家、教师历时近1年精心编撰了"全国高职高专护理类专业'十三五'规划教材"，该套教材即将付梓出版。

本套教材先期出版包括护理类专业理论课程主干教材共计27门，主要供全国高职高专护理、助产专业教学使用。同时，针对当前老年护理教学实际需要，我社及时组织《老年护理与保健》《老年中医养生》《现代老年护理技术》三本教材的编写工作，预计年内出版，作为本套护理类专业教材的补充品种。

本套教材定位清晰、特色鲜明，主要体现在以下方面。

一、内容精练，专业特色鲜明

本套教材的编写，始终满足高职高专护理类专业的培养目标要求，即：公共基础课、医学基础课、临床护理课、人文社科课紧紧围绕专业培养目标要求，教材内容精练、针对性强，具有鲜明的专业特色和高职教育特色。

二、对接岗位，强化能力培养

本套教材强化以岗位需求为导向的理实教学，注重理论知识与护理岗位需求相结合，对接职业标准和岗位要求。在教材正文适当插入临床案例（如"故事点睛"或"案例导入"），起到边读边想、边读边悟、边读边练，做到理论与临床护理岗位相结合，强化培养学生临床思维能力和护理操作能力。同时注重护士人文关怀素养的养成，构建"双技能"并重的护理专业教材内容体系；注重吸收临床护理新技术、新方法、新材料，体现教材的先进性。

三、对接护考，满足考试需求

本套教材内容和结构设计，与护士执业资格考试紧密对接，在护士执业资格考试相关课程教材中插入护士执业资格考试"考点提示"，为学生学习和参加护士执业资格考试奠定基础，提升学习效率。

四、书网融合，学习便捷轻松

全套教材为书网融合教材，即纸质教材有机融合数字教材，配套教学资源，题库系统，数字化教学服务。通过"一书一码"的强关联，为读者提供全免费增值服务。按教材封底的提示激活教材后，读者可通过 PC、手机阅读电子教材和配套课程资源（PPT、微课、视频、动画、图片、文本等），并可在线进行同步练习，实时反馈答案和解析。同时，读者也可以直接扫描书中二维码，阅读与教材内容关联的课程资源（"扫码学一学"，轻松学习 PPT 课件；"扫码看一看"，即刻浏览微课、视频等教学资源；"扫码练一练"，随时做题检测学习效果），从而丰富学习体验，使学习更便捷。教师可通过 PC 在线创建课程，与学生互动，开展在线课程内容定制、布置和批改作业、在线组织考试、讨论与答疑等教学活动，学生通过 PC、手机均可实现在线作业、在线考试，提升学习效率，使教与学更轻松。此外，平台尚有数据分析、教学诊断等功能，可为教学研究与管理提供技术和数据支撑。

编写出版本套高质量教材，得到了全国知名专家的精心指导和各有关院校领导与编者的大力支持，在此一并表示衷心感谢。出版发行本套教材，希望受到广大师生欢迎，并在教学中积极使用本套教材和提出宝贵意见，以便修订完善。让我们共同打造精品教材，为促进我国高职高专护理类专业教育教学改革和人才培养做出积极贡献。

中国医药科技出版社

2018 年 5 月

全国高职高专护理类专业"十三五"规划教材

建设指导委员会

委　　员（以姓氏笔画为序）

丁凤云（江苏医药职业学院）

马宁生（金华职业技术学院）

王　玉（山东医学高等专科学校）

王所荣（曲靖医学高等专科学校）

邓　辉（重庆三峡医药高等专科学校）

左凤林（重庆三峡医药高等专科学校）

叶　明（红河卫生职业学院）

叶　玲（益阳医学高等专科学校）

田晓露（红河卫生职业学院）

包再梅（益阳医学高等专科学校）

刘　艳（红河卫生职业学院）

刘　婕（山东医药技师学院）

刘　毅（红河卫生职业学院）

刘亚莉（辽宁医药职业学院）

刘俊香（重庆三峡医药高等专科学校）

刘淑霞（山东医学高等专科学校）

孙志军（山东医学高等专科学校）

杨　铤（江苏护理职业学院）

杨小玉（天津医学高等专科学校）

杨朝晔（江苏医药职业学院）

李镇麟（益阳医学高等专科学校）

何曙芝（江苏医药职业学院）

宋光熠（辽宁医药职业学院）

宋思源（楚雄医药高等专科学校）

张　庆（济南护理职业学院）

张义伟（宁夏医科大学）

张亚光（河南医学高等专科学校）

张向阳（济宁医学院）

张绍异（重庆医药高等专科学校）

张春强（长沙卫生职业学院）

易淑明（益阳医学高等专科学校）

罗仕蓉（遵义医药高等专科学校）

周良燕（雅安职业技术学院）

柳韦华［山东第一医科大学（山东省医学科学院）］

贾　平（益阳医学高等专科学校）

晏廷亮（曲靖医学高等专科学校）

高国丽（辽宁医药职业学院）

郭　宏（沈阳医学院）

郭梦安（益阳医学高等专科学校）

谈永进（安庆医药高等专科学校）

常陆林（广东江门中医药职业学院）

黄　萍（四川护理职业学院）

曹　旭（长沙卫生职业学院）

蒋　莉（重庆医药高等专科学校）

韩　慧（郑州大学）

傅学红（益阳医学高等专科学校）

蔡晓红（遵义医药高等专科学校）

谭　严（重庆三峡医药高等专科学校）

谭　毅（山东医学高等专科学校）

全国高职高专护理类专业"十三五"规划教材

评审委员会

本教材是在贯彻落实《关于深化医教协同进一步推进医学教育改革与发展的意见》（国办发〔2017〕63号）等有关文件精神的新形式下，主要根据高职高专院校护理类专业培养目标和主要就业方向及职业能力要求，按照本套教材编写指导思想和原则要求，结合本课程教学大纲，由全国多所院校教学和临床一线的教师悉心编写而成。

本教材是护理专业的核心课程教材，通过本课程教材学习使护理专业学生系统地、全面地领悟专业特点和专业理念，掌握护理岗位中所需要的基本理论、基本知识和基本技能。同时为后续内科护理、外科护理等专科课程学习奠定理论知识和临床技能基础。教材的主要内容包括医院与门诊、急诊护理工作，医院内感染的预防与控制，患者安全与护士职业防护，患者入院护理，生命体征的评估与护理，医疗和护理文件记录，舒适护理，清洁护理，冷热疗法，营养与饮食护理，排泄护理，药物疗法，静脉输液与静脉输血，标本采集，病情观察及危重患者的抢救与护理，临终护理，出院护理。

为了充分体现高职高专人才培养的特点，我们在教材编写中遵循"技能素质需求→课程体系→课程内容→知识模块→技能形成"的指导思想，注重教材继承性与创新性相结合，对国内外本课程教材的新内容、新观点吸收并加以创造性地利用，使教材内容体现了以下特点：以护理岗位工作流程为主线，以护理程序为框架的编写模式，把护理程序的科学思维方法贯穿整本教材，体现了整体护理的理念，突出了人文关怀的精神；教材结构更符合护理岗位工作流程，按门诊护理、入院护理、住院护理及出院护理顺序编写，每章以案例导入教学内容，更贴近患者、贴近临床，便于学生建立临床思维；教学内容与国家护士执业资格考试、全国统一卫生专业技术资格考试相结合，便于学生取得相应执业或专业技术资格；以临床为依托，结合社会、行业对技能型护理人才的要求，在实用的基础上，介绍临床新技术的应用，使毕业学生能符合临床需求，满足社会需要。本教材为书网融合教材，即纸质教材有机融合电子教材、教学配套资源（PPT、微课、视频等）、题库系统、数字化教学服务（在线教学、在线作业、在线考试），可作为学生自学、复习和教师教学的重要参考资料。

本教材突出基本理论、基本知识、基本技能和人文精神。理论部分以"必需，够用"为度，详略得当；技能部分，强调操作流程的精练和规范，体现人文关怀。本教材主要供高职高专院校护理、助产等专业的师生使用，可作为广大临床护理工作者进修提高的参考用书。

　　本教材由 12 所高职高专院校及其附属医院的教师和临床专家合作编写而成。在教材编写过程中，参考了许多护理、医学教育专家学者的相关著作，得到了各编者所在单位相关领导和同事的大力支持，凝聚了所有编者的智慧和多年的教学经验，在此一并致以诚挚的谢意！同时对提供视频资源的长沙卫生职业学院护理系基护教研室及江苏医药职业学院表示衷心感谢。

　　因编写时间较短，编者能力及水平有限，书中难免有疏漏之处，恳请使用本教材的广大师生和临床工作者加以指正。

编　者
2018 年 3 月

第一章 医院与门诊、急诊护理工作

扫码"学一学"

学习目标

1. **掌握** 医院的类型与分级；门诊、急诊的护理工作。
2. **熟悉** 医院的性质与任务；门诊、急诊设置与布局。
3. **了解** 医院工作的特点；医院的组织结构。
4. 能熟练地为患者进行正确的分诊。
5. 具有认真、严谨的工作态度，尊重关爱患者的意识。

案例导入

患者，男，67岁。有高血压病史10年，因受凉后咳嗽、咳痰3天来医院就诊，患者来自农村，文盲，因患病时间长而焦虑不安。

请问：

1. 门诊护士应如何协助他完成本次就诊？
2. 患者在候诊时，护士应针对患者做哪些护理工作？

第一节 医 院

医院是对群众或特定人群进行防病治病的场所，具有一定数量的病床设施、相应的医务人员和必要的设备，以通过医务人员的集体协作，运用医学科学的理论和技术，对住院或门诊、急诊患者实施科学正确的诊断、治疗及护理服务为主要目的的卫生事业机构。

一、医院的性质与任务

（一）医院的性质

原卫生部颁发的《全国医院工作条例》指出，"医院是防病治病、保障人民健康的社会主义卫生事业单位，必须贯彻党和国家的卫生工作方针政策，遵守政府法令，为社会主义现代化建设服务。"这是我国医院的基本性质。

（二）医院的任务

原卫生部颁发的《全国医院工作条例》指出，医院的任务是"以医疗工作为中心，在提高医疗质量的基础上，保证教学和科研任务的完成，并不断提高教学质量和科研水平。同时做好扩大预防、指导基层和计划生育的技术工作"。

1. 医疗 医疗工作是医院的主要任务。医疗工作以诊疗和护理两大业务为主体，并与医技部门密切配合形成一个医疗整体为患者服务。

2. 教学 医学教育包括学校教育和临床实践两个阶段，医院要为各医学类专业学生提供实践场所。毕业后的在职人员也需不断接受继续教育，包括新知识、新技术、新业务的学习和培训，才能不断提高医疗技术水平。医院是进行医学临床教育的重要场所。

3. 科学研究 医院是医疗实践的场所，许多临床上的问题都是科学研究的课题。通过医学研究可解决医疗护理中遇到的问题，促进医学和护理学科的发展。同时，可将医学科学研究成果应用于临床，提高医疗护理质量。科研成果也将不断地充实教学内容，推动医疗教学的发展。医院为科学工作者提供科学研究和临床实践的场地。

4. 预防和社区卫生服务 各级医院都有预防保健和社区卫生服务的任务。如开展社区医疗和家庭服务；进行健康教育和普及卫生知识；指导基层计划生育工作、开展健康咨询和疾病普查工作，倡导健康生活方式和加强自我保健意识等。

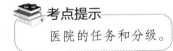

考点提示

医院的任务和分级。

二、医院的类型与分级

（一）医院的类型

1. 按收治患者范围分类 可分为综合医院、专科医院、康复医院和职业病医院。

2. 按经营目的分类 分为非营利性医疗机构和营利性医疗机构。

（1）非营利性医疗机构：是指为社会公众利益而设立和运营的医疗机构，不以营利为目的，其收入用于弥补医疗服务成本，实际运营中的收支结余不能用于投资者的回报，只能用于自身的发展，如改善医疗条件、引进技术、开展新的医疗服务项目等。

（2）营利性医疗机构：是指医疗服务所得收益可用于投资者经济回报的医疗机构。营利性医疗机构根据市场需求自主确定医疗服务项目，并报卫生行政部门核准，营利性医疗机构依法自主经营，医疗服务价格开放，实行市场调节价，根据实际服务成本和市场供求情况自主制定价格。

3. 按分级管理办法分类 分为一级医院、二级医院、三级医院。

（二）医院的分级

根据原卫生部颁发的《医院分级管理标准》，医院实施标准化的分级管理。按照医院的任务和功能、设施条件、技术水平和管理水平不同，将医院划分为三级（一、二、三级）十等（每级医院分甲、乙、丙等，三级医院增设特等）。

1. 一级医院 是直接为一定人口（≤10万）的社区提供医疗护理、预防保健和康复服务的基层医疗卫生机构（病床数≤100张）。如城市街道医院、农村的乡镇卫生院和某些企事业单位的职工医院。一级医院是承担社区初级卫生保健任务的主要机构。

2. 二级医院 是向多个社区（半径人口＞10万）提供医疗、护理、预防保健和康复服务的基层医疗卫生机构（病床数在101～500张），能与医疗相结合开展教学科研工作，指导基层卫生机构开展工作，接受一级医院转诊，对一级医院进行业务指导。如一般市、县医院和直辖市的区级医院和相当规模的厂矿、企事业单位的职工医院。

3. 三级医院 是向几个地区或全国范围提供医疗服务的医院，是国家高层次的医疗卫生机构（病床数在500张以上）。是省（自治区、直辖市）或全国的医疗、预防、教学和科研相结合的技术中心，提供全面连续的医疗护理、预防保健、康复服务和高水平的专科服务，解决危重疑难病症，接受二级医院转诊，对下级医院进行指导和培训，并承担教学、科研任务。如省、市级大医院和医学院校的附属医院。

近年来，随着医药卫生体制的改革，各级各类医院打破原有服务对象和地区界限，扩大服务范围，使卫生资源得到充分的利用。

三、医院的组织结构

按照原卫生部统一颁布的医院组织编制原则设置组织结构，根据医院各部门的功能和任务，医院大致由医疗部门、医疗辅助部门和行政后勤部门三大系统构成（图1-1）。

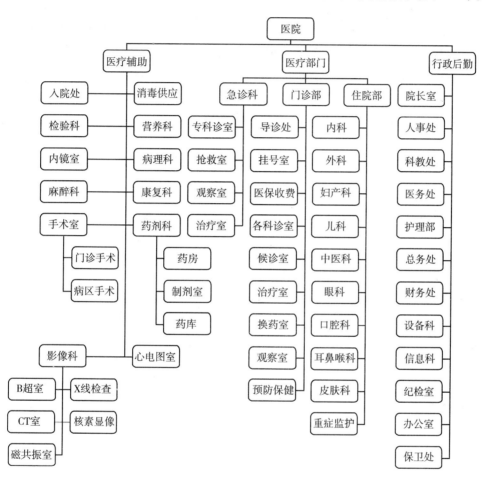

图1-1　医院的组织结构

第二节　门急诊设置及护理

医院内为患者提供医疗服务的业务科室有门诊部、急诊科和病区。护理工作贯穿于医院各业务科室工作中，成为医院工作的重要组成部分，做好门诊、急诊护理工作能反映医院的医疗、护理质量及医院的综合管理水平。

一、门诊部

门诊部（outpatient department）是医院直接为公众提供诊断、治疗和预防保健服务的场所，是医院面向社会的窗口，是医院医疗工作的第一线。门诊具有人员多、流动性大、病种复杂、季节性强、就诊时间短等特点，门诊部的医疗护理工作质量直接影响患者就医质量和医院的社会形象，护理人员应提供优质的服务，使患者能得到及时、满意的诊断和治疗。

扫码"看一看"

（一）门诊部的设置和布局

门诊部的候诊、就诊环境以方便患者为目的。医院应创造良好的就诊环境，做到美化、绿化、安静、整洁、布局合理。门诊大厅应设立导诊处，配置多媒体查询屏及电子显示屏，使就诊者能及时获得医疗服务信息，各种医疗服务项目清晰、透明。备有醒目的标志和指示路牌，使就诊程序简便、快捷。各科候诊室应宽敞，候诊椅充足、舒适，布局装饰突出专科特色，备有电视、饮水设施、常见病预防和康复等宣传读物，体现医院对患者的人文关怀，从而使患者对医院产生信任感，愿意配合医院工作。

门诊设有和医院各科室相应的诊室，并设有挂号室、收费室、化验室、药房、治疗室、候诊室等。诊室内配备诊查床、洗手池和诊断桌，桌上放置各种体检用具、化验检查申请单、处方等。治疗室内备有急救物品和设备，如氧气、吸引装置、急救药品等。

知 识 链 接

微导诊

"微导诊"是近几年出现的一个全国性的微信平台。医院门诊部与"健康之路"预约平台合作，利用移动互联网和信息化手段，使就诊者能够简单、迅速地了解医院整体就诊流程，减少医院服务人员繁重的导诊工作量，达到降低服务成本、提升患者服务满意率的效果。通过"微导诊"，简单的一键扫描医院专属二维码即可收到包括楼层指引、门诊、医保、检查、住院等全方面医院就诊流程信息。部分医院的"微导诊"还具备个人账户充值、预约、代缴挂号费等功能。

（二）门诊护理工作

考点提示
门诊的护理工作。

1. 预检分诊　来门诊就诊的患者应先预检分诊，后挂号诊疗。预检分诊需由临床经验丰富的护士担任，护士应热情、主动接待来院就诊的患者，简明扼要询问病史、观察病情，做出初步判断，给予合理的分诊指导。对传染病患者或疑似病例应分诊至隔离门诊就诊。

2. 安排候诊与就诊　患者挂号后，到各科候诊室等候依次就诊，护士应做好下列工作。

（1）开诊前准备好诊疗过程中使用的各种器械和用物，维持良好的诊疗和候诊环境。

（2）分理初诊和复诊病案，收集整理各种检查、化验报告。

（3）根据患者病情测量体温、脉搏、呼吸、血压等，并记录在门诊病历上。

（4）根据患者挂号先后顺序就诊，必要时协助医生进行诊断和检查等工作。

（5）观察候诊患者病情变化，遇高热、剧痛、呼吸困难、出血、休克等患者，应立即安排就诊或送急诊科处理。对病情较重或年老体弱患者，可适当调整就诊顺序提前就诊。

3. 健康教育　利用候诊时间开展健康教育，内容应通俗易懂、针对性强，可采用口头、图片、墙报、电视录像或赠送有关健康教育宣传小册子等多种不同方式。应耐心、热情地解答患者提出的问题。

4. 治疗　根据医嘱执行治疗，如注射、换药、导尿、灌肠、穿刺等，护士必须严格执行操作规程，确保治疗安全、有效。

5. 消毒隔离 门诊人群流量大，患者集中，易发生交叉感染，要认真做好消毒隔离工作。对门诊各诊室、治疗室、换药室、候诊室等密切接触患者的地方，应对其空气、地面、家具定期清洁、消毒；与患者接触的医疗器械应随时消毒；遇传染病或疑似传染病患者，做好疫情报告。

6. 健康体检与预防接种 经过培训的护士可直接参与各类保健门诊的咨询或诊疗工作，如健康体检、疾病普查、预防接种等，以满足人们日益增长的健康和卫生保健需求。

二、急诊科

急诊科（emergency department）是医院诊治急危重症患者的场所，是抢救患者生命的第一线。由于急诊患者具有发病急、病情重、变化快等特点，因此急诊科护士应有良好的素质，丰富的抢救知识和经验，技术熟练、动作敏捷。急诊的组织管理应保证抢救工作及时、准确、有效；技术管理应达到标准化、程序化、制度化。

（一）急诊科的设置和布局

急诊科环境应方便患者以最快速度得到有效的就诊，提高患者的成功救治率。应做到宽敞、明亮、通风、安静和整洁。应设有专用电话、急救车、平车、轮椅等运送通讯工具，设有专用路线和宽敞的通道通往医院各临床科室，标志清晰，路标指向明确，夜间有明亮的灯光，以保证患者尽快得到救治。同时舒适的就诊环境可以减轻患者及家属的焦虑情绪，改善医护人员因为高强度工作带来的怠倦情绪。

急诊科是医院相对独立的部分，设有预检处、诊室、抢救室、治疗室、监护室、观察室、清创室、药房、化验室、X线室、心电图室、挂号室及收费室等，以保证急救工作的顺利完成。

（二）急诊护理工作

1. 预检分诊 预检护士负责接待就诊的患者，掌握急诊就诊的标准，做到一问、二看、三检查、四分诊。通过简要评估确定患者就诊的科室，并护送患者到相应的诊室或抢救室。遇有急危重症患者，立即通知值班医生及抢救室护士进行抢救；遇到意外灾害事件，立即通知相关部门并救治伤员；遇有法律纠纷、刑事伤害、交通事故等事件，尽快通知医院保卫部门或直接与公安部门取得联系，并请家属或陪送者留下。

> **知识拓展**
>
> **急诊室红黄绿分区标准**
>
> 卫生部公布的《急诊患者病情分级试点指导原则（征求意见稿）》，将急诊科从空间上分为"红黄绿"三区，急诊患者按病情轻重分为"四级"，进行区别救治。"四级"是按照医生对患者病情的评估结果来划分：一级是濒危患者；二级是危重患者；三级是急症患者；四级是非急症患者。三区中"红区"为抢救监护区，适用于救治一级和二级患者；黄区的主要功能是密切观察，适用于三级患者；"绿区"，是四级患者的诊疗区域。

2. 抢救工作

（1）物品准备 一切抢救物品要求做到"五定"，即定数量品种、定点安置、定人保管、定期消毒灭菌和定期检查维修。护士必须熟悉各种抢救物品的性能和使用方法，并能排除一般性故障，使所有抢救物品处于良好备用状态，急救物品完好率要求达到100%。

（2）配合抢救

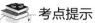

> **考点提示**
>
> 抢救时护士可酌情采取的措施、口头医嘱执行方法、记录的内容和需两人查对的内容。

1）护士必须严格遵守操作规程，争分夺秒实施抢救。在医生到达之前，护士应根据患者病情做出初步判断，并实施紧急处理，如测量血压、给氧、吸痰、止血、配血、建立静脉输液通道，进行人工呼吸、胸外心脏按压等。医生到达后，立即汇报处理情况和效果，并积极配合医生进行抢救，包括正确执行医嘱、密切观察病情变化并及时报告医生。

2）做好抢救记录和查对工作。应及时、准确、清晰地做好抢救记录，详细记录与抢救有关的事件并注明时间，如患者和医生到达时间、各项抢救措施执行及停止时间（如用药、吸氧、心肺复苏等），要详细记录执行医嘱的内容及患者病情的动态变化。在抢救过程中，凡口头医嘱必须向医生复诵一遍，双方确认无误后再执行，抢救完毕后，请医生及时补写医嘱和处方。各种抢救药品的空药瓶、空安瓿、输血袋等应统一集中放置，需经两人查对确认与医嘱相符才可弃去。

3. 病情观察　通常急诊观察室设有一定数量的床位，以收治暂时未确诊或已确诊但因各种原因暂时不能住院的患者，或只需短时观察即可返家的患者。观察时间一般为3~7天。观察护士应做好下列工作。

（1）入室登记、建立病案，详细填写各项记录，书写观察室患者病情报告。

（2）主动巡视和观察患者，及时执行医嘱，做好各项基础护理工作，加强心理护理。

（3）做好出入室患者及其家属的管理工作。

本章小结

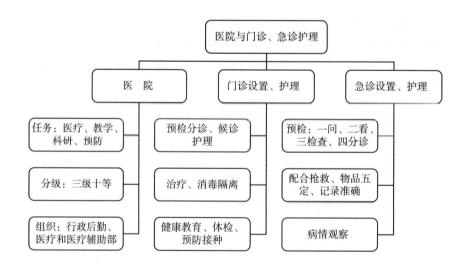

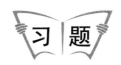

一、选择题

【A1/A2 型题】

1. 医院的任务不包括
   A. 医疗工作　　　　　　B. 教学工作　　　　　　C. 科学研究
   D. 制订卫生政策　　　　E. 预防和社区卫生服务

2. 按医院分级管理可将医院分为
   A. 综合医院和专科医院　　B. 三级九等
   C. 三级十等　　　　　　　D. 全民、集体、个体和中外合资医院等
   E. 营利性和非营利性医疗机构

3. 抢救室管理物品应做到"五定"，其内容不包括
   A. 定品种数量　　　　　B. 定点安置，定人保管　　C. 定期消毒灭菌
   D. 定期检查维修　　　　E. 定时使用

4. 抢救患者时不需要记录的时间是
   A. 患者到达的时间　　　B. 通知医生的时间　　　C. 医生到达的时间
   D. 用药时间　　　　　　E. 给氧时间

5. 门诊发现细菌性痢疾患者，护士应立即
   A. 安排提前就诊　　　　B. 转急诊治疗　　　　　C. 转隔离门诊治疗
   D. 给予卫生指导　　　　E. 问清病史

6. 患者，女，50岁。因右上腹慢性疼痛来医院就诊。对前来就诊的患者，门诊护士应首先
   A. 查阅病历资料　　　　B. 预检　　　　　　　　C. 配合医生进行检查
   D. 用药指导　　　　　　E. 心理安慰

7. 患者，男，42岁。候诊时出现剧烈腹痛、面色苍白、四肢冰凉、呼吸急促。门诊护士应
   A. 催促医生　　　　　　B. 测量体温　　　　　　C. 安慰患者
   D. 安排提前就诊　　　　E. 观察病情进展

8. 患者，男，40岁，建筑工人。从高空坠落致骨盆骨折，大量出血，送入医院急诊科。抢救患者的过程中，护士进行的下列工作中不正确的是
   A. 口头医嘱复诵后再执行　　　　　B. 用完的空安瓿应及时丢弃
   C. 抢救后应及时请医生补写医嘱　　D. 抢救记录字迹清晰、准确
   E. 医生未到时先建立静脉通道

9. 患者，外伤，右下肢骨折，大量出血，急诊入院。急诊科护士在医生到来前应立即
   A. 为患者注射镇痛药物　　B. 劝慰患者耐心等待医生
   C. 向保卫部门报告　　　　D. 给患者止血、测血压，建立静脉通道
   E. 详细询问事故的原因

【A3 型题】

（10～11 题共用题干）

小林是急诊护士。值夜班时，一个被砍伤的患者被送入院，大量出血，经询问得知其在被抢劫过程中受伤。

10. 小林应立即通知

  A. 护士长   B. 公安部门   C. 家属

  D. 医院领导   E. 自己朋友

11. 在值班医生到达之前，小林应做的措施不包括

  A. 止血   B. 给伤员使用止血药物   C. 测血压

  D. 给氧   E. 请陪送者留下

二、思考题

1. 护士配合抢救患者时，应做哪些护理工作？

2. 门诊护理工作有哪些？

扫码"练一练"

（周丽平）

第二章　医院内感染的预防与控制

案例导入

关于青岛某区人民医院院感事件的通报

2017 年 1 月 19 日下午，青岛某区卫计局接到某区人民医院报告，医院血液透析室发现 9 名患者感染乙型肝炎病毒，某区卫计局立即组织相关部门开展调查和处置工作，并逐级上报相关情况。经国家、省、市专家组现场调查，认定这是一起因该院血液透析室违反院感操作规程导致的严重医院感染事件。

请问：

1. 此案例中导致院内感染发生的条件有哪些？

2. 可能发生的原因有哪些？

3. 应怎样防范院内感染的发生？

　　医院因病原微生物种类繁多，各种侵入性医疗技术的应用，大量抗生素和免疫抑制剂的应用，使患者易发生医院感染。医院内感染成为威胁患者安全的一个重要因素，轻者增加患者的身心痛苦，严重者威胁患者的生命，给家庭、医院和社会造成严重的损失。世界卫生组织（WHO）提出有效控制医院内感染的关键措施为清洁、消毒、灭菌、无菌技术、隔离、合理使用抗生素等。医务人员应熟悉相关法律、法规、标准、规范及医院的管理制度，掌握医院内感染理论、知识、技能，从思想上高度重视，将各项预防措施落实到位，以避免医院内感染的发生。

扫码"学一学"

扫码"看一看"

第一节 医院内感染

一、概念

广义地讲，任何人在医院活动期间遭受病原体侵袭而引起的诊断明确的感染或疾病称为医院内感染，包括患者、探视者和医院工作人员在医院内受到的感染。因为门急诊患者、陪护人员、探视人员及其他流动人员在医院停留时间短暂，难以确定其感染来源，医院内感染的对象主要指住院患者，故医院内感染是指住院患者在医院内获得的感染，包括在住院期间发生的感染和在医院内获得、出院后发生的感染。医院工作人员在医院内获得的感染也属于医院内感染。在医疗机构或医院患者中，短时间内发生 3 例以上同种同源感染病例的情况称为医院内感染暴发。

二、医院内感染的分类

（一）按病原体的来源分类

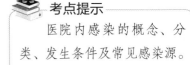

考点提示

医院内感染的概念、分类、发生条件及常见感染源。

1. 外源性感染（exogenous infection） 又称交叉感染（cross infection），指身体外病原体通过直接或间接感染途径导致机体发生医院内感染。如患者与患者之间、患者与医务人员之间或医院职工之间的直接感染，以及通过水、空气、医疗器械等的间接感染。

2. 内源性感染（endogenous infection） 又称自身感染（autoinfection），指各种原因引起的患者在医院遭到自身固有病原体侵袭而发生的医院内感染。病原体来自于患者身体某些部位，如皮肤、口咽、泌尿生殖道、肠道的正常菌群或外来的定植菌。当人体免疫功能下降，菌群失调或正常菌群发生移位等使它们成为条件致病菌时可引起患者感染。

（二）按感染病原体的种类分类

分为细菌感染、真菌感染、病毒感染、衣原体感染、支原体感染、立克次体感染、螺旋体感染、放线菌感染等。引起医院内感染的病原体以细菌、真菌及病毒为主。

医院内感染发生的常见部位为下呼吸道、胃肠道、血液系统、手术部位、眼部、皮肤软组织、泌尿道及中枢神经系统。

三、医院内感染发生的原因

（一）机体内在因素

1. 生理因素 包括年龄、性别等。如婴幼儿自身免疫系统发育尚不完善，老年人各器官功能衰退，女性月经期、妊娠期等抵抗力较差，易发生医院内感染。

2. 病理因素 因某些疾病导致机体免疫力下降易发生医院内感染，如恶性肿瘤、血液病、糖尿病、肝肾疾病等使机体免疫力下降；放疗、化疗及各种免疫抑制剂的应用损伤个体免疫功能；皮肤黏膜损伤、昏迷患者发生误吸等诱发感染。

3. 心理因素 个体的主观能动性降低、负性情绪、受暗示等在一定程度上可使个体的抵抗力下降。

（二）机体外在因素

1. 侵入性诊疗操作 现代诊疗技术尤其是各种侵入性诊疗的增加，如各种穿刺、置管、血液净化、器官移植等，破坏了皮肤黏膜及血液屏障功能，无菌操作及隔离不当可致使病原微生物入侵，从而导致医院内感染的发生。

2. 不合理地使用抗生素 如无适应证的预防性用药，术前和术后用药时间过长，用药剂量过大和联合用药过多，均可破坏体内正常菌群，导致耐药菌株增加、菌群失调，引起二重感染。

3. 放疗、化疗及免疫抑制剂的应用 进行放疗、化疗的恶性肿瘤患者，在杀死肿瘤细胞的同时，正常细胞受到损伤；应用免疫抑制剂的患者，因抑制机体的免疫系统，降低了患者机体的防御功能，易发生医院内感染。

3. 医院环境 医院集聚各类感染患者，其环境易受各种病原微生物的污染，从而增加了医院内感染的机会。

4. 医院内感染管理机制不健全 医院内感染管理机构及管理制度不健全，医务人员缺乏医院内感染的相关知识、操作不规范等均会增加医院内感染的发生。

四、医院内感染发生的条件

医院内感染的形成必须具备传染源、传播途径和易感宿主三个环节，当三者同时存在并相互联系时构成了感染链，导致感染的发生。因此，医务人员可通过控制传染源、切断传播途径、保护易感人群等措施来切断感染链，达到预防医院感染发生的目的。

（一）感染源

感染源是指病原微生物生存、繁殖及排出的场所或宿主（人或动物）。在医院内感染中，主要的感染源如下。

1. 患者自身 内源性感染的感染源是患者自身，寄居在患者身体某些特定部位（如皮肤、胃肠道、上呼吸道及口腔黏膜等）或来自外部环境定植在这些部位的常住菌和暂居菌，在个体抵抗力下降或发生菌群易位时可引起患者自身感染或向外界传播感染。

2. 已感染的患者 感染后有临床症状的患者是最重要的感染源，病原微生物从患者体内不断排出，这些病原微生物往往具有耐药性、致病力强等特点，而且容易在另一易感宿主体内生长和繁殖。

3. 病原携带者 感染后无临床症状的患者，其体内的病原微生物不断生长繁殖并排出体外，是另一主要的感染源。可见于患者、患者家属、探视者和医院工作人员。因无症状易被忽视。

4. 医院环境 医院的空气、水源、食品、垃圾、病房设施、器械等，容易受各种病原微生物的污染而成为感染源。如铜绿假单胞菌、沙门菌等兼有腐生特性的革兰阴性杆菌，可在潮湿的环境或液体中存活并繁殖达数月以上。金黄色葡萄球菌、肺炎链球菌等在干燥的环境物体表面存活多日，随着时间的延长其致病力降低。

5. 动物感染源 各种动物如蚊、蝇、蟑螂、蝉、螨、鼠等都可能感染或携带病原微生物成为感染源。其中鼠类不仅是沙门菌的重要宿主，也是鼠疫、流行性出血热等传染病的感染源。

（二）传播途径

传播途径是指病原微生物从感染源传至易感宿主的途径或方式。内源性感染主要通过病原体在机体的易位而导致，是自身直接接触感染；外源性感染的发生可有多种传播途径，主要的传播途径如下。

1. 接触传播 是病原体通过手、医疗器材等其他媒介物直接或间接接触导致的传播，是医院内感染最常见和主要的传播途径。

（1）直接接触传播 感染源直接将病原微生物传播给易感宿主。如母婴间风疹病毒、巨细胞病毒、人类免疫缺陷病毒（艾滋病病毒）的传播感染。患者与医务人员之间、患者与其他人员之间、医务人员与其他人员之间直接接触发生的传播感染。

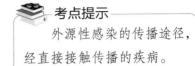

考点提示

外源性感染的传播途径，经直接接触传播的疾病。

（2）间接接触传播 病原微生物通过传播媒介传递给易感宿主。最常见的传播媒介是医务人员的手，因医务人员的手经常接触患者、患者分泌物、排泄物及患者污染的物品、环境，被污染后把病原微生物传递给其他患者、物品和周围环境；公用的医疗器械、用具消毒不严，如呼吸机相关性肺炎、导管相关血流感染等；医院水源、食物被病原微生物污染，如细菌性痢疾、霍乱等。

2. 空气传播 是指带有病原微生物的微粒子（d≤5μm）通过空气流动导致远距离的疾病传播。如开放性肺结核患者排出结核菌通过空气传播给易感人群。

3. 飞沫传播 是指带有病原微生物的飞沫核（d>5μm）在空气中短距离（1m内）移动到易感人群的口、鼻黏膜导致的疾病传播。患者在咳嗽、打喷嚏时可从口、鼻腔喷出含有病原微生物的小液滴，进行吸痰操作时可产生液体微粒，这些液滴或微粒形成了飞沫，飞沫在空气中飘浮时间不长，只能近距离传播给密切接触者。如白喉、麻疹、急性传染性非典型肺炎、猩红热、肺鼠疫等主要通过飞沫传播。

4. 生物传播 指动物或昆虫携带病原微生物作为人体传播的中间宿主。病原体在动物或昆虫中感染、繁殖并传播。如蚊子叮咬传播疟疾、乙型脑炎、登革热等；宰杀感染动物时，病原微生物侵入破损的伤口或吸入含菌的气溶胶导致感染。

（三）易感宿主

易感宿主是指对感染性疾病缺乏免疫力而易感染的人。将易感宿主作为一个总体，称为易感人群。医院是易感人群相对集中的地方，容易发生感染和感染的流行。病原体传播到宿主后是否引起感染主要取决于病原体的毒力和宿主的易感性。宿主的易感性取决于病原体的定植部位和宿主的防御功能。医院内感染常见的易感人群主要有：①婴幼儿及老年人，特别是早产儿及低体重儿；②机体免疫功能严重受损者；③营养不良者；④接受各种免疫抑制剂治疗者；⑤不合理使用抗生素的患者；⑥接受各种侵入性诊疗操作者；⑦手术时间和住院时间长者；⑧精神状态差者。

五、医院内感染的预防与控制

（一）建立四级监控体系

1. 建立医院内感染管理机构 住院床位100张以下的医院应指定分管医院内感染管理工作的部门。住院床位总数在100张以上的医院应设立四级管理组织，即医院质量与安全管理委员会—医院感染管理委员会—医院感染管理科—医院感染管理小组。在医院内感染管理委员会的领导下，建立三级医院内感染护理管理体系：一级管理为病区护士长和兼职监控护士；二级管理为科护士长和护士长；三级管理为护理部副主任。形成自控、科控、院控三级质控网络，做到预防为主，及时发现、及时汇报、及时处理。

2. 医院感染管理小组 由科主任、护士长、质控医生和质控护士组成。病区负责人为本病区医院感染管理第一责任人，小组人员宜为病区内相对固定人员，医师宜具有主治医师以上职称。根据本病区主要医院感染特点，如医院感染的主要部位、主要病原体、主要侵袭性操作和多重耐药菌，制定相应的医院感染预防与控制措施及流程，并组织落实。配合医院感染管理部门进行本病区的医院感染监测，及时报告医院感染病例，并应定期对医院感染监测、防控工作的落实情况进行自查、分析，发现问题及时改进并做好相应记录。结合本病区多重耐药菌感染及细菌耐药情况，落实医院抗菌药物管理的相关规定。

（二）健全、落实各项规章制度

依据国家卫生行政部门颁发的法律法规、规范及标准，健全医院内感染各项管理制度，建立医院内感染监测网络，建立健全医院内感染暴发应急处置预案，发现患者应及时报告院感科并协助调查，进行病原学检查及药物敏感试验，立即查找感染源、感染途径，控制蔓延，积极治疗和隔离患者。

1. 医院管理制度 如清洁卫生制度、消毒隔离制度、医疗废弃物分类处理、消毒供应中心物品消毒管理制度、感染管理报告制度及《抗菌药物临床应用管理办法》等。

2. 监测制度 包括医院感染病例监测、医院感染的目标性监测、医院感染暴发监测、多重耐药菌感染的监测等，监测方法应遵循 WS/T 312 的要求。按照原卫生部《医院内感染监测规范》《病区医院感染管理规范》《医院消毒供应中心管理规范》等 12 项卫生行业标准（国卫通〔2016〕23 号），包括对清洁、消毒、灭菌效果、一次性医疗器材及门、急诊常用器械的监测；对感染高发科室，如手术室、监护室、烧伤科、分娩室、血透室、早产儿及新生儿室、消毒供应室等进行重点监测。

3. 消毒质量控制标准 如医护人员手的消毒、空气消毒、物体表面的消毒灭菌，各种内镜、管道装置、接触患者血液及黏液的医疗器械消毒灭菌，医院污水污物的处理等，应符合原卫生部所规定的《医务人员手卫生规范》《消毒技术规范》，应遵守标准预防的原则。

（三）医院环境布局合理

医院布局合理，设施应有利于消毒隔离，二级以上医院建立规范合格的感染性疾病科。应有医院污水建筑处理设备，对医院内产生的污水进行无害化处理，保护环境。病区内病室、治疗室等各功能区域内的房间应布局合理，洁污分区明确，配备手卫生设施。应保持清洁干燥，通风良好，没有与室外直接通风条件的房间应配置空气净化装置。

（四）加强医院内感染知识的教育

1. 建立专业人员培训制度 建立医院内感染专业人员岗位培训和考核制度，对全体工作人员进行相关法律法规、相关工作规范和标准、专业技术知识的培训，并做好考核。提高医院内感染专业人员的业务技术水平。工作人员应了解本病区、本专业相关医院感染特点，包括感染率、感染部位、感染病原体及多重耐药菌感染情况。

2. 合理使用抗生素 组织医务人员认真学习《抗菌药物临床应用管理办法》，严格掌握使用指征。根据药物敏感试验选择敏感抗生素，选择合适的剂量、合理的给药途径和疗程。不宜使用无适应证的预防性用药，手术预防使用抗菌药物时间应控制在术前 30 分钟至2 小时，避免术后停药过迟、用药剂量过大或联合用药过多。

3. 卫生宣教 病区医院感染管理小组应定期考核保洁员、配膳员的医院感染管理相关知识，如清洁与消毒、手卫生、个人防护等，并根据其知识掌握情况开展相应的培训与指导。应对患者、陪护及其他相关人员进行医院感染管理相关知识（手卫生、隔离等）的宣传及教育。增强预防和控制医院内感染的自觉性。

知 识 链 接

中国医院协会患者安全目标四——减少医院相关性感染

1. 落实手卫生规范，为执行手卫生提供必需的保障和有效的监管措施。

2. 医护人员在无菌临床操作过程中应严格遵循无菌操作规范，确保临床操作的安全性。

3. 有预防多重耐药菌感染的措施和抗菌药物合理应用规范，尽可能降低医院相关感染的风险。

4. 使用合格的无菌医疗器械。有创操作的环境消毒应遵循医院感染控制的基本要求。

5. 落实医院感染监测指标体系并持续改进。

6. 严格执行各种废弃物的处理流程。

第二节　清洁、消毒和灭菌

扫码"学一学"

扫码"看一看"

案 例 导 入

患者，男，45 岁。9 天前因田间劳动时，锈铁钉刺入右足底，因出血不多，自己冲洗后包扎。近 2 天患者发热、厌食、说话受限、咀嚼困难，呈苦笑面容，抽搐。诊断为"破伤风"。住院治疗 32 天，痊愈出院。

请问：

1. 患者的换药器械可采用哪些消毒、灭菌方法？换药后敷料应怎样处理？

2. 医务人员给患者进行换药前后怎样进行手卫生消毒？怎样准备无菌换药盘？换药时应遵守哪些无菌原则？

3. 患者入院后，需采取何种隔离？患者作为感染源主要通过哪些传播途径传播疾病？护士应采取哪些隔离措施？

4. 患者出院后应怎样进行终末消毒？

5. 护士怎样安慰和鼓励患者，让患者度过较长的隔离期？

一、概念

1. 清洁（cleaning）　是指用清水、去污剂等清除物体表面的污迹、尘埃和有机物的过程。同时达到去除和减少病原微生物的目的。常用的清洁方法有水洗、清洁剂去污、机械去污和超声清洁法等。

2. 消毒（disinfection）　是指用物理、化学的方法清除或杀灭除芽孢以外的所有病原微生物，使其数量减少至无害程度的过程。

3. 灭菌（sterilization） 是指用物理或化学的方法杀灭全部微生物，即致病的和非致病的微生物，包括细菌芽孢和真菌孢子。

二、消毒灭菌的方法

（一）物理消毒灭菌法

1. 热力消毒灭菌法 利用热力使微生物的蛋白质凝固变性、酶失去活性，直接损伤细胞膜和细胞壁，从而导致其死亡。分干热法和湿热法两种，前者由空气导热，传导较慢；后者由水蒸气导热，传导快、穿透力强，相对干热法灭菌，湿热法所需时间短、温度低。

扫码"看一看"

（1）**燃烧灭菌法** 是一种简单、迅速、彻底的灭菌法，包括焚烧和烧灼两种。①焚烧法：常用于无保留价值的污染物品，如污染纸张、特殊感染（破伤风、气性坏疽、铜绿假单胞菌感染）的敷料处理。②烧灼法：灭菌温度高，效果可靠，但对物品破坏性大，某些金属器械和搪瓷类物品，在急用时可采用。培养用的试管或烧瓶，当开启或关闭塞子时，将试管（瓶）口和塞子，在火焰上来回旋转3～5次，避免污染；金属器械可放在火焰上烧灼20秒；搪瓷容器倒入少量95%～100%乙醇后慢慢转动，使乙醇分布均匀，然后点火燃烧至熄灭。

注意事项：①燃烧时须远离易燃、易爆物品，如氧气、乙醚、汽油等。②在燃烧中途不得添加乙醇，以免火焰上窜而致烧伤或火灾。③贵重器械及锐利刀剪禁用此法灭菌，以免损坏器械或使刀刃变钝。

（2）**干烤灭菌法** 利用密闭的烤箱，通电升温后进行灭菌，其热力传播与穿透主要靠空气对流与介质的传导，灭菌效果可靠。适用于高温下不损坏、不变质、不蒸发的物品，如玻璃、金属、搪瓷、油脂及各种粉剂等

考点提示
干烤灭菌的时间和温度，需用燃烧法处理的污染敷料。

的灭菌。灭菌所需的温度与时间，可根据不同的箱型和灭菌的物品来决定。一般使用干烤灭菌所需的温度和时间为：160℃需要2小时，170℃需要1小时，180℃需要30分钟。

注意事项：①干烤前物品应洗净，玻璃器皿应完全干燥。②物品包装体积不超过10cm×10cm×20cm；油剂、粉剂的厚度不超过0.6cm；凡士林厚度不超过1.3cm。③物品摆放高度切勿超过烤箱内部高度的2/3，各物品之间应留有空隙；粉剂和油剂的包装也不宜太厚，以利热的穿透，灭菌时物品勿与烤箱壁直接接触。④灭菌时不宜中途打开烤箱或中途添加新的灭菌物品。⑤合成纤维、棉织品、塑料制品、橡胶制品、导热性差的物品以及其他高温下容易损坏的物品，不可采用干烤法灭菌。⑥灭菌维持的时间应从烤箱内温度达到要求时算起，有机物灭菌温度不超过170℃，以防烤化。灭菌结束后应等烤箱内部温度降至40℃以下再打开，以防玻璃器皿炸裂。

（3）**煮沸消毒法** 是家庭和某些基层单位常用的一种消毒方法。适用于耐湿、耐高温物品的消毒，如金属、搪瓷、玻璃、橡胶、布类等。

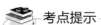
考点提示
湿热灭菌方法、时间、压力、注意事项及灭菌效果监测。

1）方法：将物品刷洗干净全部浸没在水中，水位高于物品3cm或以上，然后加热煮沸（100℃），水沸后5～10分钟可杀灭细菌繁殖体，煮沸15分钟可杀死多数细菌芽孢，热抗力极强的芽孢如肉毒芽孢需3小时。消毒后及时将物品取出放于无菌容器内，4小时内使用。如中途加入物品，则在第二次水沸后重新计时。煮

沸金属器皿时可加入碳酸氢钠,使之成 1% ~ 2% 的浓度,使沸点提高,达到 105℃,能增强杀菌效果,又有去污防锈的作用。

2)注意事项:①煮沸消毒前,物品必须刷洗干净,完全浸没在水中。②保证物品各面与水接触,空腔导管须先在腔内灌水,器械的轴节及容器的盖要打开,大小相同的碗、盆不能重叠。③橡胶类物品用纱布包好,待水沸后放入 3 ~ 5 分钟取出。④玻璃类物品用纱布包裹,于冷水或温水时放入。⑤物品不宜放置过多,一般不超过消毒容器容量的 3/4。⑥高山地区由于气压低,沸点也低,应延长消毒时间(海拔每增高 300m,需延长煮沸时间 2 分钟)。

(4)低温蒸汽消毒法 将蒸汽输入预先抽空的压力蒸汽灭菌锅内,并控制温度在 73 ~ 80℃,持续 10 ~ 15 分钟进行消毒。主要用于不耐高热的物品,如内镜、塑料制品和麻醉面罩等消毒,能杀灭细菌繁殖体,但不能杀死芽孢。

(5)压力蒸汽灭菌法 是热力消毒灭菌效果最好的一种方法,利用高压饱和蒸汽的高热所释放的潜热灭菌(潜热指 1g 100℃水蒸气变成 1g 100℃的水时,释放出 2255J 的热能)。主要用于耐高温、高压、潮湿物品,如各类器械、敷料、搪瓷、橡胶、耐高温玻璃用品及溶液等的灭菌。压力蒸汽灭菌器分下排气式压力蒸汽灭菌器和预真空压力蒸汽灭菌器两大类。

1)下排气式压力蒸汽灭菌器:灭菌时利用冷热空气的相对密度差异,借助容器上部的蒸汽压迫使冷空气自底部排气孔排出,利用饱和蒸汽释放的潜热灭菌。包括卧式压力蒸汽灭菌器(图 2-1)和手提式压力蒸汽灭菌器(图 2-2)。灭菌所需的温度、压力和时间根据灭菌器的类型、物品性质、包装大小而有所差别。当压力在 102.8 ~ 122.9kPa 时,温度可达 121 ~ 126℃,20 ~ 30 分钟可达灭菌目的。

2)预真空压力蒸汽灭菌器:配有真空泵,在通入蒸汽前先将内部抽成真空,形成 2 ~ 2.6kPa 的负压,以利蒸汽穿透。压力在 184.4 ~ 210.7kPa 时,温度达 132℃;压力在 201.7 ~ 229.3kPa,温度达 134℃,保持 4 分钟即可灭菌。分为预真空和脉动真空两种。压力蒸汽灭菌器灭菌参数,见表 2-1。

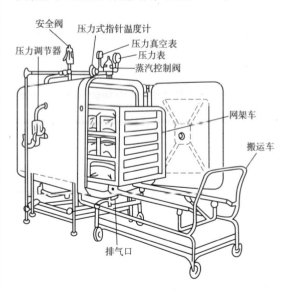

图 2-1 卧式压力蒸汽灭菌器

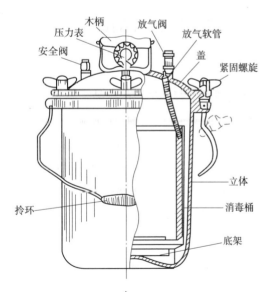

图 2-2 手提式压力蒸汽灭菌器

表 2-1 压力蒸汽灭菌器灭菌参数

灭菌器类别	物品类别	压力（kPa）	温度（℃）	最短时间（分钟）
下排气式	敷料	102.8～122.9	121	30
	器械	102.8～122.9	121	20
预真空式	敷料、器械	201.7～229.3	132～134	4

3）注意事项：①严格操作规程：设备运行前应进行安全检查并预热。②包装合格：待灭菌物品在包装前洗净擦干或晾干，包内放化学指示卡，器械包重量不宜超过 7kg，敷料包不宜超过 5kg。灭菌包不宜过大过紧，体积不应大于 30cm×30cm×25cm。③装载合理：纺织类物品放入上层，器械类放于下层；盛装物品的容器应有孔，若无孔，应将容器盖打开，以利于蒸汽进入；灭菌器内物品放置总量不应超过灭菌器柜室容积的 80%，预真空灭菌器亦不得超过 90%。各包之间留有空隙，以便于蒸汽流通、渗入包裹中央，排气时蒸汽能迅速排出，保持物品干燥。④被灭菌物品应待干燥后关闭容器口才能取出备用。⑤灭菌时随时观察压力及温度情况，当柜室温度达到要求时开始计时。⑥定期监测灭菌效果。

4）压力蒸汽灭菌效果的监测：①物理监测法：日常监测，即每次灭菌应连续监测并记录灭菌时的温度、压力和时间等灭菌参数。灭菌温度波动范围在 +3℃ 内，时间满足最低灭菌时间的要求，同时应记录所有临界点的时间、温度与压力值，结果应符合灭菌的要求；定期监测，即每年用温度压力检测仪监测温度、压力和时间等参数，检测仪探头放置于最难灭菌部位。②化学监测法：此法比较简便，是目前广泛使用的常规检测手段。主要是通过化学指示剂的化学反应，灭菌后呈现的颜色变化来辨别是否达到灭菌要求。化学指示胶带法（图 2-3），使用时将其粘贴在需灭菌物品的包装外面；化学指示卡（图 2-4）放在灭菌包或标准试验包的中央部位，在 121℃ 持续 20 分钟或 132℃ 保持 4 分钟后，指示卡（或管）颜色变黑达到标准色，表示达到灭菌效果。③生物监测法：为最可靠的监测方法，每周测试 1 次，将嗜热脂肪杆菌芽孢生物指示物置于标准测试包的中心部位，将标准生物测试包或压力蒸汽生物 PCD（细胞程序性死亡），或使用一次性标准生物测试包，对满载灭菌器的灭菌质量进行生物监测。标准生物监测包或生物 PCD 置于灭菌器排气口的上方或生产厂家建议的灭菌器内最难灭菌的部位，经过一个灭菌周期后，自含式生物指示物遵循产品说明书进行培养；如使用芽孢菌片，应在无菌条件下将芽孢菌片接种于含 10ml 溴甲酚紫葡萄糖蛋白胨水培养基的无菌试管中，经（56±2）℃ 培养 7 天，检测时以培养基作为阴性对照（自含式生物指示物不用设阴性对照），以加入芽孢菌片的培养基作为阳性对照，观察培养结果。④B-D 试验：将化学指示图平放于 20cm×30cm×25cm 的中央层，包捆扎不可过紧或过松，将包放于预真空压力蒸汽灭菌器底层前方，测试温度 135℃，时间不得超过 3.5 分钟，灭菌后取出试纸观察，变色均匀表示冷空气排空完全，如试纸中央颜色比边缘浅，表示不合格。预真空压力蒸汽灭菌器每天开始灭菌运行前进行 B-D 试验，监测合格方可使用。

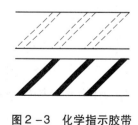

图 2-3 化学指示胶带

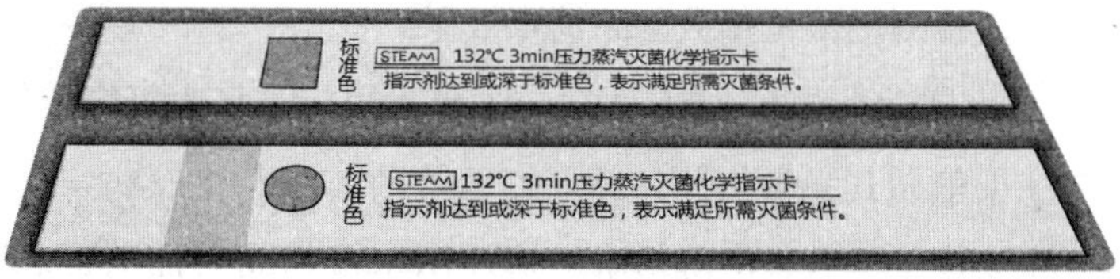

图 2-4 化学指示卡

2. 光照消毒法（辐射消毒） 主要利用紫外线和臭氧的作用，使菌体蛋白发生光解、变性而导致细菌死亡。紫外线杀菌力对杆菌强，对球菌较弱，对生长期细菌敏感，对芽孢敏感性差。

（1）日光暴晒法 利用日光的热、干燥和紫外线的作用。将物品放在直射日光下暴晒 6 小时，定时翻动，使物体各面均受到日光照射。常用于床垫、毛毯、棉被、书籍等物品的消毒。

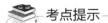

考点提示

光照消毒适应范围、方法、注意事项及消毒效果监测。空气净化应用范围。

（2）紫外线灯管消毒法 紫外线是波长在 100 ~ 400nm 的电磁波，消毒使用的是 C 波，杀菌力最强波长范围在 250 ~ 270nm，一般杀菌紫外线波长为 253.7nm。紫外线灯有普通直管热阴极低压汞紫外线灯、高强度紫外线消毒灯、低臭氧紫外线消毒灯和高臭氧紫外线消毒灯四种类型，有 15W、20W、30W、40W 四种规格。通电后汞气化放出紫外线 5 ~ 7 分钟后，空气中的氧气受紫外线照射电离产生臭氧，可增强杀菌效果。常用的紫外线消毒灯，可采用悬吊式、移动式灯架或紫外线消毒箱。常用于物体表面和空气的消毒。

1）消毒方法：①空气消毒。消毒前清洁室内（紫外线易被灰尘微粒吸收，且穿透性差），关闭门窗，停止人员出入，室内安装紫外线灯数量为平均每立方米不小于 1.5W，一般每 10m³ 安装 30W 紫外线灯管 1 支，有效距离不超过 2m，照射时间为 30 ~ 60 分钟。②物品消毒。选用 30W 紫外线灯管，消毒时应将物品摊开或挂起以减少遮挡，有效距离为 25 ~ 60cm，每面照射时间为 20 ~ 30 分钟。

2）注意事项：①保持灯管洁净。灯管表面一般每周用无水乙醇纱布擦拭 1 次，发现灯管表面有灰尘、油污时应随时擦拭。②消毒物品时应定时翻动物品，使各面受到直接照射。③加强个人防护。紫外线对眼睛及皮肤有强烈的刺激作用，可引起眼炎或皮炎。所以，照射时嘱患者离开照射房间或双眼戴墨镜，暴露的肢体用被单遮盖，照射后病室应通风换气。④消毒环境适宜。室内温度为 20 ~ 40℃，相对湿度为 40% ~ 60%。⑤记录消毒时间。从灯亮 5 ~ 7 分钟后开始计时。如需再次使用，应间歇 3 ~ 4 分钟。⑥定期监测杀菌效果及紫外线辐射强度。30W 紫外线新灯管辐射强度 ≥90μW/cm²，高强度紫外线新灯管辐射强度 ≥180μW/cm²，使用中辐射强度 ≥70μW/cm²。当辐射强度低于 70μW/cm² 或使用时间超过 1000 小时，需更换灯管。

3）紫外线灯管消毒效果监测：①物理监测法。开启紫外线灯 5 分钟后，将紫外线强度仪放于紫外线灯垂直下方 1m 处，仪表稳定后所示结果即为所测灯管的辐照强度值。②化学监测法。开启紫外线灯 5 分钟后，将紫外线强度指示卡置于紫外线灯垂直下方 1m 处，照射 1 分钟后判断辐射强度。③生物监测法。空气和物品消毒后，对空气和物品表面取样进行细菌培养，检测细菌菌落数判断消毒效果。

（3）臭氧消毒法：臭氧发生器通电后可将空气中氧气转化成臭氧（浓度达到 20mg/m³）。臭氧主要依靠其强氧化性，杀灭细菌繁殖体和芽孢、病毒、真菌等，并可破坏肉毒杆菌毒素。主要用于空气、医院污水、诊疗用水及物品表面消毒。因臭氧对人体有毒（国家规定大气中臭氧浓度 ≤0.16mg/m³），使用臭氧灭菌灯时，应关闭门窗，人员须离开现场。空气消毒后开窗通风30分钟方可进入。臭氧稳定性极差，在常温下可自行分解为氧。

3. 电离辐射灭菌（冷灭菌） 应用放射性核素^{60}Co发射的高能γ射线或电子加速器产生的高能电子束（β射线）穿透物品，进行辐射灭菌的方法。此法具有广谱灭菌作用，适用于不耐高温的一次性医用塑料制品、橡胶、高分子聚合物精密医疗器械、生物医学制品及节育用具等在常温下的灭菌。如一次性注射器、输液器、输血器、聚乙烯心瓣膜、一次性导尿管等。

注意事项：防止射线对人体的损害，应用机器设备传送物品，为提高灭菌效果应在有氧和湿度高的环境下进行灭菌。

4. 微波消毒灭菌法 微波是一种频率高、波长短的电磁波。在电磁波的高频交流电场中，物品中的极性分子发生极化，并频繁改变方向，互相摩擦，使温度迅速升高，达到消毒灭菌作用。微波可以杀灭细菌繁殖体、病毒、真菌、真菌孢子和细菌芽孢。常用于食品、餐具、医疗药品及耐热非金属材料器械的消毒灭菌。

注意事项：①微波对人体有一定的损害，避免长期接触和大剂量照射。②不用金属容器盛放消毒物品，物品高度不超过柜室的2/3，不接触四壁。③用湿布包裹消毒物品可提高消毒效果。

5. 空气净化 常用层流通风、过滤除菌法，应用物理阻留、静电吸附等原理除去介质中的微生物。利用正压使室外空气通过孔隙小于0.2μm的高效过滤器，以垂直或水平呈流线状流入室内，以等速流过房间后流出。机器工作30~60分钟即可达到消毒要求。凡在送风系统上装备高效空气过滤器的房间，称生物洁净室。主要用于手术室、器官移植病房及烧伤病房等。

6. 超声波消毒法 是利用频率在20~200kHz的超声波作用，使细菌细胞机械破裂和原生质迅速游离，达到消毒目的。如超声洗手器，用于手的消毒；超声洗涤机，用于注射器的清洁和初步的消毒处理。

7. 过氧化氢等离子灭菌 过氧化氢在灭菌器内高频电磁场作用下形成等离子体，等离子体成分可直接氧化氨基酸，使微生物死亡。而一旦灭菌工作停止，等离子气就转换成为无害的水汽和氧气，不会形成有毒产物。用于不耐湿和热的器械的灭菌，如各种腔镜。过氧化氢浓度超过6mg/L，灭菌舱温度为45~65℃，灭菌时间为26~50分钟。

注意事项：①灭菌物品需洗净和充分干燥，使用无纺布包装和专用器械盒装载，保证过氧化氢的透入和扩散。②不能用于带盲端管腔的任何器械、内部构件不能清洗的器械、由纤维材料制成的吸湿性物品、液体和粉末的灭菌。③灭菌效果监测：物理监测，观察灭菌过程的温度、压力和时间等参数，判断灭菌流程是否正常；化学监测，在灭菌包内和包外放置化学指示卡，根据指示卡颜色判断过氧化氢渗透情况；生物监测法，用非致病性嗜热脂肪杆菌芽孢作为生物指示剂，每天进行1次灭菌循环的监测。

（二）化学消毒灭菌法

使用化学药物杀灭微生物的方法称为化学消毒灭菌法。其原理是通过药物渗透到微生物体内，使蛋白凝固变性，酶蛋白失去活性，抑制微生物的代谢、生长和繁殖；破坏微生物细胞膜的结构，改变其通透性，使细胞破裂、溶解，从而达到消毒灭菌的作用。凡不宜使用物理消毒灭菌而耐潮湿的物品，如锐利的金属、刀、剪、缝针、光学仪器（胃镜、膀胱镜等）及皮肤、黏膜，患者的分泌物、排泄物、病室空气等均可采用此法。

能杀灭微生物使其达到消毒或灭菌要求的化学制剂称消毒剂或灭菌剂。

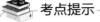

考点提示

化学消毒剂分类、使用原则、使用方法、使用范围及注意事项。

1. 理想的化学消毒灭菌剂应具备的条件 杀菌谱广、有效浓度低、性质稳定；作用速度快、作用时间长、易溶于水、可在低温下使用；不易受有机物、酸、碱及其他物理化学因素的影响；无刺激性、无腐蚀性、无色、无味、无臭、毒性低，且用后易于除去残留药物；不易燃烧、爆炸，使用无危险性；用法简便，价格低廉，不引起过敏反应。

2. 化学消毒剂的分类 按其杀灭微生物效果可分为四类。

（1）灭菌剂 指杀灭一切微生物，包括细菌芽孢，达到灭菌要求的制剂，如环氧乙烷、戊二醛、过氧乙酸、甲醛。

（2）高效消毒剂 指杀灭大多数细菌芽孢及其他各类微生物，如分枝杆菌、病毒、真菌及细菌繁殖体等的消毒剂。如过氧化氢、部分含氯消毒剂。

（3）中效消毒剂 指杀灭细菌芽孢以外的微生物，如分枝杆菌、病毒、真菌及细菌繁殖体等的消毒剂。如醇类、碘类、部分含氯消毒剂。

（4）低效消毒剂 指只能杀灭细菌繁殖体、部分真菌和亲脂性病毒的消毒剂，如胍类、酚类和季铵盐类。

3. 化学消毒剂的使用原则

（1）根据物品的性能及不同微生物的特性，选择合适的消毒剂。

（2）待消毒物品需洗净、擦干。

（3）严格掌握消毒剂的有效浓度、消毒时间及使用方法。消毒剂要现配现用，定期更换，易挥发的消毒液应加盖并定期检测，以保持有效浓度。

（4）浸泡消毒后的物品，使用前应用无菌 0.9% 氯化钠溶液或无菌蒸馏水冲洗；气体消毒后的物品，应待气体散发后再使用，以免刺激组织。

（5）消毒液中不能放置纱布、棉花等物品，因这类物品可吸附消毒剂而降低消毒效力。

（6）掌握消毒剂的副作用，做好个人防护。

（7）能使用物理消毒灭菌法的尽量不使用化学消毒灭菌法。

4. 化学消毒剂的使用方法

（1）浸泡法 是将需消毒的物品洗净、擦干，浸没入标准浓度的消毒液中，持续规定的时间，达到消毒、灭菌作用的方法。适用于耐湿不耐热物品、仪器的消毒，如锐利器械、精密仪器等。根据消毒物品和消毒液的种类不同，确定消毒溶液浓度与浸泡时间。浸泡时，打开器械的轴节或套盖，管腔内需灌满消毒液，使物品全部浸没在消毒液内，浸泡中途添加物品，需重新计时。

（2）擦拭法 用标准浓度的化学消毒液擦拭被污染物体表面或进行皮肤消毒的方法。应选用易溶于水、穿透性强、无显著刺激性的消毒剂。常用于皮肤、黏膜、地面、墙壁、家具等的消毒。

（3）喷雾法 用喷雾器将标准浓度的化学消毒剂均匀喷洒在空气中和物体表面进行消

毒的方法。常用于空气和物品表面（如墙壁、地面）的消毒。

（4）熏蒸法 利用消毒剂气体杀灭在密闭空间内的有害微生物，使达到无害化的处理方法。通常加热或加入氧化剂使消毒剂气化，在标准浓度和有效时间内达到消毒灭菌的目的。常用于室内物品、空气消毒和不耐湿、不耐高温的物品（票证、精密仪器）消毒。空气消毒时将消毒剂加热熏蒸，按规定时间密闭门窗，消毒完后再开窗通风换气。常用空气熏蒸消毒法见表2-2。

表2-2 空气熏蒸消毒法

消毒剂	消毒方法
2%过氧乙酸	8ml/m³，加热熏蒸，密闭门窗30~120分钟
纯乳酸	0.12ml/m³，加等量水，加热熏蒸，密闭门窗30~120分钟
食醋	5~10ml/m³，加热水1~2倍，加热熏蒸，密闭门窗30~120分钟。用于流感病室的消毒

5. 常用的化学消毒灭菌剂 见表2-3。

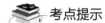 **考点提示**
常用化学消毒剂的使用范围。

表2-3 常用化学消毒灭菌剂

名称	效力水平	作用原理	使用范围	注意事项
环氧乙烷（又名氧化乙烯）	灭菌	低温无色液态，超过10.8℃为气态。与菌体蛋白结合，使酶代谢受阻而导致死亡；能杀灭细菌、真菌、病毒、立克次体和芽孢	（1）用于不耐热如电子、光学仪器等灭菌（2）消毒灭菌剂量：大型灭菌器处理大量物品，0.8~1.2kg/m³，温度为55~60℃，时间为6小时；中型灭菌器800~1200mg/L，温度为55~56℃，相对湿度为60%~80%，时间为6小时；小型灭菌器450~1200mg/L，温度37~63℃，相对湿度为40%~80%，灭菌时间为1~6小时	（1）易燃易爆且有一定毒性，严格遵守安全操作程序（2）放置阴凉通风，无火源及电源开关处，禁放入电冰箱（3）贮存温度不可超过40℃，以防爆炸（4）灭菌后的物品应清除环氧乙烷残留量后方可使用（5）每次消毒时，应进行效果检测及评价（6）环氧乙烷遇水后形成有毒的乙二醇，禁用于饮水和食品消毒
戊二醛	灭菌	与菌体蛋白质反应，使之灭活，能杀灭细菌、真菌、病毒和芽孢	（1）适用于不耐高温医疗器械和精密仪器的消毒灭菌，如内镜、肺活量测定管、透析器等（2）2%戊二醛溶液加入碳酸氢钠（pH调节剂）和0.5%亚硝酸钠防锈剂充分混匀，成为2%碱性戊二醛（3）灭菌：浸泡10小时；消毒：一般繁殖体浸泡10~30分钟，肝炎病毒浸泡30分钟	（1）室温下避光、密封存于阴凉、通风干燥处（2）浸泡金属类物品时，加入0.5%亚硝酸钠防锈（3）定期检测浓度，每周过滤1次，每2周更换消毒剂1次，戊二醛一经碱化稳定性降低，应加盖及现配现用，使用期间戊二醛含量应≥1.8%（4）消毒后的物品，在使用前用无菌蒸馏水冲洗
过氧乙酸	灭菌	能产生新生态氧，将菌体蛋白质氧化使细菌死亡；能杀灭细菌、真菌、芽孢和病毒	（1）0.2%溶液用于手消毒，浸泡1~2分钟，0.02%溶液用于黏膜冲洗消毒（2）0.2%~0.5%溶液用于物体表面擦拭或浸泡30~60分钟（3）0.5%溶液用于餐具消毒，浸泡30~60分钟（4）1%~2%溶液用于空气熏蒸消毒；0.2%~0.4%溶液用于环境喷洒消毒	（1）对金属及棉织物有腐蚀性，消毒后及时冲洗干净（2）易氧化分解而降低杀菌力，故需加盖及现配现用（3）浓溶液有刺激性及腐蚀性，配制时要戴口罩和橡胶手套（4）存于阴凉避光处，防止高温引起爆炸（5）定期检测浓度，原液浓度低于12%禁止使用

名称	效力水平	作用原理	使用范围	注意事项
福尔马林（37%～40%甲醛）	灭菌	能使菌体蛋白变性，酶活性消失；能杀灭细菌、真菌、芽孢和病毒	（1）适用于对湿热敏感、不耐高温和高压的医疗器械的消毒灭菌 （2）常用甲醛灭菌器进行低温甲醛蒸汽灭菌，浓度为3～11mg/L，温度为50～80℃，相对湿度为80%～90%，密闭30～60分钟	（1）熏蒸穿透力弱，衣物最好挂起消毒 （2）对人有一定毒性和刺激性，使用时注意防护，消毒后去除残留气体，设置专用排气系统 （3）甲醛有致癌作用，不用于室内空气消毒
二溴海因	高效消毒	白色或黄色结晶，能水解生成次溴酸，使菌体蛋白变性	（1）用于饮水、游泳池、污水和一般物体表面消毒 （2）游泳池水消毒1.2～1.5mg/L、污水消毒1000～1500mg/L，时间90～100分钟；一般物体表面消毒用浸泡、擦拭和喷洒方法，浓度400～500mg/L，时间10～20分钟	（1）密闭存于阴凉干燥耐酸容器内，远离易燃物 （2）禁用于手、皮肤黏膜和空气消毒 （3）对有色织物有漂白作用；对金属制品有腐蚀性，消毒时应加入亚硝酸钠 （4）刺激性强，加强个人防护
含氯消毒剂（漂白粉、漂白粉精、氯胺T、二氯异氰脲酸钠、二氯异氰脲酸）	高、中效消毒	在水溶液中放出有效氯，破坏细菌酶的活性、使菌体蛋白凝固变性，能杀灭各种细菌、病毒、芽孢	适用于餐具、环境、水、疫源地等的消毒，常用浸泡法、擦拭法、喷雾法，作用30分钟 （1）0.15%用于饮水消毒 （2）细菌繁殖体污染：100～250mg/L；乙肝病毒、结核杆菌污染：500mg/L；细菌芽孢污染：1000mg/L （3）空气消毒：500mg/L，20～30mg/m³，作用30～60分钟 （4）排泄物：粪便5份加漂白粉1份搅拌后放置2小时；尿液100ml加漂白粉1g放置1小时	（1）消毒剂保存在密闭容器内，置于阴凉、干燥、通风处，减少有效氯的丧失 （2）配制的溶液性质不稳定，应现配现用，加盖保存，定期更换 （3）因腐蚀及漂白作用，不宜用于金属制品、有色衣物及油漆家具的消毒 （4）对呼吸道、眼睛等有强力的破坏性，空气消毒后通风
过氧化氢	高效消毒	过氧化氢遇到组织中的过氧化氢酶时，迅即分解而释放出新生氧，能杀菌、除臭、除污等	适用于丙烯酸树脂制成的外科埋植物、不耐热的塑料制品、餐具、服装、饮水等消毒，以及外科冲洗伤口。常用浸泡法和擦式法，浓度为3%过氧化氢，消毒时间30分钟	（1）存放于阴凉、通风处，使用前测定有效含量 （2）稀释液不稳定，应现配现用 （3）对金属有腐蚀性、对有色物有漂白作用 （4）有刺激性，防止溅入眼中 （5）消毒被血液、脓液污染的物品，应适当延长消毒时间
碘酊	中效消毒	使细菌蛋白氧化变性；能杀灭大部分细菌、真菌、芽孢和原虫	适用于注射部位、手术、创面周围等的皮肤消毒 （1）2%溶液用于皮肤消毒和一般皮肤感染，作用1分钟后，再用70%～75%乙醇脱碘 （2）2.5%溶液用于脐带断端的消毒，作用1～3分钟后，再用70%～75%乙醇脱碘	（1）有较强刺激性，不用于黏膜消毒 （2）对金属有腐蚀性，不用于金属器械消毒 （3）禁用于碘过敏者
碘附（PVP-I应用最广）	中效消毒	使细菌蛋白氧化变性；能杀灭大部分细菌、真菌、芽孢和原虫	适用于皮肤、黏膜等消毒，手及皮肤消毒浓度为2～10g/L，黏膜消毒浓度为250～500mg/L （1）外科手消毒：擦拭3～5分钟 （2）手部皮肤：擦拭2～3分钟 （3）注射部位：涂擦2遍 （4）口腔黏膜及创面：擦拭，作用3～5分钟	（1）碘附稀释后稳定性差，宜现用现配 （2）置于阴凉、避光处，防潮、密闭保存 （3）对2价金属制品有腐蚀作用，不作相应金属制品的消毒 （4）皮肤消毒后不用乙醇脱碘

续表

名称	效力水平	作用原理	使用范围	注意事项
安尔碘（AED-I）	中、高效消毒剂	对细菌、真菌、乙肝病毒等具有广谱、速效、持效杀菌作用	0.2%常用于口腔炎症消毒杀菌，外科换药消毒，肌内注射前皮肤消毒，外科手消毒、手术部位皮肤消毒及体温表消毒	（1）对黏膜和伤口有一定的刺激性 （2）对碘、酒精过敏者禁用
乙醇	中效消毒	破坏细菌细胞膜的通透性，使菌体蛋白脱水凝固变性，干扰细菌的新陈代谢而导致死亡，但对肝炎病毒及芽孢无效	（1）70%～75%溶液用于消毒皮肤，也可用于浸泡锐利金属器械及体温计，浸泡30分钟 （2）卫生手消毒时喷洒或涂擦1~2遍，作用1分钟，外科手消毒剂擦2遍，作用3分钟 （3）95%溶液用于燃烧灭菌	（1）易挥发，须加盖保存，定期调整，保持浓度不低于70%，不高于80% （2）有刺激性，不宜用于黏膜及创面的消毒 （3）易燃，忌明火 （4）对乙醇过敏者慎用
双氯苯双胍乙烷（氯己定）	低效消毒	破坏细菌细胞膜的酶活性，使胞浆膜破裂，对细菌繁殖体有较强的杀菌作用，但不能杀灭芽孢、分枝杆菌和病毒	（1）0.02%溶液用于手的消毒，浸泡3分钟 （2）0.05%溶液用于创面消毒 （3）0.1%溶液用于物体表面的消毒	（1）对肥皂、碘、高锰酸钾等阴离子表面活性剂有拮抗作用 （2）有吸附作用，会降低药效，所以溶液内不可投入纱布、棉花等
苯扎溴铵（新洁尔灭）	低效消毒	阳离子表面活性剂，能吸附带阴电的细菌，破坏细胞膜，最终导致菌体自溶死亡，又可使菌体蛋白变性而沉淀；对细菌繁殖体有杀灭作用	用于皮肤、黏膜和物品消毒 （1）0.05%～0.1%溶液用于皮肤消毒，作用3~5分钟 （2）0.05%溶液用于黏膜消毒，作用3~5分钟 （3）0.1%～0.2%溶液用于环境和物品表面消毒，作用30分钟	（1）（2）同"双氯苯双胍乙烷" （3）对铝制品有破坏作用，故不可用铝制品盛装 （4）目前已较少使用

三、医院清洁、消毒、灭菌工作

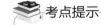

考点提示

医院物品危险性分类。

（一）医院物品的危险性分类

依据医院诊疗器械污染后可造成的危害程度和人体接触部位的不同分为三类。

1. 高度危险性物品　是指穿过皮肤或黏膜而进入无菌组织、腔隙或器官内部的器材、用品或与破损的组织、皮肤或黏膜密切接触的器材和用品。如手术器械、注射器、血液和血液制品、脏器移植物等。

2. 中度危险性物品　指仅和皮肤或黏膜相接触，而不进入无菌组织内的物品。如压舌板、胃肠道内镜等。

3. 低度危险性物品　指仅直接或间接地与健康无损的皮肤相接触的一类物品。如口罩、床栏、衣被、毛巾、便器、听诊器、血压计袖带等。

（二）医院物品消毒、灭菌方法的选择原则

1. 根据物品污染后的危害程度选择消毒和灭菌的方法　凡是高度危险性物品，必须选用灭菌法杀灭一切微生物；凡是中度危险性物品，选择高水平消毒法；凡是低度危险性物品，一般可用低水平消毒法。

2. 根据污染微生物的种类和数量选择消毒、灭菌的方法　对受到致病性芽孢、真菌芽孢和抵抗力强、危险程度大的病毒污染的物品，选用灭菌法或高水平消毒法；对受到致病性细菌、真菌、亲水病毒、螺旋体、支原体、衣原体污染的物品，选用中水平消毒法；对

受到一般细菌和亲脂病毒污染的物品,可选用中或低水平消毒法。

3. 根据消毒物品的性质选择消毒方法 耐高温、耐湿物品和器材,应首选压力蒸汽灭菌法;忌湿忌热物品应选择甲醛或环氧乙烷气体消毒、灭菌;金属器械、光学仪器应选择腐蚀性小的灭菌剂,比如戊二醛浸泡灭菌,多孔材料表面可选择喷雾消毒法。

4. 严格遵守消毒程序 凡是受到感染患者排泄物、分泌物、血液污染的器械和物品,应先预消毒,再清洗,再按物品污染后危险性的程度,选择合理的消毒、灭菌方法进行消毒或灭菌。

(三)医院日常的清洁、消毒、灭菌

1. 预防性和疫源性消毒

(1)预防性消毒(preventive infection) 指在未发现感染性疾病的情况下,对可能被病原微生物污染的环境、物品、人体等进行消毒及对粪便和污染物的无害化处理。如诊疗用品的常规消毒。

(2)疫源性消毒(disinfection of epidemic focus) 指在对医院内存在着或曾经存在着感染性疾病传染源的情况下进行的消毒,其消毒措施有随时消毒和终末消毒。

1)随时消毒:指对医院存在的疫源地内的传染源在住院期间进行的病室或床边消毒,随时杀灭由感染源排出的病原微生物。

2)终末消毒:指传染源离开疫源地后进行彻底消毒。即感染患者出院、转院或死亡后对其住过的病室及污染物品进行的消毒。包括消毒患者病室、衣服、床单、分泌物、排泄物、生活用水和污物及接触过的医疗器材。

2. 医院环境消毒 医院环境因被患者、隐性感染的带菌者排出的病原微生物所污染,而成为感染的媒介。因此,医院环境的清洁与消毒是控制医院内感染的基础。医院门诊、病房建筑物外的环境要清洁,消灭低洼积水、蚊蝇滋生地,清除垃圾,遇到特殊污染的局部地面及空间,可用化学消毒剂喷洒。医院门诊、候诊室、诊室、走廊、病室等要搞好清洁卫生并进行必要的消毒,做到无灰尘、无蛛网、无蚊蝇、窗明洁净,地面、门窗、家具用消毒液湿扫或湿擦。

3. 空气消毒 用物理、化学及生物等方法,杀灭密闭空间内空气中悬浮的有害微生物,使其达到无害化的处理。常用措施有湿式清扫,定时通风换气,采用紫外线灯、臭氧灭菌灯空气消毒。如遇传染性强微生物污染可采用包括过氧化氢、过氧乙酸和二氧化氯等化学消毒剂喷雾或熏蒸。手术室、器官移植室、无菌药物配制室内的空气可采用层流净化法使空气净化。

4. 被服类消毒 医院被服分为一般常规换下衣被、明显污染衣被和医务人员使用衣被三类,应分类收集并分开清洗和消毒。经环氧乙烷灭菌后,再清洗、烘干、熨烫备用。如无条件成立环氧乙烷灭菌间,可根据不同的物品采用不同的方法消毒。

(1)对于被细菌繁殖体污染的感染性织物,可使用250~500mg/L的含氯消毒剂或100~250mg/L的二氧化氯消毒剂或相当剂量的其他消毒剂,洗涤消毒应不少于10分钟;也可选用煮沸消毒(温度100℃,时间≥15分钟)和蒸汽消毒(温度100℃,时间15~30分钟)。

(2)对已明确被气性坏疽、经血传播病原体、突发不明原因传染病的病原体或分枝杆菌、细菌芽孢引起的传染病污染的感染性织物,可使用2000~5000mg/L的含氯消毒剂或

500~1000mg/L 的二氧化氯消毒剂或相当剂量的其他消毒剂，洗涤消毒应不少于30分钟。

（3）毯子、棉胎、枕芯、床垫可用日光暴晒或紫外线消毒。

（4）特殊污渍的处理方法 碘酊污渍，用乙醇或维生素C溶液擦拭；甲紫污渍，用乙醇或草酸擦拭；陈旧血渍，用过氧化氢溶液浸泡后洗净；高锰酸钾污渍，用维生素C溶液或0.2%~0.5%过氧乙酸溶液浸泡后洗净擦拭。

5. 器械物品的清洁、消毒、灭菌 医疗器械及其他物品是导致医院内感染的重要途径之一，必须根据医院用品的危险性分类及其消毒、灭菌的原则进行妥善的清洁、消毒、灭菌。

（1）进入人体无菌组织、器官、腔隙，或接触人体破损皮肤、破损黏膜、组织的诊疗器械、器具和物品应进行高压蒸汽灭菌或戊二醛等化学灭菌，各种用于注射、穿刺、采血等有创操作的医疗器具应一用一灭菌。

（2）重复使用的器械、器具和物品，如弯盘、治疗碗等，应遵循 WS 310.1—310.3 的规定进行清洗、消毒或灭菌。

（3）接触完整皮肤的医疗器械、器具及物品如听诊器、监护仪导联、血压计袖带等应保持清洁，被污染时应及时清洁与消毒。呼吸机外置管路及附件应达到一人一用一消毒或灭菌，消毒方法首选清洗消毒机。

6. 皮肤和黏膜的消毒 指杀灭或清除皮肤和黏膜（口腔、鼻腔、阴道及外生殖器）上的病原微生物并达到消毒要求。通常使用浸泡法、擦拭法和冲洗法。根据不同的部位选择消毒剂。常用消毒剂有碘类、醇类、季铵盐类和过氧化物类。医务人员应加强手的清洗、消毒，可有效避免交叉感染的发生。

7. 物体表面、地面的清洁与消毒 监护仪器、输液泵、治疗车、床栏、床头柜、门把手、灯开关、水龙关等频繁接触的物体表面应每天清洁、消毒；被患者血液、体液、呕吐物和排泄物污染时，选择中水平以上消毒方法消毒。

8. 生活卫生用品 患者毛巾、面盆、痰盂（杯）、便器、餐饮具等，应保持清洁，个人专用，定期消毒。茶具、餐具要严格执行一洗、二涮、三冲、四消毒、五保洁的清洁程序。患者出院、转院或死亡后应对其使用过的生活卫生用品进行终末消毒。擦拭物体表面的布巾，不同患者之间和洁污区域之间应更换，擦拭地面的拖布不同病房及区域之间应更换，用后集中消毒液浸泡消毒，干燥保存。

（四）消毒供应中心工作

消毒供应中心是医院内承担所有重复使用诊疗器械、器具、物品清洗消毒、灭菌以及灭菌物品供应的部门。其工作质量直接影响医疗护理质量和患者安危。

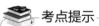 **考点提示**

消毒供应室区域划分、工作流程；物菌物品的存放要求。

1. 消毒供应中心布局 医院消毒供应中心应遵循医院感染预防与控制的原则，以提高工作效率和保证工作质量为前提，建筑布局应分为工作区域和辅助工作区域（图2-5）。

（1）工作区域 包括去污区、检查包装灭菌区和灭菌物品存放区。工作区域划分应遵循"物品由污到洁，不交叉、不逆流"的原则；"空气由洁到污"的原则，即去污区相对负压，检查包装区相对正压；温度、湿度、机械通风的换气次数宜符合表2-4要求；照明宜符合表2-5的要求。去污区与检查包装灭菌区之间应设实际屏障；去污区和检查包装灭菌区均应设人员出入缓冲间（带）和物品通道。①去污区为污染区域，消毒供应中心内对重复使用的诊疗器械、器具与物品，进行回收、分类、清洗、消毒的区域，包括运送器具的冲洗消毒等。②检查包装灭菌区为清洁区域，为消毒供应中心内对去污后的诊疗器械、器具与物品，进行检查、装配、包装、灭菌的区域，包括敷料制作等。③灭菌物品存放区为清洁区域，为消毒供应中心内存放、保管、发放灭菌物品的区域。

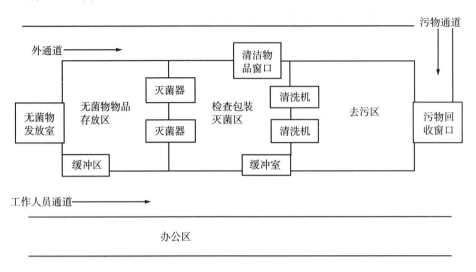

图2-5 供应室布局

表2-4 工作区域温度、湿度及机械通风换气次数的要求

工作区域	温度	湿度	换气次数
去污区	16~18℃	30%~70%	10次/小时
检查包装灭菌区	20~23℃	30%~70%	10次/小时
灭菌物品存放区	低于24℃	低于70%	4~10次/小时

表2-5 工作区域照明的要求

工作区域/功能	最低照明度（lux）	平均照明度（lux）	最高照明度（lux）
普通检查	500	750	1000
精细检查	1000	1500	2000
水槽区域	500	750	1000
普通工作区域	200	300	500
灭菌物品储存区域	200	300	500

（2）辅助工作区域　包括工作人员更衣室、值班室、办公室、休息室、卫生间等。

2. 消毒供应中心的工作流程　消毒供应中心的任务是对医疗器材进行回收、分类、清洗、消毒干燥、器械检查与保养、包装、灭菌、储存及发放等。

（1）回收　使用者应将重复使用的诊疗器械、器具和物品与一次性使用物品分开放置；重复使用的诊疗器械、器具和物品直接置于封闭的容器中，由消毒供应中心集中回收处理，被突发原因不明的传染病病原体污染的诊疗器械、器具和物品，使用者应双层封闭包装并标明感染性疾病名称，由消毒供应中心单独回收处理。

（2）分类　应在消毒供应中心的去污区进行诊疗器械、器具和物品的清点、核查。根据器械物品材质、精密程度等进行分类处理。

（3）清洗 清洗方法包括机械清洗、手工清洗。机器清洗适用于大部分常规器械的清洗。手工清洗适用于精密、复杂器械的清洗和有机物污染较重器械的初步处理。

（4）消毒 清洗后的器械、器具和物品应进行消毒处理。方法首选机械热力消毒，也可采用75%乙醇、酸性氧化电位水或取得国务院卫生行政部门卫生许可的消毒药械进行消毒。

（5）干燥 宜首选干燥设备进行干燥处理。根据器械的材质选择适宜的干燥温度，金属类干燥温度70~90℃；塑胶类干燥温度65~75℃。无干燥设备的及不耐热器械、器具和物品使用消毒的低纤维絮擦布进行干燥处理。穿刺针、手术吸引头等管腔类器械、应使用压力气枪或95%乙醇进行干燥处理。不应使用自然干燥方法进行干燥。

（6）器械检查与保养 应采用目测或使用带光源放大镜对干燥后的每件器械、器具和物品进行检查。器械表面及其关节、齿牙处应光洁，无血渍、污渍、水垢等残留物质和锈斑；功能完好，无损毁。清洗质量不合格的，应重新处理；有锈迹的应除锈；器械功能损毁或锈蚀严重的，应及时维修或报废。带电源器械应进行绝缘性能等安全性检查。应使用润滑剂进行器械保养。不应使用液状石蜡等非水溶性的产品作为润滑剂。

（7）包装 器械与敷料应分室包装。灭菌物品包装的标识应注明物品名称、包装者等内容。灭菌前注明灭菌器编号、灭菌批次、灭菌日期和失效日期。标识应具有追溯性。

（8）灭菌 由专人负责将包装好的物品，进行灭菌处理。灭菌是消毒供应中心的重要工作。消毒员应严守操作规程，各类物品灭菌合格率应达100%。

（9）储存 存放架或柜应距地面高度20~25cm，离墙5~10cm，距天花板50cm。无菌物品应分类、分架存放。一次性使用无菌品应去除外包装。消毒后直接使用的物品应干燥、包装后专柜存放。

（10）发放 应遵循先进先出的原则（贴上放、取标签）；发放时应确认无菌物品的有效性；记录方法应具有可追溯性，应记录一次性使用无菌物品出库日期、名称、规格、数量、生产厂家、生产批号、灭菌日期、失效日期等。

3. 消毒供应中心不同区域人员防护着装要求 见表2-6。

表2-6 消毒供应中心不同区域人员防护着装要求

区域	操作	防护着装					
		圆帽	口罩	隔离衣/防水围裙	专用鞋	手套	防护镜/面罩
病房	污染物品回收	√	△			√	
去污区	污染器械分类、机械清洗装载	√	√	√	√	√	△
	手工清洗器械和用具	√	√	√	√	√	√
检查包装及灭菌区	器械检查、包装	√	△		√	△	
	灭菌物品装载	√			√		
	无菌物品卸载	√			√	△#	
无菌物品存放区	无菌物品发放	√			√		

注：√应使用；△可使用；△#具有防烫功能的手套。

（五）清洁、消毒、灭菌的检测与效果评价

消毒、灭菌效果的检测是评价消毒、灭菌方法效果是否可靠的重要手段，是控制院内感染发生的重要环节。

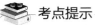考点提示

各类环境空气、物体表面、医务人员手细菌菌落总数卫生标准。

1. 各类环境空气、物体表面、医务人员手的细菌菌落总数卫生标准 见表2-7。

表2-7 各类环境空气、物体表面、医务人员手细菌菌落总数卫生标准

环境类别	环境范围	标准		
		空气	物体表面	医务人员手
		cfu/m³	cfu/cm²	cfu/cm²
Ⅰ类	层流洁净手术室及病房、无菌药物制剂室	≤10	<5	≤5
Ⅱ类	普通手术室、产房、婴儿室、早产儿室、烧伤病房、重症监护室	≤200	≤5	≤5
Ⅲ类	儿科病房、妇产科检查室、治疗室、注射室、换药室、供应室、急诊室、化验室、普通病房和诊室	≤500	≤10	≤10
Ⅳ类	传染科病房	—	≤15	≤15

Ⅰ、Ⅱ、Ⅲ类环境空气中不得检出致病微生物，Ⅰ、Ⅱ类环境及物品表面不得检出金黄色葡萄球菌、大肠埃希菌及铜绿假单胞菌。Ⅲ类、Ⅳ类环境和物品表面中不得检出金黄色葡萄球菌及大肠埃希菌。母婴同室、早产儿室、婴儿室、新生儿室及儿科病房的物品表面和医务人员的手上，不得检出沙门菌。

2. 医疗器材 每月须对消毒灭菌后的物品进行抽样检测。

（1）高度危险性物品 消毒、灭菌后检测应无菌。

（2）中度危险性物品 消毒、灭菌后检测医疗用品菌落总数≤20cfu/件（cfu/g或cfu/100cm²），不得检出致病性微生物。

（3）低度危险性物品 消毒、灭菌后检测医疗用品菌落总数≤200cfu/件（cfu/g或cfu/100cm²），不得检出致病性微生物。

3. 消毒液的检测 定期测定消毒液中的有效成分，应符合规定的含量；灭菌剂不得检出任何微生物；皮肤黏膜消毒液菌落总数，使用前≤10cfu/ml，使用中≤50cfu/ml，其他使用中的消毒液菌落总数≤100cfu/ml，不得检出致病性微生物。

（六）医院废物的处理

医院废物是指医疗卫生机构在诊断、治疗、卫生处理过程中产生的废弃物和患者生活过程中产生的排泄物及垃圾，具有直接或间接感染性、毒性以及其他危害性。因此，医院废物的处理必须符合国家有关法律法规的规定。

1. 医院废物的分类 根据WHO的规定，医院废弃物主要分为一般生活废弃物、病理性废弃物、放射性废弃物、化学性废弃物、各种感染性废弃物、创伤性废弃物、药物性废弃物、爆炸性废弃物等。为防止医院内感染的发生，医院废弃物应严格管理，根据废弃物的种类实施不同的收集方法，并按照类别分置于防渗漏、防锐器穿透的专用包装物或者密闭的容器内，防止污染扩散。医疗废物专用包装物、容器，应当有明显的警示标识和警示说明。

2. 医院废物的收集

（1）包装袋　为符合防渗和撕裂强度性要求的非 PVC 塑料的软质口袋，根据废物类别设置三种颜色的污物袋，即黑色袋装生活垃圾、黄色袋装医用垃圾（感染性废弃物）、红色袋装放射垃圾。要求垃圾袋坚韧耐用，不漏水。并建立严格的废物入袋制度，传染区的废物须经消毒处理并标记后才能送出集中处理。

（2）锐器收集盒　要求硬质、密封、非 PVC 塑料，有规范标识，封口后不能再打开。用于收集针头、手术刀、玻片、玻璃安瓿等，进行无害化处理。

（3）周转箱　用于盛装经密封包装的医疗废物的专用硬质容器，用于运送。

3. 医院废物的储存和处理　医院内医疗废物暂时储存时间冬季不得超过 3 日，夏季不得超过 2 日。医院应根据当地环保部门规定设置焚烧炉。有条件的地区可由卫生行政部门和环保部门建立专门处理场所，对医院废物进行集中处理。

第三节　手 卫 生

扫码"学一学"

一、概述

医务人员手卫生是阻断经医务人员操作导致医院内感染发生的关键环节之一，包括洗手、卫生手消毒和外科手消毒。

（一）概念

1. 洗手（handwashing）　是用不含抗菌剂的普通肥皂（皂液）和流动水洗手，仅能去除手部皮肤污垢、碎屑和部分致病菌的过程。

2. 卫生手消毒（hand antisepsis）　是用含抗菌剂肥皂（皂液）清洗或消毒剂擦手，以减少手部暂住菌的过程。

3. 外科手消毒（surgical hand antisepsis）　外科手术前医务人员用肥皂（皂液）和流动水洗手，再用手消毒剂清除或者杀灭手部暂居菌和减少常居菌的过程。

（二）手卫生指征

1. 下列情况应选择洗手或使用速干手消毒剂。

（1）直接接触患者前后，从同一患者身体的污染部位移动到清洁部位前。

（2）接触患者黏膜、破损皮肤或伤口前后。

（3）穿隔离衣前，脱去手套后。

（4）进行无菌操作、接触清洁和无菌物品之前。

（5）接触患者周围环境及物品后。

（6）处理药物或配餐前。

2. 下列情况应先应用肥皂（皂液）和流动水洗手，再进行手卫生消毒。

（1）接触患者的血液、体液、分泌物和排泄物及被传染性致病微生物污染的物品后。

（2）直接为传染病患者进行检查、治疗、护理或处理传染病患者污物后。

二、洗手

【目的】

通过洗手清除手部皮肤污垢和大部分暂住菌，防止感染和交叉感染。

【评估】

操作者手污染的程度；患者病情、采取的治疗护理措施和隔离种类。

【计划】

1. 护士准备 着装整洁，剪指甲，取下手部饰物，卷袖过肘。

2. 用物准备 流动水洗手池、非手触式水龙头、清洁剂、手刷、干手器或纸巾、消毒小毛巾。无此设备的可备消毒液、清水各一盆。另备洗手流程图、计时针。

3. 环境准备 整洁、宽敞、干燥、安全。

【实施】

1. 操作流程 见表2-8。

表2-8 七步洗手法

操作流程	流程说明
（1）湿润双手	打开水龙头，湿润双手，取适量洗手液均匀涂抹至手各部
（2）揉搓双手	按顺序揉搓（七步）：手掌→手背→指缝→指背关节→拇指→指尖→手腕（图2-6），每步揉搓不少于5次，双手揉搓不少于15秒
（3）冲洗双手	冲洗时污水应从前臂流向指尖，必要时可重复上述步骤，将双手洗净为止，关闭水龙头
（4）擦干双手	用纸巾或干净毛巾等擦干双手或用干手器烘干双手

掌心相对揉搓　　手指交叉，掌心对手背揉搓　　手指交叉，掌心相对揉搓　　弯曲手指关节，在掌心揉搓

拇指在掌中揉搓　　指尖在掌心中揉搓　　掌心与手腕揉搓

图2-6 七步洗手法

2. 注意事项

（1）洗手时要反复搓擦使泡沫丰富，搓手背及指缝应手指交叉，手的各部位均被洗到及冲净。

（2）擦手毛巾应保持清洁、干燥，每日消毒。盛放皂液的容器宜为一次性使用，重复使用的容器应每周清洁消毒1次。

【评价】

手的清洗、消毒方法正确，冲洗彻底，达到手消毒要求。工作服未被溅湿。

三、卫生手消毒

【目的】

通过消毒手清除致病性微生物，避免污染无菌物品或清洁物品，防止感染和交叉感染。

【评估】

操作者手污染的程度；患者病情及其采取的治疗护理措施。

【计划】

1. 护士准备　着装整洁，剪指甲，取下手部饰物，卷袖过肘。

2. 用物准备　流动水洗手池、非手触式水龙头、清洁剂、手刷、干手器或纸巾、消毒小毛巾。手消毒剂（可选用乙醇、异丙醇、氯己定、碘附等）、速干免冲手消毒剂（含有醇类和护肤成分的手消毒剂，包括水剂、凝胶型和泡沫型）。

3. 环境准备　整洁、宽敞、干燥、安全。

【实施】

1. 操作流程　见表2-9。

表2-9　卫生手消毒法

操作流程	流程说明
★刷手法	
（1）刷洗2遍	将双手浸泡在消毒液中，用手刷蘸消毒液按前臂→腕部→手背→手掌→手指→指缝→指甲顺序彻底刷洗，刷洗范围超过被污染范围，每只手刷30秒，按上述顺序再刷洗1次，共刷2分钟
（2）关水龙头	用流水冲净双手，关闭水龙头
（3）擦干双手	用纸巾或干手器或干净毛巾擦干双手
★快速卫生手消毒	取适量的速干手消毒剂于掌心，按顺序揉搓（七步）：手掌→手背→指缝→指背关节→拇指→指尖→手腕，揉搓2分钟，直至手部干燥

2. 注意事项

（1）流水冲洗时，腕部应低于肘部，使污水流向指尖。身体勿靠近水池，以免污染水池和溅湿衣服。

（2）重复使用的消毒剂容器宜每周清洁消毒2次，手刷应每日消毒，消毒剂宜采用一次性包装。

【评价】

手的清洗、消毒方法正确，冲洗彻底，达到消毒要求。卫生手消毒后，手部表面细菌菌落数≤10cfu/cm^2。

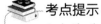 **考点提示**

卫生洗手及手消毒的指征、方法及注意事项。

四、外科手消毒

【目的】

1. 清除指甲、手、前臂的污物和暂居菌。

2. 将常居菌减少到最低程度。

3. 抑制微生物的快速再生。

【评估】

操作者手、前臂污染的程度。

【计划】

1. 护士准备 着装整洁，剪指甲，手部皮肤无破损，取下手部饰物，卷袖过肘。

2. 用物准备 洗手池、流动水、清洁剂、外科手消毒液、无菌手刷、无菌巾、消毒肥皂液或消毒洗手液、时钟、指甲剪。

3. 环境准备 整洁、宽敞。

【实施】

1. 操作流程 见表2-10。

表2-10 外科手消毒

操作流程	流程说明
（1）洗手	摘除手部饰物，修剪指甲，调节水流，将双手及前臂用洗手液或肥皂液按"七步洗手法"洗手，流水冲净
（2）刷手	用无菌手刷蘸取适量消毒肥皂液或按压3~5ml洗手液于手刷上，双手交替刷手3分钟，按指尖→指间→手掌→手背→腕部（环型刷）→前臂→肘部→上臂下1/3顺序
（3）冲洗	流动水冲洗双手从指尖至上臂下1/3，换无菌手刷，同上法刷第2和第3遍，共10分钟
（4）擦干	抓取无菌巾中心部位，擦干双手，将无菌巾对折成三角形，三角形底部平一手腕部，角朝手掌，另一手抓住对角，从下往上移动无菌巾擦干手臂
（5）消毒	取适量消毒剂均匀涂擦，顺序同刷手法，干后取消毒剂按上法再擦一遍，擦3~5分钟

2. 注意事项

（1）冲洗双手时，保持手指朝上，将双手悬空举在胸前，使水由指尖流向肘部，避免倒流，避免水溅湿衣裤。

（2）使用后的海绵、毛巾、刷子等，应当放到指定的容器中，一用一消毒。

【评价】

手的清洗、消毒方法正确，手消毒后表面细菌菌落数≤5cfu/cm²，达到消毒要求。洗手服未被溅湿。

扫码"学一学"

第四节 无菌技术

无菌技术是防止医院内感染的一项重要的基本操作。护士必须加强无菌观念，正确执行无菌技术，严守操作规程，以保证患者的安全。

一、概述

（一）概念

1. 无菌技术（aseptic tecnique） 是在医疗、护理操作过程中，防止一切微生物侵入人体和防止无菌物品、无菌区域被污染的操作技术。

2. 无菌物品（aseptic supplies） 是指经过灭菌处理后未被污染的物品。包括进入血液、组织、体腔的医疗器材和用品，如手术器械、注射用具、一切置入体腔的引流管等。

3. 无菌区域（aseptic area） 是指经过灭菌处理后未被污染的区域。

4. 非无菌物品或非无菌区域（non-aseptic supplies & non-aseptic area） 是指未经过灭菌处理或经过灭菌处理后被污染的物品或区域。

（二）无菌技术操作原则

1. 环境准备　操作区域要清洁、宽敞、明亮，定期消毒，无菌操作前30分钟通风，停止清扫地面，减少人员走动，以降低室内空气中的尘埃。操作台清洁、干燥、平坦。

2. 操作者准备　衣帽穿戴整洁，修剪指甲、洗手，戴口罩。必要时穿无菌衣，戴无菌手套。

3. 物品管理

（1）无菌物品和非无菌物品应分别放置，并有明显标志。

（2）无菌物品必须存放在无菌包或无菌容器内，无菌包或无菌容器外贴有变成标准黑色的化学指示物，注明物品名称、灭菌日期、打包者姓名、灭菌器编号、失效日期，物品按有效期或失效期先后顺序置于无菌区域的柜内或货架上。

（3）定期检查无菌物品保存情况，无菌包在干燥、未污染的情况下，保存期一般为7天，过期或包布受潮、破损均应视为有菌，应重新灭菌。

4. 操作中保持无菌

（1）明确划分无菌区和非无菌区，操作者应面向无菌区域，身体与无菌区保持一定距离；手臂须保持在腰部水平以上或操作台面以上；不可跨越无菌区域。操作时，不可面对无菌区讲话、咳嗽、打喷嚏。

（2）取用非独立包装的无菌物品时，必须用无菌持物钳（镊）夹取；未经消毒的用物不可触及无菌物或跨越无菌区；无菌物品一经取出，即使未使用，也不可放回无菌容器内；无菌物品不可在空气中暴露过久；一份无菌物品，仅供一位患者使用，一人一消毒，防止交叉感染。

（3）操作中，无菌物品疑有污染或已被污染，不可使用，应予更换或重新灭菌。

二、无菌技术基本操作方法

（一）无菌持物钳使用方法

【目的】

取用或传递无菌物品，保持无菌物品的无菌。

【评估】

1. 根据夹取物品的种类选择合适的持物钳（镊）。

2. 操作环境整洁、宽敞、明亮。

3. 无菌物品存放合理，无菌包或容器外标签清楚，在有效期内。

【计划】

1. 护士准备　着装整洁，剪指甲，洗手，戴口罩。熟悉操作方法。

2. 环境准备　光线适宜，整洁、宽敞。

3. 用物准备　无菌持物钳、无菌浸泡容器。

（1）无菌持物钳的种类　无菌持物钳有三叉钳、卵圆钳和长、短镊子等（图2-7）。①三叉钳：上端较粗，呈三叉形并以一定弧度向内弯曲，常用于夹取较大或较重物品，如瓶、罐、盆、骨科器械等。②卵圆钳：上端有两个卵圆形小环，可夹取刀、剪、镊、治疗碗、弯盘等。③镊子：分长、短两种，其尖端细小，轻巧方便，适用于夹取针头、棉球、纱布等。

> **考点提示**
>
> 无菌操作原则，无菌持物钳、无菌容器、无菌包使用方法及有效期。

扫码"看一看"

（2）无菌持物钳的存放方法　①湿式保存法：无菌持物钳经压力蒸汽灭菌后浸泡在盛有消毒液的大口有盖无菌容器内，液面要浸没持物钳轴节以上2～3cm或镊子长度的1/2，每个容器内只能放置一把无菌持物钳（图2-8）。②干燥法保存：将盛有无菌持物钳的无菌干罐保存在无菌包内，在集中治疗前开包使用，4小时内有效。

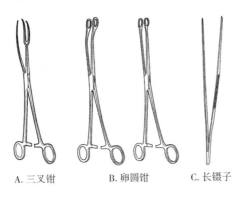

A. 三叉钳　　　　B. 卵圆钳　　　　C. 长镊子

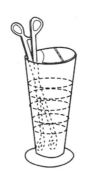

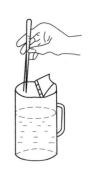

图2-7　无菌持物钳的种类　　　　图2-8　无菌持物钳的浸泡　　图2-9　无菌持物钳的使用

【实施】

1. 操作流程　见表2-11。

表2-11　无菌持物钳使用法

操作流程	流程说明
（1）取持物钳	查看启用日期和时间，打开容器盖，手持无菌持物钳或无菌持物镊上1/3，前端闭合，移钳至容器中央，垂直取出，前端向下滴尽消毒液后再使用（图2-9）
（2）用持物钳	夹取无菌物品时，始终保持钳前端向下，并只能在肩以下、腰以上视线范围内活动
（3）放持物钳	闭合钳前端，垂直放入容器内（若为湿式保存应打开钳端），关闭容器盖

2. 注意事项

（1）无菌持物钳只能用于夹取无菌物品，不能夹取无菌油纱布，以免油粘于钳端，影响消毒效果；不能换药、消毒皮肤。

（2）取放无菌持物钳时，手指不可触及其浸泡部位。不可触及容器边缘、液面上的容器内壁及盖内面。

（3）使用无菌持物钳时，前端不可高举。如需到远处夹取无菌物品，应将无菌持物钳放入容器一同搬移，就地取出使用，防止持物钳在空气中暴露过久而污染。污染或疑有污染时，不得再放回容器内，应立即更换，不能更换时应在酒精火焰烧灼灭菌处理再放回。

（4）无菌持物钳和存放容器应定期消毒，湿式保存法消毒液应每周更换2次，容器及持物钳每周灭菌2次，特殊科室如手术室、门诊注射室、换药室等使用较多的部门则每天更换、灭菌。干燥法保存则4～6小时更换1次。

【评价】

无菌持物钳及无菌物品未被污染。

（二）无菌容器使用方法

【目的】

无菌容器用于盛放无菌物品并保持其无菌状态。

【评估】

1. 操作环境整洁、宽敞、明亮；操作台清洁、干燥、平坦。

2. 无菌容器密盖并在灭菌有效期内。

【计划】

1. 护士准备 着装整洁，剪指甲，洗手，戴口罩。

2. 用物准备 常用无菌容器，如无菌盒、贮槽、罐。

3. 环境准备 整洁、宽敞。

【实施】

1. 操作流程 见表 2 - 12。

表 2 - 12 无菌容器使用方法

操作流程	流程说明
（1）开容器盖	查对无菌容器标签上物品名称、灭菌日期、指示带变色情况，手持无菌容器盖外面向一侧移离容器上方，打开容器盖，内面向上置于稳妥处或拿在手中（图 2 - 10）
（2）取无菌物	用无菌持物钳从无菌容器内垂直夹取无菌物品
（3）关容器盖	取物后将盖翻转，使内面向下，由容器近侧向对侧或由容器一侧移向另一侧盖严，首次使用，记录开启时间并签名，余下物品有效期 24 小时
（4）持无菌容器	手持无菌容器时，应托住容器底部（图 2 - 11）

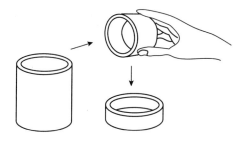

图 2 - 10 打开无菌容器

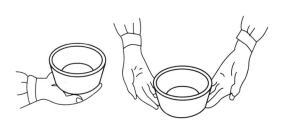

图 2 - 11 手持无菌容器

2. 注意事项

（1）无菌容器盖子不可在容器上方翻转，手不可触及盖的内面、容器边缘、不可跨越无菌区。

（2）取出的物品即使未用也不可放回无菌容器内。

（2）无菌容器应定期灭菌，一经打开使用时间不超过 24 小时。

【评价】

无菌容器、无菌持物钳及无菌物品未被污染。

（三）无菌包使用方法

【目的】

用无菌包布包裹无菌物品用以保持无菌物品的无菌状态。

【评估】

1. 操作环境整洁、宽敞；操作台面清洁、干燥、平坦。

2. 无菌包干燥、包装完好并在灭菌有效期内，化学指示物为标准黑色。

【计划】

1. 护士准备　熟悉操作方法，着装整洁，剪指甲，洗手，戴口罩。

2. 用物准备　无菌持物钳、包布（包布由质厚、致密纺织品或医用无纺布制成）、治疗巾、标签、化学指示胶带、签字笔。

3. 环境准备　光线适宜，整洁、宽敞、干燥。

【实施】

1. 操作流程　见表2-13。

表2-13　无菌包使用方法

操作流程	流程说明
★备无菌包	在清洁区完成
（1）打开放物	将包布铺平，系带放于对侧，将物品放在包布中央，玻璃物品用棉垫包裹，放置化学指示卡于物品中央
（2）包扎系带	将包布近侧一角向上折叠盖住物品，左右两角向中折（角尖端向外翻折），系带角由对侧向近折，用化学指示胶带粘贴封包（图2-12）
（3）标记灭菌	贴上标签，注明物品名称、灭菌时间。粘贴化学指示胶带，进行灭菌处理
★开包使用	选择清洁干燥、平坦区域
（1）核对查看	无菌物品存放环境的温度和湿度达到表2-4的要求，查看无菌包名称正确，在灭菌有效期内，化学指示胶带变成标准黑色，包布无潮湿、破损，符合使用要求，（纺织品包装有效期为7天，医用无纺布包装有效期为6个月）
（2）开无菌包	无菌包放置清洁、干燥处，撕开粘贴或解开系带，卷好系带放于包布角下，手持包布外面，依次揭开左右两角，最后揭开内角
（3）查卡取物	持物钳夹出化学指示卡，符合使用要求，用无菌持物钳取出所需物品，放于事先备好的无菌区内。需取小包内全部物品，可将无菌包托在手上打开，另一手抓住包布四角，稳妥地将包内物品放入无菌区域内（图2-13）
（4）记录时间	如包内物品未用完，按原折包好，注明开包时间，有效期24小时

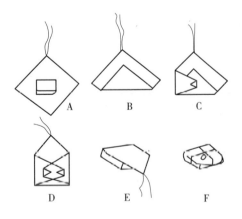

图2-12　无菌包包扎法

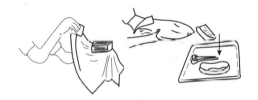

图2-13　无菌物品一次放入无菌区域内

2. 注意事项

（1）无菌包布通常选择质厚、致密、未脱脂的棉布或无纺布。

（2）无菌包的有效期一般为7天，过期或受潮湿应重新灭菌。无菌包若"一"字形系带包扎表示此包已开过，应查看开包日期和时间，所剩物品未受潮湿、未被污染的情况下有效期为24小时。

（3）开无菌包时应选择清洁、干燥处，防止潮湿环境因毛细现象而造成污染。包内物品被污染或无菌包被浸湿，须重新灭菌。开包时手不可触及包布的内面，不可跨越无菌区。

（4）一次性物品取用时，应先查看无菌物品的名称、灭菌有效期，包装有无破损，核对无误后方可打开。①一次性无菌注射器或输液器：在包装上特制标记处用手撕开（或用剪刀剪开），暴露物品后，可用洁净干燥的手取用。②一次性无菌敷料或导管：用拇指和示指揭开双面粘合封边的上下两层（或消毒封边后，用无菌剪刀剪开），暴露物品后，用无菌持物钳夹取。也可根据不同物品的要求开启。

【评价】

1. 包扎无菌包方法正确，松紧适宜。

2. 打开或还原无菌包时，手未触及包布内面及无菌物品。操作时，手臂未跨越无菌区。

（四）铺无菌盘方法

【目的】

将无菌治疗巾铺在清洁干燥的治疗盘内，形成一无菌区，放置无菌物品，以供检查、治疗、护理使用。

> 考点提示
> 铺无菌盘法、取无菌溶液法及戴脱无菌手套法。

【评估】

无菌物品存放合理，无菌包或容器外标签清楚，无菌物品在灭菌有效期内；检查与治疗护理项目。

【计划】

1. 护士准备 着装整洁，剪指甲，洗手，戴口罩；熟悉操作方法。

2. 用物准备 无菌持物钳及容器、无菌巾包、治疗盘、无菌物品及容器、标签、弯盘、签字笔。

3. 环境准备 光线适宜，整洁、宽敞。

【实施】

1. 操作流程 见表2-14。

表2-14 铺无菌盘方法

操作流程	流程说明
（1）检查核对	检查无菌物品名称、灭菌日期、化学指示胶带变成标准色，包布无潮湿、松散及破损
（2）取无菌巾	按无菌包的使用法开包，用持物钳取出治疗巾
（3）铺无菌巾	◆单层底铺法：手拿无菌巾外面，将无菌巾双层铺于治疗盘上，双手捏住上层外面两角扇形折叠，开口边向盘外（图2-14）手不可触及治疗巾内面。放入无菌物品后，上下层边缘对齐。开口处向上翻折两次，两侧边缘分别向下折一次，露出治疗盘边缘 ◆双层底铺法：双手捏住无菌巾一边外面两角，轻轻抖开，从远到近成双层底，将上层扇形折叠，开口边向盘外（图2-15），放入无菌物品后，拉平扇形折叠层，盖于物品上，边缘对齐 ◆双巾铺盘法：夹取无菌巾一块，双手捏住无菌巾近身一面的两角，由对侧向近侧平铺在治疗盘上，无菌面向上，夹放所需物品。夹取另一无菌巾，同法持无菌巾由近侧至对侧覆盖于前一块无菌巾上，两巾边缘对齐，四周向上反折，无菌巾内面及物品不暴露
（4）记录整理	如包内治疗巾未用完则按原折包好，"一字形"系带包扎，注明开包日期和时间，记录铺盘时间、内容物（无菌盘有效时间4小时），整理用物，洗手

附：治疗巾折叠法

1. 纵折法 治疗巾纵折两次，再横折两次，开口边向外（图2-16）。

2. 横折法 治疗巾横折后纵折，再重复一次（图2-17）。

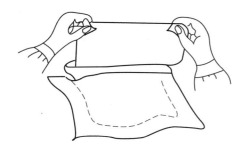

图2-14 单层底铺盘法

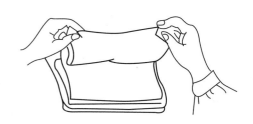

图2-15 双层底铺盘法

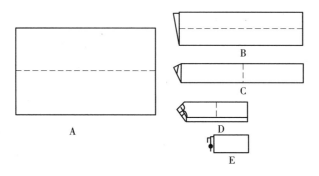

图2-16 治疗巾纵折法

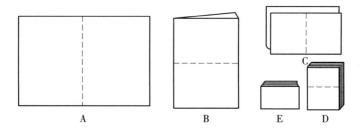

图2-17 治疗巾横折法

2. 注意事项

（1）铺无菌盘的区域必须清洁、干燥，无菌巾避免潮湿。

（2）操作时，非无菌物品和身体应与无菌盘保持适当的距离，身体部位不可跨越无菌区，手、衣物等非无菌物品不可触及无菌区。

（3）铺好的无菌盘应尽快使用，有效期不得超过4小时。

【评价】

1. 无菌物品及无菌区域未被污染，无菌巾无潮湿。

2. 无菌盘内物品放置有序，使用方便。

（五）取用无菌溶液方法

【目的】

取用无菌溶液过程中保持无菌溶液的无菌状态。

【评估】

无菌溶液的标签清晰，名称、浓度、有效期符合要求，瓶口无松动、瓶身无裂缝，溶液无变色、浑浊及沉淀。

【计划】

1. 护士准备　着装整洁，剪指甲，洗手，戴口罩。

2. 用物准备　瓶装无菌溶液、无菌容器及纱布、弯盘、无菌持物钳、70%～75%乙醇、棉签、启瓶器、签字笔。

3. 环境准备　光线适宜，整洁、宽敞。

【实施】

1. 操作流程　见表2－15。

表2－15　取无菌溶液法

操作流程	流程说明
（1）核对检查	核对瓶签；检查瓶盖无松动、瓶身无裂痕；倒转瓶身，对光检查溶液
（2）打开瓶盖	用启瓶器撬开密封瓶外盖，双手拇指从瓶签侧将瓶塞边缘向上翻起，再用一手拇指和示指拉捏住其边缘拉出瓶塞，瓶塞可套在示指和中指上或反转置于桌面稳妥处；如去除外盖后，瓶塞为平盖，取持物钳夹取无菌纱布，用无菌纱布包裹塞子并拉出
（3）冲洗瓶口	一手握溶液瓶标签面，倒出少量溶液冲洗瓶口
（4）倒出溶液	再由原处倒出无菌液（图2－18），瓶身不能触及无菌区域
（5）消毒瓶塞	一次未用完时，应立即塞进瓶塞，用酒精棉签从下往上环形消毒瓶塞上部，翻转盖好
（6）记录时间	注明开瓶日期、时间

　　注：取用烧瓶内溶液法先检查瓶签及溶液，然后解开系带，手持瓶口盖布外面，取出瓶塞，手不可触及盖布内面及瓶口，倾倒溶液方法同密封瓶法。

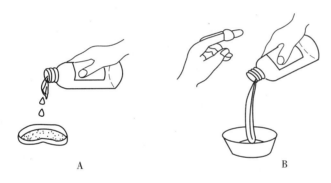

图2－18　取无菌溶液法
A. 冲洗瓶口；B. 倒取溶液

2. 注意事项

（1）翻转瓶塞时，手不可触及瓶口及瓶塞的塞入部分。

（2）倒溶液时，瓶口不可触及无菌容器，亦不能将无菌敷料堵塞瓶口或伸入瓶内蘸取溶液。瓶签应握在掌心以防沾湿瓶签，影响查对。

（3）已倒出的溶液，虽未使用也不可倒回瓶内。

【评价】

1. 无菌溶液未被污染。

2. 瓶签未浸湿，瓶口未污染，液体未溅到桌面。

（六）戴脱无菌手套方法

【目的】

在进行某些医疗、护理操作时，防止医务人员手污染无菌物品和无菌区域；接触患者破损皮肤、黏膜、血液和体液时，防止医护人员感染。

【评估】

操作环境整洁、宽敞。无菌手套的号码适合，包装完好，在灭菌有效期内。

【计划】

1. 护士准备　着装整洁，剪指甲，洗手，戴口罩。

2. 用物准备　无菌手套。

3. 环境准备　光线适宜，整洁、宽敞。

【实施】

1. 操作流程　见表2-16。

表2-16　戴脱无菌手套方法

操作流程	流程说明
（1）核对检查	核对无菌手套号码合适，在灭菌有效期内，包装无破损、无潮湿
（2）开袋涂粉	手套袋平放在清洁、干燥的台面上打开（图2-19）。取出滑石粉包，涂擦双手
（3）戴上手套	◆分次取戴无菌手套法（图2-20）：一手拿起手套袋一侧开口处外层，另一手捏住手套翻折部分（即手套内面），取出手套，伸进五指戴上；未戴无菌手套的手拿起袋口另一侧外层，已戴无菌手套的手指插入另一手套的翻折内面（即手套外面），取出手套，同法戴上 ◆一次取戴无菌手套法（图2-21）：两手同时拿起手套袋开口处外层，分别捏住两只手套的反折部分，取出手套；将两手套掌心相对，先戴进一只手，再以戴好手套的手指插入另一只手套翻折部分，戴好另一手
（4）脱下手套	操作毕，一手捏住另一手套口外面翻转脱下，再以脱下手套的手指插入另一手套内将其翻转脱下（图2-22）
（5）整理用物	将用过的手套放入医用垃圾袋内，洗手

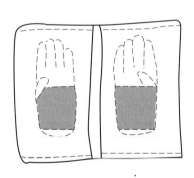

图2-19　无菌手套的放置

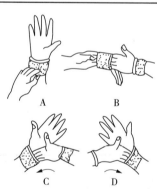

图2-20　分次取戴无菌手套法

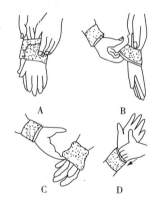

图2-21　一次性取戴无菌手套法

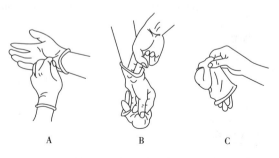

图2-22　脱无菌手套法

2. 注意事项

（1）戴手套时防止手套外面（无菌面）触及任何非无菌的物品。已戴手套的手不可触及未戴手套的手或另一手套的内面。

（2）戴手套后，手臂不可下垂，应保持在腰以上、肩以下范围内活动。发现手套破损或被污染，应立即更换。

（3）脱手套时，应翻转脱下，不可强拉。手不可接触手套的外面。

【评价】

无菌手套无污染。脱手套时手未触及手套污染面。

> **知识链接**
>
> **无菌物品使用期限及无菌容器消毒期限**
>
> 1. **无菌物品的使用期限**　开启的无菌包有效期为 24 小时；铺好的无菌盘、未盛消毒剂的干持物筒有效期为 4 小时；2% 戊二醛浸泡的无菌持物钳及持物筒每周更换灭菌 2 次，戊二醛液每周过滤、每半个月更换；开启的静脉药物的溶媒有效期为 2 小时；肌内注射溶媒、外用生理盐水为 24 小时；皮下注射的胰岛素开启后放置冰箱内保存，有效期为 1 个月。
>
> 2. **无菌物品容器消毒**　皮肤消毒剂尽可能使用一次性包装，重复使用的皮肤消毒剂容器每周灭菌 2 次；盛放清洁物品（压脉带、有包装的无菌物品）的容器保持清洁、干燥，每周消毒 1 次；接触非完整皮肤、黏膜和侵入性操作的器械容器每日灭菌。

第五节　隔离技术

扫码"学一学"

隔离（isolation）是将传染病患者、高度易感人群分别安置在指定的地点或特殊环境中，暂时避免和周围人群接触。对前者采取传染病隔离，防止病原体向外传播；对后者需采取保护性隔离，保护其免受感染。

一、概述

（一）概念

1. 清洁区（cleaning area）　是进行呼吸道传染病诊治的病区中不易受到患者血液、体液和病原微生物等物质污染及传染病患者不应进入的区域。包括医务人员的值班室、卫生间、男女更衣室、浴室及库房、配餐室等。

2. 潜在污染区（potentially contaminated area）　是进行呼吸道传染病诊治的病区中位于清洁区与污染区之间，有可能被患者血液、体液和病原微生物等物质污染的区域。包括医务人员的办公室、治疗室、护士站、患者用后的物品及医疗器械等的处理室、内走廊等。

3. 污染区（contaminated area）　是进行呼吸道传染病诊治的病区中传染病患者和疑似传染病患者接受诊疗的区域，包括被其血液、体液、分泌物、排泄物污染的物品暂存和处理的场所。包括病室、处置室、污物间以及患者入院、出院处理室与外走廊等。

4. 缓冲间（buffer room） 是进行呼吸道传染病诊治的病区中清洁区与潜在污染区之间、潜在污染区与污染区之间设立的两侧均有门的小室，为医务人员的准备间。室内配备非手触式开关的流动水洗手和手消毒设施、干手设施及必要的防护用品。

5. 负压病区（negative pressure ward） 是通过特殊的通风装置，使病区内的压力低于室外压力。病室的气压为 –30Pa，缓冲间气压为 –15Pa。病区或病房的空气按照由清洁区向污染区流动，上送风，下排风，送风口远离排风口，排风口置于病床床头附近，排风口下缘高于地面10cm，门窗保持关闭。送风经过初、中效过滤，排出的空气需经高效过滤处理，确保对环境无害。负压病房适合于经空气传播疾病患者的隔离，患者宜住单间，同种呼吸道感染疾病者可合住，限制患者室外活动。

6. 两通道（two passages） 是进行呼吸道传染病诊治的病区中设立医务人员通道和患者通道，医务人员通道和出入口设在清洁区一端，患者通道和出入口设在污染区一端。

（二）标准预防（standard precaution）

1. 概念 标准预防是基于患者的血液、体液、分泌物、非完整皮肤和黏膜均可能含有感染性因子的原则，针对医院所有患者和医务人员采取的一组预防感染措施。

2. 标准预防措施

（1）进行有可能接触患者血液、体液的诊疗、护理、清洁等工作时，应戴清洁手套，操作完毕，脱去手套后立即洗手或进行卫生手消毒。

（2）在诊疗、护理操作过程中，有可能发生血液、体液飞溅到面部时，应戴医用外科口罩、防护眼镜或防护面罩；有可能发生血液、体液大面积飞溅或污染身体时，应穿戴具有防渗透性能的隔离衣或者围裙。

（3）在进行侵袭性诊疗、护理操作过程中，如在置入导管、经椎管穿刺等时，应戴医用外科口罩等医用防护用品，并保证光线充足。

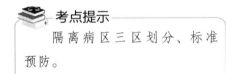
考点提示
隔离病区三区划分、标准预防。

（4）使用后针头不应回套针帽，如需套回针帽应单手操作或使用器械辅助；不应用手直接接触污染的针头、刀片等锐器。废弃的锐器应直接放入耐刺、防渗漏的专用锐器盒中；重复使用的锐器，应放在防刺的容器内密闭运输和处理。

（5）接触患者黏膜或破损的皮肤时应戴无菌手套。

（6）应密封运送被血液、体液、分泌物、排泄物污染的被服。

（7）有呼吸道症状（如咳嗽、鼻塞、流涕等）的患者、探视者、医务人员等应采取呼吸道相关感染控制措施。

（三）医院建筑布局

1. 根据患者获得感染危险性的程度，医院分为3个区域。

（1）低度风险区域 基本没有患者或患者只作短暂停留的区域。如行政管理部门、图书馆、会议室、病案室等。

（2）中等风险区域 有普通患者居住，患者血液、体液、分泌物、排泄物对环境表面存在潜在污染可能性的区域。包括普通住院病房、门诊科室、功能检查室等。

（3）高度风险区域 有感染或定植患者居住的区域以及对高度易感患者采取保护性隔离措施的区域。如感染性疾病科、手术室、产房、重症监护病房、器官移植病房、烧伤病房、早产儿室等。

三个区域划分清楚，标识明显。高度风险区与普通病区分开，远离食堂、水源、生活区等公共场所。相邻病区楼房相隔大约 30m，侧面防护距离为 10m，防止病原微生物扩散和污染环境。

2. 专门病区或病房　对指定收治传染性非典型肺炎（SARS）、甲型 H1N1 流感患者的医疗机构要设立相对独立的专门病区或病房。

3. 经空气传播疾病病区的布局　呼吸道传染病区应设在医院相对独立的区域，应设置负压病区或病房。清洁区、半污染区和污染区三区分界清楚，通风系统区域化，各区之间宜用感应自控门，各区之间的缓冲间两侧的门不应同时开启，以减少区域之间空气流通。

4. 其他感染性疾病病区的布局　应设在医院相对独立的区域，远离新生儿科、儿科、产科病房、重症监护病房和生活区。有供感染性疾病患者活动、娱乐场地。感染疾病科门诊应与普通门诊、儿科门诊分开挂号候诊。

5. 病区设立"三区两通道"和 2 个以上出入口　工作人员和患者进出分道、患者入院与出院分道、清洁物与污物运送分道，有条件的医院设内、外走廊。

（四）隔离原则

1. 制定相应的隔离与预防措施　结合本院情况，一种疾病可能有多种传播途径时，医院根据疾病传播的途径（接触、飞沫、空气和其他途径），应在标准预防的基础上，采取相应传播途径的隔离与预防。

2. 隔离病室有相应的标志　空气传播的隔离标志为黄色；飞沫传播的隔离标志为粉色；接触传播的隔离标志为蓝色。严格控制人员出入，门口备有浸泡消毒液的脚垫，缓冲间内有泡手的消毒液、洗手设施、挂隔离衣的壁柜或悬挂架，备隔离衣、帽子、口罩、鞋套。

3. 安置患者　疑似患者或发生混合性感染、有强烈传染性和危重患者需单独安置。同种病原体感染患者可安置于一室，每间病房不超过 4 人，两床之间距离不少于 1.1m。

4. 严格执行隔离操作规程

（1）工作人员进入隔离单位须根据传播途径戴口罩、帽子，穿隔离衣，必要时换隔离鞋。

（2）穿隔离衣前，备齐所需物品，各种护理操作应有计划并集中操作。

（3）穿隔离衣后，只能在规定范围内活动，不得外出，一切操作要严格遵守隔离规程。

（4）离开隔离病区前脱隔离衣、鞋，消毒双手，脱帽子和口罩。

（5）患者及患者接触过的物品不得进入清洁区。

（6）患者或穿隔离衣的工作人员通过走廊时，不得接触墙壁、家具。

（7）各类检验标本放在指定的存放架上。

（8）严格执行探视制度，探陪人员进入隔离区域按隔离种类采取相应措施，接触患者或污染物品后必须消毒双手。

5. 病室及患者接触的物品的消毒

（1）病室空气消毒，若有人时可用循环风紫外线空气消毒器、静电吸附式空气消毒器消毒；或使用紫外线照射每日 1 次；无人时可用消毒液熏蒸或喷雾。

（2）每日晨间护理后，用消毒液擦拭床、床旁桌椅。无明显污染可采用清水或消毒剂湿式清扫地面 1~2 次；有明显污染用含有效氯或有效溴的消毒剂溶液喷雾和擦洗处理。

（3）诊疗用品，如血压计袖带专用或一用一消毒；体温计专人专用，患者接触过的医疗器械按要求盛装，隔离标记明显，按规定消毒。

（4）患者的用物、信件、票证等均须严格消毒后，才能带出病室。

（5）患者的生活用具如餐具、痰杯、便器、脸盆等，个人专用、单独处理，采用煮沸或有效氯消毒液浸泡等方法消毒；患者衣被用含氯消毒剂专机洗涤或送焚烧，严禁在病房内清点和处理传染病患者污染的布类。

（6）患者的呕吐物、分泌物、排泄物及各种引流液按规定消毒处理后方可排放。

（7）需送出病室处理的污染物品，污物袋外应有明显标志。

（8）清洁卫生工具需按病种和三区的划分严格分开使用，有明显标识，每次使用后浸泡于高效消毒液中 1 小时以上，洗净悬挂晾干备用。

6. 患者隔离解除　传染性分泌物三次培养结果均为阴性或已渡过隔离期，经医生开出医嘱后，方可解除隔离。

7. 终末消毒（tergal disinfection）　传染源离开疫源地后，对疫源地的彻底消毒，是对转科、出院或死亡患者所住病室及污染物品进行的消毒。

（1）患者的终末处理　患者转科或出院前洗澡，换清洁衣服，个人用物消毒后方能带出；患者死亡后，用消毒液擦拭尸体，并用消毒液棉球填塞口、鼻、耳、阴道、肛门等孔道，伤口处更换敷料，用一次性尸单包裹尸体，送太平间。

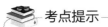 **考点提示**

> 隔离单位设置、操作规程、隔离解除、终末消毒。

（2）患者床单位终末处理　患者使用过的床单位及物品分类消毒处理见表 2-17。

表 2-17　传染病污染物品消毒法

类别	物品	消毒方法
病室环境	房间	2% 过氧乙酸熏蒸
	地面、墙壁、家具	0.2%~0.5% 过氧乙酸，1%~3% 漂白粉澄清液喷洒或擦拭
医疗用品	玻璃类、搪瓷类、橡胶类	0.5% 过氧乙酸溶液浸泡，高压蒸汽火菌或煮沸消毒
	金属类	0.2% 碱性戊二醛溶液浸泡，高压蒸汽灭菌
	血压计、听诊器、手电筒	环氧乙烷或甲醛熏蒸，0.2%~0.5% 过氧乙酸溶液擦拭
	体温计	1% 过氧乙酸溶液浸泡，75% 乙醇浸泡，碘附浸泡消毒
日常用品	食具、茶杯、药杯	煮沸 15 分钟，高压蒸汽灭菌或 0.5% 过氧乙酸溶液浸泡 1~2 小时
	信件、书报、票证	甲醛、环氧乙烷熏蒸
被服类	布类、衣物	含氯消毒剂专机洗涤，高压蒸汽灭菌，煮沸消毒
	枕芯、被褥、毛织品	环氧乙烷熏蒸，甲醛熏蒸
其他	排泄物、分泌物	漂白粉或生石灰消毒，痰盛于蜡纸盒内焚烧
	便器、痰盂	3% 漂白粉澄清或 0.5% 过氧乙酸溶液浸泡
	剩余食物	煮沸消毒 1 小时或焚烧
	垃圾	焚烧

二、不同传播途径疾病的隔离与预防

　考点提示
各种传染性疾病采取的隔离
种类及隔离预防措施。

（一）接触传播的隔离与预防

经接触传播的疾病，如接触污染食物、水源传播的甲型病毒性肝炎、戊型病毒性肝炎、伤寒、副伤寒、细菌性痢疾、霍乱、脊髓灰质炎、人感染高致病性禽流感；经体表或伤口直接或间接接触而感染的疾病，如狂犬病、破伤风、气性坏疽、多重耐药菌等感染；接触患者血液、体液传播疾病，如乙型病毒性肝炎、丙型病毒性肝炎、获得性免疫缺陷综合征（艾滋病）、梅毒。在标准预防的基础上，应采取以下措施。

1. 患者的隔离

（1）根据感染疾病类型决定患者是否住单间病室，同病种感染者可同室隔离，限制活动范围。

（2）减少患者转运，如需要应采取有效防护措施，避免对其他患者及医务人员和环境的污染。

（3）凡患者接触过的一切物品，如被单、衣物、换药器械等均应先行灭菌处理，然后再行清洁、灭菌。

（4）患者污染敷料装袋标记后送焚烧处理。

2. 医务人员的防护

（1）接触血液、体液、分泌物和排泄物等物质时应戴手套，离开隔离病室前，接触污染物品后脱去手套，洗手和（或）消毒手，手上有伤口时应戴双层手套。

（2）进入隔离病室从事可能污染工作服操作时应穿隔离衣，离开病室前脱下隔离衣，按要求挂在相应位置，每天更换与消毒；或使用一次性隔离衣，用后按医疗废物管理要求处理。

（3）接触甲类传染病按要求穿脱防护服，离开病室前，脱下的防护服按医疗废物管理要求处理。

（二）空气传播的隔离与预防

接触经空气传播的疾病如肺结核、水痘、流行性出血热、麻疹等，在标准预防的基础上采取如下隔离措施。

1. 患者隔离

（1）无条件收治时，应尽快转至有条件收治呼吸道传播疾病患者的医疗机构治疗，并注意转运过程中医务人员的防护。

（2）同病种患者可住一室，通向走廊的门窗关闭，限制活动范围，病情允许时患者应戴外科口罩，并定期更换。

（3）患者的口鼻分泌物须经严格消毒处理后方可排放。

（4）严格空气消毒。

2. 医务人员的防护

（1）严格按区域流程，在不同区域穿不同防护用品，离开时按要求摘脱，并正确处理使用后的物品。

（2）进入确诊或可疑传染病患者病室，应戴帽子和防护口罩，进行可能产生喷溅的诊疗操作（吸痰、气管切开）时，应戴护目镜或防护面罩，穿防护服，接触患者血液、体液、

扫码"看一看"

分泌物和排泄物等物质时应戴手套。

（三）飞沫传播的隔离与预防

接触经飞沫传播的疾病，如猩红热、肺鼠疫、肺结核、SARS、百日咳、白喉、流行性感冒、病毒性腮腺炎和流行性脑脊髓膜炎等，在标准预防的基础上采取如下隔离预防。

1. 患者隔离

（1）同病种患者可住一室，通向走廊的门窗关闭，限制活动范围，病情允许时患者应戴外科口罩，并定期更换。

（2）减少患者转运，如需要应注意医务人员的防护。

（3）患者之间、患者与探视者之间应相距1m以上，探视者应戴外科口罩。SARS患者传染期禁止探视。

（4）加强通风，病室空气每日消毒。

2. 医务人员的防护

（1）严格按区域流程，在不同区域穿不同防护用品，离开时按要求摘脱，并正确处理使用后的物品。

（2）与患者近距离（1m以内）接触，应戴帽子和防护口罩，进行可能产生喷溅的诊疗操作（吸痰、气管插管、气管切开）时，应戴护目镜或防护面罩，穿防护服；接触患者及血液、体液、分泌物和排泄物等物质时应戴手套。

（四）其他传播途径疾病的隔离

1. 生物媒介传播的疾病 斑疹伤寒、回归热由虱传播，流行性出血热通过螨叮咬而传播，患者入院时应经灭虱、灭螨处理，需淋浴更衣，衣服经高压蒸汽灭菌处理，患者被服勤晒。

2. 保护性隔离 适用于抵抗力低或极易感染的患者，如严重烧伤、早产儿、白血病及脏器移植患者等。在标准预防的基础上采取如下隔离措施。

（1）患者住单间病室隔离，病室空气保持正压通风，定时换气。病室内空气、地面、家具等均应严格消毒1次/日。

（2）进入病室人员应穿戴灭菌后的帽子、口罩、隔离衣（外面为清洁面，内面为污染面）、手套及鞋。患呼吸道疾病或咽部带病原菌者，避免接触患者。接触或护理患者前、后均应洗手。

（3）原则上不予探视，如需要，须采取相应的隔离保护措施。

（4）患者的引流物、排泄物、被其血液及体液污染的物品，及时装袋密闭，标记后送指定地点。

三、隔离技术基本操作方法

（一）口罩、帽子的使用

【目的】

1. 帽子可防止工作人员的头发、头屑散落至无菌区或被污染。

2. 使用口罩可保护患者和工作人员，避免互相传染，防止飞沫污染无菌物品、伤口或清洁物品。

【评估】

了解患者病情及目前采取的隔离种类。

【计划】

1. 环境准备　整洁、宽敞。

2. 护士准备　熟悉操作方法，着装整洁，剪指甲，洗手。

3. 用物准备　备好布帽或一次性帽、污物袋，根据需要选择不同口罩。不同类型口罩作用及适用范围见表2－18。

表2－18　不同类型口罩作用及适应范围

类型	作用及适用范围
纱布口罩	能保护呼吸道免受有害粉尘、气溶胶、微生物及灰尘的伤害，适应于一般诊疗活动
外科口罩	能阻隔空气中90%以上的5μm颗粒，适用于医务人员在有创操作中阻止血液、体液和飞溅物的传播，用于护理免疫力低下患者，多在手术室、侵入性操作时等应用（图2－23）
医用防护口罩	对非油性颗粒物气溶胶具有至少95%的过滤率，能阻止经空气传播的直径≤5μm感染因子和近距离（<1m）的飞沫，适用于接触经空气传播或近距离接触经飞沫传播的呼吸道传染病患者时佩戴（图2－24）

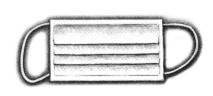

图2-23　一次性外科口罩

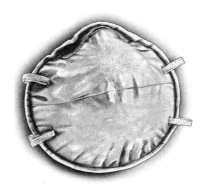

图2-24　医用防护口罩

【实施】

1. 操作流程　见表2－19。

表2－19　戴帽子、口罩方法

操作流程	流程说明
（1）洗净双手	按七步洗手法洗净双手
（2）戴好帽子	将帽子遮住全部头发
（3）戴好口罩	◆戴纱布口罩：将口罩遮住口、鼻及下颌，分别在头顶上系带和颈后系带（图2－25） ◆戴外科口罩：将口罩遮住口、鼻及下颌，分别在头顶上系带和颈后系带；将双手指尖放在鼻夹上，从中间位置开始向内按压，并向两侧移动，根据鼻梁形状塑形鼻夹 ◆戴医用防护口罩：一手托住口罩，有鼻夹的一面朝向外，鼻夹部位向上紧贴面部，将口罩遮住口、鼻及下颌；另一手将下方弹力固定带拉过头顶放于颈后，将上方弹力固定带拉头顶部固定；将双手指尖放在鼻夹上，从中间位置开始向内按压，并向两侧移动，根据鼻梁形状塑形鼻夹；将双手完全盖住口罩，快速呼吸，检查密合性（图2－26）
（4）用后处理	洗手后取下纱布口罩，并将污染面（口罩前面）向内折叠，放入胸前小口袋或小塑料袋内；一次性口罩摘除时，用手捏住口罩的系带取下丢至黄色医疗废物垃圾袋内，集中处理

2. 注意事项

（1）使用帽子注意事项　①进入污染区和洁净环境前应戴帽子；进行无菌操作等应戴帽子。②帽子大小、松紧合适，能遮住全部头发。③布制帽子保持洁净干燥，每天更换，如有污染、潮湿应及时更换。一次性帽子每次更换。

（2）使用口罩注意事项　①根据不同操作要求选择不同种类的口罩。②戴上口罩后，避免咳嗽或不必要的谈话，不可用污染的手触摸口罩。口罩不用时，不可挂在胸前。③口罩应保持干燥、清洁，潮湿或污染应立即更换；纱布口罩使用4~8小时应更换；每次接触严密隔离的患者后应立即更换。一次性口罩使用不超过4小时，医用外科口罩和医用防护性口罩只能一次性使用。④摘除口罩时不接触口罩的前面（污染面）。

【评价】

帽子、口罩戴法正确，保持清洁、干燥，无污染发生。取下的口罩放置、处理妥当。

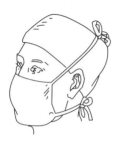

图2-25　帽子、口罩使用法　　　　图2-26　医用防护口罩使用法

（二）护目镜、防护面罩的使用

适用于在进行诊疗、护理操作可能发生患者血液、体液、分泌物等喷溅时，近距离接触经飞沫传播的传染病患者时，防止病原微生物溅入眼部和面部（图2-27），如为呼吸道传染病患者进行气管插管、吸痰等近距离操作时。

佩戴前应检查有无破损，佩戴装置有无松懈。佩戴后应调节舒适度。每次使用后放入医疗废物容器内或回收。

（三）避污纸的使用

避污纸即清洁纸片。用避污纸垫着拿取物品或做简单操作，保持双手或物品不被污染以省略消毒。如用清洁的手拿取污染物品、开关电灯等，或污染的手拿取清洁物品，均可使用避污纸。取避污纸要从页面抓取，不可掀页撕取（图2-28），以保持清洁。避污纸用后弃在污物桶内，定时焚烧。

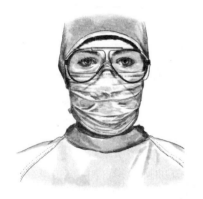

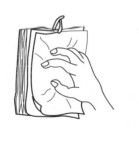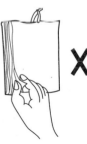

图2-27　护目镜的使用　　　　　　图2-28　避污纸的使用

（四）穿、脱隔离衣

【目的】

保护患者和工作人员，免受其他病原体的侵袭，防止交叉传染。

【评估】

操作前认真核对医嘱，了解患者病情、隔离种类及护理措施。备齐用物。

【计划】

1. 护士准备　熟悉操作方法及注意事项，穿好工作服，修剪指甲，洗手，戴隔离帽、口罩，取下手表、首饰，卷袖过肘（冬季卷过前臂中部）。

2. 用物准备　隔离衣、挂衣架、洗手设备、手消毒液、手巾、污物袋。

3. 环境准备　环境整洁、宽敞、干燥、安全，用物摆放合理。

考点提示

穿脱隔离衣方法、注意事项，口罩使用注意事项。

【实施】

1. 操作流程　见表2-20。

表2-20　穿脱隔离衣方法

操作流程	流程说明
★穿隔离衣	（图2-29）
（1）评估准备	核对医嘱，了解患者病情、治疗护理措施、隔离种类，备好用物，洗手，戴帽子和口罩
（2）持领取衣	手持衣领取下隔离衣（衣领及隔离衣内面为清洁面，余为污染面），清洁面朝向自己，将衣领两端向外折齐，对齐肩缝，露出衣袖内口
（3）穿好衣袖	一手持衣领，另一手伸入袖内，举起手臂，将衣袖上抖，换手持衣领，同法穿好另一袖
（4）扣领扣袖	手持衣领，扣上领扣，扣好袖口或系袖带（或扣肩扣）。需要时套上橡皮圈束紧袖口
（5）系紧腰带	自一侧衣缝腰带下5cm处将隔离衣后身向前拉，捏住衣外面边缘，再依法捏住另一侧边缘。两手在背后将边缘对齐，向衣领扣一侧折好，按住折叠处，将腰带在背后交叉，拉回前面打活结
★脱隔离衣	（图2-30）
（1）解带塞袖	解开腰带，在前面打活结；解开袖口（和肩扣），将部分衣袖塞入工作服袖内
（2）消毒双手	消毒液刷手或按七步洗手法在消毒液中搓手2分钟，清洗擦干
（3）解领脱袖	解开领口，一手伸入另一侧袖口内，拉下衣袖过手（遮住手），再用衣袖遮住的手抓紧另一衣袖外面的下方拉下，两手在袖内交换退出，退至肩，使肩缝对齐
（4）挂隔离衣	双手持衣领，将隔离衣两边对齐，挂在衣钩上；需更换的隔离衣，脱下后清洁面向外，卷好投入污衣袋中

扫码"看一看"

2. 注意事项

（1）穿隔离衣前，应备齐操作中所需的一切用物。避免反复穿脱隔离衣。

（2）隔离衣的长短要合适，须全部遮盖工作服，有破洞时则不可使用。隔离衣每天更换，如有潮湿或污染，应立即更换。接触严密隔离患者应每次更换。

（3）保持隔离衣内面和衣领清洁，清洁的手不能触及隔离衣的污染面，系领子时污染的袖口不可触及衣领、面部和帽子。

（4）穿隔离衣后，不得进入清洁区，避免接触清洁物品。

（5）洗手时，隔离衣不得污染洗手设备。

（6）隔离衣挂于潜在污染区，隔离衣的清洁面向外，不得露出污染面；挂在污染区，则污染面向外，不得露出清洁面。

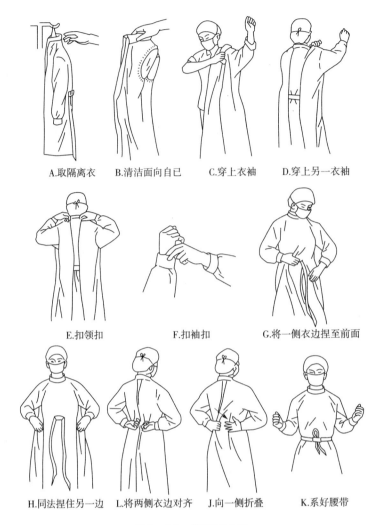

A.取隔离衣 　B.清洁面向自己 　C.穿上衣袖 　D.穿上另一衣袖

E.扣领扣 　　　F.扣袖扣 　　　　G.将一侧衣边捏至前面

H.同法捏住另一边 　L.将两侧衣边对齐 　J.向一侧折叠 　K.系好腰带

图2-29　穿隔离衣法

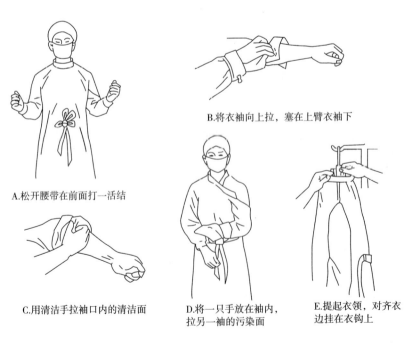

A.松开腰带在前面打一活结

B.将衣袖向上拉，塞在上臂衣袖下

C.用清洁手拉袖口内的清洁面

D.将一只手放在袖内，拉另一袖的污染面

E.提起衣领，对齐衣边挂在衣钩上

图2-30　脱隔离衣法

【评价】

（1）隔离观念强，操作者、物品无污染。

（2）手的消毒方法正确，冲洗彻底，隔离衣未被溅湿。

（五）穿脱防护服

医务人员接触甲类或按甲类传染病管理的传染病患者时；接触经空气传播或飞沫传播的传染病，可能受到患者血液、体液、分泌物及排泄物喷溅时；均应穿一次性防护服。防护服应具有防水、抗静电和过滤功能，对皮肤无刺激性，袖口、脚踝口为弹性收口，穿脱方便。防护服分连体式和分体式两种。

【目的】

保护医务人员和患者，避免感染和交叉感染。

【评估】

操作前认真核对医嘱，了解患者病情、目前采取的隔离种类及护理措施。防护服型号合适，包装完好，在灭菌有效期内，用物备齐。

【计划】

1. 护士准备 熟悉操作方法及注意事项，穿好工作服，修剪指甲，洗手，戴隔离帽、口罩，取下手表、首饰。

2. 用物准备 一次性防护服、刷手及洗手设备、手消毒液、污物袋。用物摆放合理。

3. 环境准备 环境整洁、宽敞、干燥、安全。

【实施】

1. 操作流程 见表2-21。

表2-21 穿脱防护服方法

操作流程	流程说明
★穿防护服	
（1）评估准备	核对医嘱，了解患者病情、治疗护理措施、隔离种类，备好用物，洗手，戴帽子和口罩
（2）查对取衣	检查一次性防护服外包装、型号、灭菌有效期，撕开外、内包装丢入黑色垃圾袋内
（3）穿好衣服	穿下衣→穿上衣→戴帽子→拉上拉链→扣好领扣→盖住拉链
★脱防护服	
（1）脱分体服	消毒双手，脱上衣：拉开拉链，向上提拉帽子取下，脱袖和上衣，将污染面向里折，放入医疗废物袋，脱下衣：由上向下边脱边卷（图2-31），污染面向里，置于医疗废物袋，洗手或消毒手
（2）脱连体服	将拉链拉到底，向上提拉帽子取下，脱袖子，由上向下边脱边卷，污染面向里至全部脱下（图2-32），置于医用垃圾袋内，洗手或消毒手

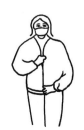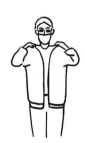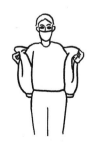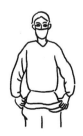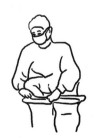

图2-31 脱分体防护服

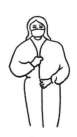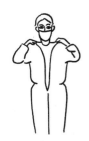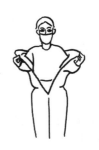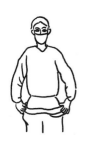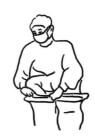

图 2-32　脱连体防护服

2. 注意事项

1. 穿衣前检查有无潮湿、破损，型号合适。脱衣时应注意避免污染。穿衣后只在规定区域内活动。

2. 接触多个同类传染病患者时，防护服可连续使用；接触疑似患者时，应每次更换；防护服如有潮湿、破损或污染应立即更换。

【评价】

防护服无渗漏，未污染环境。

（六）鞋套、防水围裙的使用

从潜在污染区进入污染区和从缓冲间进入负压病室时应穿鞋套。鞋套应具有良好的防水性能，并一次性使用。配置自动鞋套盒，穿者用力踩入鞋盒内，可自动穿入鞋套。发现破损及时更换。离开时及时脱下放入医用垃圾袋内。

防水围裙主要用于医疗护理操作中可能受到患者血液、体液、分泌物及其他污染物喷溅时，或进行非一次性医疗器械的清洗时。一次性使用的围裙，污染时立即更换；重复使用围裙每班使用后及时清洗、消毒，有破损、渗漏时，立即更换。

> **知识链接**
>
> **医务人员穿脱防护用品程序**
>
> **1. 穿戴防护用品程序**
>
> （1）清洁区进入潜在污染区：洗手→戴帽子→戴医用防护口罩→穿工作衣裤→换工作鞋后→进入潜在污染区。手部皮肤破损时戴乳胶手套。
>
> （2）潜在污染区进入污染区：穿隔离衣和（或）防护服→戴护目镜和（或）防护面罩→戴手套→穿鞋套→进入污染区。
>
> （3）为患者进行吸痰、气管插管、气管切开等可能被患者分泌物及体内物质喷溅的诊疗操作时，应戴护目镜或防护面罩。
>
> **2. 脱防护用品程序**
>
> （1）医务人员离开污染区进入潜在污染区前：摘手套、消毒双手→取护目镜和（或）防护面罩→脱隔离衣和（或）防护服→脱鞋套→洗手和（或）或消毒手→进入潜在污染区，洗手或消毒手。
>
> （2）从潜在污染区进入清洁区前：洗手和（或）消毒手→脱工作服→摘医用防护口罩→摘帽子→洗手和（或）消毒手，进入清洁区。
>
> （3）离开清洁区：淋浴更衣→离开清洁区。

本章小结

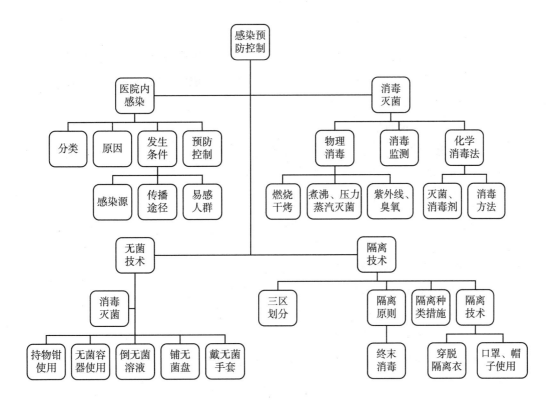

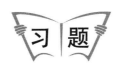

一、选择题

【A1/A2 型题】

1. 有关医院内感染不正确的是
   A. 住院期间发生的感染　　　　B. 入院时感染已处于潜伏期
   C. 医院内感染出院后发生　　　D. 感染源主要是患者
   E. 感染对象包括医护人员

2. 医院感染暴发是指在医疗机构或医院患者中，短时间内发生多少例以上同种同源感染病例情况
   A. 5　　　　B. 3　　　　C. 4　　　　D. 6　　　　E. 8

3. 医院感染最主要的感染源是
   A. 患者自身　　　　　　　　　B. 感染后有临床症状的患者
   C. 病原体携带者　　　　　　　D. 患者家属
   E. 医院工作人员

4. 下列属于直接接触传播的是
   A. 细菌性痢疾　　　　　　B. 破伤风　　　　　　C. 母婴间风疹病毒

D. 流行性出血热　　　　　　E. 脊髓灰质炎

5. 消毒与灭菌的主要区别在于能否杀灭

　　A. 病原微生物　　　　　B. 非致病微生物　　　　C. 繁殖体

　　D. 芽孢　　　　　　　　E. 球菌

6. 使用无菌持物钳，下列哪项是不正确的

　　A. 可泡在盛有消毒液的大口容器内　　　B. 液面浸没钳节以上 2~3cm

　　C. 每个容器只能放一把持物钳　　　　　D. 取放时应将钳端闭合

　　E. 可用于夹取消毒的凡士林纱布

7. 浸泡内镜的消毒液宜用

　　A. 0.1% 苯扎溴铵　　　　B. 0.2% 过氧乙酸　　　　C. 70% 乙醇

　　D. 2% 戊二醛　　　　　E. 碘附

8. 下列区域属于潜在污染区的是

　　A. 病房　　　　　　　　B. 值班室　　　　　　　C. 医护办公室

　　D. 配餐室　　　　　　　E. 库房

9. 下列消毒灭菌时间不正确的是

　　A. 手术器械采用高压蒸汽灭菌，其灭菌时间为 30 分钟

　　B. 铺好的无菌盘有效期为 4 小时

　　C. 高压蒸汽灭菌后无菌包可保留 7 天

　　D. 紫外线进行空气消毒的时间是 30~60 分钟

　　E. 臭氧进行空气消毒后 10 分钟后方可进入

10. 物理灭菌法中灭菌效果最佳的是

　　A. 燃烧法　　　　　　　B. 煮沸消毒法　　　　　C. 高压蒸汽灭菌法

　　D. 日光暴晒法　　　　　E. 紫外线照射法

11. 下列消毒剂中属于中效消毒剂的是

　　A. 甲醛　　　　　　　　B. 环氧乙烷　　　　　　C. 过氧乙酸

　　D. 乙醇　　　　　　　　E. 戊二醛

12. 下列不符合无菌技术操作原则的是

　　A. 操作时手臂须保持在腰部水平以上

　　B. 操作时不可面对无菌区讲话或咳嗽

　　C. 取出的无菌物品如不使用立即放回

　　D. 手臂不可跨越无菌区域

　　E. 怀疑无菌物品污染不可再使用

13. 下列为高危物品的是

　　A. 换药钳子　　　　　　B. 血压计　　　　　　　C. 体温表

　　D. 患者被服　　　　　　E. 压舌板

14. 能用于手消毒的消毒液不包括

　　A. 70% 酒精　　　　　　B. 0.5% 碘附　　　　　C. 0.2% 过氧乙酸

　　D. 1% 度米芬　　　　　E. 安尔碘

15. 属于高效消毒剂的是

A. 乙醇   B. 过氧乙酸   C. 碘附

D. 新洁尔灭   E. 氯己定

16. 煮沸消毒金属器械时,为了增强杀菌作用及去污防锈,可加入

A. 氯化钠   B. 硫酸   C. 亚硝酸钠

D. 碳酸氢钠   E. 稀盐酸

17. 下列需隔 4 小时更换的是

A. 打开未污染的无菌容器   B. 打开未污染的无菌溶液

C. 打开未污染的无菌包   D. 穿过但没有明显污渍的隔离衣

E. 一次性外科口罩

18. 患儿,2 岁,因高热、频繁呕吐,颈项强直入院,诊断为流行性脑脊髓膜炎,应主要施行的隔离是

A. 接触性隔离   B. 昆虫隔离   C. 飞沫传播隔离

D. 保护性隔离   E. 血液－体液隔离

19. 患者,男,35 岁,诊断为艾滋病,护士应告诉患者及患者家属终身采取的隔离是

A. 空气传播隔离   B. 昆虫隔离   C. 飞沫传播隔离

D. 保护性隔离   E. 血液－体液隔离

20. 患者,女。需取下节育环,阴道消毒采用的消毒剂是

A. 碘酊   B. 乙醇   C. 过氧乙酸

D. 戊二醛   E. 0.05% 碘附

21. 患者,男。不慎被烧伤,Ⅲ 度烧伤面积达 60%,应采用

A. 空气隔离   B. 飞沫隔离   C. 保护性隔离

D. 接触隔离   E. 昆虫隔离

【A3 型题】

(22 ~ 26 题共用题干)

患者,男,45 岁。因诊断为"浸润型肺结核"入院治疗。

22. 此患者作为感染源主要的传播途径是

A. 水、食物   B. 医务人员手   C. 医疗器械

D. 蚊子叮咬   E. 空气、飞沫

23. 关于此患者隔离措施下列错误的是

A. 住单间病室

B. 门口隔离标志为蓝色

C. 病情允许时患者应戴外科口罩,并定期更换

D. 病室空气每日消毒 1 次

E. 患者的口鼻分泌物用漂白粉或生石灰消毒后排放

24. 护士护理此患者时最主要的隔离措施是

A. 穿隔离衣   B. 穿隔离裤   C. 消毒双手

D. 戴纱布口罩   E. 戴医用防护口罩

25. 对其使用过的餐具和痰杯应选用的消毒方法是

A. 紫外线照射   B. 喷雾法消毒   C. 擦拭法消毒

D. 熏蒸法消毒　　　　　　　E. 浸泡法消毒

26. 为患者吸痰时护士下列哪项防护是错误的

    A. 穿隔离衣　　　　　　B. 戴防护口罩　　　　　　C. 戴防护面罩

    D. 戴无菌手套　　　　　　E. 操作后脱去手套，取防护面罩

(27~30 题共用题干)

    患者，男，45 岁。9 天前因田间劳动时，锈铁钉刺入右足底 2cm，因出血不多，自己冲洗后包扎，近 2 天患者发热、厌食、说话受限、咀嚼困难、呈苦笑面容、抽搐。诊断为"破伤风"住院治疗。

27. 此患者入院后采取的隔离措施是

    A. 空气隔离　　　　　　B. 飞沫隔离　　　　　　C. 保护性隔离

    D. 接触隔离　　　　　　E. 昆虫隔离

28. 为患者换药后，器械应采取的消毒剂是

    A. 含氯消毒剂　　　　　　B. 碘附　　　　　　C. 过氧乙酸

    D. 乙醇　　　　　　E. 戊二醛

29. 为患者换药后，换下的敷料应做的处理是

    A. 煮沸消毒　　　　　　B. 袋装标记送焚烧

    C. 过氧乙酸浸泡　　　　　　D. 紫外线照射

    E. 丢入黄色垃圾袋

30. 对此患者采取的隔离措施，下列不正确的是

    A. 患者住单间病室

    B. 凡患者伤口接触过的一切物品应先行灭菌，再清洁、灭菌

    C. 接触患者伤口时需戴手套

    D. 手或皮肤有破损者，接触患者戴双层手套

    E. 离开病室前脱下手套并洗手

二、思考题

    患者，男，43 岁。4 年前发现 HBsAg（+），谷丙转氨酶（ALT）偶尔增高。近 2 年来 ALT 增高持续时间延长，正常时期缩短。近期越来越感乏力，食欲差。查体：体温 37.2℃，呼吸 20 次/分，脉搏 82 次/分，巩膜无明显黄染，未见蜘蛛痣及肝掌，ALT 180U/L。诊断为"慢性乙型病毒性肝炎"收住院治疗。

请问：

1. 患者作为感染源通过何种途径传播病原微生物？

2. 对患者应采取哪些隔离措施？

（叶　玲）

扫码"练一练"

第三章 患者安全与护士职业防护

案例导入

实习护生，21岁。为一乙肝患者输完液拔针时，不小心被污染的头皮针扎伤手指并有出血。

请问：

1. 小李应采取哪些紧急处理措施？
2. 该情况是否需要报告医院有关部门？如何报告？

随着社会的发展和人们生活水平的提高，大众对护理服务、健康保健的需求也不断提高，保证患者的安全和护士的职业安全已成为当今护理界重点关注的问题。临床一线护士独特的工作环境和服务对象，决定了其经常暴露在各种各样的职业性伤害面前，职业防护是保证职业安全的重要措施。

第一节 患者安全防护

扫码"学一学"

患者安全是指患者在接受诊疗的过程中，不发生医疗法律法规允许范围之外的对患者心理、机体构成损害障碍、缺陷或死亡，不发生医务人员在执业允许范围之外的不良执业行为的损害和影响。护理人员在执业过程中，存在着各种不安全的危险因素，为了保证患者身心健康及治疗用药安全，避免医疗护理差错、事故的发生，应增强安全防范意识，采取有效措施消除或控制不安全因素，为患者提供优质护理，并保护护理人员自身安全，提高工作效率。

一、影响患者安全的因素

（一）护理人员的素质和数量

护理人员是治疗护理的实施者，因此护理人员素质水平的高低、人员配备情况是影响护理安全的首要因素。护理人员的素质包括政治思想素质、职业道德素质、业务素质等。当护理人员素质达不到护理职业的要求时，就有可能造成言语、行为不当或过失，给患者身心造成不良后果。

（二）技术因素

主要指由于护理人员技术水平低或不熟练，出现操作失误或操作错误、忽视细节性观察、违反操作常规、业务知识欠缺、临床经验不足、缺乏应急能力及应激性处理的经验等，对患者安全构成威胁。特别是随着新技术、新项目大量引进，护理工作量大、复杂程度高、技术要求严，不仅增加了对护理工作人员的压力，还可导致护理工作中承担的技术风险加大，影响护理安全。

（三）管理因素

主要包括管理制度不健全，业务培训不到位，管理监督不得力，人力资源配备不合理，设备物资管理不完善，交接班制度不严格等。

（四）环境因素

1. 医院的基础设施、病区物品配置存在有不安全的因素。如医院的药品质量不合格、失效、变质；护理用品数量不够充足、质量不能保证；设备性能效率低，不能达到规范标准等，急救物品放置不能达到"五定"。地面过湿过滑，导致跌伤、骨折；不能及时使用保护具可致坠床、管路滑脱等。

2. 存在环境污染所致的隐性不安全因素，如消毒隔离制度措施不严密致院内交叉感染；昆虫叮咬，导致过敏性伤害，发生传染性疾病。

3. 医用危险品使用不当，如氧气、乙醚、乙醇等易燃易爆物品使用不当导致烧伤，各种电器治疗导致电伤，高压氧治疗导致气压伤，放射治疗导致放射性皮炎、皮肤溃疡。

4. 病区治安管理不严可发生偷盗丢失婴儿案件、威胁生命健康案件，给患者带来经济损失及身心的不安全感。麻醉药管理不严、丢失，易发生吸毒案件。

（五）患者因素

1. 年龄　不同年龄患者对周围环境的感知和理解不同，从而决定人们面对变化的环境能否采取正确的自我保护措施。新生儿、婴幼儿自我保护意识差，需要依赖他人保护；儿童对事情好奇、喜欢探险，容易受伤；老年人器官功能退化，感觉功能减退，容易受到意外伤害。

2. 身心状态　身体状态功能良好是保证人们处于安全状态的基本前提。机体免疫力低下、身体虚弱、行动不便、意识障碍、感觉功能障碍、精神障碍、情绪紧张、焦虑等因素都可导致发生意外或伤害。如脑出血患者导致一侧肢体的感觉丧失，对温度及压力的改变不敏感而易发生烫伤、冻伤、坏死等；糖尿病患者眼部并发症容易导致失明，易引起跌倒、碰伤；精神病患者容易发生自伤或伤人等意外。

3. 对疾病的认知程度　患者的心理素质、对疾病的认知程度及承受力会影响患者的安全。如擅自改变输液滴数、不按医嘱服药、不遵医嘱控制饮食、不定期复查、不配合治疗及护理操作等。

二、患者安全需要的评估

（一）患者一般情况评估

包括患者的年龄、性别、教育背景、个性、既往经历等。婴幼儿和老年患者自我防范能力低，教育程度高者易获得健康知识，经历过或目睹过不良事件的患者，往往有更高的安全预防参与度。

（二）患者身心健康状态评估

患者的疾病病程、严重程度、症状、自理能力、情绪状态等不同，涉及安全需要也不同，一般患者在接受护理时能给予一定配合，而对于大手术、昏迷、神志不清、重症患者，自主活动能力差或无，易发生机械性损伤。

（三）患者接受的诊治和护理措施评估

某些诊治手段可能出现的不良后果，药物治疗的药物不良反应、毒性反应等与患者的安全需要密切相关。患者接受药物、手术等治疗护理措施需要护士严格查对。防止医疗差错发生。

（四）诊治环境评估

患者对诊治环境能否有效适应也影响患者的安全。医院地面、光线、走廊及卫生间扶手稳定度等影响患者的安全。

三、医院常见的不安全因素及防范

（一）医源性因素

医源性损伤是指医务人员的言谈、操作行为不慎以及医疗相关操作的副作用造成患者生理或心理上的损伤。如护士责任心不强，对患者缺乏尊重，没有耐心；操作时动作粗暴，不按操作规程实施操作；患者外出时将口服药放在床头柜上易发生差错；抢救器材性能失常，未能达到应急备用状态；护士急救技术及仪器操作掌握不熟练等，均可引起患者心理或生理上的损伤。因此，护士必须加强工作责任心，尊重患者，交谈时注意沟通技巧，操作时动作应轻稳，严格执行操作规程，避免医源性因素导致的患者损伤。

（二）物理性因素

1. 机械性因素　坠床和跌倒是医院中最常见的机械性因素导致的损伤。对婴幼儿、偏瘫、躁动不安、意识不清等患者，应使用床档、约束带等保护安全；对长期卧床初次下床、服用镇静剂或麻醉药的患者、活动不便以及视力减退的患者应注意搀扶，以防跌倒，保持病区内地面干燥、整洁，减少障碍物，浴室、洗手间地面防滑，且设置扶手和呼叫系统。

2. 温度性因素　护士在应用冷、热疗法时，操作不规范等可致患者冻伤、烫伤。因此，护士严格掌握操作要领，在操作时遵守操作规程，注意观察局部皮肤的变化，防止伤害；其次，护士应注意安全使用和正确保管易燃易爆物品。

3. 压力性因素　身体局部长期受压可致压疮；保护具等施压过大可导致损伤；高压氧舱治疗不当可致气压伤。因此护士在工作中，必须加强对危重患者或长期卧床患者的护理，定时翻身、按摩等以促进受压部位的血液循环；正确使用保护具，及时观察肢体末端血液循环状况；应用高压氧舱治疗时，应掌握适应证，治疗时逐渐加压或减压，并注意观察患者的反应。

4. 放射性因素　临床接受放射性诊断和治疗的患者，治疗使用不当，易导致放射性皮炎、皮肤溃疡坏死。因此操作时应正确使用防护设备；严格掌握照射剂量和时间；保持放射治疗部位皮肤清洁、干燥和完整，防止因物理和化学刺激损伤皮肤；尽量减少患者身体不必要的暴露。

（三）化学性因素

应用各种药物时，剂量过大或浓度过高、次数过多、方法不合理、配伍不合适，甚至用错药，均可引起化学性损伤。护士应具备一定的药理知识，掌握常用药物的保管原则和药疗原则；用药时，严格"三查八对"，药物应现用现配，注意配伍禁忌。

（四）生物性因素

即包括微生物和昆虫等引起损伤的因素。微生物引起的损伤主要是指病区内各种微生物的感染，病区医务人员要严格执行医院预防、控制感染的各项制度，防止医院内感染的发生。其次，病房要有效地灭蚊、灭虱、灭蝇、灭鼠等，防止昆虫叮咬造成损伤。

四、保护具的应用

保护具是用来限制患者身体或身体某部位的活动，使患者无法轻易移动的各种器具。

【目的】

1. 防止小儿及躁动不安、意识不清、失明、抽搐、极度衰弱、长期卧床等患者发生坠床；防止躁狂症、自我伤害、全身或局部瘙痒难忍等患者发生撞伤、抓伤。

2. 确保治疗、护理的顺利进行。

【评估】

1. 核对患者身份信息，解释操作目的。

2. 患者年龄、意识状态、诊断、病情、治疗情况；心理状态；合作程度及疾病知识。

【计划】

1. 护士准备 衣帽整齐，洗手、戴口罩，熟悉操作程序。

2. 用物准备 根据需要准备床档、约束带、支被架、棉垫。

3. 环境准备 清洁、宽敞，必要时移开床旁桌椅。

4. 患者准备 患者或家属了解使用保护具的重要性、安全性，并能配合。

【实施】

1. 操作流程 见表3-1。

表3-1 保护具的使用

操作流程	流程说明	人文关注
（1）解释核对	备齐用物至床旁，核对床号、姓名、腕带信息，向患者解释保护具使用的目的和配合方法	礼貌称呼，严格查对，尊重患者，耐心解释
（2）合理应用	根据病情选择合适的保护具	
▲床档	预防患者坠床	
（1）多功能床档	使用时插入两侧床缘，平时插入床尾。必要时可将床档取下垫于患者背部，以进行胸外心脏按压（图3-1）	
（2）半自动床档	按需要升降，使用时拉起，不用时放下（图3-2）	
（3）木杆床档	使用时将床档稳妥固定于两侧床边。护理操作时，将中间的活动门打开，操作完毕，将门关闭（图3-3）	
▲约束带	用于躁动患者或精神科患者，限制其身体及肢体的活动	
（1）宽绷带	用于约束腕关节和踝关节 使用时，先在腕部、踝部用棉垫包裹，再用宽绷带打成双套结稍拉紧（松紧以能容纳一个手指为宜），系于两边床缘（图3-4）	

续表

操作流程	流程说明	人文关注
（2）肩部约束带	用于固定肩部，限制患者坐起 使用时，将袖筒套于患者两侧肩部，腋窝垫棉垫，两袖筒上细带在胸前打结固定，将两条长宽带系于床头（图3-5）	
（3）膝部约束带	用于固定膝关节，限制患者下肢活动 使用时，两膝、腘窝垫棉垫，将约束带横放于两膝上，宽带下的两头带各固定一侧膝关节，宽带系于两侧床沿，也可用大单进行固定（图3-6）	
（4）尼龙搭扣约束带	用于固定手腕、上臂、踝部及膝部 使用时，约束带置约束部位，垫棉垫后，对合尼龙搭扣，松紧适宜，将带系于床沿（图3-7）	
▲支被架	主要用于肢体瘫痪或极度衰弱的患者，防止盖被压迫肢体而导致不适或其他并发症，也可用于灼伤患者的患部暴露治疗的保暖 使用时，将架子放置受压的部位，盖好盖被（图3-8）	
（1）整理归位	整理用物，协助患者取适当卧位，向患者及家属交代注意事项	
（2）观察记录	观察约束部位皮肤有无损伤、皮肤颜色、温度、活动及末梢循环情况等，询问患者感受，记录时间等相关内容	做好健康教育，耐心解释，感谢患者配合

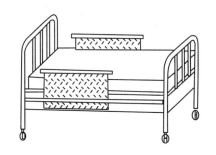

图3-1　多功能床档

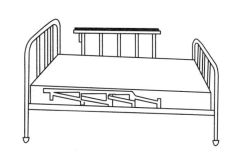

图3-2　半自动床档

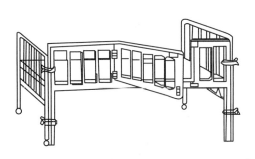

图3-3　木杆床档

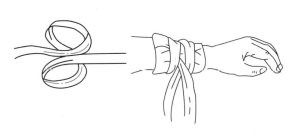

图3-4　宽绷带

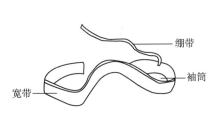

绷带
袖筒
宽带

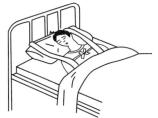

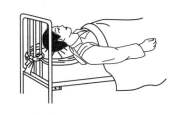

图3-5　肩部约束带

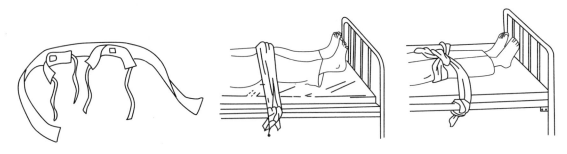

图 3-6　膝部约束带

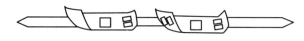

图 3-7　尼龙搭扣约束带

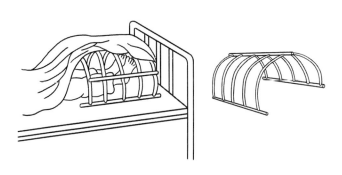

图 3-8　支被架

2. 注意事项

（1）严格掌握应用保护具的指征，维护患者自尊，使用时做好解释，取得患者或患者家属的同意。

（2）保护具只能短期使用，并定时松解约束带；协助患者翻身活动时，保证患者安全、舒适。

（3）使用约束带时肢体处于功能位置。约束带下必须垫衬垫，松紧适宜，以能伸入1~2指为宜。注意每15~30分钟观察一次约束部位的血液循环，每2小时定时松解一次，必要时进行局部按摩，促进血液循环。

3. 健康教育

向患者及家属介绍保护具使用的必要性，消除其心理顾虑；介绍保护具应用的程序，说明操作要领及注意事项，防止并发症的发生。

【评价】

1. 能满足使用保护具患者的身体基本需要，并保证患者安全和舒适。

2. 患者约束部位无血液循环不良、皮肤破损、骨折等意外发生。

3. 患者及家属了解使用保护具具体原因和目的，能配合并接受保护具的使用。

4. 各项检查、治疗和护理能够顺利进行。

> 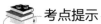 **考点提示**
> 保护具应用的适应范围、方法及注意事项。

知识拓展

中国医院协会患者安全目标（2017版）

目标一　正确识别患者身份

目标二　强化手术安全核查

目标三　确保用药安全

目标四　减少医院相关性感染

目标五　落实临床"危急值"管理制度

目标六　加强医务人员有效沟通

目标七　防范与减少意外伤害

目标八　鼓励患者参与患者安全

目标九　主动报告患者安全事件

目标十　加强医学装备及信息系统安全管理

扫码"学一学"

第二节　护理职业防护

一、相关概念

1. 护理职业防护　在护理工作中采取多种有效措施，保护护士免受职业损伤因素的侵袭，或将其所受伤害降到最低程度。

2. 护理职业暴露　指护理人员在从事治疗、护理活动中，接触病原体、有毒有害物质及受到心理社会因素的影响，损害健康或危及生命的职业暴露。如经常暴露于感染患者的血液、体液及排泄物污染的环境中（如接触被污染的注射器、导管、器械、敷料等），接触各种理化因素（电磁辐射；光、热、有害气体等的刺激），工作压力过大。

3. 普及性预防　在为患者提供医疗服务时，无论患者还是医务人员的血液和深层体液，不论其是阳性还是阴性，都应当作为具有潜在的传染性加以防护。

4. 标准预防　假定所有人的血液等体内物质都有潜在的传染性，接触时均应采取防护措施，防止职业感染中经血液传播疾病的策略。

二、职业损伤的有害因素

（一）生物性因素

生物性职业危害因素是指护理工作中病原微生物对护士机体的伤害。常见生物性职业危害因素如下。

1. 细菌　护理工作中常见的致病菌有葡萄球菌、链球菌、肺炎球菌、大肠杆菌等，广泛存在于患者的分泌物、排泄物、医疗器械及衣物用具、病室的空气中，通过密切接触，可经过呼吸道、消化道、血液、皮肤、医疗器械等途径传染给护士。

2. 病毒　常见的有冠状病毒、肝炎病毒、艾滋病病毒等，经呼吸道、血液传播较多，危害最大、最常见的是艾滋病病毒（HIV）、乙型肝炎病毒（HBV）、丙型

　考点提示

　引起职业损伤的最常见的病毒。

肝炎病毒（HCV）。

（二）化学性因素

1. 消毒剂 护理人员在护理工作中，经常接触各种化学消毒剂使自身受到不同程度的污染，如甲醛、过氧乙酸、含氯消毒剂、戊二醛等，微量接触可刺激皮肤、眼、呼吸道，引起皮肤过敏、流泪、恶心、气喘等症状；经常接触此类化学物品可引起眼结膜损伤、上呼吸道炎症、喉头水肿及痉挛、化学性气管炎、肺炎；长期接触可造成肝脏损害，也可损害中枢神经系统，表现为头痛、记忆力衰退及肺纤维化。

2. 化疗药物 大多为细胞毒性药物，对正常组织、骨髓产生抑制作用，不仅对患者产生毒性作用，对接触化疗药物的护士也会产生潜在的危害；护士因配药、注射等皮肤接触、吸入受到低剂量化疗药物的影响，长期接触可导致畸形、肿瘤及脏器损伤，还可影响生殖系统功能。

3. 麻醉废气 手术工作人员长期暴露在麻醉气体下，可能导致的健康影响有疲劳、易怒、头痛，肝功能、肾功能、造血系统损害，行为改变等。

（三）物理性因素

1. 机械性损伤 跌伤、扭伤、撞伤、挫伤等。护士在临床护理工作中，任务重、工作量大，超负荷运转，急诊科、ICU、冠心病重症监护室（CCU）、骨科、手术室、供应室、精神科等，需要搬运患者和提重物，用力不当、不正确的弯腰等容易腰肌扭伤发生腰椎间盘脱出；长期超时站立、行走可引起下肢静脉曲张。

2. 温度性损伤 易燃易爆物品如氧气、乙醚、乙醇易导致烧伤；各种电器治疗、高频电刀易导致电灼伤；高压氧治疗导致气压伤；放射治疗所致放射性皮炎、皮肤溃疡。使用热水袋热疗温度过高、时间过长引起烫伤。

3. 放射性损伤 患者进行放射性诊断、治疗时，护理人员自我保护不当，可导致放射性皮炎、皮肤溃疡坏死、皮肤癌。临床护士因定期消毒病室，频繁接触紫外线，造成皮肤红斑、紫外线眼炎。

4. 锐器伤 最频繁、最常见的职业损伤，常发生的有针刺伤和切割伤。被感染的针刺伤是导致血液疾病感染的主要途径，危害最大的是 HIV、HBV、HCV。切割伤主要发生在瓶盖开启、折断安瓿、清洗器械、清理破碎玻璃等过程中。

（四）心理社会因素

护理工作紧张、人际关系复杂、医患关系紧张、承担风险高，使护士的精神压力大，身心长期处于应激状态，导致护士身心疲惫，影响护士的身心健康。

三、护理职业防护的管理与措施

（一）锐器伤的职业防护

锐器伤是一种由医疗利器，如注射器针头、缝针、各种穿刺针、手术刀、剪刀、碎玻璃、安瓿等造成的意外伤害，是使受伤者出血的皮肤损伤。锐器伤是医务人员职业暴露感染血源性传播疾病的主要途径，可能导致多种病原体的传播，其中危害最大的 HBV、HCV 和 HIV 的传播；同时，锐器伤会对医务人员造成较大的心理压力，表现为焦虑、抑郁等不良心理情绪。

1. 原因

（1）职业防护管理不规范　医院对新护士及实习护生职业安全防范培训缺失；防护设备及安全用品缺乏。

（2）护士自我防范意识淡薄，身心疲劳，注意力不集中，操作不规范。以下情况则易发生损伤。

1）掰安瓿、抽吸药液过程中被划伤。

2）各种注射、拔针时患者不配合造成误伤。

3）整理治疗盘、治疗室台面时被裸露的针头或碎玻璃扎伤。

4）双手回套针帽产生的刺伤。

5）注射器、输液器毁形过程中刺伤。

6）使用后的锐器进行分离、浸泡和清洗时误伤。

7）处理医疗污物时未戴防护手套。

8）手术过程中锐器传递不规范。

2. 锐器伤的防护措施

（1）增强自我防护意识　护士在进行接触患者血液、体液的治疗和护理操作时，必须戴手套。操作完毕，脱去手套后立即洗手，必要时进行手的消毒。手部皮肤发生破

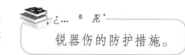

锐器伤的防护措施。

损时，诊疗和护理操作时必须戴双层手套。在侵袭性诊疗、护理操作过程中，要保证充足的光线，器械传递要娴熟规范，特别注意防止被针头、缝合针、刀片等锐器刺伤或划伤。

（2）锐器使用中的防护　抽吸药液时严格使用无菌针头，抽吸后必须立即单手操作套上针帽；使用安瓿制剂时，先用砂轮划痕，脱屑后用无菌纱布包裹安瓿颈部，再掰安瓿。

（3）纠正损伤的危险行为　①禁止用双手分离污染的针头和注射器。②禁止用手直接接触使用后的针头、刀片等锐器。③禁止用手折弯或弄直针头。④禁止双手回套针头帽。⑤禁止直接传递锐器（手术中锐器用弯盘或托盘传递）。⑥禁止徒手携带裸露针头等锐器物。⑦禁止徒手用消毒液浸泡针头。⑧禁止直接接触医疗垃圾。

（4）严格管理医疗废物　使用后的锐器应当直接放入耐刺、防渗漏的锐器盒内（图3-9），以防止刺伤。护理工作中使用便捷的符合国际标准的锐器回收器，严格执行医疗垃圾分类标准。医疗废物锐器不应与其他医疗垃圾混放，应放置在特定的场所。封好的锐器物容器在搬离病房前应有明确的标志，便于监督执行。

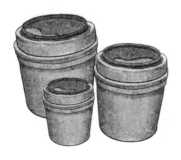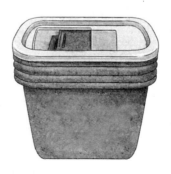

图3-9　锐器盒

（5）和谐沟通相互配合　为不合作或昏迷躁动患者治疗时，易发生锐器伤害，因此必须请求其他人员协助配合，尽量减少锐器误伤自己或患者。

（6）合理安排工作时间　根据工作性质，灵活机动的安排休息时间，使护士身心得以缓冲，减轻压力，焕发精神，提高工作效率，避免锐器伤的发生。

（7）加强护士健康管理　建立护士健康档案，定期体检及接种疫苗。建立损伤后登记上报制度；规范医疗锐器处理流程；监控受伤员工，追踪伤者健康状况。

（8）使用安全器具　安全器具是指用于抽取动静脉血液、其他液体或注射药物的无针或有针装置，通过内在的设计降低职业暴露的风险，包括所有可以降低锐器伤风险的器具，如真空采血管、自动毁形的安全注射器、回缩或自钝注射器、带保护针套的注射器、安全型静脉留置针、中心静脉导管、可回缩手术刀等。

3. 锐器伤紧急处理方法

（1）如不慎被锐器刺伤，戴手套者迅速规范地脱下手套，立即在伤口旁由近心端朝肢体远端方向挤压出血，尽可能排出污染的血液，用肥皂水清洗伤口，并用流动水反复冲洗5分钟，用0.5%碘附或2%碘酊及75%乙醇消毒伤口，并进行包扎。

（2）向主管部门汇报，并填写锐器伤登记表，请有关专家评估。根据患者血液中含病毒的多少和伤者伤口深度、暴露时间、范围做相应的处理，进行血源性传播疾病的检查和随访。

（二）化疗药物损害的职业防护

1. 概念　广义的化学治疗是指病原微生物、寄生虫所引起的感染性疾病以及肿瘤采用化学治疗的方法，简称化疗。理想的化疗药物应对病原体、寄生虫和肿瘤有高度选择性，而对机体的毒性很小。从狭义上讲，现在化疗多指对于恶性肿瘤的化学药物治疗。

2. 原因　专业人员在接触、处理化疗药物过程中，如果操作不慎或长期接触均可造成对人体的潜在危害。常见的危害因素如下。

（1）药物准备和使用过程中可能发生的药物接触　如从药瓶中拔出针头时导致药物飞溅；打开安瓿时，药物粉末、药液玻璃碎片向外飞溅；连接管、输液器、输液袋、输液瓶、药瓶的渗漏和破裂导致药物泄漏；拔针时造成部分药物喷出等。

（2）注射操作过程中可能发生的药物接触　如针头脱落，药液溢出；玻璃瓶、安瓿使用中破裂，药物溢出；护士在注射过程中意外损伤自己等。

（3）废弃物丢弃过程中可能发生的药物接触　如丢弃被化疗药物污染的材料；处理化疗患者体液或排泄物；处置沾染了接受化疗药物治疗患者体液的被服及其他织物；清除溅出或溢出药物等。

3. 化疗药物损害的防护措施

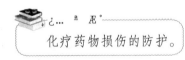
化疗药物损伤的防护。

（1）配制化疗药物的环境要求　条件允许应设专门化疗配药间，配有空气净化装置，在专用层流柜内配药，以保持洁净的配置环境，操作台面应覆以一次性防渗透性防护垫或吸水纸，以吸附溅出的药液，以免蒸发造成空气污染。

（2）配制化疗药物的着装要求　配制前用流水洗手、戴手套，戴一次性防护口罩及帽子，工作服外穿一次性防渗透隔离衣，佩戴防护面罩。

（3）配制化疗药物的操作要求　割锯安瓿前应轻弹其颈部，使附着的药粉或药液降落至瓶底。掰开安瓿时应在锯锉部位垫纱布，执行化疗药物操作要求从药瓶中吸取药液后，先用无菌纱布或棉球裹住瓶塞，再撤针头，防止拔出针头瞬间药液外溢。抽取药液以不超过注射器容量的 3/4 为宜，防止针栓从针筒中意外滑落。操作结束后脱去手套，用流动水和洗手液彻底洗手，并行沐浴。减轻药物毒副作用。

（4）化疗护士的职业素质要求 执行化疗的护士应经过专业培训，增强职业危害的防护意识，自觉实施各项防护措施。注意锻炼身体，定期体检，每隔 6 个月检查肝功能、血常规及免疫功能。

（5）污染物品的处理要求 凡与化疗药物接触过的针头、注射器、输液管、棉球、棉签等，必须收集在专用的密闭垃圾桶内，标明警示标志统一处理，不能与普通垃圾一同处理。

4. 化疗药物外漏和人员暴露的处理

（1）若化疗药物外漏，应立即表明污染范围，避免他人接触。药液溢洒在桌面或地面上，应用吸水毛巾或纱布吸附，药粉则用湿纱布轻轻抹擦，以防药粉飞扬污染空气，再用肥皂水擦拭污染表面。

（2）在配制、使用化疗药物和处理污染物的过程中，若药液溅到工作服或口罩上应立即更换，溅到皮肤上应立即用肥皂水或清水彻底清洗污染的局部，眼睛被污染时应立即用清水或 0.9% 氯化钠溶液反复冲洗。

（3）记录接触情况，必要时就医治疗。

（三）负重伤的职业防护

1. 加强锻炼，提高身体素质，经常参加一些适宜的体育运动，如健美操、广播操、慢跑、游泳等。

2. 保持正确的工作姿势，避免长时间保持一种体位。

3. 科学使用劳动保护用具。

4. 养成良好的生活饮食习惯。

（四）职业倦怠感的职业防护

职业倦怠感是指高强度的工作压力使护士产生疲惫感，是一种强烈持续的工作压力所造成的一种无助、无望的心理体验，表现为工作热情明显下降，出现身心不适症状，如头痛、疲乏、心情不好、神经衰弱等。

1. 积极参加教育与培训。鼓励护理人员不断学习护理新知识、新技术，支持护理人员参加各种业务学习和专业培训，不断提高自身业务能力，增强职业综合素质。

2. 提高护理工作价值感。

3. 合理安排劳动时间。

4. 创造健康的职业环境。

5. 合理疏导压力带来的影响，培养积极乐观的精神。

6. 提高自身综合素质。

本章小结

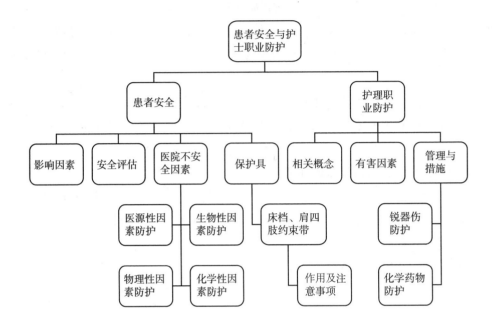

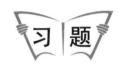

一、选择题

【A1/A2 型题】

1. 下列不属于影响护理安全的因素的是

    A. 技术因素   B. 理论因素   C. 人员因素

    D. 管理因素   E. 生物因素

2. 下列护士不需要洗手的情况是

    A. 进入和离开病房前   B. 进行深部侵入性操作前

    C. 在病房护理不同患者前   D. 接触病历本前后

    E. 戴脱手套前后

3. 下列属于防范针刺伤的正确操作的是

    A. 双手将使用过的注射器针帽套回针头

    B. 操作后由他人处理残局

    C. 锐器盒离你太远时，把针梗部分盖住并折弯

    D. 针头从导管中取出后放在床单上或床头柜上

    E. 针头取出后将其放在耐刺的利器收集箱内

4. 手术室护士职业安全的危险因素不包括

    A. 利器损伤   B. 麻醉废气   C. 噪声

    D. 放射损伤   E. 消毒灭菌剂

5. 预防下肢静脉曲张的最重要措施是

    A. 避免长期站立，适当活动促进血液循环

    B. 防止腹腔内压长期升高

    C. 抬高下肢，促进下肢静脉血液回流

    D. 穿弹力袜或捆绑弹力绷带

    E. 预防外伤，注意保护下肢皮肤

6. 医护人员在感染下列哪种疾病的情况下无需进行"工作限制"，即无需调离直接治疗、护理患者的岗位

    A. 急性腹泻   B. 结核病   C. 甲型肝炎

    D. 慢性肾盂肾炎   E. 疥疮

7. 患者，女，30 岁。2 年前确诊为艾滋病，现合并肺结核出现发热、盗汗、淋巴结肿大、咳嗽、咳痰、咯血，呼吸困难而入院治疗。护士为患者吸痰，以下操作正确的是

    A. 吸痰操作前可不洗手

    B. 吸痰时可不戴手套，操作后洗手即可

    C. 吸痰时不慎将痰液溅到地面，先用漂白粉消毒后再做清洁处理

    D. 吸痰管用毕丢入污物桶再集中处理

    E. 吸痰管用毕放入结实的一次性袋内直接焚烧处理

8. 患者，女，30 岁。剖宫产术前，为其留置导尿过程中，护士戴脱无菌手套的操作，下列错误的是

    A. 戴手套前现将手洗净擦干

    B. 核对手套袋外的手套号码、灭菌日期

    C. 戴好手套后，两手置腰部水平以上

    D. 如发现手套破损，应立即加戴一只手套

    E. 脱手套时，将手套口从内翻转脱下

9. 患者，男，48 岁。诊断为"内型病毒性肝炎"入院，患者需抽血做肝功能检查。抽血后护士消毒双手正确的是

    A. 刷洗范围应在污染范围内   B. 流动水冲洗时，腕部应高于肘部

    C. 洗手时，身体靠近洗手池   D. 双手共刷洗 2 分钟

    E. 刷手毛刷可重复使用

【A3 型题】

(10～12 题共用题干)

患者，女，37 岁。胃大部切除术后第 1 天，护士查看切口发现有少量渗血，患者为艾滋病病毒感染 2 年。

10. 护士对该患者的护理措施，正确的是

    A. 禁止陪护与探视   B. 告诉其他患者不要同该患者交流

    C. 在患者床头卡贴隔离标识   D. 告知患者履行"防止感染他人"的义务

    E. 向患者询问感染的原因并行道德宣教

11. 护士更换被血液污染的床单时应注意

    A. 只要手不接触血迹，可不戴手套

B. 血液污染面积少时，可不戴手套

C. 戴手套操作，脱手套后认真洗手

D. 铺干净床单时可不需要戴手套

E. 只要操作时戴手套，操作后不需洗手

12. 对于采血后注射器的处理，最合适的方法

A. 毁形　　　　　　　　　B. 分离针头

C. 回套针帽　　　　　　　D. 直接丢弃入病区垃圾桶

E. 置入锐器盒

二、思考题

患者，男，42岁。诊断为"肝癌晚期"入院，入院后行静脉输液治疗，患者意识不清，为保证患者安全及各种治疗的顺利进行。

请问：

1. 应使用那些保护具？

2. 保护具过程中应注意哪些事项？

综合训练

患者，男，34岁，建筑工人。因建筑工地搬运重物，砸伤右小腿，因流血量不多，自行进行了伤口包扎，伤后3天因右小腿疼痛加重，来医院门诊就诊，导诊护士通过预检分诊后指导患者在外科门诊就诊。查体：患者右小腿中段外侧可见10cm长创口，伤口红肿，轻触伤口有脓性分泌物流出，小腿外侧皮肤皮下瘀血，既往有乙肝病史。医嘱清创术和抗感染治疗。门诊护士怎样协助患者就诊？门诊手术室护士应怎样准备无菌换药盘？护士怎样进行自我防护？在清创术前后应怎样进行手卫生手消毒？术后器械及手术间应怎样进行消毒处理？请模拟此情境进行训练。

（冯莉苹）

扫码"练一练"

第四章 患者入院护理

第一节　住院环境

住院环境包括舒适安全的物理环境和良好和谐的社会环境。医护人员应创造一个安全、安静、整洁、舒适的环境，以满足患者生理、心理及治疗的需要。

一、病区的设置和布局

病区（wards）是住院患者接受诊断、治疗和护理的场所，也是医护人员开展医疗、预防、教学、科研活动的重要基地。病区设有病房（病室、危重病室、抢救室等）和附属用房（治疗室、护士办公室、医生办公室、配餐室、盥洗室、污物处置室、库房、医护值班室、示教室等）。有条件的病区可设置学习室、娱乐室、健身房、会客室等。护士办公室应设在病区的中心位置，与抢救室、危重病室及治疗室邻近，以便观察病情、抢救患者和准备物品。

每个病区设30～40张病床，床与床之间应设隔帘，利于治疗、护理及维护患者的隐私权。病房设置中心供氧及中心吸引装置、呼叫系统、电视、电话、饮水设备、壁柜、卫生

扫码"学一学"

扫码"看一看"

间等。病房有安全设施，地面要防滑，走廊、卫生间墙壁要安装扶手。

二、病区环境的管理

（一）物理环境

病区的物理环境是指病区的布局、装饰、基本设施等，包括空间、温度、湿度、空气、光线、噪声等。建筑设计及布局应符合相关标准，为患者和医务人员提供便利。

1. 空间 患者在医院应有一定的活动空间，有条件时可以提供成年人的会客室和活动室、儿童的游戏室等。每间病室设 2~4 张病床，尽量配有卫生间，床与床之间的距离不得小于 1m，方便治疗和护理。

2. 噪声 噪声是与环境不协调、使人生理和心理感到不愉快、不需要的声音。噪声不仅使人不愉快，影响休息和睡眠以及健康。噪声对健康的危害程度由音量的大小、频率的高低、持续暴露时间和个人的耐受性而定。个人对噪声的耐受性与过去的生活环境和经历有关，因人而异。根据世界卫生组织（WHO）的噪声标准，白天医院较为理想的音响强度应控制在 35~40dB。若达到 50~60dB 时，就会产生干扰，使患者感觉疲倦不安，休息、睡眠受到影响；长时间处于 90dB 以上环境中，会导致耳鸣、血压升高、肌肉紧张、烦躁、易怒、头痛、失眠等症状；突发性音量大、频率高、强度达 120dB 以上时，可造成高频率的听力丧失，甚至永久性耳聋。但完全没有声音，会使人产生意识模糊或完全"寂寞"的感觉。

病区噪声主要来源于各种医疗仪器使用时所发出的机械摩擦音和人为的噪音，如在病区内大声喧哗、重步行走，器械撞击，开关门窗，车、椅、床轴锈涩处发出的声音等。安静的环境可使患者减轻焦虑，得到充分的休息和睡眠。护理人员为保持病室安静，应做好以下工作。

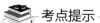 **考点提示**

白天医院音响强度，病室适宜的温度和湿度，温、湿度过高或过低引起的不适。

（1）工作人员应做到"四轻"：说话轻、走路轻、操作轻、开关门窗轻。

（2）病室的床、桌椅脚应钉上橡皮垫，各种推车的轮轴、门窗应定期检查并润滑。

（3）科室电话、呼叫系统应调至适宜音量。

（4）向患者及家属宣传保持病区安静的重要性，共同创造安静的病区环境。

3. 整洁 病区的环境应整洁，避免污垢积存，防止细菌滋生。

（1）病区陈设齐全，规格统一，布局及摆放以患者需求及使用方便为原则。

（2）及时清理病区环境，地面采用湿式清扫法。治疗后的用物立即撤去，排泄物、废弃物、污染物及时清除。床上用物污染及时更换。

（3）患者皮肤、头发保持清洁，被服、衣裤定期更换。

（4）护理人员仪表端庄，服装整洁、大方得体。

4. 温度和湿度 适宜的温度、湿度有利于患者休息、治疗和护理工作的进行。病室应备温度计和湿度计，以便随时评估室内温、湿度，可根据季节和气温调节室内温湿度。如采用开窗通风、地面洒水、暖气上放置湿毛巾、使用加湿器和空调设施等方式调节温度和湿度。根据季节气温的变化适当增减患者的被服，防止患者受凉。

（1）温度 病室适宜的温度是 18~22℃，手术室、婴儿室、产房、老年病室室温以

22～24℃为宜。室温过高可使神经系统受抑制，干扰呼吸和消化功能，不利于机体散热，影响体力恢复。室温过低，可使人畏缩、不安、肌肉紧张，同时易受凉。

（2）湿度　一般指相对湿度，即在一定温度条件下，单位体积的空气中所含水蒸气的量与其达到饱和时含量的百分比。湿度会影响皮肤蒸发散热的速度，造成人体对环境舒适感的差异。病室湿度以50%～60%为宜，湿度过高或过低都会给患者带来不适。湿度过高人体蒸发作用减弱，抑制出汗，患者感到潮湿、憋闷，尿液排出量增加，肾脏负担加重，对心、肾疾病患者不利；湿度过高还可使细菌繁殖增加，医院内感染的发生率提高。湿度过低，空气干燥，人体水分大量蒸发，引起口干、咽痛、烦渴等，对呼吸道疾病或气管切开患者不利。

5. 通风　每天应定时开窗通风2次，一般每次通风时间为30分钟左右。通风可调节室内温、湿度；可交换室内外空气，增加氧含量，保持空气新鲜；可降低二氧化碳、微生物的密度，减少呼吸道疾病传播的机会。如通风不良，病室空气污浊，氧气不足，患者可出现烦躁、倦怠、头晕和食欲不振等症状。通风时应注意保暖，避免对流风直吹患者，谨防感冒。

6. 光线　病室采光分自然光源和人工光源。日光是维持人类健康的要素之一。适量的日光照射使局部皮肤温度升高、血管扩张、血流加快，改善皮肤和组织的营养状况，使患者舒适愉快，可增进食欲。日光照射可以促进机体内部合成内源性的维生素D，促进钙离子的吸收。日光中的紫外线有强大的杀菌作用。因此，应经常开窗，让阳光直接射入，或协助患者到户外活动接受阳光照射，以增进患者的身心舒适感。但应避免光线直接照射患者的眼睛，引起目眩。患者休息时，可用窗帘或眼罩遮挡光线。

人工光源常用于夜间照明和特殊检查及治疗护理的需要。人工光源的设置可依其作用进行调节。楼梯间、治疗室、抢救室、监护室内的光线要明亮。普通病室除有照明灯外，还应有床头灯、地灯，既能保证夜间巡视工作的进行，又不影响患者睡眠。光线不足会影响患者活动，导致意外情况的发生；长期在光线不足的环境中会出现眼睛疲劳、头痛、视力受损等症状；光线过强或24小时光源不断，会影响患者的休息与睡眠。

7. 装饰　医院的装饰包括整体和局部的装饰，医院的绿化、建筑结构与色彩、室内的装饰等都应从人的健康角度进行人性化的设计。色彩疗法与音乐疗法一样，越来越受重视。颜色、装饰会影响人的情绪，不同的色彩可产生不同的情感反应。医院环境如调配得当，可促进患者的身心舒适、精神愉悦；同时也可产生积极的医疗效果。

病室是患者在医院停留时间最长的空间，病室的布置应简单、整洁、美观。各病室应按不同的需求设计配备不同的颜色和装饰，可应用各种图画、有颜色的窗帘、被单布置病室。如手术室选用绿色或蓝色色彩；儿科病区墙壁和床单采用柔和的暖色，配一些可爱的卡通图案，护士服采用粉红色，使患儿感到亲切温馨，减少恐惧心理。

颜色可对人的情绪产生影响，如绿色使人安静、舒适；浅蓝色使人心胸开阔、情绪稳定；白色使人感到冷漠、单调，反光强，易刺激眼睛产生疲劳及产生恐惧心理，因此病室墙壁尽量不选用全白色；红色使人兴奋、烦躁；奶油色给人一种柔和、悦目、宁静感。

知识链接

色彩与联想、情绪的关系

色彩	联想	情绪
红色	血液	热情、活跃
红黄色	蜜柑	快活、爽朗
黄色	太阳	希望、光明
绿色	绿叶	安息、和平
蓝色	海洋	恬静、冷淡
紫色	葡萄	优美、温厚

三、良好社会环境的构建

医院是一个特殊的社会环境。患者住院后对病区环境的陌生和不习惯，加上受疾病的影响，会产生焦虑、失落、恐惧等不良的心理。为了保证患者能获得安全舒适的治疗环境，必须为患者创造和维持一个良好的社会环境。

（一）人际关系

人际关系（interpersonal relationship）是在人际交往过程中形成的、建立在个人情感基础上的人与人之间互相吸引或排斥的关系。其是彼此为寻求满足某种需要而建立的。良好的人际关系可直接或间接地影响患者的康复。住院患者的人际关系主要有护患关系、医患关系、病友关系和患者与家属的关系。

1. 护患关系 护患关系是护理人员与患者之间产生和发展的一种工作性、专业性和帮助性的人际关系。相互信任与彼此尊重的护患关系，有利于患者的身心康复和护理工作的正常进行。护士在具体的医疗活动中，要尊重患者的权力和人格，一切从患者的利益出发，满足患者的身心需求。患者在诊疗护理工作中应主动配合、尊重护士，充分发挥护理效果、早日康复。护患关系中，护士处于主导地位，其行为直接影响护患关系。因此，为建立良好的护患关系，护士应做好以下几方面的工作。

（1）语言 语言有治疗的作用，能影响人的心理及整个机体状况，是心理护理的重要手段。护士应正确运用语言，与患者进行有效沟通，取得患者的信任，建立良好护患关系。

（2）行为举止 医护人员的行为举止及技术操作常受到患者的关注，因此医护人员的仪表和神态应沉着庄重，不失热情关切，操作时应做到轻、快、稳、准，以熟练的护理技术给患者带来心理上的安慰，消除患者的疑虑。

（3）情绪 积极的情绪使人乐观开朗，消极的情绪使人悲观焦虑。护士要学会控制自己的情绪，以积极的情绪去感染患者，为患者提供一个舒适愉悦的心理环境。

（4）工作态度 护士认真负责的工作态度可获得患者的信任，使患者获得安全感、信赖感。

2. 病友关系 在共同的住院生活中病友之间相互影响，在交往中相互鼓励与照顾，并交流疾病治疗、护理常识和生活习惯等，这有利于消除患者的陌生感和不安全感，增进患者间的友谊和团结。护士是患者群体关系的调节者，应协助患者之间建立良好的情感交流，引导病室内的群体气氛向积极方向发展，调动患者的乐观情绪，更好地配合治疗和护理。

3. 患者与家属的关系 家属是患者重要的支持系统，家属对患者病情的了解、关心及对患者的心理支持，可增强患者战胜疾病的信心和勇气，解除患者的后顾之忧。因此，护士应多与患者家属沟通，共同做好患者的身心护理。

（二）医院规章制度

医院规章制度是依据国家相关部门的医院管理规定，结合医院自身特点所制订的规则，如入院须知、探视制度、陪护制度等。健全合理的规章制度能保证医疗护理工作的正常进行，又能预防和控制医院感染的发生，对患者行为是指导，又是约束，会给患者带来一定程度的影响。因此，护理人员应主动给予帮助和指导，协助患者熟悉医院规章制度，适应医院环境。

1. 耐心解释，取得理解　向患者及家属解释每一项医院管理规定的内容和执行各项规定的必要性，以取得患者及家属的理解和配合。

2. 维护个人环境自主权　在不违反医院规章制度的前提下，尽可能让患者对个人环境拥有自主权，并对其居住空间表示尊重，如入室时先敲门，为患者整理床单位或生活用品时，先取得其同意。

3. 尊重探视人员　尊重前来探视患者的家属和朋友。若探视时间不适当，影响医疗护理工作，则要适当地劝阻和限制，并给予解释，取得理解。

4. 尊重患者的隐私权和保密权　为患者做检查、治疗和护理时，应适当遮挡患者，避免暴露。医护人员有义务为患者的检查、诊断、治疗等信息保密。

5. 鼓励患者自我照顾　对于生活能力受限、需依赖他人照顾的患者，护士应主动关心，及时给予帮助，并鼓励患者参与自我照顾，帮助其恢复自信心和自我护理能力。

第二节　床单位准备

患者床单位是指在住院期间医疗机构提供给患者使用的家具和设备，是患者住院期间休息、睡眠、饮食、排泄、活动与治疗的最基本的生活单位。

一、患者床单位及设施

患者床单位的固定设备有床、床上用品、床头桌、床旁椅及床上小桌、输液架、床帘、照明灯、呼叫对讲装置、中心供氧和负压吸引装置（图4-1）。

扫码"学一学"

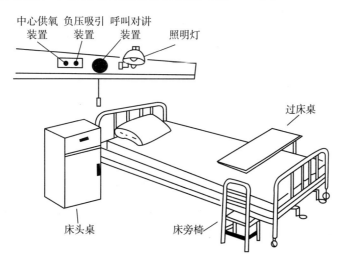

图 4-1　患者床单位

（一）病床

病床是患者休息和睡眠的主要用具，必须实用、耐用、安全和舒适。现临床采用的病床有普通病床和电动控制的多功能床两种。普通病床的床头和床尾可手摇抬高，方便患者更换卧位。电动控制的多功能床（图4-2）可根据患者的需要，自由升降，改变床的高低、变换患者姿势、调节床档等。控制钮设在患者可触及的范围内，便于清醒患者自主调节。医院的病床必须具备以下特点。

1. 高度可以升降　一般病床的长为2m、宽0.9m、高0.5m；能升降的病床可防止工作时身体过度伸展或弯曲，避免工作人员腰背部肌肉过度疲劳及损伤的发生；病床高度的降低能方便患者上下床，避免发生坠床的危险。

2. 床头和床尾的高度可以调整　病床可根据患者的需要分别摇起床头、床尾，满足患者休息、治疗和护理的需要（图4-3）。

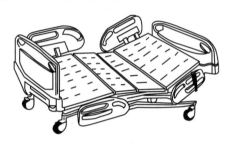 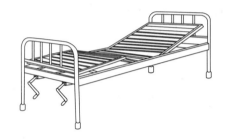

图4-2　多功能电动床　　　　　　　　图4-3　不锈钢床

3. 备有活动床档　为了保证患者安全，病床的两侧有活动护栏，可以预防老人、小孩、意识不清的患者坠床。病床四脚设置脚轮，以方便移动（图4-4）。

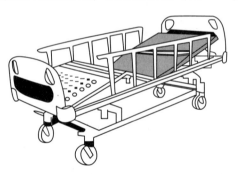

图4-4　带有床挡和脚轮的病床

（二）床上用品

1. 床垫长宽与床同规格，厚10cm。可以用棉花、木棉、海绵做垫芯，包布应选用牢固的布料制作。患者大多数时间卧于床上，所以床垫应结实，以免因各部位承受重力不同而凹凸不平。

2. 床褥长宽与床垫相同，褥芯以棉花制作，吸水性强，棉布作褥面。

3. 棉胎长2.3m，宽1.6m，多用棉花，也可用人造棉或羽绒被。

4. 大单长2.5m，宽1.8m，用棉布制作。

5. 被套长2.5m，宽1.7m，用棉布制作，尾端开口处钉有布带或纽扣。

6. 枕套长0.65m，宽0.45m，用棉布制作。

7. 中单长1.7m，宽0.85m，用棉布制作。现医院多用一次性中单。

8. 橡胶中单长0.85m，宽0.65m，长的两端各加棉布0.4m。

二、铺床法

（一）备用床（图4-5）

【目的】

保持病室整洁，准备接收新患者。

考点提示

铺床目的，麻醉盘用物，铺床时应用节力原则。

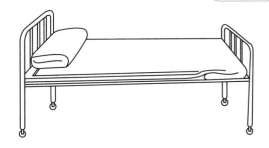

图4-5 备用床

【评估】

1. 床头供氧、负压吸引管道通畅，呼叫器完好。床、床垫性能完好。

2. 病室内无患者进行治疗或进餐。

【计划】

1. 护士准备 洗手，衣帽整洁，戴口罩，熟悉铺备用床的方法。

2. 用物准备 治疗车上层备：枕芯、枕套、棉胎或毛毯、被套、大单、床褥、床刷及刷套、手消毒液。折叠好各单并按使用先后顺序摆放。

3. 环境准备 病室安静、清洁、通风良好。

【实施】

1. 操作流程 见表4-1。

表4-1 铺备用床法

操作流程	流程说明
（1）备物检查	备齐用物，按使用顺序放于治疗车上（自下而上放置枕芯、枕套、棉胎或毛毯、被套、大单），推用物至床旁，检查床及床垫，固定床脚，调整床至适合高度
（2）移开桌椅	移开床头桌距床20cm，椅移至床尾正中离床约15cm
（3）扫褥翻垫	从床头至床尾湿扫床褥，S形三折放于床旁椅上，翻转床垫，避免床垫局部经常受压而凹陷，铺床褥于床垫上
（4）铺单折角	打开大单：护士站于床右侧，将大单横、纵中线对齐床横、纵中线放于床褥上，依次打开 铺床角：先床头，后床尾；先近侧，后对侧。右手托起床头床垫一角，左手伸过床头中线，将大单塞入床垫下。在距床头约30cm处，右手向上提起大单边缘使其同床边沿垂直，呈一等腰三角形，以床沿为界将三角形分为上下两部分，将上半部分置于床垫上，下半部塞入床垫下；再将上半部三角下平整塞入床垫下，将角铺成45°（图4-6）。操作者至床尾更换左右手法，拉紧大单同法铺好床尾，再将床沿中段部分拉紧塞入床垫下。转至对侧，同法铺好对侧大单
（5）套好被套	S形套被套法：被套正面在上，封口端（被头）齐床头，中线与大单中线对齐，依序打开平铺于床单上，将被套尾端上层约1/3向上打开，将折好的棉胎置于被套开口处，对齐纵中线，拉棉胎上缘至被套头端，向两侧打开棉胎，分别将棉胎两上角与被套两上角套好，对齐上缘及两角，盖被平齐床头。护士至床尾，逐层拉平被套和棉胎，系带（图4-7） 卷筒式套被套法：被套内面在外，封口端（被头）齐床头，中线与大单中线对齐，平铺于床上，被套开口端朝向床尾。将棉胎或毛毯平铺在被套上，上缘与被套封口端平齐；将床头被套与棉胎两角一起向上卷成直角，由床头卷至床尾，将被套与棉胎自开口处翻转、系带，再向床头翻卷拉平
（6）折成被筒	被头平床头，两侧盖被向内折叠与床缘平齐，床尾向内折叠与床尾平齐

续表

操作流程	流程说明
（7）套好枕套	于床尾或护理车上将枕套套于枕芯上，使四角充实，将枕头开口端背门平放于床头盖被上
（8）桌椅归位	移回床旁桌、椅，整理用物
（9）洗手	洗手，取下口罩

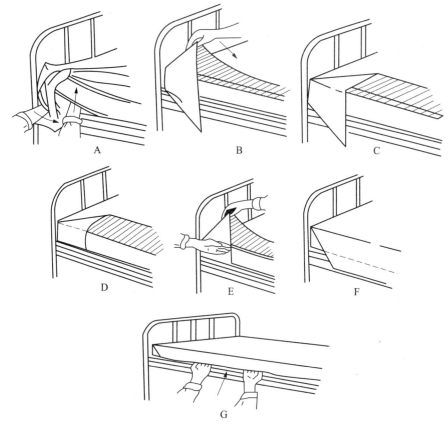

图 4-6　床角的铺法

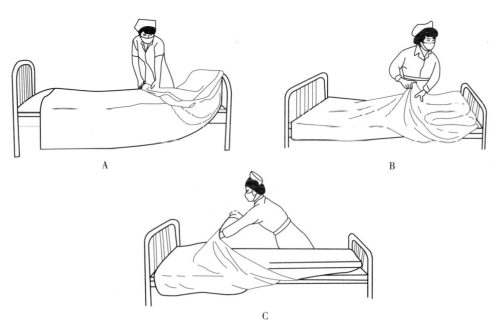

图 4-7　S 形套被套法

2. 注意事项

（1）按使用顺序准备、放置用物，减少走动的次数。

（2）动作轻稳，避免尘埃飞扬，避开患者进餐或治疗的时间。

（3）正确应用节力原则，姿势正确，动作轻巧、敏捷。

【评价】

1. 床铺平紧、美观、耐用；被头充实，盖被平整；各单中线对齐，四角平整、紧扎。

2. 护士操作熟练，手法正确，动作轻稳规范，符合节力原则。

3. 病室及床单位整洁美观。

知识拓展

人体力学在护理工作中的应用

在护理工作中正确运用人体力学原理，维持良好的姿势，避免自身肌肉紧张和疲劳，提高工作效率。

1. 利用杠杆作用　护士操作时应靠近操作物，因阻力臂缩短而省力。两臂持物时，两肘紧靠身体两侧，上臂下垂，前臂和所持物体靠近身体。提取重物时，把重物分成相等的两部分，分别由两手提拿。若重物由一只手臂提拿，另一只手臂则向外伸展，以保持平衡。

2. 维持较大支撑面　护士在操作中，应根据实际需要两脚前后或左右分开，以扩大支撑面；协助患者变换体位时，应尽量扩大支撑面。如患者侧卧，应两臂屈肘，一手放于枕旁，一手放于胸前，两腿前后分开，上腿弯曲在前，下腿稍伸直扩大支撑面，稳定卧位。

3. 减少身体重力线的偏移程度　护士在提物时，应尽量将物体靠近身体；抱起或抬起患者移动时，应将患者靠近自己，使重力线落在支撑面内。

4. 降低重心　取物或进行护理操作时，护士双下肢应随身体动作的方向前后或左右分开，同时屈膝屈髋，降低重心，保持身体的稳定性。

5. 尽量使用大肌肉或多肌群操作　进行护理操作需拿起重物时，尽量使用大肌肉或多肌群操作：①应使用手臂，避免只用手指进行操作。如端治疗盘时，应使五指分开，托住治疗盘并与手臂一起用力。②尽量使用躯干部和下肢肌肉的力量。如从地面抬起重物，应以下蹲代替弯腰。弯腰负重时，腰部各小肌肉群受力不匀，易损伤腰部。下蹲可借助下肢大肌肉或多肌群的力量，保持身体平衡且不易疲劳。

6. 用最小的肌力做功　移动重物应注意用力平衡，并计划好所要移动的位置和方向，以直线方向移动，尽可能用推或拉代替提拿。

（二）暂空床（图 4-8）

【目的】

1. 供新住院患者或暂时离床患者使用。

2. 保持病室整洁、美观。

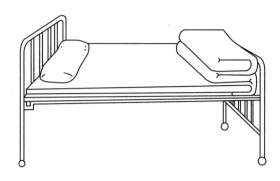

图 4 - 8　暂空床

【评估】

1. 核对患者身份信息，解释操作目的。

2. 核对患者年龄、意识状态、诊断、病情、有无外出活动、检查等离床情况。

【计划】

1. 护士准备　洗手，衣帽整洁，戴口罩，熟悉铺暂空床的方法。

2. 用物准备　同备用床，必要时备一次性中单。

3. 环境准备　无患者进行治疗、护理或进餐。

【实施】

1. 操作流程　见表 4 - 2。

表 4 - 2　铺暂空床法

操作流程	流程说明	人文关注
（1）铺备用床	按备用床的方法铺好暂空床	方便新患者上床；为离床活动患者整理床时，应征得患者同意
（2）三折盖被	将暂空床盖被上端向内折叠，然后扇形三折于床尾，使之与床平齐	
（3）铺中单	根据病情需要，铺一次性中单，中线和床中线对齐，铺在床中部时，上缘距床头 45～50cm，边缘下垂部分一并塞入床垫下	
（4）放置枕头	将枕头横放床头，枕套开口端背门	
（5）整理用物	整理用物，洗手，取下口罩	

2. 注意事项　根据患者病情、伤口确定铺中单的位置。

【评价】

患者满意、上下床方便。

（三）麻醉床（图 4 - 9）

【目的】

1. 接收和护理麻醉手术后的患者。

2. 使患者安全、舒适，预防并发症。

3. 避免床上用物被血液、呕吐物等污染，便于更换。

【评估】

1. 核对患者身份信息，解释操作目的。

2. 核对患者年龄、意识状态、诊断、病情、治疗情况；手术名称、部位、时间和麻醉方式；床头供氧、负压吸引管通畅；必要时备引流器及急救设备。

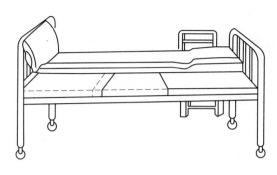

图 4-9　麻醉床

【计划】

1. 护士准备　洗手，衣帽整洁，戴口罩，熟悉铺麻醉床的方法。

2. 用物准备

（1）治疗车上层　①床上用物同备用床，另备一次性中单 2 块。②麻醉护理盘：无菌包或容器内置通气导管、吸氧导管、吸痰管、开口器、压舌板、舌钳、牙垫、治疗碗、平镊、纱布数块。无菌包外置血压计、听诊器、治疗巾、弯盘、棉签、胶布、别针、手电筒、护理记录单、笔等。

（2）其他用物　污物袋，必要时备胃肠减压器、心电监护仪。

3. 环境准备　病室安静、清洁、通风良好，无患者进餐及治疗护理。

【实施】

1. 操作流程　见表 4-3。

表 4-3　铺麻醉床法

操作流程	流程说明	人文关注
（1）备齐用物	携用物至床尾，核对床号、姓名，固定床脚，调整床的高度	
（2）移开桌椅	移开床头桌约 20cm，椅移至床尾正中离床约 15cm	患者回病室前铺好床，动作轻稳不影响邻床患者休息
（3）撤除污单	撤除污染的大单、被套、枕套，放入污物袋内	
（4）扫床翻垫	同备用床	
（5）铺平大单	同备用床法铺好近侧大单	
（6）铺中单	根据患者的手术部位和麻醉方式铺一次性中单。先铺床中部中单（同暂空床），再铺床头中单，上缘与床头平齐，下缘压在中部中单上，床缘下垂部分塞入床垫下，护士转至对侧，逐层铺好大单、中单	
（7）套被套	同备用床的方法	
（8）折成被筒	将盖被两侧边缘向内折叠与床沿齐，尾端向内折叠与床尾齐，将盖被纵向三折上下对齐叠于一侧床边（开口向门）	
（9）套上枕套	套好枕套，系带，开口背门，横立于床头	防止患者头部受伤，便于将患者移至床上
（10）移回桌椅	将床头桌移回原位，床旁椅移至盖被一侧	
（11）置麻醉盘	将麻醉护理盘放置于床旁桌上，其余用物按需放置	
（12）整理洗手	整理、洗手，取下口罩	

2. 注意事项　同备用床。

【评价】

1. 同备用床。

扫码"看一看"

2. 麻醉护理盘及其他用物能满足急救和护理的需要。

三、卧有患者床更换床单法

【目的】

保持病床平整、舒适，预防压疮等并发症。保持病室整洁美观，增加患者的舒适感。

【评估】

1. 核对患者身份信息，解释操作目的。

2. 核对患者年龄、意识状态、诊断、病情、治疗情况；患者身心需求、合作程度；病损部位、活动能力、置管情况、受压局部皮肤情况；床上用物洁污情况。

【计划】

1. 护士准备　洗手，衣帽整洁，戴口罩，熟悉卧有患者床更换床单法方法。

2. 用物准备

（1）治疗车上层　备清洁大单、中单、被套、枕套、床刷、一次性刷套、手消毒液，需要时备清洁衣裤。

（2）治疗车下层　备污衣袋、便器、便器巾。

3. 环境准备　病室内无其他患者进餐或治疗；温、湿度适宜，酌情关好门窗、拉上床帘。

4. 患者准备　患者病情稳定，理解操作目的、过程，能主动配合。

【实施】

1. 操作流程

（1）侧卧更换床单法　适用于卧床不起，病情允许翻身侧卧的患者。见表4－4。

表4－4　侧卧更换床单法

操作流程	流程说明	人文关注
（1）核对解释	携用物至床边，核对患者床头卡及腕带上床号、姓名，解释操作目的及配合方法，取得合作，按需要给予便器	礼貌称呼，耐心解释，取得患者配合
（2）移开桌椅	移开床旁桌椅，如病情许可，放平床上支架，拉起对侧床档	
（3）松被翻身	松开床尾盖被，移枕，协助患者翻身侧卧至对侧，背向护士（图4－10）；观察背部皮肤情况，皮肤完好时，可涂润滑剂后进行全背按摩，盖好被子	按摩力量适度，防止患者坠床和受凉
（4）松单扫床	松开近侧各单，将中单污面向内翻卷塞入患者身下，再将污大单污面向内翻卷塞入患者身下，从床头至床尾扫净床褥	
（5）铺近侧单	①铺清洁大单：取清洁大单，对齐中线，展开近侧大单，对侧半幅向上卷起塞于患者身下，按铺床法铺好近侧大单。②铺清洁中单：向上卷起对侧半幅中单，塞入患者身下，近侧中单塞入床垫下。③抬起患者头部：移枕，协助患者侧卧于近侧，拉起近侧床档	观察患者面色，询问体位舒适情况及有无其他不适。防止患者坠床，托起患者卧于近侧
（6）铺对侧单	护士转至对侧，将污中单卷起置于床尾。将污大单从床头卷至床尾，同污中单一起撤出，置于污衣袋内，扫净床褥。依次将清洁大单、中单逐层拉平铺好。协助患者平卧于床中部	防止擦伤皮肤
（7）更换被套	①松开被筒，解开被尾带子。铺清洁被套于盖被上，打开被尾1/3。②将污套内的棉胎纵形三折后，再按S形折叠拉出，将取出的棉胎放于清洁被套内，对好两上角，棉胎上缘与被套封口端平齐。请患者抓住棉被上端，拉平棉胎和被套并带。③从床头至床尾撤出污被套，放于污衣袋内。盖被两侧叠成被筒，尾端内折与床尾平齐	尽量更换已套好干净被套的棉被
（8）更换枕套	一手托起患者头颈部，另一手取出枕头，更换干净枕套后拍松，开口背门置于患者头下	

续表

操作流程	流程说明	人文关注
（9）安置卧位	协助患者取舒适卧位，管道安置妥当	向患者宣教预防压疮、便秘等并发症
（10）整理用物	移回桌椅，清理用物，污被单送洗，洗手	感谢患者的配合

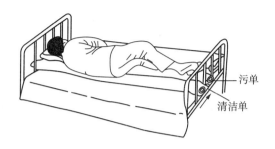

图4-10　侧卧更换床单法

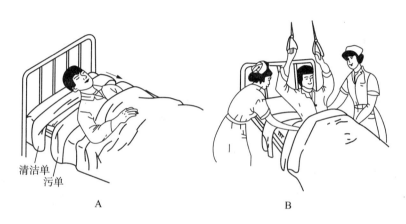

A　　　　　　　　　　　　B

图4-11　仰卧更换床单法

（2）仰卧更换床单法　适用于病情不允许翻身侧卧的患者，见表4-5。

表4-5　仰卧更换床单法

操作流程	流程说明	人文关怀
（1）核对解释	同侧卧更换床单法	礼貌称呼，耐心解释
（2）移开桌椅	同侧卧更换床单法	
（3）取枕松单	一手托起患者头部，另一手取出枕头，放于床旁椅上，松开床头大单和两侧各单，将污大单从床头开始，向上翻卷至患者肩部	
（4）更换大单、中单	铺大单：将清洁大单横卷成筒从床头置于患者肩下（图4-11A）；对齐床中线，铺好床头（图4-11B） 撤污单：抬起患者上半身，将污大单、中单从患者肩下卷至臀下，同时将清洁大单拉平至臀部。放平患者上半身，抬起臀部，迅速撤出各层污单，将清洁大单拉至床尾铺好。再铺好一侧中单，余下一半向上卷起塞于患者身下。转至对侧将中单拉出，展平铺好	动作轻稳，防止患者坠床 观察患者面色，询问体位舒适情况及有无其他不适
（5）更换被套	同侧卧更换床单法	
（6）更换枕套	同侧卧更换床单法	
（7）安置卧位	协助患者取舒适卧位	向患者宣教预防压疮、便秘等并发症
（8）整理用物	移回桌椅，清理用物，污被单送洗，洗手	感谢患者的合作

2. 注意事项

（1）病室内有患者进餐或治疗时应暂停铺床。

（2）操作者动作敏捷轻稳，避免尘埃飞扬，并注意节力。

（3）保证患者安全，防止坠床；带引流管时，防止管道扭曲受压或脱落；注意保暖，防止受凉。

（4）操作过程中注意观察患者反应，一旦发生病情变化，立即停止操作，及时处理。

3. 健康教育　向患者及家属说明保持床铺清洁、平整、多翻身的重要性，防止压疮的发生。

【评价】

1. 护患沟通良好，患者感觉安全、舒适，身心需要得到满足。

2. 操作轻稳、节力，床单整洁、美观。

知识链接

医用过床器

医用过床器（图4-12）是通过平滑滚动将患者安全平稳过床或移位的最佳工具。如检查治疗时可帮助患者在手术台、推车、病床、CT台、X线检查台之间换床；为康复或重危患者移位、侧身、清洁时帮助变换。使用过床器，可减轻患者被搬运的痛苦，避免不必要损伤，降低意外发生的风险；减轻医护人员的劳动强度，减少因长期搬运患者引起的腰背疼痛的职业病症。

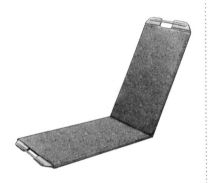

图4-12　医用过床器

扫码"学一学"

第三节　入院初步护理

入院护理（admission nursing）是指在患者入院过程中护理人员对其进行的一系列的护理工作。进行入院护理可缓解患者及家属的焦虑心理，促进患者尽快适应医院环境，积极配合治疗护理。

一、入院程序

（一）办理住院手续

患者来院就诊，急诊或门诊医师经初步诊断，确定需要住院的，由医师签发住院证，患者或家属持住院证和医保卡到住院处办理住院手续。住院处工作人员根据医生出具的住院证，通知相关病区值班护士根据患者病情做好接纳新患者的准备工作。

（二）护送患者入病区

住院处护士根据患者的病情、身体情况，协助患者进行必要的卫生处置。危重患者、即将分娩者禁止行卫生处置。护士或相关人员携病历在家属的协助下，根据病情选用步行护送、轮椅或平车推送，护送患者进入病区。护送人员应与病区值班护士就患者病情、治疗护理措施、个人卫生情况、物品进行交接。

二、入病区后的初步处理

病区值班护士接到住院处通知后，立即根据患者病情需要准备床单位。将备用床改为暂空床，急诊手术患者应铺好麻醉床，备齐患者所需日常用物；危重症患者安置在重危病室，视患者病情在床上加一次性中单，同时准备急救设备及药物。

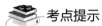
考点提示
患者入病区后的初步护理，分级护理的适应对象及护理要点。

扫码"看一看"

（一）一般患者的入院护理

1. 热情迎接新患者，进行入科登记 将患者安置到指定的床位。向患者作自我介绍，并说明为患者提供的服务内容及工作职责。介绍同室病友，协助患者上床休息。初次接触患者，护士态度应和蔼可亲，工作热情周到，认真回答患者及家属的疑问，消除患者的疑虑，取得患者初步的信任。

2. 通知医生诊查 必要时协助医生进行体检。

3. 进行入院护理评估 协助患者佩戴腕带标识，测量生命体征、体重、身高并记录。收集患者的健康资料，对患者的健康状况进行评估。了解患者的身体情况、心理需求及健康问题，为制订护理计划提供依据。

4. 填写住院病历和有关护理表格 填写患者入院登记本、诊断卡（插入住院患者一览表）、床头（尾）卡和首次护理评估单等。如床头配备显示屏者，从电脑中录入相关内容。

5. 准备膳食 通知营养室为患者准备膳食。

6. 执行入院医嘱 根据医嘱执行各项治疗、护理措施。

7. 环境介绍与指导标本留取 向患者及家属介绍病区环境、有关规章制度、床单位及相关设备的使用方法。指导常规标本的留取方法、时间及注意事项。

（二）急症患者的入院护理

1. 通知医生 护士接到住院处电话后，立即通知医生，做好抢救准备。

2. 准备急救药物和设备 备好急救车、氧气、吸引器、输液器具、心电监护仪、呼吸机等急救设备。

3. 安置患者 将患者安置在备好的重危病室或抢救室，为患者佩戴腕带标识。

4. 配合抢救 密切观察患者病情变化，积极配合医生进行抢救，随时做好护理记录。

5. 入院护理评估 不能正确叙述病情和需求的患者，如意识不清、语言或听力障碍、婴幼儿等，应暂留陪送人员，以便询问病史。病情稳定后填写入院护理评估单。

三、分级护理

分级护理（the grades of nursing care）是根据患者病情的轻、重、缓、急和自理能力的不同，给予不同级别的护理。分为特级护理、一级护理、二级护理、三级护理。见表4-6。

表 4-6　分级护理

护理级别	适应对象	护理内容
特级护理	①病情危重，随时可能发生病情变化，需要进行抢救的患者；②重症监护患者；③各种复杂或大手术后的患者；④严重创伤或大面积烧伤的患者；⑤使用呼吸机辅助呼吸，并需要严密监护病情的患者；⑥实施连续性肾脏替代治疗（CRRT），并需要严密监护生命体征的患者；⑦其他有生命危险，需要严密监护生命体征的患者	①严密观察患者病情变化，监测生命体征；②根据医嘱，正确实施治疗、给药措施，备好急救所需药品和用物；③根据医嘱，准确测量出入量；④根据患者病情，正确实施基础护理和专科护理，如口腔护理、压疮护理、呼吸道护理及管路护理等，实施安全措施；⑤保持患者的舒适和功能体位；⑥实施床旁交接班
一级护理	①病情趋向稳定的重症患者；②手术后或者治疗期间需要严格卧床的患者；③生活完全不能自理且病情不稳定的患者；④生活部分自理，病情随时可能发生变化的患者	①每小时巡视患者，观察患者病情变化；②根据患者病情，测量生命体征；③根据医嘱，正确实施治疗、给药措施；④根据患者病情，正确实施基础护理和专科护理，如口腔护理、压疮护理、呼吸道护理及管路护理等，实施安全措施；⑤提供护理相关的健康指导
二级护理	①病情稳定，仍需卧床的患者；②生活部分自理的患者；③行动不便的老年患者	①每2小时巡视患者，观察患者病情变化；②根据患者病情，测量生命体征；③根据医嘱，正确实施治疗、给药措施；④根据患者病情，正确实施护理措施和安全措施；⑤提供护理相关的健康指导
三级护理	①生活完全自理且病情稳定的患者；②生活完全自理且处于康复期的患者	①每3小时巡视患者，观察患者病情变化；②根据患者病情，测量生命体征；③根据医嘱，正确实施治疗、给药措施；④提供护理相关的健康指导

扫码"学一学"

第四节　运送患者方法

　　对不能自行移动的患者在入院、出院、接受检查或治疗时，根据病情选用不同的运送方法。常用的运送方法有轮椅、平车、担架运送。运送过程中护理人员必须熟练掌握搬运和护送技术，并正确运用人体力学原理，保证患者安全与舒适，同时保护自身安全，避免自身发生损伤，做到省时节力，提高工作效率。

一、轮椅运送法

【目的】

　　1. 护送不能行走但能坐起的患者入院、出院、检查、治疗或室外活动。

　　2. 帮助患者下床活动，促进血液循环和体力恢复。

 考点提示

> 轮椅运送的注意事项，平车运送适用的患者及注意事项，各种搬运患者的方法。

【评估】

　　1. 核对患者身份信息，解释操作目的。

　　2. 评估患者年龄、意识状态、诊断、病情、治疗用药情况；患者心理状态、配合程度；局部有无管道、伤口、骨折部位、石膏固定情况。

【计划】

1. 护士准备　　洗手，衣帽整洁，熟悉轮椅运送的方法。

2. 用物准备　　轮椅性能良好，根据季节准备外衣或毛毯、别针。需要时备软枕。

3. 环境准备　　地面宽敞、平坦安全、无障碍物。

4. 患者准备 了解轮椅运送的目的及配合要点。

【实施】

1. 操作流程 见表4-7。

表4-7 轮椅运送法

操作流程	流程说明	人文关怀
协助坐轮椅		
(1) 检查解释	核对患者床头卡及腕带上床号、姓名,仔细检查轮椅各部件的性能,向患者及家属解释操作目的、配合方法,取得合作	礼貌称呼,耐心解释
(2) 安置轮椅	将椅背与床尾平齐,面向床头。车闸制动,防止轮椅滑动,翻起脚踏板。天冷需用毛毯保暖时,将毛毯三折平铺于轮椅上展开,毛毯上端应高过患者颈部15cm	缩短距离便于患者坐入,防止轮椅滑动,询问患者有无眩晕不适
(3) 扶助起床	扶患者坐起,并移至床缘,嘱患者以手掌撑住床面维持坐姿,协助患者穿好衣服、鞋袜	身体虚弱者坐起后应适应片刻,以免发生直立性低血压
(4) 协助座椅	①护士站在轮椅后,两手固定轮椅。嘱患者扶着轮椅的扶手,坐入轮椅中,身体向后靠,坐稳;②不能自行下床的患者:扶患者坐起,移至床边。护士面对患者,双脚分开站稳,患者双手置于护士肩上,护士双手环抱患者腰部,协助患者站立下床;嘱患者扶住轮椅外侧把手,转身坐入轮椅中;或由护士环抱患者,协助其坐入轮椅中(图4-13);③翻下脚踏板,让患者双脚置于踏板上。如有下肢水肿、溃疡或关节疼痛,可在脚踏板上垫软枕,双脚踏于软枕上	嘱患者抓紧轮椅扶手,若身体不能保持平衡应系好安全带,注意保暖,避免患者着凉
(5) 包好毛毯	将毛毯上端边缘向外翻折10cm围于患者颈部,并用毛毯围住双臂做成两个袖筒,分别用别针固定好,围好上身、下肢及双脚	
(6) 整理床铺	整理床单元,铺成暂空床	
(7) 护送患者	观察患者,确定无不适,松闸,推车去目的地(图4-14)	沟通良好,推行中注意观察患者的病情变化
协助下轮椅		
(8) 送回病床	将轮椅推至床尾,患者面向床头,固定车闸制动,放下脚踏板解除患者固定毛毯用的别针	收好别针,防止扎伤询问患者感受及有无不适
(9) 协助上床	护士面向患者,双脚前后分开,屈膝屈髋,两手置于患者腰部,患者双手放于护士肩上,协助患者站立、转声、慢慢坐回床沿。脱去鞋子和外衣,取舒适卧位,盖好被子	动作轻稳,保证患者安全
(10) 整理记录	整理床单元,观察病情,将轮椅推回原处,需要时做好记录	耐心解答患者问题,健康教育,谢谢配合

2. 注意事项

(1) 使用前检查轮椅性能是否完好,确保患者安全。

(2) 患者上下轮椅时,固定好车闸。

(3) 推轮椅时速度要慢,嘱患者尽量靠后坐,抓紧扶手,勿向前倾或自行下轮椅。下坡时应减速,过门栏时翘起前轮,避免产生不适和发生意外。

(4) 运送过程中,注意观察患者病情,如有不适及时处理。

(5) 寒冷季节注意保暖,防止受凉。

3. 健康教育

(1) 向患者介绍搬运方法、过程、注意事项以及配合要点。

（2）嘱咐患者运送过程中若有不适，及时告之护士，以便及时处理。

【评价】

1. 患者感觉安全、舒适，无疲劳。

2. 护士动作轻稳、协调、节力。护患沟通良好，患者能主动配合。

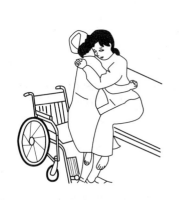

图4-13　扶助患者坐轮椅

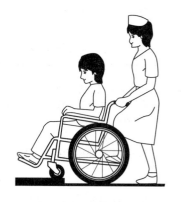

图4-14　用轮椅推送患者

二、平车运送法

【目的】

运送不能起床的患者入院、检查、治疗、手术等。

【评估】

1. 核对患者身份信息，解释操作目的。

2. 评估患者年龄、意识状态、诊断、病情、治疗用药情况；患者心理状态、配合程度；局部管道、伤口、骨折部位、石膏固定情况。

【计划】

1. 护士准备　洗手、衣帽整洁，熟悉平车运送的方法。

2. 用物准备　平车性能良好，带套毛毯或棉被。骨折患者备木板、过床器或帆布中单。

3. 环境准备　地面宽敞、平坦安全、无障碍物。

4. 患者准备　了解平车运送的目的及配合要点。

【实施】

1. 操作方法　见表4-8。

表4-8　平车运送法

操作流程	流程说明	人文关注
（1）检查核对	核对患者床头卡及腕带上床号、姓名，检查平车性能，将平车推至患者床旁，解释操作目的及配合方法，取得合作	保证平车性能，确保安全
（2）安置导管	妥善安置患者身上的导管，保持导管的通畅	
（3）搬运患者 挪动法	根据患者病情和体重选择搬运方法 适用于病情许可、能配合、有一定的活动能力患者 ①移开床旁桌、椅，松开盖被，协助患者移至床边。②将平车与床缘平行并紧靠床边（大轮靠床头），将车闸制动。③协助患者将上半身、臀部、下肢依次挪动至平车。④自平车回床时，挪动顺序是下半身—臀部—上半身（图4-15）	平车紧靠床，护士在旁抵住平车，保证安全

扫码"看一看"

续表

操作流程	流程说明	人文关注
一人搬运法	适用于病情允许，体重较轻者或患儿 ①移开床旁椅至对侧床尾，将平车头端与床尾成钝角，将闸制动。②松开盖被，协助患者穿好衣服，护士靠近床边，两脚分开，稍屈膝；一臂自患者腋下伸至对侧肩部外侧，另一臂伸至患者大腿下；患者双臂交叉于护士颈后，抱起患者轻放于平车中央（图4-16）	向患者耐心解释配合要领，抱稳患者，防止滑脱
二人或三人搬运法	适用于病情较轻，体重较重且自己不能活动者 ①同一人搬运法。②松开盖被，协助患者穿好衣服。护士依次立于床边，将患者双手交叉置于胸腹部，协助患者移向床边。③两人搬运时，甲一手臂托住患者头、颈、肩部，另一手臂托住腰部；乙一手臂托住患者臀部，另一手臂托住腘窝处（图4-17）；三人搬运时，甲托住患者头、颈、肩和背部，乙托住腰部和臀部，丙托住腘窝和小腿部。两人或三人同时抬起患者并使患者的身体向护士倾斜，同时移步将患者放置平车中央（图4-18）	同时用力，协调一致保持平稳，减少意外伤害
四人搬运法	适用于颈椎、腰椎骨折患者或病情危重的患者 ①移开床旁桌、椅至对侧床尾，平车上放木板，将平车与床缘平行并紧靠床边（大轮靠床头），将车闸制动。②松开盖被，协助患者穿好衣服。在患者腰、臀下铺帆布或中单，固定骨折部位。甲站在床头托住患者头、颈、肩部，乙站在床尾托住患者双腿，丙和丁分别站在病床和平车的两侧，紧抓住帆布中单的四角。四人同时抬起，将患者轻放于平车上，卧于平车中央（图4-19）	保持颈椎、腰椎于一轴线；帆布中单一定要承受住患者的体重
（4）安置体位	根据需要安置患者体位，盖好被子 整理床单元，铺好暂空床 松闸，推送患者到目的地	注意保暖，观察患者面色，询问患者感受

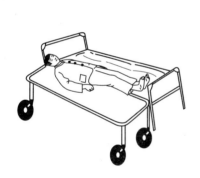
图4-15 挪动法上下平车

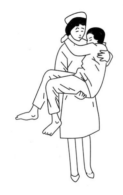
图4-16 一人搬运法

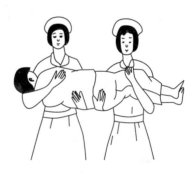
图4-17 二人搬运法

2. 注意事项

（1）使用前认真检查平车性能，保证安全。

（2）搬运时注意节力、动作轻稳、协调一致。保证患者安全、舒适。

（3）运送过程中，护士应站在患者头侧，便于观察病情。患者头部卧于大轮端，减少运送时的颠簸。上下坡时，患者头部在高处一端。保持车速平稳，进出门时先将门打开再推车进出，不可用车撞门。

（4）各种管道保持通畅并妥善固定，如输液管、引流管等。

（5）搬运颅脑手术或损伤患者时，避免剧烈翻动，以免发生脑疝；颅脑损伤、颌面部外伤及昏迷患者将头偏向一侧，保持呼吸道通畅，防止舌后坠堵塞呼吸道，或呕吐物、分泌物流入气管引起窒息。

（6）对颈椎损伤或疑似损伤者应保持头部处于中立位；骨折患者，平车上需垫木板，并固定好骨折部位。

（7）冬季注意保暖，以免患者受凉。

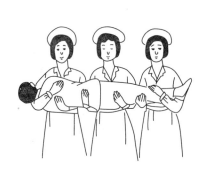 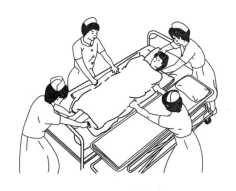

图 4-18　三人搬运法　　　　　　　图 4-19　四人搬运法

3. 健康教育　同轮椅搬运法。

【评价】

1. 搬运轻稳、准确，动作协调、节力。

2. 搬运过程中无意外损伤，持续性治疗未被中断。

3. 护患沟通有效，患者主动配合。

三、担架运送法

担架是急救时运送患者最基本、最常用的工具。其特点是方便上下楼梯及各种交通工具，不受地形、道路等条件限制。担架的使用方法同平车运送法，可用二人或三人搬运法，必要时需铺软垫。目前常用的担架有以下两种。

（一）类型

1. 普通担架为目前救护车内装备的担架（图 4-20）。

2. 铲式担架是由左右两片铝合金板组成（图 4-21）。搬运患者时，先将患者置于平卧位，固定颈部，然后分别将担架的左右两片从患者侧面插入背部，扣合后再搬运。

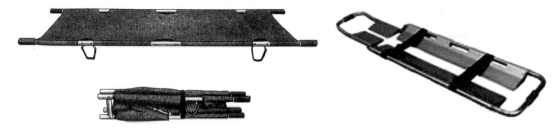

图 4-20　普通担架　　　　　　　　图 4-21　铲式担架

（二）担架运送注意事项

1. 搬运时动作轻稳、协调一致，尽量让患者身体靠近搬运者，保持平衡、省力。

2. 患者应仰卧于担架中央，四肢不可靠近担架边缘，以免碰撞造成损伤，颈下垫软枕或衣物。

3. 胸、腰椎损伤者，使用硬板担架。若为帆布担架，担架上放木板。

4. 疑似颈椎损伤的患者注意保持头颈中立位，防止头颈左右转动。

5. 运送途中观察患者的病情变化，保持呼吸道通畅，防止舌后坠堵塞呼吸道，或呕吐物、分泌物流入气管引起窒息；保持输液、引流及给氧通畅；冬季注意保暖。

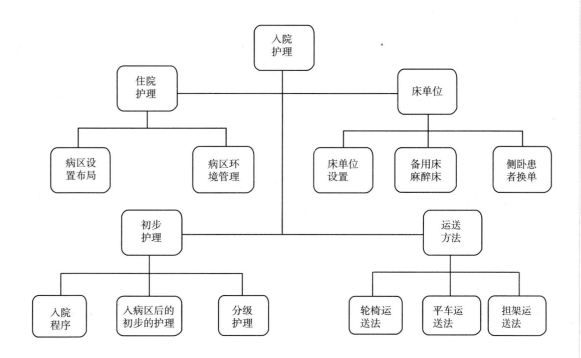

本章小结

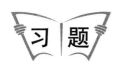

习题

一、选择题

【A1/A2型题】

1. 医院病床之间的距离不得少于

    A. 0.5m   B. 0.6m   C. 0.9m

    D. 1.0m   E. 1.2m

2. 白天病区较理想的声音强度应维持在

    A. 25～30dB   B. 30～35dB   C. 35～40dB

    D. 40～45dB   E. 45～50dB

3. 手术室的室内温度应控制在

    A. 16～18℃   B. 18～22℃   C. 22～24℃

    D. 24～26℃   E. 26～28℃

4. 下列铺床法目的的描述，正确的是

    A. 备用床用于供新入院的患者使用

    B. 备用床主要供暂时离床患者使用

    C. 暂空床主要是保持病室整洁、美观

D. 麻醉床主要供新入院患者使用

E. 麻醉床可保持床铺不受血液和呕吐物污染

5. 下列铺麻醉床的操作方法，错误的是

    A. 床上被单全部换为清洁被单

    B. 盖被三折于一侧床边，开口向门

    C. 椅置于接受患者对侧的床尾

    D. 枕头平放于床头，开口对门

    E. 麻醉护理盘放置于床旁桌上

6. 住院处为患者办理入院手续的依据是

    A. 单位介绍信   B. 医保卡   C. 住院证

    D. 门诊病历   E. 社保证明

7. 一般患者入院，病区护士接到住院处通知后，首先应

    A. 到门口迎接新患者   B. 安排床位，将备用床改为暂空床

    C. 填写有关表格   D. 向患者做入院指导

    E. 收集病情资料

8. 关于危重患者的入院护理，下列可在最后进行的是

    A. 测量生命体征   B. 报告医生   C. 准备抢救用物

    D. 介绍常规标本的留取方法   E. 配合抢救后做好记录

9. 患者因火灾造成全身大面积烧伤，入院的护理级别是

    A. 特级护理   B. 一级护理   C. 二级护理

    D. 三级护理   E. 四级护理

10. 搬运患者时，下列不符合节力原则的是

    A. 身体靠近床边   B. 两腿间距与肩同宽

    C. 上身保持一定弯度   D. 两膝稍弯曲并分开

    E. 使用肘部力量

11. 轮椅运送患者时，护士操作错误的是

    A. 患者身体尽量向后靠

    B. 患者上轮椅时，轮椅后背与床头平齐

    C. 患者下轮椅时，椅背与床尾平齐

    D. 患者双脚置于踏板上

    E. 下坡时应减慢速度，以免引起患者不适

12. 二人搬运患者离床时，平车与床的正确位置是

    A. 平车头端与床头平齐   B. 平车头端与床尾成锐角

    C. 平车头端与床头成钝角   D. 平车头端与床头成锐角

    E. 平车头端与床尾成钝角

13. 两人搬运患者的正确方法是

    A. 甲托头肩部，乙托臀部

    B. 甲托头颈肩、腰部，乙托臀、腘窝部

    C. 甲托头、背部，乙托臀和小腿

D. 甲托颈、腰部，乙托大腿和小腿

E. 甲托背部，乙托臀、腘窝部

14. 患者，女，35 岁。因发热、咳嗽 1 周入院，入院后被诊断为肺炎。护士调节病室的温度和相对湿度为

    A. 14 ~ 16℃，15% ~ 25%　　B. 16 ~ 18℃，30% ~ 40%

    C. 18 ~ 20℃，40% ~ 50%　　D. 18 ~ 22℃，50% ~ 60%

    E. 22 ~ 24℃，60% ~ 70%

15. 患者，男，47 岁。因阑尾炎急诊手术，病区护士实施入院护理中，不妥的是

    A. 将备用床改为麻醉床　　　　　B. 通知医生，协助体查

    C. 正确测量 T、P、R、BP 并记录　　D. 热情介绍病区环境

    E. 密切观察病情变化

16. 患者，女，28 岁。因大叶性肺炎入院，咳嗽，咳脓痰，体温 40.5℃，护理人员巡视患者的时间为

    A. 24 小时专人护理　　　　B. 每 30 分钟巡视一次

    C. 每 1 小时巡视一次　　　　D. 每 2 小时巡视一次

    E. 每日巡视 2 次

17. 患者，男，26 岁。因车祸昏迷，急诊初步诊断为颅骨骨折、下肢骨折。医嘱开放静脉通道，急行 X 线检查。护士护送患者时，不妥的做法是

    A. 选用平车运送　　　　B. 护士站在患者头侧

    C. 护送时注意保暖　　　　D. 检查时护士暂时离开影像室

    E. 运送期间暂时停止输液

【A3 型题】

(18 ~ 20 题共用题干)

患者，男，35 岁。体重 85kg，建筑工人。因颅脑损伤急诊入院手术，术后平车送回病房。

18. 运送过程中，下列方法描述错误的是

    A. 上下坡时患者头部应在低处一端

    B. 患者躺卧在平车中间

    C. 患者头部卧于大轮端，可减少颠簸感

    D. 下坡时速度要慢

    E. 搬运骨折患者时应在平车上加软垫

19. 护士应采用何种方法搬运该患者

    A. 单人搬运法　　　　B. 两人搬运法　　　　C. 三人搬运法

    D. 四人搬运法　　　　E. 挪动法

20. 搬运患者的正确方法是

    A. 护士帮助患者将上身、下肢、臀部移向平车

    B. 护士双臂将患者抱起，移至平车

    C. 甲托颈肩部，乙托背臀部

    D. 甲托头颈、肩胛部，乙托背臀部，丙托膝腿部

E. 甲托头颈肩，乙托两腿，丙、丁分别站在病床和平车两侧，紧握中单

二、思考题

1. 患者，男，45 岁。因突然上消化道出血，呕血量为 1200ml，入院时体温 37.1℃，脉搏 110 次/分，呼吸 28 次/分，血压 80/50mmHg，神志清楚，面色口唇苍白。

请问：

（1）应如何为患者创造一个良好的住院环境？

（2）怎样进行入院护理？

2. 患者，男，42 岁，体重 60kg。从高空坠落后导致脾脏破裂，入院后立即手术治疗，术后平车送回病房。

请问：

（1）对该患者应采取何种搬运法？

（2）用平车运送患者时应注意些什么？

（3）该患者的护理级别及护理要点是什么？

（杨天琼）

扫码"练一练"

第五章 生命体征的评估与护理

学习目标

1. **掌握** 体温、脉搏、呼吸、血压的正常值；异常体温、脉搏、呼吸、血压的观察与护理；测量注意事项。

2. **熟悉** 正常体温、脉搏、呼吸、血压的生理性变化。

3. **了解** 体温计的种类和构造、血压计的种类与构造。

4. 能熟练测量生命体征；熟练进行水银体温计的消毒与检测法。

5. 具有认真、严谨的工作态度和尊重关爱患者的意识。

案例导入

患者，男，60岁。4天前受凉出现寒战、高热，以下午和晚间为重，咳嗽、咯铁锈色痰、右侧胸痛、气促3天。神志清楚，面色潮红，皮肤黏膜无出血点，巩膜无黄染，口唇发绀。既往有高血压病史。当日门诊病历记录为T 39.8℃、P 110次/分、R 28次/分、BP 165/105mmHg。

请问：

1. 判断此患者门诊病历记录生命体征是否异常？

2. 怎样测量此患者生命体征？应注意哪些事项？异常生命体征怎样护理？

3. 测量体温后水银体温计怎样消毒？

4. 怎样和患者建立初步的护患关系？如何使患者获得相关的健康知识？

生命体征（vital signs）是机体内在活动的一种客观反映，是衡量机体身心状况的可靠指标，包括体温、脉搏、呼吸及血压。正常状态下，生命体征受大脑皮质的控制，在一定范围内维持相对稳定。生命体征能反映身心的微小变化，护理人员通过对生命体征认真细致地观察，可以了解机体重要脏器的功能活动情况，了解疾病的发生、发展及转归，为预防、诊断、治疗及护理提供依据。因此，掌握生命体征的观察与护理是护理工作中非常重要的内容之一。

第一节 体温的评估及护理

体温（body temperature）也称体核温度，是指身体内部（胸腔、腹腔及中枢神经）的温度。其特点是相对稳定且较皮肤温度高。皮肤温度也称体表温度，可随环境温度和衣着厚薄的变化而变化，且低于体核温度。生理学上的体温，系指平均体核温度。但由于体核

扫码"学一学"

温度不易量，临床上通常用腋窝、口腔、直肠处的温度来代表体温。

一、正常体温及生理变化

（一）体温的形成

体温是由营养物质糖、脂肪、蛋白质氧化分解而产生的。三大营养物质通过氧化释放能量，50%以上转化

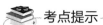
为热能，以维持体温，并不断地散发到体外，其余的能量贮存于三磷酸腺苷（ATP）内，供机体利用，最终仍转化为热能散发到体外。

（二）机体的产热与散热

1. 产热过程　机体的产热过程是细胞新陈代谢的过程。人体以化学方式产热，主要的产热器官是肝脏和骨骼肌。进食、寒战、运动、强烈的情绪反应等都能使产热增加。因此，要避免在此时测量体温。

2. 散热过程　人体以物理方式散热，散热方式有辐射、传导、对流和蒸发四种。人体主要的散热器官是皮肤，占总散热量的 70%；呼吸散热占 29%；排泄也可以散发部分热量。

（1）辐射　指热由一个物体表面通过电磁波的形式传至另一个与它不接触的物体表面的一种方式。它是人体安静状态下处于气温较低环境中的主要散热方式。辐射散热量的多少取决于皮肤与周围环境的温度差、机体的有效辐射面积以及衣着情况等。温差越大或有效辐射面积越大、衣着越单薄，则散热量越多。

（2）传导　指通过直接接触使热由一物体传至另一温度较低的物体或在同一物体内由分子传递，使热由温度较高部位传至温度较低部位的一种散热方式。传导散热取决于物体的导热性能、接触面积、温差大小等。由于水的导热性能好，临床上常用冰袋、冰帽为高热患者进行物理降温。

（3）对流　指通过气体或液体的流动来交换热量的一种散热方式，它是传导散热的一种特殊形式。对流散热取决于气体或液体的流动速度、温差的大小。例如，夏天开窗通风、开电风扇降温。

（4）蒸发　指水由液态转变为气态，同时带走大量热量的一种散热方式。在高温环境中，蒸发是主要的散热方式。蒸发有不感蒸发（不显汗）、发汗两种形式。不感蒸发占一定比例，成年人 24 小时的不感蒸发量一般为 1000ml，其中通过皮肤蒸发为 600～800ml。例如，临床上对高热患者采用酒精擦浴降温，是利用酒精蒸发散热的原理。

机体以不同方式散热的比例，随环境的温、湿度和身体状况而改变。血管舒缩、呼吸、出汗、寒战等均与产热和散热有关。当外界温度低于人体皮肤温度时，机体大部分热量可通过辐射、传导、对流和部分蒸发的方式散热；当外界温度等于或高于人体皮肤温度时，蒸发就成为人体唯一的散热形式。

（三）体温的调节

体温的调节分为生理性（自主性）体温调节和行为性体温调节两类。

1. 生理性体温调节　在下丘脑体温调节中枢控制下，机体外周和中枢温度感受器受内外环境温度刺激，通过一系列生理反应，调节机体产热和散热，使体温保持相对恒定状态。如血管的舒缩、骨骼肌运动及汗腺分泌等。

2. 行为性体温调节　通过人类有意识的行为活动，即机体在不同环境中的姿势和行为的改变而达到调节体温的目的。如增减衣服、增减机体活动量、开关门窗或使用冷暖空气调节器等。行为性体温调节是以生理性体温调节为基础，是对生理性体温调节的补充。

（四）正常体温及其生理变化

1. 正常体温　由于体核温度不易测量，临床上常以口腔、直肠、腋窝处的温度来代替体温。直肠温度最接近体核温度，但日常工作中测量口腔、腋窝温度更为常见、方便。健康成人不同部位的正常体温的范围见表 5-1。

表 5-1　成人各部位温度平均值及正常范围

部位	平均值	正常范围
肛温	37.5℃	36.5～37.7℃
口温	37.0℃	36.3～37.2℃
腋温	36.5℃	36.0～37.0℃

注：℃ =（℉ - 32）×5/9；℉ = ℃ ×9/5 + 32。

2. 生理变化　体温可随年龄、性别、活动、昼夜和药物等因素的影响而出现生理性变化，波动范围一般不超过 0.5～1.0℃。

（1）年龄　婴幼儿、儿童、青少年因代谢率较高而体温略高于成年人；新生儿尤其是早产儿，由于体温调节功能尚未发育完善，调节功能差，容易受环境温度的影响而变化，故对新生儿、早产儿应做好防寒保暖措施；老年人体温略低于成年人，与其基础代谢率降低、活动减少有关。

（2）性别　成年女性比男性体温平均高 0.3℃。女性的基础体温随月经周期而出现规律性变化，在排卵前体温较低，排卵日最低，排卵后体温升高 0.2～0.3℃，这与体内的孕激素水平周期性分泌有关，孕激素具有升高体温的作用。

（3）活动　运动可使骨骼肌紧张收缩，产热增加，导致体温升高。因此，临床上测量体温应在患者安静的状态下测量。

（4）昼夜　正常人体温在 24 小时内呈周期性波动，一般清晨 2～6 时最低，下午 13～18 时最高，这种昼夜周期性波动称为昼夜节律。

（5）药物　麻醉药物可抑制体温调节中枢或影响传入路径的活动，并能扩张血管增加散热，降低机体对寒冷环境的适应能力。因此，对麻醉手术患者在术中、术后应注意保暖。

此外，情绪激动、紧张、进食、环境温度的变化等都会对体温产生影响。

二、异常体温的观察与护理

（一）体温过高

1. 定义　体温过高是指个体的体温升高至正常范围以上的状态，又称病理性体温升高。分为调节性体温升高和非调节性体温升高，前者称为发热，后者称为过热。

（1）发热　是指机体在致热原的作用下，使下丘脑体温调节中枢的调定点上移，导致体温升高超过正常范围而引起调节性体温升高。发热可根据致热原的性质和来源不同，分为感染性发热和非感染性发热。感染性发热较多见，主要由病原体引起；非感染性发热包括无菌性坏死性物质的吸收引起的吸收热、变态反应性发热等。

（2）过热　是指调定点并未发生上移，而是体温调节障碍（如体温调节中枢损伤），或散热障碍（如高温环境所致的中暑）及产热器官功能异常（如甲状腺功能亢进）等，体温调节不能将体温控制在与调定点相适应的水平上，为被动性体温升高。

2. 发热程度　以口腔温度为例，发热程度可分为以下几种。

（1）低热　37.3~38℃。

（2）中等热　38.1~39℃。

（3）高热　39.1~41℃。

（4）超高热　41℃以上。

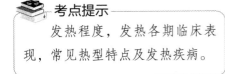

考点提示

发热程度，发热各期临床表现，常见热型特点及发热疾病。

3. 发热过程及临床表现

（1）体温上升期　此期特点是产热大于散热，体温升高。主要表现为皮肤苍白、干燥无汗、畏寒甚至寒战。体温上升有两种形式，一种是体温在数小时内突然上升至39~40℃称为骤升，临床上常见于肺炎球菌肺炎、疟疾等；另一种是体温逐渐上升，在数日内达高峰称为渐升，临床上常见于伤寒等。

（2）高热持续期　此期特点是体温上升达高峰后保持一段时间，即产热和散热在较高水平上趋于平衡。主要表现为皮肤潮红、灼热、口唇干燥、头痛、头晕、全身不适、软弱无力、呼吸和脉搏加快，甚至出现谵妄、昏迷。

（3）体温下降期　此期特点是散热大于产热，体温逐渐恢复至正常。主要表现为大量出汗、皮肤潮湿。体温下降通常有两种方式，一种是体温在数小时内降至正常称为骤降，如疟疾；另一种是体温在数天内降至正常，如伤寒、风湿热。体温骤降者由于大量出汗，丢失体液过多，容易出现脉搏细速、四肢厥冷、血压下降等虚脱或休克现象，护理中应加强观察。

4. 热型　将体温绘制在体温单上，互相连接，所构成的不同形状的体温曲线称为热型（fever type）。某些发热性疾病具有独特的热型，通过观察有助于疾病的诊断。但由于药物的应用，使热型不典型。临床上常见热型（图5-1）。

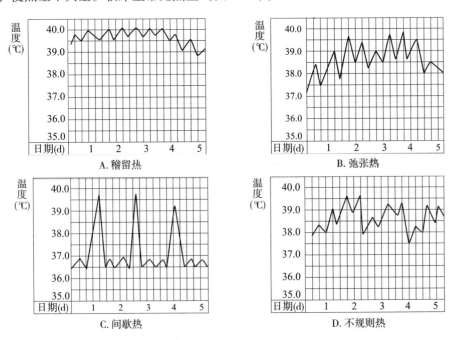

图5-1　发热常见类型

（1）稽留热（constant fever）　体温持续在 39～40℃左右，达数天或数周，24 小时波动范围不超过 1℃。常见于肺炎球菌肺炎、伤寒等患者发热。

（2）弛张热（remittent fever）　体温在 39℃以上，24 小时波动超过 1℃，但体温最低时仍高于正常水平。常见于败血症、风湿热、化脓性感染等患者发热。

（3）间歇热（intermittent fever）　体温骤然升高至 39℃以上，持续数小时或更长时间，然后又迅速下降至正常或正常以下，间隔数小时或数日不发热，经过一个间歇，体温又升高，并反复发作，即高热期和无热期交替有规律出现。常见于疟疾等患者发热。

（4）不规则热（irregular fever）　是一种常见热型，体温变化无规律，且持续时间不定。常见于流行性感冒、肿瘤等患者发热。

5. 体温过高患者的护理

（1）病情观察　定时测体温。一般每日测体温 4 次，高热时应每 4 小时测量一次，待体温恢复正常 3 天后，改为每日测量 2 次。同时观察患者面色、脉搏、血压、呼吸、四肢末梢情况、发热类型、发热程度、伴随症状、治疗效果、饮水、进食、尿量、体重等临床表现；小儿高热时易出现惊厥，应密切观察，如有异常应及时报告医生。

（2）降温　发热是机体的一种防御机制，对于原因不明的发热者，若体温不太高，可不急于降温，以免延误诊断。对于高热或持续发热患者，则应在治疗原发病的同时，采取适当降温措施。一般体温在 39℃以下可通过提供适宜的环境如加强通风、调整盖被、限制活动等增加患者舒适感；体温在 39℃以上常采用物理或药物降温。

1）药物降温：是指按医嘱应用退热药，通过调节体温中枢、减少产热、加速散热而达到降温的目的。使用时应注意药物剂量，对年老体弱及心血管疾病者应防止出现虚脱或休克现象。

2）物理降温：有局部和全身冷疗两种方法。体温在 39.1～39.5℃，应用局部降温，可用冰袋、化学制冷袋在大血管处及前额进行冷敷；体温超过 39.5℃，可应用温水擦浴、酒精擦浴等全身冷疗。实施降温措施 30 分钟后应注意监测体温并记录及交班。

（3）补充营养和水分　给予高蛋白、高热量、高维生素、易消化的流质或半流质食物。注意食物的色、香、味，鼓励少量多餐，以补充高热的消耗，提高机体的抵抗力。鼓励患者多饮水，每日 2500～3000ml，以补充高热消耗的大量水分。必要时应按医嘱静脉输液或鼻饲补充营养和水分。

（4）保持清洁与舒适　①做好口腔护理。发热时由于唾液分泌减少，口腔黏膜干燥，且抵抗力下降，病原体易于生长繁殖，出现口腔感染。因此，应在晨起、餐后、睡前协助患者漱口，保持口腔清洁。②加强皮肤护理。退热期患者大量出汗，应随时擦干汗液，及时更换衣服和床单，防止受凉，保持皮肤干燥清洁。对于长期持续高热卧床者，应协助其翻身，防止压疮的发生。③卧床休息。高热时，新陈代谢增快，进食量少，消耗增加，患者大多体质虚弱，因此应卧床休息，以减少能量的消耗，有利于机体的康复；低热者可酌情减少活动。

（5）注意安全　高热患者可出现躁动不安、谵妄等情况，应防止坠床、舌咬伤，必要时加床档或用约束带。

（6）心理护理及健康教育　发热的不同时期会出现不同临床症状，患者产生紧张、不安、恐惧等心理反应。应经常巡视患者，耐心解答各种问题，使患者对体温的变化和伴随症状有充分的了解，缓解其紧张情绪。

（二）体温过低

1. 定义　体温过低是指体温低于正常范围。体温在35℃以下称为体温不升。各种原因导致机体散热过多、产热减少、体温调节中枢受损或发育不完善而引起。常见于环境温度过低、重度营养不良、极度衰竭、颅脑外伤、脊髓受损、药物中毒、麻醉剂的应用、重症疾病（大出血）及早产儿等。

2. 体温过低的程度　轻度32～35℃；中度30～32℃；重度<30℃，可出现瞳孔散大，对光反射消失；致死温度23～25℃。

3. 临床表现　患者皮肤发凉、苍白。口唇耳垂发绀、寒战、心跳呼吸减慢、血压降低、尿量减少、意识障碍甚至昏迷。

4. 体温过低患者的护理

（1）提高环境温度　提供合适的环境温度，维持室温在24～26℃。

（2）保暖　给予棉被、电热毯、热水袋，增添衣物等，防止体热散失，给予热饮料，提高机体温度。新生儿置于恒温箱内。

（3）观察体温　加强生命体征的监测，每小时测量1次肛温，直至体温恢复到正常且稳定，同时观察脉搏、呼吸、血压等病情变化。

（4）去除病因　去除引起体温过低的原因，做好抢救准备。

（5）健康教育　教会患者避免引起体温过低的因素，如营养不良、衣着过少、保暖设施不足等。

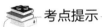

> **考点提示**
>
> 　体温过低的临床程度，异常体温监测及护理措施。

三、体温的测量

（一）体温计的种类

1. 水银体温计（mercury thermometer）　分口表、肛表、腋表三种（图5-2）。它是一根外带有刻度的真空毛细玻璃管，口表和肛表的玻璃管呈三菱柱状，腋表玻璃管呈扁平状。玻璃管一端装有水银，口表和腋表的水银端较细长，有助于测温时扩大接触面；肛表的水银端较粗短，可防止插入肛门时折断或损伤黏膜。体温计毛细管和水银端之间有一凹槽，使水银遇热膨胀后不能自动回缩，从而保证体温测试值的准确性。

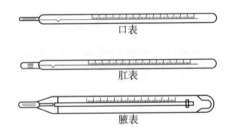

口表

肛表

腋表

图5-2　水银体温计

体温计有摄氏体温计和华氏体温计两种。摄氏体温计的刻度是35～42℃，每1℃之间分成10小格，每小格为0.1℃，在0.5和整数的刻度处用较粗的线标记。在37℃刻度处则以红线表示。华氏体温计刻度为94～108℉，每2℉之间分成10格，每小格0.2℉。

2. 电子体温计（electronic thermometer）　采用电子感温探头测温，测温准确且灵敏度高，直接由数字显示测得的温度。分为集体用电子体温计和个人用电子体温计两种

（图5-3）。集体用电子体温计测量时，先开启电源键，等显示屏上出现"L℃"符号，再将探头插入一次性塑料护套中放于测温部位（外耳道），当电子蜂鸣器发出蜂鸣声并持续3秒后，可读得所测体温值。外套使用后丢弃于医用垃圾桶内，防止交叉感染；个人用电子体温计，其形状如钢笔，方便易携带。

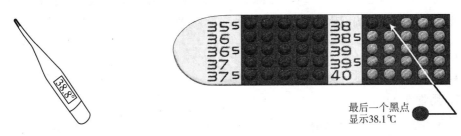

图5-3　电子体温计　　　　　　　　　　图5-4　可弃式体温计

3. 可弃式体温计（disposable thermometer）　是一含有对热敏感的化学指示点薄片，为一次性使用的体温计。测温时点薄片随机体的温度而变色，当颜色点从白色变成蓝色，最后的蓝点位置即为所测温度（图5-4），可用于测量口温、腋温。

4. 感温胶片（temperature sensitive tape）　为对温度敏感的胶片，可贴在前额或腹部，根据胶片颜色改变，了解体温的变化，不能显示具体的温度数值，只能用于判断体温是否在正常范围，适用于新生儿和幼儿。

5. 红外线测温仪　采用红外线测温原理及微处理器技术，通过专门设计的红外线光学系统及高灵敏度的红外线探测器，检测人体某一部位表面的热辐射。通过光电转换，取得相应的电信号；由微处理器对相应的电信号进行分析处理，即可测得人体的相应部位的表面温度。红外线测温仪能完成上述功能，并直接显示出温度数值，从而达到不接触人体测量温度的目的。其特点是具有高精确性、快速性（一般不超过1秒）和非接触性，能避免外界环境的影响，可测量额部、手心、脸、耳等部位的温度（图5-5），适合于各种环境下的人体体温检测。常用的有额温计和耳温计两种（图5-6）。

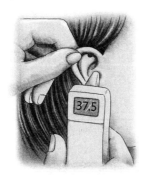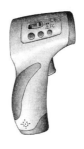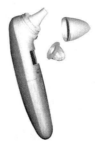

（a）额温计　　　　　　（b）耳温计

图5-5　红外线体温计测耳温　　　　　图5-6　红外线体温计

（二）测量体温的方法

【目的】

1. 判断体温有无异常，动态监测体温变化，判断热型。

2. 协助诊断，为预防、治疗、康复、护理提供依据。

📚 **考点提示**

　体温测量的部位、方法及注意事项。

【评估】

1. 核对患者身份信息，解释操作目的。

2. 核对患者年龄、意识状态、诊断、病情、治疗情况；测量部位的皮肤、黏膜情况；患者活动、情绪状态、合作程度。排除 30 分钟内运动、进食、饮冷热饮料、冷热敷、洗澡、坐浴、灌肠等影响因素。

【计划】

1. 护士准备 洗手，熟悉测量体温的方法，向患者解释测量体温的目的及注意事项。

2. 用物准备

（1）治疗车上层 备已消毒体温计（水银柱是在 35℃ 以下）、消毒液纱布、弯盘（内垫纱布）、秒表、记录本、笔。若测肛温，另备润滑油、棉签、卫生纸、手消毒液。

（2）治疗车下层 备医用垃圾桶及生活垃圾桶。

3. 环境准备 整洁安静，温、湿度适宜，光线充足。

4. 患者准备 了解体温测量的目的、配合要点。测体温前根据测量部位取舒适体位，情绪稳定。

【实施】

1. 操作流程 见表 5 - 2。

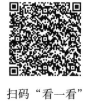
扫码"看一看"

表 5 - 2 体温测量方法

操作流程	流程说明	人文关注
（1）核对解释	携用物至床边，核对患者床头卡及腕带上床号、姓名，解释测量体温目的及配合方法，取得合作	礼貌称呼，耐心解释，询问有无影响测量体温的因素
（2）测量体温	根据患者情况选择适当的测温方法 口温：将口表水银端斜放于患者一侧舌下热窝（舌系带两侧，左右各一），嘱患者闭紧口唇 3 分钟。见图 5 - 7A 腋温：擦干腋窝汗液，将腋表紧贴皮肤，水银端放于腋窝深处，嘱患者屈臂过胸夹紧体温计 10 分钟。见图 5 - 7B 肛温：患者取侧卧位、俯卧位或仰卧屈膝位，露出臀部，润滑肛表水银端，将水银端插入肛门 3 ~ 4cm（婴儿 1.25cm，幼儿 2.5cm），测温 3 分钟。为婴幼儿测温时，应固定体温表，防止掉落或插入过深。见图 5 - 7C	嘱患者不说话，勿用牙咬体温计 协助患者抬起手臂，擦净腋窝 测温过程中询问患者有无不适，保护隐私
（3）取表检视	取出体温计用纱布擦净，检视读数，若与病情不符应重测	
（4）记录整理	协助患者穿衣或裤，取舒适体位，整理床单位，向患者解释结果。将体温值记录在记录本上，发热患者应交班、报告值班医生，将体温值按要求绘制到体温单上	体温异常时做好健康教育，耐心回答患者问题，感谢患者配合
（5）消毒备用	将体温计分类消毒后备用	

2. 注意事项

（1）测量体温前，应清点体温计的数量，并检查体温计是否完好，水银柱是否在 35℃ 以下；甩动体温计时要用腕部力量，勿触及他物，以防撞碎；切忌将体温计放入热水中清洗或放在沸水中煮，以防爆裂。

（2）根据病情选择合适的测温方法：婴幼儿、昏迷、精神异常、口腔疾病、口鼻手术、张口呼吸者禁忌测口温；直肠或肛门疾病及手术、腹泻、心肌梗死患者不宜测肛温；腋下有创伤、手术、炎症，腋下出汗较多，肩关节受伤或消瘦夹不紧体温计者不宜测腋温。

（3）运动、进食、冷热饮或面颊部冷热敷、坐浴或灌肠后，应间隔 30 分钟再测量。

（4）为婴幼儿、危重症患者、躁动者测温时，应有专人守护，以防发生意外。

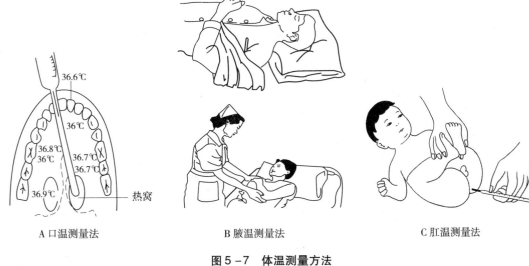

A 口温测量法　　　　　　　B 腋温测量法　　　　　　　C 肛温测量法

图 5 - 7　体温测量方法

（5）测口温时，嘱患者勿用牙咬体温计，若不慎咬破应立即清除玻璃碎屑，以免损伤唇、舌、口腔、食道、胃肠道黏膜；宜口服蛋清或牛奶，以延缓汞的吸收；若病情允许，可服粗纤维食物，以加速汞的排出。

（6）如发现体温与病情不相符合，应再次监测测温，必要时可同时测口温和肛温作对照。

3. 健康教育

（1）向患者及家属解释体温测量的重要性。指导正确测量体温，介绍体温的正常值及测量过程中的注意事项。

（2）进行体温过高、过低的护理指导，增强自我护理能力。

【评价】

1. 护患沟通良好，患者理解测量体温的目的及相关知识，主动配合。测量过程中患者安全、舒适。

2. 护士操作熟练，测量结果准确。

（三）体温计的消毒和检查

1. 体温计消毒　为防止交叉感染，使用过的体温计应进行消毒处理。

（1）水银体温计消毒法　将使用过的体温计分类放入盛有消毒液的容器中浸泡 5 分钟后取出清水冲洗，用离心机或腕力将体温计的水银甩至 35℃ 以下，再放入另一消毒液容器中浸泡 30 分钟，取出后用冷开水冲洗，擦干放入清洁容器中备用。消毒液每日更换，容器、离心机每周消毒 2 次，口表、腋表、肛表应分别消毒存放。可选用的消毒液有 70% ~ 75% 乙醇溶液、1% 过氧乙酸溶液、0.5% 碘附溶液等。

（2）电子体温计消毒法　消毒电子感温探头部分，消毒方法应根据制作材料的性质选用不同的消毒方法，如浸泡、熏蒸等。

2. 水银体温计的检查　在新体温计使用前或体温计使用中，应定期检查以保持其准确性。将全部

> **考点提示**
> 常用水银体温计消毒液及消毒方法，检测水银体温计的水温及不能使用的情况。

体温计的水银甩至 35℃ 以下，于同一时间放入已测好的 36 ~ 40℃ 的水温中，3 分钟后取出检视，凡误差在 0.2℃ 以上、玻璃管有裂痕、水银自行下降者则不能使用。将合格的体温计

用纱布擦干，放入清洁容器中备用。

> **知识链接**
>
> **婴幼儿体温测量方法**
>
> 1. 肛门、腋下测温见前述。
>
> 2. 颌下颈部测温适用于1岁内较胖婴儿，将体温计水银端置于颌下颈部皮肤皱褶处，10分钟后取出读数。
>
> 3. 背部肩胛间测温适用于暖箱中新生儿测温，患儿去枕仰卧，将体温计水银端置于脊椎与肩胛之间的斜方肌部位，紧贴皮肤，10分钟后取出读数。
>
> 4. 腹股沟测温取侧卧位，体温表水银端放于上腿腹股沟中部，上大腿紧靠腹部，测量10分钟读数。
>
> 5. 耳温使用电子耳温仪测量。测量时，测量者一手将1岁以内婴儿的外耳向耳后拉（1岁以上婴幼儿及成人将外耳向上向后拉），以便拉直外耳道，另一手将耳温仪探头插入外耳道，探头对准鼓膜部位，按下测量键，发出蜂鸣音1秒后取出读数。

第二节　脉搏的评估及护理

在每个心动周期中，随着心脏的节律性收缩和舒张，动脉内的压力和容积发生周期性的变化，引起动脉管壁产生有节律的搏动，称为动脉脉搏（arterial pulse），简称脉搏（pulse）。

一、正常脉搏及生理变化

（一）脉搏的产生

心脏窦房结的自律细胞发出冲动，传至心脏各部，致使心脏收缩。当心脏收缩时，左心室将血液射入主动脉，主动脉压力骤然升高，动脉管壁随之扩张；当心脏舒张时，动脉管壁弹性回缩。随着心脏的收缩与舒张，动脉管壁出现周期性的起伏搏动，形成动脉脉搏。

（二）脉搏的生理变化

1. 脉率　指每分钟脉搏搏动的次数，见表5-3。正常成人在安静状态下脉率为60~100次/分。正常脉率和心率是一致的，脉率是心率的指示，脉率可受多种因素的影响，在一定范围内波动。

（1）年龄　一般儿童脉率较快，平均90次/分，婴幼儿可达130次/分，随年龄的增长而逐渐降低。老年人较慢，到高龄时又轻度增加。

表5-3　各年龄组平均脉率

年龄	正常范围（次/分）	平均脉率（次/分）
出生~1个月	70~170	120
1~12个月	80~160	120

续表

年龄	正常范围（次/分）		平均脉率（次/分）	
1～3 岁	80～120		100	
3～6 岁	75～115		100	
6～12 岁	70～110		90	
	男	女	男	女
12～14 岁	65～105	70～110	85	90
14～16 岁	60～100	65～105	80	85
16～18 岁	55～95	60～100	75	80
18～65 岁	60～100		72	
65 岁以上	70～100		75	

（2）**性别**　同龄女性比男性脉率稍快，平均脉率相差 5 次/分。

（3）**体型**　身材瘦高者比矮胖者的脉率慢。

（4）**活动和情绪**　运动、兴奋、恐惧、愤怒、焦虑使脉率增快；休息、睡眠则使脉搏减慢。

（5）**饮食和药物**　进食、使用兴奋药、饮浓茶或咖啡能使脉率增快；禁食、使用镇静剂、洋地黄类药物等可使脉率减慢。

2. 脉律　指脉搏跳动的节律性，是心搏节律的反应。正常脉律跳动均匀、规则、间隔时间相等。部分正常小儿、青年和成年人中，可发生吸气时增快，呼气时减慢，称为窦性心律不齐，一般无临床意义。

3. 脉搏强弱　指触诊时血液流经血管的一种感觉。正常脉搏每搏强弱相同。脉搏的强弱与动脉充盈度、周围血管阻力大小有关，即取决于心搏量和脉压大小。

4. 动脉壁　触诊时感觉到动脉壁性质。正常动脉管壁柔软、光滑、富有弹性。

二、异常脉搏的观察与护理

（一）异常脉搏的观察

1. 脉率异常

（1）**速脉**　指成人安静状态下脉率超过 100 次/分，又称为心动过速。常见于发热、甲状腺功能亢进、心力衰竭、血容量不足等。一般体温每升高 1℃，成人脉率约增加 10 次/分，儿童则增加 15 次/分。

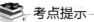
考点提示

速脉、缓脉、间歇脉、绌脉、细脉、洪脉、奇脉的概念及出现时常见的疾病。

（2）**缓脉**　指成人安静状态下脉率少于 60 次/分，又称为心动过缓。常见于房室传导阻滞、颅内压增高、甲状腺功能减退、阻塞性黄疸等患者。

2. 节律异常

（1）**间歇脉**　指在一系列正常规则的脉搏中，出现一次提前而较弱的脉搏，其后有一较正常延长的间歇（代偿间歇）。其是心脏异位起搏点过早发生冲动而引起的期前收缩。如每隔一个正常搏动后出现一次期前收缩，称为二联律；二个正常搏动后出现一次期前收缩，称为三联律。常见于各种器质性心脏病或洋地黄中毒者。

（2）**脉搏短绌**　指在单位时间内脉率少于心率。是由于心肌收缩力强弱不等，有些心输出量少的搏动可发生心音，但不能引起周围血管的搏动，造成脉率低于心率。其特点是心律完全不规则，心率快慢不一，心音强弱不等。常见于心房纤颤的患者。

3. 强弱异常

（1）洪脉　特点是脉搏强而大。当心输出量增加，周围动脉阻力较小，动脉充盈度和脉压较大时，则脉搏强大而有力。常见于高热、甲状腺功能亢进、主动脉瓣关闭不全等患者。

（2）细脉　当心输出量减少，周围动脉阻力较大，动脉充盈度降低时，脉搏细弱无力，扪之如细丝，称为细脉或丝脉。常见于心功能不全、大出血、休克、主动脉瓣狭窄等。

（3）交替脉　指节律正常而强弱交替出现的脉搏。主要由于心室收缩强弱交替出现而引起，为心肌受损的一种表现。常见于高血压心脏病、冠状动脉粥样硬化性心脏病等。

（4）水冲脉　脉搏骤起骤降，急促有力。触诊时，如将患者手臂抬高过头并紧握其手腕掌面，感到急促有力的冲击。主要由于收缩压偏高，舒张压偏低，使脉压增大所致。常见于主动脉瓣关闭不全、甲状腺功能亢进等。

（5）奇脉　指吸气时脉搏明显减弱或消失。与吸气时心室舒张受限，引起左心室输出量减少有关。常见于心包积液和缩窄性心包炎等，是心包填塞的重要体征之一。

4. 动脉壁异常　常见于动脉硬化患者，动脉管壁变硬、失去弹性，呈条索状，严重呈迂曲状，触诊时有紧张条索感，如按在琴弦上。

（二）异常脉搏的护理

1. 病情观察　监测患者脉搏情况，观察患者的伴随症状及药物的治疗效果与不良反应。

2. 休息与活动　指导患者减少活动、增加卧床休息时间，以减少心肌耗氧量。

3. 氧疗　根据病情适当给予氧疗。

4. 心理护理　稳定患者情绪，消除紧张、恐惧因素。

5. 健康教育　指导患者用药，观察药物不良反应，告知患者异常脉搏的相关知识及简单的急救技巧；教育患者戒烟限酒，饮食清淡易消化，勿用力排便，保持情绪稳定。

6. 准备急救物品　根据病情备好急救药物及急救仪器设备。

三、脉搏的测量

（一）测量脉搏的部位

凡浅表、靠近骨骼的大动脉均可作为测量脉搏的部位。常见测量部位（图5-8）。临床上最常用的诊脉部位是桡动脉。

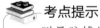
考点提示

测量脉搏的部位，绌脉测量方法，注意事项。

（二）测量脉搏的方法

【目的】

1. 动态监测脉搏变化，有无异常，间接了解心脏功能状况。

2. 为诊断、治疗、预防、护理提供依据。

【评估】

1. 核对患者身份信息，解释操作目的。

2. 评估患者年龄、意识状态、诊断、病情、治疗用药情况；测量肢体活动及测量部位的皮肤、黏膜情况；患者心理状态、合作程度及疾病知识。排除30分钟内剧烈运动、情绪波动等影响因素。

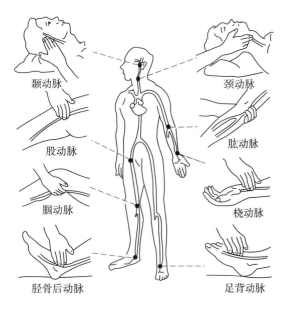

颞动脉

颈动脉

股动脉

肱动脉

腘动脉

桡动脉

胫骨后动脉

足背动脉

图5-8　常用诊脉部位

【计划】

1. 护士准备　着装整洁洗手。熟悉测量脉搏的方法。

2. 用物准备　治疗盘内备秒表、记录本、笔，必要时备听诊器，手消毒液。

3. 环境准备　整洁安静，温、湿度适宜，光线充足。

4. 患者准备　了解测量脉搏的目的、配合要点。根据测量部位取舒适体位，情绪稳定。

【实施】

1. 操作流程　见表5-4。

表5-4　脉搏测量方法

操作流程	流程说明	人文关注
（1）核对解释	备齐用物携至患者床边，核对床头（床尾）卡和腕带信息，解释测量目的	礼貌称呼，耐心解释
（2）选择体位	根据患者情况可选卧位或坐位，手臂放舒适位置，手腕伸展，掌心朝下	
（3）触摸动脉	护士以示指、中指和无名指指端按在桡动脉上（图5-9），按压力量以能清楚触得脉搏搏动为宜	冬天应把患者手放于被内，护士应搓热自己手，勿用拇指按压及指甲按压。测量患者心率时注意盖住胸部，保暖和保护隐私
（4）测量计数	正常脉搏测量30秒，结果乘2为每分钟脉搏数；脉搏异常应测1分钟，同时观察脉搏的节律、强弱、动脉壁弹性；脉搏短绌测量（图5-10），由2名护士同时测量，一人听心率（在左锁骨中线第五肋间隙），另一人测脉率，由听心率者发出"起""停"命令，计数1分钟	询问感受，耐心解说脉搏情况及注意事项
（5）记录绘制	洗手后，将脉率记录在记录本上。细脉记录：心率/脉率/分，将结果绘制在体温单上或录入电子病历中的生命体征栏	

2. 注意事项

（1）勿用拇指诊脉，因拇指小动脉的搏动较强，易与患者的脉搏相混淆。

（2）为偏瘫患者测脉搏时，应选择健侧肢体。

（3）异常脉搏应测1分钟，脉搏细弱难以触到时，应测心尖冲动1分钟。

3. 健康教育

（1）向患者及家属解释脉搏监测的重要性。

（2）指导患者及家属正确进行脉搏测量，学会对异常脉搏的判断。增强患者自我护理的能力。

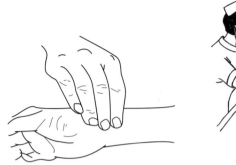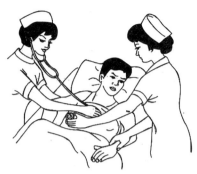

图 5-9　桡动脉测量法　　　　图 5-10　脉搏短绌测量法

第三节　呼吸的评估及护理

呼吸（respiration，R）是指机体新陈代谢过程中，不断地从外界环境中摄取氧气，将自身产生的二氧化碳排出体外的过程，即机体与环境之间进行气体交换的过程。

一、正常呼吸及生理变化

（一）呼吸过程

呼吸过程由外呼吸、气体运输和内呼吸三个环节组成（图 5-11）。

1. 外呼吸　外界环境与血液之间在肺部进行的气体交换，包括肺通气和肺换气。肺通气是指肺与外界环境之间进行的气体交换，氧气进入肺泡，二氧化碳排出体外；肺换气是指肺泡与肺毛细血管之间的气体交换，肺毛细血管血液内的二氧化碳通过扩散进入肺泡再经肺通气排出体外，肺泡内氧气通过扩散进入肺毛细血管，使静脉血变成动脉血。

2. 气体运输　通过血液循环将氧气由肺部运送到组织细胞，同时将二氧化碳由组织细胞运送至肺部的过程。

3. 内呼吸　血液与组织细胞之间进行的气体交换。体循环毛细血管的血液不断地从组织中获得二氧化碳，释放出氧气，动脉血变成静脉血。

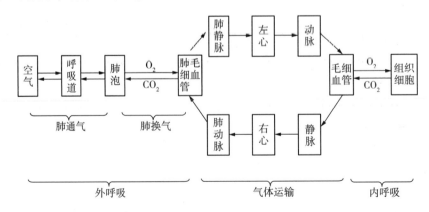

图 5-11　呼吸过程

（二）呼吸运动的调节

呼吸运动是一种节律性的活动，由呼吸器官和辅助呼吸肌共同完成。呼吸运动具有随意性和自主性，受呼吸中枢和外周反射的调节。

1. 呼吸中枢 是指中枢神经系统内产生呼吸节律和调节呼吸运动的神经细胞群，分布于脊髓、延髓、脑桥、间脑、大脑皮质等部位。延髓和脑桥是产生基本呼吸节律的部位，大脑皮质可随意控制呼吸运动。各级中枢发挥各自不同的作用，相互协调和制约。

2. 呼吸的反射性调节

（1）**肺牵张反射** 由肺的扩张或缩小所引起的吸气抑制或兴奋的反射，又称黑－伯反射。当肺扩张时可引起吸气动作的抑制而产生呼气；当肺缩小时可引起呼气动作的终止而产生吸气。它是一种负反馈调节机制，使吸气不致过长、过深，促使吸气转为呼气。

（2）**呼吸肌本体感受性反射** 呼吸肌本体感受器传入冲动参与维持正常呼吸。尤其当呼吸道阻力增加时，可增强呼吸肌的收缩力量以克服气道阻力，维持肺通气。

（3）**防御性呼吸反射** 包括咳嗽反射、喷嚏反射和屏气反射，均对机体有保护作用。喉、气管和支气管黏膜上皮的感受器受到机械或化学刺激时，可引起咳嗽反射，将呼吸道分泌物或异物咳出；鼻黏膜受到刺激时，可引起喷嚏反射，能排出有害刺激和异物；当理化刺激侵入呼吸器官时，如突然吸入冷空气或有害气体常发生屏气反射而引起呼吸暂停，防止刺激物吸入呼吸道。

3. 呼吸的化学性调节 动脉血氧分压（PaO_2）、二氧化碳分压（$PaCO_2$）和氢离子浓度[H^+]的改变对呼吸运动的影响，称化学性调节。$PaCO_2$对呼吸的调节是通过中枢和外周化学感受器实现的，是调节呼吸中最重要的生理性化学因素。$PaCO_2$降低，出现呼吸运动减弱或暂停；$PaCO_2$升高，使呼吸加深加快；$PaCO_2$过高则抑制中枢神经系统，出现呼吸困难、头痛、头晕甚至昏迷，即二氧化碳麻醉。[H^+]对呼吸的影响同二氧化碳类似，作用没有二氧化碳明显。PaO_2通过外周化学感受器对呼吸运动进行调节，PaO_2降低时引起呼吸加深加快。

（三）正常呼吸及生理变化

1. 正常呼吸 正常成人安静状态下呼吸频率为16～20次/分，节律规则，呼吸运动均匀、无声且不费力。正常呼吸与脉搏的比例为1:4～1:5。男性及儿童以腹式呼吸为主，女性以胸式呼吸为主。

2. 生理变化 呼吸运动受多种生理因素的影响，在一定范围内波动。

（1）**年龄** 年龄越小，呼吸频率越快。如新生儿呼吸约为44次/分。

（2）**性别** 同年龄女性的呼吸比男性稍快。

（3）**活动** 剧烈运动可使呼吸加深加快，休息和睡眠时呼吸减慢。

（4）**情绪** 强烈的情绪变化，如紧张、恐惧、愤怒、悲伤等可刺激呼吸中枢，引起呼吸加快或屏气。

（5）**血压** 血压大幅度变动时，可以反射性地影响呼吸，血压升高时呼吸减慢减弱；血压降低时呼吸加快加深。

（6）**其他** 如环境温度升高或海拔增加，均会

考点提示

正常呼吸频率，年龄、血压及 $PaCO_2$ 变化对呼吸的影响。

使呼吸加深加快。

二、异常呼吸的观察与护理

考点提示

各类异常呼吸的特点，出现的常见疾病类型，异常呼吸护理及测量。

（一）异常呼吸的观察

1. 频率异常

（1）呼吸过速 呼吸频率超过 24 次/分，称为呼吸过速，也称气促。见于发热、疼痛、甲状腺功能亢进等。一般体温每升高 1℃，呼吸频率增加 3~4 次/分。

（2）呼吸过缓 呼吸频率低于 12 次/分，称为呼吸过缓。见于颅内压增高、麻醉药过量和巴比妥类药物中毒等。

2. 深度异常

（1）深度呼吸 又称库斯莫尔呼吸（Kussmaul respiration），是一种深长而规则的大呼吸（图 5-12）。常见于糖尿病酮症酸中毒和尿毒症酸中毒等。

（2）浅快呼吸 是一种浅表而不规则的呼吸，有时呈叹息样。可见于呼吸肌麻痹、某些肺与胸膜疾病，也可见于濒死患者。

3. 节律异常

（1）潮式呼吸 又称陈-施呼吸（Cheyne-Stokes respiration），是一种呼吸由浅慢逐渐变为深快，然后再由深快转为浅慢，随之出现一段呼吸暂停（5~30 秒），又开始重复以上过程的周期性变化，其形态如潮水涨退（图 5-12）。潮式呼吸的周期为 0.5~2 分钟，多见于中枢神经系统疾病，如脑炎、脑膜炎、颅内压增高及巴比妥类药物中毒等。产生机理是由于呼吸中枢的兴奋性降低，只有当缺氧严重，二氧化碳积聚到一定程度，才能刺激呼吸中枢，使呼吸恢复或加强；当积聚的二氧化碳呼出后，呼吸中枢又失去有效的兴奋，呼吸又再次减弱继而暂停，如此周而复始，从而形成了周期性变化。

（2）间断呼吸 又称比奥呼吸（Biot respiration）。表现为有规律的呼吸几次后，突然停止呼吸，间隔短时间后又开始呼吸，如此反复交替（图 5-12）。即呼吸和呼吸暂停交替出现。其发生机制同潮式呼吸，但比潮式呼吸更为严重，预后更为不良，常在临终前发生。

4. 声音异常

（1）蝉鸣（strident）样呼吸 即吸气时产生一种极高的似蝉鸣样音响，是由声带附近阻塞，使空气吸入发生困难所至。常见于喉头水肿、喉头异物等。

（2）鼾声（stertorous）呼吸 表现为患者呼吸时发出一种粗大的鼾声。是因为气管或支气管内有较多的分泌物积聚所致。多见于昏迷患者。

5. 形态异常

（1）胸式呼吸减弱，腹式呼吸增强 正常女性以胸式呼吸为主。由于肺部、胸膜或胸壁的疾病，如肺炎、肋骨骨折、肋间神经痛等产生剧烈的疼痛，使胸式呼吸减弱，腹式呼吸增强。

（2）腹式呼吸减弱，胸式呼吸增强 正常男性及儿童以腹式呼吸为主。如腹膜炎、大量腹水、肝脾大、腹腔内巨大肿瘤等，使膈肌下降受限，引起腹式呼吸减弱，胸式呼吸增强。

6. 呼吸困难 呼吸困难（dyspnea）是临床常见症状及体征。患者主观上感到空气不足，客观上表现为呼吸费力，可出现发绀、鼻翼扇动、端坐呼吸、辅助呼吸肌参与呼吸活动，造成呼吸频率、节律、深度的异常。临床上可分为如下几种类型。

（1）吸气性呼吸困难　其特点是患者表现为吸气显著困难，吸气时间延长，有明显的三凹征（即吸气时胸骨上窝、锁骨上窝、肋间隙出现凹陷）。由于上呼吸道部分梗阻，使气流不能顺利进入肺部，吸气时呼吸肌收缩加强，肺内负压极度增高所致。常见于气管异物、喉头水肿等。

（2）呼气性呼吸困难　其特点是患者表现为呼气费力，呼气时间延长。是由下呼吸道部分梗阻，气流呼出不畅所致。常见于支气管哮喘、阻塞性肺气肿等。

（3）混合性呼吸困难　其特点是患者表现为吸气、呼气均感费力，呼吸频率增加。是因广泛性肺部疾病使呼吸面积减少，影响换气功能所致。多见于重症肺炎、广泛性肺纤维化、大面积肺不张、大量胸腔积液等。

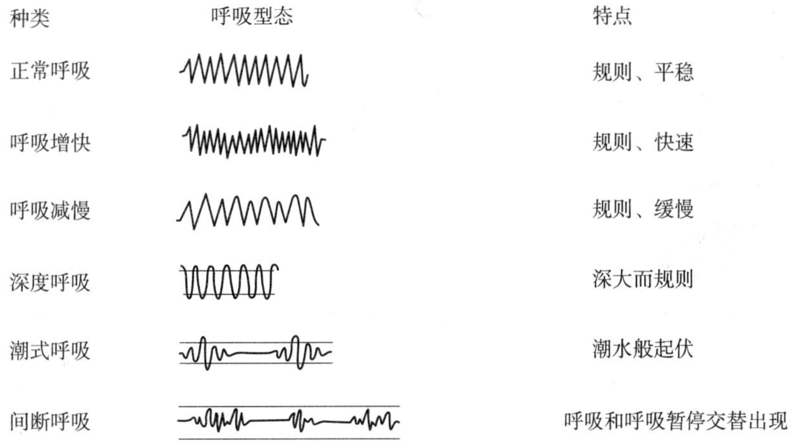

种类	呼吸型态	特点
正常呼吸		规则、平稳
呼吸增快		规则、快速
呼吸减慢		规则、缓慢
深度呼吸		深大而规则
潮式呼吸		潮水般起伏
间断呼吸		呼吸和呼吸暂停交替出现

图 5-12　正常呼吸和异常呼吸的形态及特点

（二）异常呼吸的护理

1. 监测呼吸　观察呼吸的频率、深度、节律、声音、形态有无异常；有无咳嗽、咳痰、咯血、发绀、呼吸困难及胸痛等表现。

2. 保持呼吸道通畅　指导患者进行有效咳嗽，必要时湿化气道、吸痰，及时清除呼吸道分泌物。

3. 吸入氧气　根据病情需要给予不同浓度的氧气吸入。

4. 环境舒适　环境整洁、安静、舒适，温、湿度适宜，空气清新。

5. 补充营养和水分　选择营养丰富、易于咀嚼和吞咽的食物，注意水分的供给，避免过饱及食用产气食物，以免膈肌上移影响呼吸。

6. 休息与活动　减少活动，根据病情采取半坐卧位或端坐位。

7. 心理护理　安慰患者，使其消除紧张、恐惧心理，主动配合治疗及护理。

8. 健康教育　戒烟限酒养成良好的生活方式，教会患者呼吸训练方法，如缩唇呼吸、腹式呼吸等。

三、呼吸的测量

【目的】

1. 动态监测呼吸变化，判断呼吸有无异常，了解患者呼吸功能情况。

2. 为诊断、治疗、康复、护理提供依据。

【评估】

1. 核对患者身份信息，解释操作目的

2. 评估患者年龄、意识状态、诊断、病情、治疗用药情况；患者面色、咳嗽、咳痰、呼吸情况；患者心理状态、配合程度及疾病知识；排除 30 分钟内剧烈运动、吸烟等影响因素。

【计划】

1. 护士准备 洗手，衣帽整洁，酌情戴口罩，熟悉测量呼吸的方法。

2. 用物准备 治疗盘内备秒表、记录本、笔，必要时备少许棉花、手消毒液。

3. 环境准备 整洁、安静、安全、舒适。

4. 患者准备 体位舒适，情绪稳定，自然呼吸。

【实施】

1. 操作流程 见表 5 - 5。

表 5 - 5 呼吸的测量

操作流程	流程说明	人文关注
（1）核对解释	护士洗手，核对患者床头（床尾）卡及腕带信息	
（2）取好体位	患者取舒适体位，精神放松，保持自然呼吸状态	观察患者呼吸是否费力，询问感受
（3）观察计数	护士将手放在患者桡动脉部位似测脉状，观察患者胸或腹部的起伏，一起一伏为 1 次呼吸（图 5 -13A），正常呼吸计数 30 秒，乘以 2 得每分钟呼吸数，呼吸异常者或婴儿应测量 1 分钟，同时观察呼吸的深浅度、节律和声音	转移患者注意力，合理解释结果，耐心答疑，感谢患者合作
（4）及时记录	呼吸数值记录在体温单上或输入电子病历的生命体征栏	

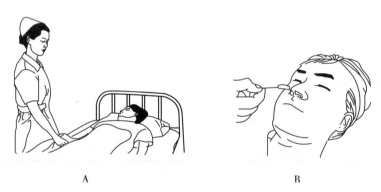

图 5 - 13 呼吸的测量

2. 注意事项

（1）呼吸可受意识控制，因此，测量呼吸时不应引起患者注意。

（2）有患者紧张、小儿哭闹等情况，需稳定后测量。

（3）危重患者呼吸微弱，可用少许棉花置于患者鼻孔前，观察棉花被吹动的次数（图 5 -13B），计数 1 分钟。

3. 健康教育 向患者及家属解释呼吸监测的重要性，教会患者家属正确测量呼吸的方法，识别异常呼吸及自我护理的有关知识。

【评价】

测量结果准确，操作中护患沟通有效，患者满意。

知识链接

缩唇呼吸

缩唇呼吸是指吸气时用鼻子，呼气时嘴呈缩唇状，施加一些抵抗慢慢呼气的方法。通过训练可增强呼吸肌的活动能力及协调能力。缩唇呼吸可帮助控制呼吸频率，使更多的气体进入肺部，减少呼吸功耗。锻炼方法如下。

1. 取舒适放松体位，舌尖轻顶上腭，经鼻慢慢深吸气，由1默数到3，屏气片刻。

2. 舌尖自然放松，嘴唇撅起如吹口哨般，慢慢向前吹气，由1默数到6，缓慢呼气4~6秒。

3. 吸气与呼气时间比以1:2为宜，每天练习3~4次，每次15~30分钟。

第四节　血压的评估及护理

扫码"学一学"

血压（blood pressure，BP）是指血管内流动着的血液对单位面积血管壁的侧压力。根据血管的不同，分为动脉血压、静脉血压和毛细血管血压，一般所说的血压指动脉血压。在一个心动周期中，动脉血压随着心室的收缩和舒张而发生规律性的变化。

心室收缩时，血液射入主动脉，血压上升达到的最高值称为收缩压（systolic pressure）；心室舒张末期，动脉弹性回缩，动脉血压下降达到的最低值称为舒张压（diastolic pressure）；收缩压与舒张压的差值称为脉压（pulse perssure）；动脉血压的平均值称为平均动脉压（mean arterial pressure），约等于舒张压+1/3脉压或1/3收缩压+2/3舒张压。

一、正常血压及生理变化

（一）血压的形成

在血液循环系统中，足够的血液充盈是形成血压的前提条件，心脏收缩射血与外周阻力则是形成血压的两个基本因素。此外，大动脉的弹性对血压的形成也起到重要的作用。

在心动周期中，心室收缩所释放的能量分为动能和势能两部分。动能用于推动血液在血管中流动，势能形成对血管壁的侧压，并使血管壁扩张。在外周阻力的作用下，左心室射出的血量1/3流向外周，其余2/3暂时贮存于主动脉和大动脉内，形成较高的收缩压；心室舒张，主动脉和大动脉管壁弹性回缩，将贮存的势能转化为动能，推动血液继续流动，维持一定的舒张压高度。大动脉的弹性对动脉血压的变化有缓冲作用。

（二）影响血压的因素

1. 心脏每搏输出量　在心率和外周阻力不变时，当每搏输出量增加时，心室收缩期射入主动脉的血量增加，对管壁的侧压力增大，收缩压会明显增高，而舒张压升高的程度较小，脉压增大。反之，当每搏输出量减少时，则主要使收缩压降低，脉压减小。因此，在一般情况下，收缩压的高低主要反映每搏心输出量的多少。

2. 心率　在每搏心输出量和外周阻力不变时，心率增快，心室舒张期缩短，流向外周血量减少，心室舒张末期主动脉内存留血量增多，使舒张压明显升高。在心室收缩期，由于动脉压升高，使血流速度加快，因此心室收缩期内仍有较多的血液从主动脉流向外周，但收缩压升高不如舒张压升高明显，因而脉压减小。心率主要影响舒张压。

3. 外周阻力 在每搏心输出量不变而外周阻力增大时，心室舒张期中血液向外流动的速度减慢，心室舒张末期存留在主动脉中的血量增多，舒张压明显升高。在心室收缩期，由于动脉血压升高不如舒张压明显，脉压减小。舒张压的高低主要反映外周阻力的大小。

外周阻力的大小受阻力血管（小动脉和微动脉）口径和血液黏稠度的影响，当阻力血管口径变小，血液黏稠度增加时，外周阻力则增大。

4. 主动脉和大动脉管壁的弹性 大动脉管壁的弹性对血压起缓冲作用。随着年龄的增长，血管的胶原纤维增生，血管壁的弹性降低，使血管的可扩张性减小，收缩压升高，脉压增大。

5. 循环血量与血管容积 正常循环血量和血管容积相适应，以保持一定水平的体循环充盈度。如果循环血量减少或血管容积扩大，血压下降。

（三）正常血压及其生理变化

1. 正常血压 一般以肱动脉测得的血压为标准，正常成人安静状态下血压范围为：收缩压 90~139mmHg，舒张压 60~89mmHg，脉压 30~40mmHg。

血压的单位通常用毫米汞柱（mmHg）。毫米汞柱（mmHg）和千帕（kPa）换算公式为：1mmHg = 0.133kPa，1kPa = 7.5mmHg。

2. 生理变化 正常人的血压在小范围波动，保持相对恒定，可因各种因素的影响而变化，以收缩压改变为主。

（1）年龄 新生儿血压最低，儿童血压比成人低。随着年龄的增长，收缩压和舒张压均有逐渐增高的趋势，但收缩压的升高比舒张压的升高更为显著。见表5-6。

表5-6 各年龄组的平均血压值

年龄组	血压（mmHg）	年龄组	血压（mmHg）
1月	84/54	14~17岁	120/70
1岁	95/65	成人	120/80
6岁	105/65	老年人	140~160/80~90
10~13岁	110/65		

（2）性别 女性在更年期前，血压比男性略低，更年期后，差别减小。

（3）昼夜和睡眠 一般清晨血压最低，然后逐渐升高，傍晚血压最高。睡眠不佳或过度疲劳时血压可稍升高。

（4）环境 寒冷环境，由于末梢血管收缩，血压可略有升高；高温环境下皮肤血管扩张，血压可略有下降。

（5）体型 同年龄组高大、肥胖者血压较高。

（6）体位 直立位血压高于坐位，坐位血压高于卧位，这与重力引起的代偿机制有关。对于长期卧床或使用某些降压药物的患者，若由卧位改为直立位时，可出现头晕、心悸、站立不稳甚至晕厥等直立性低血压的表现。

（7）身体不同部位 一般右上肢高于左上肢10~20mmHg，其原因是右侧肱动脉来自主动脉弓的第一大分支无名动脉，而左侧肱动脉来自主动脉的第三大分支左锁

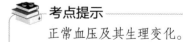
考点提示
正常血压及其生理变化。

骨下动脉，出现能量耗损；下肢血压高于上肢20～40mmHg，与股动脉的管径较肱动脉粗、血流量大有关。

此外，情绪激动、紧张、恐惧、剧烈运动等可使血压升高。饮酒、吸烟、摄盐过多、药物等对血压也有影响。

二、异常血压的观察与护理

 考点提示

异常血压概念及护理，脉压增大和缩小常见的疾病。

（一）异常血压的观察

1. 高血压（hypertension） 是指18岁以上成年人，在安静状态和未服抗高血压药的情况下，收缩压≥140mmHg和（或）舒张压≥90mmHg。根据病因不同分为原发性高血压和继发性高血压，95%患者的高血压原因不明称为原发性高血压，5%的患者血压高是某种疾病的临床表现，称继发性高血压。中国高血压分类标准（2010版）见表5-7。

表5-7 中国高血压分类标准（2010版）

分级	收缩压（mmHg）		舒张压（mmHg）
正常血压	<120	和	<80
正常高值	120～139	和（或）	80～89
高血压	≥140	和（或）	≥90
1级高血压（轻度）	140～159	和（或）	90～99
2级高血压（中度）	160～179	和（或）	100～109
3级高血压（重度）	≥180	和（或）	≥110
单纯收缩期高血压	≥140	和	<90

注：收缩压和舒张压属于不同级别时，应按两者中较高的级别为准。

2. 低血压（hypotension） 血压低于90/60mmHg称为低血压。当血压低于正常范围时，有明显的血容量不足的表现，如脉搏细速、心悸、头晕等。常见于大量失血、休克、心力衰竭等患者。

3. 脉压异常

（1）脉压增大 常见于主动脉硬化、主动脉瓣关闭不全、动-静脉瘘、甲状腺功能亢进患者。

（2）脉压减小 常见于末梢循环衰竭、心包积液、缩窄性心包炎患者。

（二）异常血压的护理

1. 加强观察 密切监测血压的变化，高血压者应按时服药，观察药物的疗效及不良反应，注意有无并发症发生。对血压过低者，应迅速安置患者平卧位，做好应急处理。

2. 环境舒适 保持环境安静、舒适，温、湿度适宜，通风良好。

3. 合理膳食 选择易消化、低脂、低胆固醇、高维生素、富含纤维素的食物，根据血压的高低适当限制盐的摄入（WHO推荐每人每日食盐6g），避免辛辣等刺激性食物。

4. 生活规律 保证充足的睡眠，养成定时排便习惯，避免过冷、过热刺激和过度疲劳。

5. 适当活动 参加力所能及的体力活动和体育运动，高血压高者可坚持中等强度的运动，如快走、慢跑、游泳、太极拳等有氧运动，每周3～5次，每次30分钟。

6. 保持情绪稳定 进行针对性的心理指导，避免紧张、焦虑、恐惧、愤怒、忧伤等负性情绪，保持心情平和。

7. 健康教育指导 患者养成良好的生活习惯，戒烟戒酒，不过度用力大便；教会患者和家属测量血压方法，掌握判断异常血压的标准，观察常服药物疗效及副作用。

三、血压的测量

血压测量可分为直接测量和间接测量两种方法。直接测量法是将装有抗凝药的导管经皮插入动脉内（常为肱动脉），导管与压力传感器连接，监测动脉血压的动态变化，数值精确、可靠，但为一种创伤性检查，临床仅限于危急重症、特大手术及严重休克患者的血压监测。间接测量法是在动脉外用血压计测量血压。血压与大气压作比较，高于大气压的数值来表示血压的高度，是目前临床常用的方法。

（一）血压计的种类与构造

1. 血压计的种类主要有水银血压计（立式和台式）、无液血压计、电子血压计三种（图 5 – 14）。

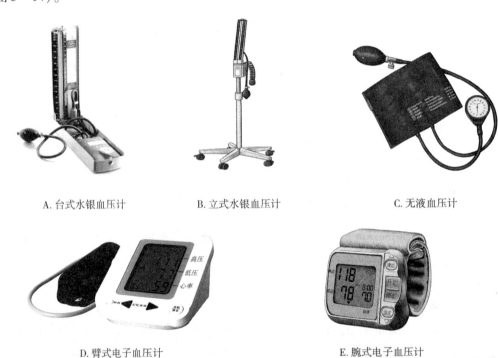

A. 台式水银血压计   B. 立式水银血压计   C. 无液血压计

D. 臂式电子血压计   E. 腕式电子血压计

图 5 – 14   血压计种类

2. 血压计的构造由三部分组成。

（1）加压气球和压力阀门   加压气球可向袖带气囊充气；压力阀门可调节压力大小。

（2）袖带   由长方形扁平的橡胶气囊和外层布套组成。橡胶气囊至少应包裹上臂80%。大多数成人臂围 25～35cm，可使用宽度为 12cm、长度为 22～26cm 标准的气囊，袖带上接有两根橡胶管，一根与加压气球相连，另一根与血压计相通。

（3）血压计

1）水银血压计（mercury manometer）：又称汞柱血压计。由玻璃管、标尺、水银槽三部分组成。在血压计盒盖内面固定一根玻璃管，玻璃管上标有 0～300mmHg 和 0～40kPa 两种刻度，每小格为 2mmHg 或 0.5kPa。玻璃管上端与大气相通，下端和水银槽相连。水银血压计的优点是测得的数值准确可靠，但较笨重且玻璃管易破裂。

2）无液血压计（aneroid manometer）：又称弹簧式血压计、压力表式血压计。外形呈圆盘状，正面盘上标有刻度，盘中央有一指针提示血压数值。其优点是便于携带，但准确性较差。

3）电子血压计（electronic manometer）：袖带内有一换能器，由自动采样、电脑控制数字运算、自动放气程序组成。数秒钟内可显示收缩压、舒张压、脉搏数值。其优点是操作方便，不需用听诊器，自动放气，排除听觉不灵敏、噪音干扰等造成的误差。

（二）血压测量的方法

【目的】

1. 动态监测血压变化，判断血压有无异常，间接了解循环系统的功能状况。

2. 为诊断、治疗、康复、护理提供依据。

【评估】

1. 核对患者身份信息，解释操作目的。

2. 评估患者年龄、性别、目前病情、意识状态、治疗用药情况；测量肢体活动及测量部位的皮肤情况；心理状态，合作程度。排除30分钟内进食、吸烟、运动、情绪波动、膀胱充盈等影响因素。

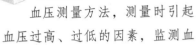 **考点提示**

血压测量方法，测量时引起血压过高、过低的因素，监测血压应做到的四定。

【计划】

1. 护士准备 洗手，熟悉测量血压的方法，向患者解释监测血压的目的及注意事项。

2. 用物准备 治疗盘内备血压计、听诊器、记录本（体温单）、笔。

3. 环境准备 整洁安静，温、湿度适宜，光线充足。

4. 患者准备 患者了解血压测量的目的及配合要点，患者平静，体位舒适。

【实施】

1. 操作流程 见表5-8。

表5-8 血压的测量

操作流程	流程说明	人文关注
（1）评估解释	备齐用物，核对患者床头（尾）卡及腕带信息，解释目的，取得配合	尊重患者，询问语气和蔼，耐心解释，避免紧张
（2）选择体位	上肢：坐位时心脏平第四肋；卧位时心脏平腋中线。下肢：可取平卧位、仰卧位或俯卧位	协助患者取合适体位
（3）缠妥袖带	◆上肢：卷袖露臂，袖口勿过紧，手掌向上，伸直肘部，放平血压计，驱尽袖带内空气，平整缠于上臂中部，下缘距肘窝2~3cm，松紧以插入一指为宜，听诊器置于动脉搏动最明显处（图5-15） ◆下肢：袖带缠于大腿下部，下缘距腘窝3~5cm，听诊器放于腘动脉搏动最明显处所测动脉、心脏和血压计"0"点应在同一水平	冬天听诊器胸件捂热，不能塞入袖带内血压计放平稳，防止缠袖带时牵拉，血压计倒向患者身体
（4）平稳充气	打开水银槽开关，关上加压气球阀门，一手固定听诊器，另一手打气至肱动脉搏动消失后再升高20~30mmHg	充气勿过快、过猛、过多
（5）缓慢放气	打开加压气球阀门，控制放气速度，以每秒下降4mmHg为宜，放气同时，注意听音和观察水银柱刻度，视线与刻度同一水平	请患者身体不移动，重复测量时袖带内气体放净，休息1~2分钟，向患者说明，取得同意
（6）听音判断	◆收缩压：当听到第一声搏动音时，水银柱所指刻度为收缩压 ◆舒张压：当搏动音突然变弱或消失时，水银柱所指刻度为舒张压，WHO规定成人以动脉搏动音的消失为舒张压	
（7）收血压计	取下袖带，排尽余气，关闭气门，卷好袖带放入盒内。将血压计盒盖右倾45°，关上水银槽开关，关好盒盖	防止水银溢出污染环境

扫码"看一看"

续表

操作流程	流程说明	人文关注
（8）安置患者 （9）正确记录	协助患者穿衣或裤，取舒适体位。酌情向患者解释测量结果 收缩压/舒张压 mmHg（如110/80mmHg）。当变音和消失音之间有明显差异时，其读数均应记录：收缩压/变音/消失音 mmHg	询问患者感受，耐心解答，谢谢配合

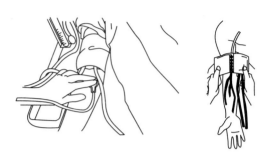

图5-15　上肢血压测量法

2. 注意事项

（1）定期检测和校正血压计　测量前应检查血压计：水银充足，水银槽不漏水银；玻璃管无裂缝，玻璃管上端未堵塞；橡胶管和加压气球未老化、无漏气；听诊器各部位连接完好。

（2）密切监测血压者应做到四定　即定时间、定部位、定血压计、定体位。

（3）选择合适测量肢体　有偏瘫者应选健侧肢体，一侧肢体正在输液或实行过手术，应选择对侧测量。

（4）血压听不清或有异常时应重新测量　使水银柱降至"0"点，排空袖带内气体，休息片刻后再测量。重复测量取2次读数的平均值。

（5）排除引起血压误差的因素

1）血压计袖带：袖带太窄，需加大压力才能阻断动脉血流，测得数值偏高；袖带太宽，大段血管受阻，测得数值偏低。

2）水银不足：可使测得数值偏低。

3）袖带松紧：袖带过紧，血管在未充气前已受压，使测得血压偏低；袖带过松，使充气后的橡胶袋呈球状，致有效加压面积变窄，导致测得血压值偏高。

4）放气速度：放气太慢，使静脉充血，舒张压值偏高；放气太快，未注意听诊间隔，血压值偏低。

5）受测者肱动脉高于心脏水平，测得血压值偏低；肱动脉低于心脏水平，测得血压值偏高。

6）其他：当患者吸烟、进食、运动及膀胱充盈时立即测量，测得数值偏高。

3. 健康教育

（1）教会患者及家属正确测量血压，正确判断血压测量结果。

（2）指导患者采用良好的生活方式，按时服药，提高自我保健能力。

【评价】

测量结果准确，护患沟通良好，患者满意。

本章小结

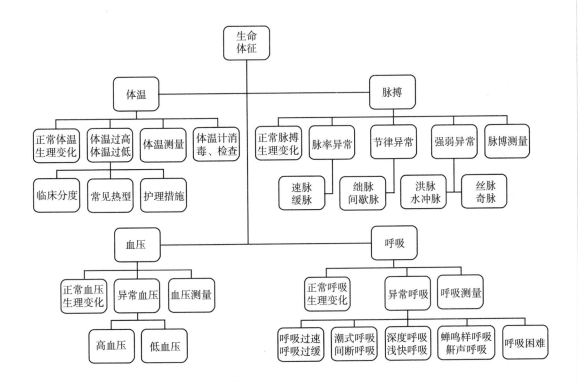

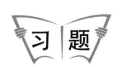

一、选择题

【A1/A2 型题】

1. 当外界温度大于人体皮肤温度时，人体散热的唯一方式是

    A. 对流   B. 传导   C. 辐射

    D. 蒸发   E. 呼吸

2. 以下可以使基础体温增高的是

    A. 女性排卵期   B. 饥饿状态下   C. 女性月经后

    D. 女性妊娠早期   E. 寒冷环境下

3. 弛张热体温波动特点是

    A. 体温高 24 小时波动范围不超过 1℃   B. 高热期和无热期交替出现

    C. 体温在 39℃以上，24 小时内温差达 1℃以上   D. 发热无规律，持续时间不定

    E. 体温骤升，数小时后降至正常，反复发作

4. 疟疾患者的热型常为

    A. 稽留热   B. 弛张热   C. 间歇热

    D. 波浪热   E. 不规则热

5. 体温上升期的主要表现有

A. 畏寒、寒战　　　　　　　B. 皮肤潮湿　　　　　　C. 皮肤潮红

D. 头痛、头晕　　　　　　　E. 呼吸、心跳加快

6. 休克患者的脉搏特征是

A. 强大有力　　　　　　　　B. 细弱无力

C. 动脉管壁变硬，失去弹性　D. 单位时间内脉率少于心率

E. 每隔一个正常搏动后出现一次

7. 糖尿病酮症酸中毒患者的呼吸为

A. 浅快呼吸　　　　　　　　B. 蝉鸣样呼吸　　　　　C. 深快呼吸

D. 叹息样呼吸　　　　　　　E. 深而规则的大呼吸

8. 呼吸过速常见的疾病不包括

A. 巴比妥类药物中毒　　　　B. 高热　　　　　　　　C. 甲状腺功能亢进

D. 疼痛　　　　　　　　　　E. 低氧血症

9. 呼气性呼吸困难常见于

A. 支气管哮喘　　　　　　　B. 气管异物　　　　　　C. 肺纤维化

D. 肺部炎症　　　　　　　　E. 喉头水肿

10. 脉压增大不正确的是

A. 主动脉硬化　　　　　　　B. 动 – 静脉瘘　　　　　C. 心包积液

D. 主动脉瓣关闭不全　　　　E. 甲状腺功能亢进

11. 可使血压偏低的因素是

A. 紧张状态　　　　　　　　B. 过度兴奋　　　　　　C. 高温环境

D. 过度疼痛　　　　　　　　E. 睡眠不佳

12. 下列对血压的叙述，错误的是

A. 清晨血压最低，以后逐渐升高　　　B. 寒冷环境中，血压可略有升高

C. 一般右上肢低于左上肢　　　　　　D. 一般下肢血压高于上肢

E. 立位血压高于坐位血压

13. 测量血压，被测者坐位或仰卧位时，肱动脉应分别平

A. 第 3 肋软骨，腋中线　　　B. 第 4 肋软骨，腋中线

C. 第 5 肋软骨，腋前线　　　D. 第 6 肋软骨，腋后线

E. 第 6 肋软骨，腋前线

14. 下列可使血压测量值下降的因素是

A. 患者情绪激动　　　　　　B. 在寒冷环境中测量　　C. 缠袖带过松

D. 肢体位置高于心脏水平　　E. 成人用测上肢袖带测下肢血压

15. 颅内压增高患者的脉搏常表现为

A. 丝脉　　　　　　　　　　B. 洪脉　　　　　　　　C. 间歇脉

D. 细脉　　　　　　　　　　E. 缓脉

16. 患者，男，56 岁。上呼吸道感染，腋温 39.4℃，脉搏 110 次/分，强而有力，呼吸 25 次/分，下述判断正确的是

A. 中度热、速脉、呼吸增快　B. 中度热、速脉、洪脉、呼吸增快

C. 高热、速脉、呼吸正常　　D. 高热、速脉、洪脉、呼吸增快

E. 过高热、速脉、洪脉、呼吸增快

17. 患者，男，70 岁。测口温时不慎将体温计咬碎，护士应立即采取的措施为

    A. 催吐   B. 口服蛋清液   C. 服缓泻剂

    D. 洗胃   E. 清除口腔内玻璃碎屑

18. 患者，高血压病，左侧肢体偏瘫，医嘱测血压 2 次/日，下述不妥的是

    A. 固定血压计   B. 测右上肢血压   C. 袖带应缠紧

    D. 放气速度每秒 4mmHg   E. 平卧位测量，使肱动脉平腋中线

19. 患者，女，52 岁。安眠药中毒，意识模糊不清，呼吸微弱，浅而慢，不易观察，护士应采取的测量方法是

    A. 以 1/4 的脉率计数   B. 测脉率后观察胸部起伏次数

    C. 听呼吸音响计数   D. 用手感觉呼吸气流计数

    E. 用少许棉花置患者鼻孔前观察棉花飘动次数计数 1 分钟

20. 患者，女，63 岁。心率 115 次/分，心音强弱不等，心律不规则，测脉搏时脉细弱，72 次/分且极不规则，为准确观察，护士应

    A. 先测心率，后测脉搏   B. 先测脉搏，后测心率

    C. 一人测脉率，一人测脉率，测验 30 秒   D. 一人同时测心率和脉率

    E. 两人同时分别测心率和脉率，计数 1 分钟

【A3 型题】

(21～22 共用题干)

患者，张老，男，65 岁。以发热待查入院，每天体温时高时低，波动在 38.5～39.8℃，脉搏 106～112 次/分，呼吸 22～26 次/分，已持续 3 天。伴咳嗽、胸痛。

21. 患者的热型呈

    A. 弛张热   B. 间歇热   C. 稽留热

    D. 不规则热   E. 波浪热

22. 高热时，下列措施不正确的是

    A. 每 4 小时测体温一次   B. 及时补充营养和水分   C. 给予物理降温

    D. 观察脉搏、呼吸、血压变化   E. 休温上升期不应保暖

(23～25 共用题干)

患者，男，68 岁。因中风致左侧肢体偏瘫入院，血压 180/120mmHg，经治疗后血压稍下降，波动在 170～150/110～100mmHg，患者紧张焦虑。

23. 患者的血压是

    A. 低血压   B. 高血压   C. 正常血压

    D. 收缩压高   E. 舒张压高

24. 对该患者的护理措施，下列不正确的是

    A. 测得血压值偏高时护士应保持镇静

    B. 如血压值偏高应与其基础血压对照后作合理解释

    C. 测得血压值偏高时应如实告知患者不良后果，使患者提高警惕

    D. 安慰患者，保持乐观情绪

    E. 向患者讲解治疗原则，给予保健指导

25. 为该患者测量血压的方法，正确的是

    A. 于患者右侧肢体上测量血压

    B. 袖带不能缠得过紧，充气后袖袋呈球状为宜

    C. 袖带下缘与肘窝平齐

    D. 患者取仰卧位时肱动脉平腋前线

    E. 听诊器胸件塞于袖带内

二、思考题

患者，男，45 岁。发热 4 天，体温持续在 39.0～40.4℃，以"发热待查"于上午 9 时入院，入院时体温 40.1℃，脉搏 114 次/分，呼吸 28 次/分，血压 120/80mmHg，神志清楚，面色潮红，口唇干裂，食欲差。

请问：

1. 入院时发热的程度怎样？

2. 患者可能为何种热型？

3. 根据患者首要问题应采取哪些护理措施？

扫码"练一练"

（叶　玲）

第六章 医疗和护理文件记录

学习目标

1. **掌握** 医疗护理文件书写的原则与管理要求；医嘱的处理方法；体温单的绘制方法；护理记录单、病室交班报告的书写。
2. **熟悉** 出、入院病历的排列顺序。
3. **了解** 医疗与护理文件的概念、记录的意义。

案例导入

患者，男，76 岁。因反复咳嗽咳痰 10 年，活动后气促、下肢水肿加重 10 天。于当日 11：00 入院。查体：T 38℃，P 90 次/分，R 28 次/分，BP 180/100mmHg。门诊已经完善部分检查。医嘱：内科护理常规，一级护理，低盐低脂饮食，持续低流量氧气吸入，氨茶碱 0.1g po tid，硝苯地平 10mg po st，血常规、空腹血糖、心电图检查等。

请问：

1. 怎样在体温单上记录入院时间和生命体征？
2. 上述医嘱分别属于哪一类？
3. 哪些医嘱需要立即执行？
4. 医嘱单在住院病历中的排列顺序？
5. 病历记录中应遵守哪些原则？

医疗和护理文件（medical and nursing documents）又称病历，是指医务人员在医疗护理活动过程中形成的文字、符号、图表、影像、切片等资料的总和，包括门（急）诊病历和住院病历。病历归档以后形成病案。目前，全国各地医院医疗与护理文件记录方式不尽相同，但遵循的原则基本一致，都必须规范书写并妥善保存。

第一节 医疗和护理文件的记录与管理

护士在医疗和护理文件记录与管理中，必须明确准确记录的重要意义，做到认真、负责、细致，并遵守专业技术规范。

一、记录的意义

（一）提供信息

病历是关于患者病情变化、诊疗护理以及疾病转归全过程的客观、全面、及时的动态记录，是医护人员进行正确诊疗、护理的依据，同时也是医护人员之间交流合作的纽带。

护理记录内容如生命体征、出入量、危重患者观察记录等，常是医生了解患者的病情进展、进行明确诊断并制订和调整治疗方案的重要参考依据。

（二）提供教学和科研资料

一份完整的病历能够系统地反映出某个病例的全貌，是临床教学中极具生动性的教材。同时，病历也是临床科学研究的主要素材。通过对大量病历资料的总结、分析，寻求疾病发生、发展与转归的客观规律和内在联系，找出某些疾病的预防措施，减少发病率，从而达到保障健康的目的。

（三）提供评价依据

病历是医院管理中重要的信息资料，可以较全面反映医院的医疗护理质量、管理水平和医务人员的业务素质，因此，可作为评价医院工作质量和管理水平的重要指标之一。

（四）提供法律依据

病历是法律认可的证据性文件，可作为医疗纠纷、人身伤害、保险索赔、遗嘱和伤情查验等诉讼案件的证明。因此，规范的医疗和护理文件记录不仅可以有效地维护医护人员自身的合法权益，也可为患者及其家属提供处理以上相关事件的证明。

二、记录的原则

病历记录的基本原则是客观、真实、准确、及时、完整、规范。护理文书是病历资料的重要组成部分，记录内容应当与病历资料有机结合，相互统一，避免矛盾和重复，并遵循上述基本原则。

（一）客观

客观是指患者所患疾病实际存在的、不以人的意志为转移的一切现象，是患者身上所反映出来的表现，医护人员通过观察和测量得到的信息。记录时要反映事实，内容简明扼要，表述准确，而不是主观臆断。如记录患者主观资料时，应记录其自诉内容，并用引号标明，同时补充相应的客观资料。

（二）真实

记录的内容、时间、签名必须真实，做到谁执行、谁签字、谁负责，记录时间应为实际给药、治疗、护理的时间，而不是事先排定的时间。

（三）准确

记录的内容和时间必须准确、实事求是。对患者的主诉和行为应准确描述，内容简洁、重点突出，避免笼统、含糊不清或过多修辞。

（四）及时

记录必须及时，不得提前或拖延，更不能漏记、错记，以保证记录的时效性。如因抢救危重患者未能及时记录，有关医护人员应在抢救结束后6小时内据实补记，并加以注明。如患者出现病情变化、拒绝接受治疗和护理、情绪特别不稳定或有自杀倾向等特殊情况，应及时记录并立即汇报、做好交接班。

（五）完整

病历应保持清洁、完整，防止撕毁、拆散和遗失。眉栏填写齐全，标注页码，排序正确；表格按要求逐项填写，避免遗漏。记录应连续，不留空白，每项记录后均应签全名。

（六）规范

应使用医疗机构规定的蓝（黑）墨水笔书写，使用医学术语和公认的缩写。文字工整，字迹清晰，标点正确。出现错字时，用双线划在错字上，保留原记录清楚可辨，并注明修改时间，修改人签名。不得采用涂、刮、粘等方法掩盖或去除原来的痕迹。一律使用阿拉伯数字书写日期和时间，时间采用24小时记录制，具体到分钟。计量单位采用我国国家法定计量单位。电子病历书写应符合原卫计委《电子病历应用基本规范（试行）》（2017版）要求，如需要打印纸质病历时，需要医务人员手写签名，各科室和个人不得擅自更改。

三、医疗和护理文件的管理

医疗护理文件是医院重要的档案资料。医疗机构必须建立严格的病案管理制度，各级医护人员必须严格遵守。患者住院期间和出院后的病历，均应妥善保管。

（一）病历管理要求

1. 病历资料应按规定放置、记录和使用后必须放回原处。

2. 必须保持病历的清洁、整齐、完整，不得污染、撕毁、拆散、遗失。

3. 患者及家属不得随意翻阅病历，不得擅自将病历带出病区，因医疗活动或者复印等需要带离病区时，应当由病区指定专门人员负责携带和保管。

4. 门（急）诊病历原则上由患者负责保管，如由医疗机构保管的，保存时间自患者最后一次就诊之日起不少于15年；患者出院后，住院病历由病案管理部门统一保存和管理，保存时间自患者最后一次住院出院之日起不少于30年。

5. 医疗机构应严格病历管理，任何人不得随意涂改病历，严禁伪造、隐匿、销毁、抢夺和窃取病历；除按规定办理审批手续外，任何人不得随意调阅和外借病历。发生医疗纠纷时，应于医患双方同时在场的情况下封存或启封病历，封存的病历资料可以是复印件，封存的病历由医疗机构负责医疗服务质量监控的部门或专（兼）职人员保管。

（二）病历复印

患者本人或其代理人、死亡患者法定继承人或者其代理人、保险机构有权复印或复制患者的病历资料包括：门（急）诊病历和住院病历中的体温单、医嘱单、住院志（入院记录）、手术同意书、麻醉同意书、麻醉记录、手术记录、病重（病危）患者护理记录、出院记录、输血治疗知情同意书、特殊检查（特殊治疗）同意书、病理报告、医学影像检查资料、检验报告等辅助检查报告单等病历资料。

（三）病历排列顺序

1. 住院病历的排列顺序

（1）体温单

（2）医嘱单：包括长期医嘱单、临时医嘱单

（3）入院记录

（4）病程记录：含转科记录、查房记录

（5）术前讨论记录

（6）手术同意书

（7）麻醉同意书

（8）麻醉术前访视记录

（9）手术安全核查记录

（10）手术清点记录

（11）麻醉记录

（12）手术记录

（13）麻醉术后访视记录

（14）术后病程记录

（15）护理记录单

（16）出院记录、死亡记录

（17）输血治疗知情同意书

（18）特殊检查（特殊治疗）同意书

（19）会诊记录

（20）病危（重）通知书

（21）病理资料

（22）辅助检查报告单

（23）医学影像检查资料

（24）住院病历首页

（25）入院通知单

2. 出院病历的排列顺序

（1）住院病历首页

（2）入院记录

（3）病程记录

（4）术前讨论记录

（5）手术同意书

（6）麻醉同意书

（7）麻醉术前访视记录

（8）手术安全核查记录

（9）手术清点记录

（10）麻醉记录

（11）手术记录

（12）麻醉术后访视记录

（13）术后病程记录

（14）出院记录

（15）死亡记录

（16）死亡病例讨论记录

（17）输血治疗知情同意书

（18）特殊检查（特殊治疗）同意书

（19）会诊记录

（20）病危（重）通知书

（21）病理资料

（22）辅助检查报告单

（23）医学影像检查资料

（24）体温单

（25）医嘱单

（26）护理记录单

（27）入院通知单

第二节　医疗和护理文件的书写

护士需要书写的医疗护理文书包括体温单、医嘱单、手术清点记录、病重与病危患者护理记录（特别护理记录单）等，护理文书均可以采用表格式。

一、体温单

体温单（temperature chart）用于记录患者的生命体征及住院信息。主要内容有患者入院、手术、分娩、转科、出院或死亡时间；大小便、出入液量、血压、体重、身高、药物过敏等。见附表1。

（一）眉栏

1. 用蓝（黑）墨水笔填写患者姓名、年龄、性别、病室、科别、床号、住院病历号、入院日期及住院天数等项目。数字用阿拉伯数字填写。

2. 填写"日期"栏时，每页第 1 日应填写年－月－日（如：2017－3－31），其余 6 天只写日。如在 6 天中遇到新的年度或月份开始，则应填写年－月－日（如：2017－1－1）或月－日（如：4－1）。

3. 填写"住院日数"栏时，患者入院当天为第 1 日，按顺序连续写至出院日。

4. 填写"手术日数"栏时，自手术次日为术后第 1 日，连续填写 14 天，用"1、2、3……14"表示。如在 14 天内患者行第二次手术，术后天数记录则用分数式表示，第一次手术后日数为分母，第二次手术后日数为分子，如第一次手术当天又做第二次手术即写1，其他如1/2，2/3，3/4……14/15，连续写至第二次手术的第 14 天。

（二）体温单 40～42℃之间书写

1. 用红墨水笔在 40～42℃横线之间相应时间格内纵行填写入院、转科、手术、分娩、出院和死亡时间，除手术不写具体时间外，其余均按 24 小时制，精确到分钟。

2. 入院、转科、分娩、出院和死亡等项目后写"于"，其下用中文书写时间，如"入院于十时三十分"。手术不写具体手术名称和手术时间。转科由转入科室填写，如"转科于二十一时十五分"。

（三）体温、脉搏曲线的绘制及呼吸的记录

1. 体温曲线的绘制

（1）体温栏每一小格为 0.1℃，用蓝笔绘制于体温单 35～42℃之间。符号：口温为蓝点"●"，腋温为蓝叉"×"，肛温为蓝"○"，相邻两次的体温之间用蓝线相连。

（2）物理或药物降温后30分钟应重测体温，以红圈"○"表示，绘在物理降温前体温的同一纵格内，并用红虚线与降温前体温相连；下次测得的体温用蓝线仍与降温前体温相连。

（3）体温低于35℃时，为体温不升，应在35℃线以下相应时间纵格内用红墨水笔填写"不升"，不与相邻体温符号相连。

（4）若患者因拒测、外出进行诊疗活动或请假等原因未能测量体温时，则在体温单40～42℃横线之间用红墨水笔在相应时间纵格内填写"拒测"、"外出"或"请假"，相邻两次体温断开不相连。

（5）需要密切观察体温变化的患者，如需每2小时监测一次体温时，其中属于体温单上规定时间的照常填写，其余时间测得的体温记录在护理记录单上。

2. 脉搏曲线绘制

（1）符号：脉率符号为红点"●"，心率符号为红圈"○"，相邻的脉搏或心率用红线相连。脉搏栏每一小格为2次。

（2）脉搏与体温相重叠时，先绘制体温符号，在外以红圈"○"表示脉搏，如系肛温，则先以蓝圈"○"表示体温，其内画红点"●"表示脉搏。

（3）脉搏短绌时，需两人同时测量脉率和心率，脉率用红点"●"表示，心率用红圈"○"表示，在脉率与心率之间用红墨水笔画线填满。

3. 呼吸记录

（1）记录患者自主呼吸的次数，以阿拉伯数字表示，用蓝（黑）墨水笔记录在相应的时间栏内，先上后下错开填写。

（2）使用呼吸机患者的呼吸以"Ⓡ"表示，在体温单呼吸栏的相应时间内用蓝（黑）墨水笔画"Ⓡ"表示。

（四）底栏填写

底栏的内容包括血压、体重、尿量、大便次数、出入量及其他等。除药物皮试阳性用红墨水笔记录以外，其他均用蓝（黑）墨水笔填写，一律免写计量单位。

1. 大便次数

（1）每24小时记录1次，记前一天大便次数。

（2）记录符号　患者无大便，以"0"表示。灌肠后大便以"E"表示，分子记录大便次数，例，1/E表示灌肠后大便1次；0/E表示灌肠后无排便；1¹/E表示自行排便1次灌肠后又排便1次。"※"表示大便失禁，"☆"表示人工肛门。

2. 小便　已解小便以"＋"表示；小便失禁以"※"表示；需要记录尿量时，以毫升（ml）为单位，记录前一日24小时的尿液总量，每天记录1次。

3. 出入量　出入量以毫升（ml）为单位。记录前一日24小时的出入总量，遵医嘱或护理常规将24小时总摄入量和总排出量分别填写在相应时间栏内。

4. 血压　以mmHg为单位。

（1）记录方式为收缩压/舒张压。

（2）新入院患者应记录血压，住院患者每周至少记录血压1次。一日内连续测量血压时，则上午血压记录在前半格，下午血压记录在后半格内。术前血压记录在前面，术后血压记录在后面。如每日测量次数大于2次时，应记录在护理记录单上。

（3）如为下肢血压应标注，7岁以下患儿根据医嘱测量血压。

5. 体重　以kg为单位，一般新入院患者应测量并记录体重，住院患者每周测1次体重并记录。如病情危重或卧床不能测量体重时，分别用"平车"或"卧床"表示。

6. 身高　以 cm 为单位。一般新入院患者当日应测量身高并记录。

7. 药物过敏史　如有药物过敏史，应在此栏内用红墨水笔填写过敏药物的名称，多种药物过敏时可依次填写。

8. 空格栏　可作为机动，根据病情需要填写。如特殊用药、管路情况、腹围等。

9. 页码　用蓝（黑）墨水笔逐页填写。

随着现代科学技术的飞速发展，医院信息化的普及，部分医院陆续开始使用电子体温单。护士凭个人账号和密码登录护士工作站系统，进入生命体征录入界面，将患者生命体征分项目录入后保存，系统自动生成体温单。医生和护士可分别凭个人账号和密码登录工作站系统查阅体温单，也可根据需要打印体温单。符号标志同手工绘制法。

二、医嘱单

医嘱（physician order）是医生根据患者病情需要，为达到诊治的目的而拟定的书面嘱咐，由医护人员共同执行。医生将医嘱直接写在医嘱单上，或医生将医嘱直接输入计算机，实行微机处理，见附表 2、附表 3。

（一）医嘱的内容

医嘱的内容包括日期、时间、床号、姓名、护理常规、护理级别、饮食、体位、药物（注明剂量、时间、用法）、各种检查及治疗、术前准备和医生护士的签名。医嘱由医生开写，一般由护士负责执行。

（二）医嘱的种类

按医嘱的有效时间和执行方法，分为长期医嘱、临时医嘱和备用医嘱三大类。

1. 长期医嘱　指从医生开写医嘱时起，至医嘱停止，有效时间在 24 小时以上的医嘱。如一级护理、病重、低盐饮食、依那普利 10mg po qd。当医生注明停止时间后医嘱失效。

2. 临时医嘱　从医生开写医嘱时起，有效时间在 24 小时以内，应在短时间内执行，有的需立即执行（st），通常只执行 1 次。如哌替啶 50mg im st；有的需在限定时间内执行，如手术、会诊、检查、检验等。另外，出院、转科、死亡等也列入临时医嘱。

3. 备用医嘱　根据患者的病情需要分为长期备用医嘱和临时备用医嘱。

（1）长期备用医嘱（prn）　指有效时间在 24 小时以上，必要时用，两次执行之间有间隔时间，由医生注明停止时间后方失效，每执行 1 次应在临时医嘱栏内记录 1 次。如哌替啶 50mg im q6h prn。

（2）临时备用医嘱（sos）　指医生开写医嘱起 12 小时内有效，必要时用，只执行 1 次，过期未执行则失效。如哌替啶 50mg im sos。

（三）医嘱的处理

1. 医嘱的处理原则

（1）先急后缓　处理多项医嘱时，首先判断需要执行医嘱的轻重缓急，合理、及时地安排执行顺序。

（2）先临时后长期。

2. 医嘱的处理方法

（1）长期医嘱　医生开写在长期医嘱单上，注明日期和时间，并签全名。护士核对无误后将长期医嘱分别转抄至各种执行单上（如服药单、注射单、治疗单、输液单、饮食单等），并在长期医嘱单上签全名。护士每次执行后均应在执行单上注明执行时间，并签全名。

（2）临时医嘱　医生开写在临时医嘱单上，注明日期和时间，并签全名。护士将临时医嘱转抄至执行单上，两人核对无误后交其执行，护士执行后注明执行时间并签全名。需立即执行的临时医嘱，应安排在15分钟内执行。

（3）备用医嘱　①长期备用医嘱（prn）：医生开写在长期医嘱单上，注明日期和时间，并签全名。护士按长期医嘱处理，在长期执行单上须注明"prn"，每次执行后，应在临时医嘱单内记录执行时间并签全名，以供下一次使用时参考。②临时备用医嘱（sos）：医生开写在临时医嘱单上，注明日期和时间，并签全名，12小时内有效。过时未执行，护士则用红墨水笔在该项医嘱执行时间栏内注明"未用"两字，并签全名。

（4）停止医嘱　医生在长期医嘱"停止"栏内注明日期、时间和签全名。护士将相应执行单上的有关项目注销，并在长期医嘱单该项医嘱的"停止"栏后护士签名栏内签全名。

（5）重整医嘱　长期医嘱调整项目较多或长期医嘱超过3页时，应重整医嘱，由医生执行，在原医嘱最后一行下面用红墨水笔齐边框画一横线（上下均不得有空行），在红线下面的日期、时间栏内书写重整医嘱的时间，医嘱内容栏内用红墨水笔书写"重整医嘱"，将未停的医嘱按时间顺序依次抄于红线下栏内。抄录完毕核对无误后签全名。

当患者分娩、手术、转科后，也需要重整医嘱。即在原医嘱最后一行下面用红墨水笔齐边框画一横线，由医生在红线下重新开写"转入、术后、产后医嘱"，然后再由医生开写新医嘱，红线以上的医嘱自行停止。护士处理该类医嘱时，应先将各执行单上的原有医嘱注销，再写上新开医嘱。

（四）应用计算机处理医嘱

目前，国内很多医院已经使用临床信息系统对患者的诊疗和护理信息进行管理。其中医嘱系统是医院信息系统的重要组成部分。医生和护士凭个人账号和密码登录系统，在计算机辅助下完成医嘱的录入、审核、分类打印、执行过程，极大地减少了抄录所带来的错误，节省了时间，提高了医务人员的工作效率。

（五）注意事项

1. 医嘱必须由具备执业资格的医师开写，签名后方为有效。一般情况下，护士不得执行口头医嘱。在抢救过程中医生需下达口头医嘱时，执行护士必须复诵一遍，双方确认无误后方可执行。事后应及时据实补写医嘱。

2. 处理医嘱时，应先急后缓，即先执行临时医嘱，再执行长期医嘱。

3. 对有疑问的医嘱，必须及时与医生沟通，确认医嘱准确无误后方可执行，不得盲目执行和修改，需要取消医嘱时，由医生用红笔写"取消"两字并签名。

4. 医嘱执行后，由执行护士注明执行时间和签全名，观察效果与不良反应，必要时记录并及时与医生联系。

5. 凡需下班执行的临时医嘱要交班，并在护士交接班记录上注明。

6. 医嘱需每班、每日核对，每周总查对，查对后签全名。

三、手术清点记录单

（一）记录内容

手术清点记录是指巡回护士对手术患者术中所用血液、器械、敷料等的记录，在手术结束后即时完成。内容包括患者姓名、住院号、手术日期、手术名称、术中所用各种器械和敷料数量、巡回护士和手术器械护士签名等。

（二）记录要求

1. 手术开始前，器械护士和巡回护士须清点、核对手术包中各种器械及敷料的名称、数量，并逐项准确填写。

2. 手术中追加的器械、敷料应及时记录。手术中需要交接班时，器械护士、巡回护士要共同交接手术进展及该台手术所用器械、敷料清点情况，并由巡回护士如实记录。

3. 手术结束前，器械护士和巡回护士共同清点台上及台下的器械、敷料，确认数量核对无误，告知医生。并在清点记录单上签全名。

4. 清点时，发现器械、敷料的数量与术前不符，护士应当及时要求手术医生共同查找，如手术医生拒绝，护士应记录清楚，并由医生签名。

5. 表格内的清点数必须用数字说明，不得用"√"表示。清点数目必须清晰，数字书写错误时应由当事人即时重新书写，不得采用刮、粘、涂等方法涂改。空格处可以填写其他手术物品。

6. 无菌包包外灭菌指示卡、植入体内医疗器具的相关标识、条形码粘贴于手术清点记录单背面指定处。

7. 术毕，巡回护士将手术清点记录单放于患者病历中，一同送回病房。

（三）手术清点记录格式

详见手术清点记录单，见附表4。

四、出入液量记录单

正常人液体摄入量与排出量保持动态平衡。休克、大面积烧伤、大出血或大手术后、肾脏疾病、心脏病等患者，可能发生液体调节失衡。记录24小时出入量为医护人员动态掌握患者病情变化，确定治疗方案提供重要依据。

（一）记录内容

1. 摄入量　包括每天的饮水量、输入液体量以及针剂药液量、食物含水量等。患者饮水时，应使用量杯计量；进食固体食物时，除记录固体单位量外，还需换算出医院常用食物的含水量，见表6-1及各种水果的含水量，见表6-2。

2. 排出量　主要为尿量，其次包括大便量、呕吐量、咯血量、胃肠减压抽出液量、胸腹腔抽出液量、各种引流液量等。除大便记录次数外，液体记录单位为ml。昏迷、尿失禁患者，为了记录的准确性，一般需要留置导尿管；婴幼儿记录尿量时，先测量干尿布的重量，再测量湿尿布的重量，两者之差即为尿量；对不易收集的排出量，可依据定量液体浸润棉织物的情况进行估算。

表 6-1 医院常用食物含水量

食物	单位	原料重量（g）	含水量（ml）	食物	单位	原料重量（g）	含水量（ml）
米饭	1 中碗	100	240	松花蛋	1 个	60	34
大米粥	1 大碗	50	400	藕粉	1 大碗	50	210
大米粥	1 小碗	25	200	鸭蛋	1 个	100	72
面条	1 大碗（2 两）	100	250	馄饨	1 大碗	100	350
馒头	1 个	50	25	牛奶	1 大杯	250	217
花卷	1 个	50	25	豆浆	1 大杯	250	230
烧饼	1 个	50	20	蒸鸡蛋	1 大碗	60	260
油饼	1 个	100	25	牛肉		100	69
豆沙包	1 个	50	34	猪肉		100	29
菜包	1 个	150	80	羊肉		100	59
水饺	1 个	10	20	青菜		100	92
蛋糕	1 块	50	25	大白菜		100	96
饼干	1 块	7	2	冬瓜		100	97
油条	1 根	50	12	豆腐		100	90
煮鸡蛋	1 个	40	30	带鱼		100	50

表 6-2 各种水果含水量

名称	重量（g）	含水量（ml）	名称	重量（g）	含水量（ml）
西瓜	100	79	葡萄	100	65
甜瓜	100	66	桃子	100	82
西红柿	100	90	杏子	100	80
萝卜	100	73	柿子	100	58
李子	100	68	香蕉	100	60
樱桃	100	67	橘子	100	54
黄瓜	100	83	菠萝	100	86
苹果	100	68	柚子	100	85
梨子	100	71	广柑	100	88

（二）记录方法

1. 眉栏填写　用蓝（黑）墨水笔填写眉栏各项，包括患者姓名、科室、床号、住院号、诊断及页码，见附表 5。

2. 出入液量记录　同一时间的出入量，在同一横格上开始记录；对于不同时间的出入量，应各自另起一行记录。

3. 出入液量总结　一般 12 小时小结一次（7：00 ~ 19：00 的入出水量）、24 小时总结一次（7：00 至次日 7：00 的入出水量），并将总出入量记录在体温单的相应栏内。每天小结和总结的出入量在记录单上用红双线标示。

4. 记录应及时、准确　不需记录出入液量后，记录单无需保存，但若与病情变化同时记录在特别护理记录单上，则随病历存档保留。

五、特别护理记录单

特别护理记录单适用于所有病危（重）患者、大手术后以及病情发生变化需要监护的患者，见附表6。特别护理记录单应当根据相应专科的特点设计并书写，以简化、实用为原则，各医院设计的护理记录表单应报当地卫生行政部门审批备案。

（一）记录内容

主要包括患者生命体征、出入液量、病情动态、护理措施、药物治疗效果及反应等。

（二）记录要求

1. 眉栏填写　用蓝（黑）墨水笔书写，内容包括姓名、科别、病室、床号、住院号、诊断及页码等。记录时间应当具体到分钟。

2. 意识　根据患者实际意识状态选择填写：清醒、嗜睡、意识模糊、昏睡、浅昏迷、深昏迷、谵妄状态。

3. 生命体征　在体温、脉搏、呼吸和血压记录栏内填写具体数值，不写数据单位。

4. 出入液量　填写量，不写数据单位，还应将排出物的颜色及性状记录于病情栏内。

5. 血氧饱和度　根据实际填写数值。

6. 吸氧　根据实际情况在相应栏内填入数值，不写数据单位，在病情记录栏内记录吸氧方式，如鼻导管、面罩等。

7. 皮肤情况　根据患者皮肤出现的异常情况选择填写，如压疮、出血点、破损、水肿等。

8. 管路护理　根据患者置管情况填写，如静脉置管、导尿管、引流管等。

9. 病情观察及护理措施　客观及简要记录患者病情变化和护理措施，签全名。不宜转抄医生的记录。

10. 患者出院或者死亡　特别护理记录单应随病历留档保存。

六、病室交班报告

病室交班报告是值班护士书写的书面交班报告，其内容为值班期间病区的情况及患者病情的动态变化，见附表7。通过阅读病区交班报告，接班护士可全面掌握病区患者的情况，明确需要继续观察的问题和实施的护理。

（一）交班内容

1. 出院、转出、死亡患者　出院者写明离开时间；转出者注明转往的医院、科别及转出时间；死亡者注明死亡时间。

2. 新入院及转入患者　应写明入院或转入时间、主诉、主要症状、体征、既往重要病史（尤其是过敏史），存在的主要护理问题以及下一班需观察及注意的事项，护理措施及效果。

3. 危重患者、有异常情况以及需做特殊检查或治疗的患者　应写明主诉、生命体征、神志、病情动态、特殊抢救及治疗护理，下一班需重点观察和注意的事项。

4. 手术患者　准备手术的患者应写明术前准备和术前用药情况等。当天手术患者需写明麻醉种类，手术名称及过程，麻醉清醒时间，回病房后的生命体征、伤口、引流、排尿及镇痛药使用情况。

5. 产妇　应报告胎次、产式、产程、分娩时间、会阴切口或腹部切口及恶露情况等；自行排尿时间；新生儿性别及评分。

6. 老年、小儿及生活不能自理的患者　应报告生活护理情况，如口腔护理、压疮护理及饮食护理等。

此外，还应报告上述患者的心理状况和需要接班者重点观察及完成的事项。

（二）书写顺序

1. 用蓝黑墨水笔填写眉栏各项，如病区、日期、时间、患者总数和入院、出院、转出、转入、手术、分娩、病危及死亡患者数等。

2. 先写离开病区的患者（出院、转出、死亡），再写进入病区的患者（入院、转入），最后写本班重点患者（手术、分娩、危重及有异常情况的患者）。同一栏内的内容，按床号先后顺序书写报告。

（三）记录要求

1. 交班报告书写时间应在各班下班前完成。

2. 书写内容应全面、真实，简明扼要、重点突出。

3. 字迹清楚，不得涂改、粘贴，书写者签全名。

4. 护士长应对每班的病区交班报告进行检查，符合质量后签全名。

七、护理病历

在临床应用护理程序过程中，有关患者的健康教育、护理诊断、护理目标、护理措施、护理记录和效果的评价等，也构成护理病历。目前，各医院的护理病历设计和书写模式不尽相同，包括入院评估表、住院评估表、护理计划单及实施记录单、出院指导及健康教育表单，一般不需随患者住院病历留档保存。

第三节 临床电子化护理信息的处理

随着医疗水平和信息技术的迅速发展，临床电子化信息系统普遍应用。医院信息系统（Hospital Information System，HIS）利用电子计算机和通讯设备，为医院提供患者诊疗信息，完成行政、财务、影像、检验、药品管理信息的收集、存储、处理、提取和数据交换。在医院各计算机运行子系统中，护理信息系统（Nursing Information System NIS）是医院信息系统的重要组成部分，包括医嘱处理系统、护士移动工作站等，NIS 的推广和应用，简化了工作流程，提高了工作效率，减轻了工作强度，降低了护理风险，为进一步提高临床护理工作质量和效率奠定了基础。

一、医嘱处理系统

（一）医嘱的处理

1. 医嘱的录入 医生凭个人账号和密码登录医生工作站系统，直接录入医嘱，并下达护士工作站。

2. 医嘱的审核 护士凭个人账号和密码登录护士工作站系统，直接提取医生录入的医嘱，并双人核对医嘱，核对内容包括医嘱类别、内容及执行时间等。确认无误后方可执行。对有疑问的医嘱及时向医生查询，不得盲目执行。

3. 医嘱执行 处理医嘱护士通过各自的终端机直接打印当天的各种治疗单，包括注射、口服、输液等医嘱治疗单并执行。医嘱汇总生成后，中心药房根据网络信息摆药、分发针剂等。

（二）医嘱处理的监控

1. 在医嘱录入、校队、汇总、生成、修改、删除等每一个处理环节中，实行账号及密码管理，与操作人员一一对应，操作人员的姓名可在总台显示。

2. 职能部门可通过监控系统浏览、查对住院或出院患者的全部医嘱，从而监控各个科室医嘱处理的环节质量和终末质量。

二、护士移动工作站系统

护士移动工作站是借助无线网络和个人数码助理（PDA），充分利用 HIS 数据资源，实现 HIS 向病房的扩展和延伸的床旁工作终端系统。PDA 轻便、小巧、携带方便，与护士站电脑通过无线网络实现信息共享，可实现床旁患者信息查询、生命体征录入、全程跟踪医嘱执行情况、护理工作量统计、条码扫描等功能，使护士在执行医嘱时更加准确、安全、及时，在护理记录时将现场观察的数据直接输入，自动存储并自动生成各种表格，既节约时间又提高准确性，让护士有更多的时间和精力服务患者。

近年来，移动护理信息系统逐渐在国内大医院应用，因医院信息系统需投入较多资金，多数中小医院还没有建立 HIS 系统。移动护理信息系统因存储容量大，每次切换模块时速度较慢，有待进一步研发，且无线网络存在一定的安全隐忧。

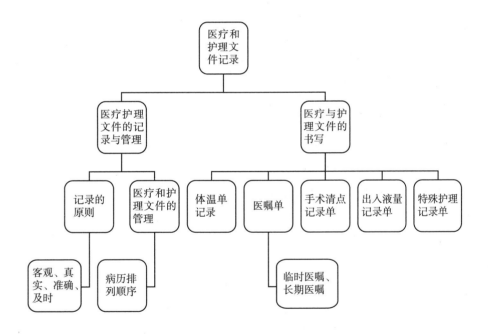

本章小结

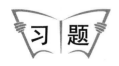

习题

一、选择题

【A1/A2 型题】

1. 出院患者的病历排列首页是

 A. 体温单   B. 医嘱单   C. 住院病案首页

 D. 出院记录   E. 病程记录

2. 下列属于长期备用医嘱的是

    A. 青霉素注射液 80 万 U im bid   B. 索米痛片 0.5g q6h prn

    C. 维生素 B_1 10mg tid   D. 明晨清洁灌肠

    E. 半流质饮食

3. 下列三测单书写错误的是

    A. 手术写手术时间

    B. 体温不升用红笔在 35℃线下纵向写"不升"

    C. 脉搏短绌时脉率符号为红点，心率符号为红圈

    D. 使用呼吸机时呼吸用"R"表示

    E. 7 岁以下患儿根据医嘱测量记录血压

4. 下列属于长期医嘱的是

    A. 出院   B. 标注有 st 的医嘱

    C. 标注有 sos 的医嘱   D. 标注有 prn 的医嘱

    E. 标注有 qd 的医嘱

5. 执行口头医嘱的方法，不妥的是

    A. 一般情况下不执行

    B. 抢救时可执行

    C. 执行时护士应该向医生复诵一遍，无误后执行

    D. 执行后无异常，不必补写医嘱

    E. 执行后，需在 6 小时内补写医嘱

6. 执行医嘱时，不妥的是

    A. 执行中必须认真核对   B. 医嘱必须有医生签名

    C. 医嘱均需立即执行   D. 护士执行医嘱后签全名

    E. 对有疑问的医嘱，必须查清再执行

7. 病区报告书写顺序是

    A. 离开病区的患者→新入院的患者→重点护理的患者

    B. 新入院的患者→重点护理的患者→离开病区的患者

    C. 重点护理的患者→新入院的患者→离开病区的患者

    D. 重点护理的患者→离开病区的患者→新入院的患者

    E. 新入院的患者→离开病区的患者→重点护理的患者

8. 病案的保管，下列不妥的是

    A. 要求整洁   B. 不能撕毁

    C. 不能擅自携带出病区   D. 不能随意拆散

    E. 患者希望查看，护士应该满足他的要求

9. 不属于医嘱内容的是

    A. 给药途径   B. 护理级别   C. 隔离种类

    D. 药物剂量   E. 测生命体征的方法

10. 下列属于临时医嘱的是

    A. 血液一般检查（血常规）   B. 测血压 q2h   C. 一级护理

D. 普萘洛尔 10mg po tid　　　E. 维生素 B_1 10mg im qd

11. 关于医嘱种类的解释，下列不对的是

　　A. 长期医嘱有效时间在 24 小时以上

　　B. 临时医嘱一般只执行一次

　　C. 临时备用医嘱有效时间在 24 小时内

　　D. 长期医嘱医生注明停止时间后失效

　　E. 长期备用医嘱须由医生注明停止时间后方可失效

12. 特别护理记录单书写错误的是

　　A. 记录时间具体到分钟

　　B. 用蓝黑墨水笔书写

　　C. 住院患者都需要建立特别护理记录单

　　D. 记录出量时如有异常需写明颜色、性状

　　E. 护理记录单应随病历留档保存

13. 患者，女。即将行阑尾切除术，术前医嘱：阿托品 0.5mg im st。此项医嘱属于

　　A. 口头医嘱　　　　　　B. 长期医嘱　　　　　　C. 长期备用医嘱

　　D. 临时备用医嘱　　　　E. 即刻执行医嘱

14. 患者，女。行阑尾切除术后感到伤口疼痛，14：00 医生开出医嘱：曲马多 10mg im sos。此项医嘱的失效时间至

　　A. 18：00　　　　　　　B. 0：00　　　　　　　C. 2：00

　　D. 14：00　　　　　　　E. 医师注明的停止时间

15. 患者，男。因急性左心衰入院，医嘱记录 24 小时出入量，其中哪项不需计量

　　A. 输液量　　　　　　　B. 尿量　　　　　　　C. 皮肤蒸发

　　D. 苹果　　　　　　　　E. 米饭

二、思考题

患者，女，48 岁。行阑尾切除术，患者于 14：25 返回病房。病情稳定，17：40 主诉伤口疼痛，值班医生医嘱：哌替啶 50mg im st。23：40 患者又诉伤口疼痛，难以入睡。

请问：

1. 此医嘱属何种医嘱？

2. 你作为晚班值班护士，该如何处理？

3. 医嘱的种类有哪几种？请举例说明。

4. 护理记录单应记录哪些内容？

（郭凤英）

扫码"练一练"

第七章 舒适护理

学习目标

1. **掌握** 睡眠、被动卧位、被迫卧位的概念；常用卧位的安置方法及适用范围；促进睡眠的护理措施；活动受限对机体的影响；疼痛的护理。
2. **熟悉** 舒适卧位的基本要求；睡眠时相；患者活动能力的评估；疼痛的评估。
3. **了解** 休息的条件；活动受限的原因；常见的睡眠障碍；疼痛对个体的影响。
4. 能为患者安置舒适合理的卧位；能协助患者移向床头及翻身侧卧。
5. 具有认真、严谨的工作态度和尊重关爱患者的意识。

案例导入

患者，女，33岁。因急性右下腹疼痛伴发热入院。患者主诉右下腹疼痛、寒战、发热，诊断为急性阑尾炎，在硬膜外麻醉下行阑尾切除术，术中顺利，术后血压稳定，病情平稳，随即将患者送回病房。10小时后，患者主诉切口疼痛，不能入睡。

请问：

1. 作为护理人员，应如何为患者安置卧位？
2. 如何减轻患者的疼痛？
3. 如何促进患者睡眠？
4. 如何与患者建立良好的护患关系？

舒适（comfort）是指个体身心处于没有焦虑、没有疼痛、轻松、满意、自在、健康、安宁状态中的一种自我感觉，是人类的基本需要。当个体处于疾病状态时，疾病症状引起患者不舒适，尤其疼痛是导致患者最常见、最严重的不舒适原因，同时患者卧位、睡眠、活动等情况直接影响患者的舒适感。护理人员应对影响患者舒适的因素进行评估，协助患者取舒适卧位、翻身和活动，通过护理措施改善患者睡眠情况，减轻患者疼痛，增加患者舒适感以满足患者的需要。

第一节 常用卧位

卧位（lying position）是指患者休息或适应医疗护理的需要而采取的卧床姿势。正确的卧位可以减少疲劳、增加舒适感、减轻症状、预防并发症及配合检查和治疗。护理人员需要根据患者的病情、检查、治疗、护理的要求，为患者安置舒适、安全的卧位。

一、卧位的分类

（一）根据卧位的平衡性分类

1. 稳定卧位 支撑面大、重心低、平衡稳定。患者感觉轻松、舒适。

扫码"学一学"

2. 不稳定卧位 支撑面小，重心较高，难以平衡的卧位。在不稳定卧位状态下，大量肌群处于紧张状态，容易疲劳，患者感到不舒适。

（二）根据患者的活动能力分类

1. 主动卧位（active lying position） 指患者根据自己的意愿和习惯随意改变卧位，称为主动卧位。常见于病情较轻的患者。

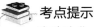
考点提示
被动卧位、被迫卧位的概念；舒适卧位的基本要求。

2. 被动卧位（passive lying position） 指患者自身无变换卧位的能力，卧于他人安置的卧位。常见于极度衰弱、昏迷、瘫痪的患者。

3. 被迫卧位（compelled lying position） 指患者意识清晰，也有变换卧位的能力，但为了减轻疾病所致的痛苦或因治疗所需而被迫采取某种卧位。如肺源性心脏病患者因呼吸极度困难而被迫采取端坐位。

二、舒适卧位的基本要求

舒适卧位是指患者卧床时，身体各部位与周围环境处于合适的位置，感到轻松自在。为了协助或指导患者卧于正确而舒适的位置，护理人员可按照患者的实际需要使用合适的支持物或保护性设施，并使患者的卧位符合下列要求。

1. 卧床姿势 应尽量符合人体力学的要求，体重平均分布于身体的各个部位，关节维持正常的功能位置，并适当支撑以保持身体平衡。

2. 体位变换 根据患者病情及受压部位情况经常变换体位，至少每 2 小时变换 1 次，防止局部组织受压过久，同时受压部位应加强皮肤护理，预防压疮。

3. 身体活动 在无禁忌证的情况下，患者身体各部位每天均应适当活动，进行全范围关节运动练习。

4. 保护隐私 当护理人员进行各项护理操作时，应注意保护患者隐私，并根据需要适当地遮盖患者身体，促进其身心舒适。

扫码"看一看"

三、常用卧位

（一）仰卧位

1. 去枕仰卧位

（1）安置方法 去枕仰卧，头偏向一侧，两臂放于身体两侧，两腿自然放平，枕头横立于床头（图 7-1）。

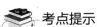
考点提示
常用卧位的安置方法及适用范围。

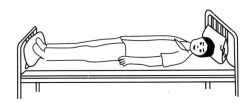

图 7-1 去枕仰卧位

（2）适用范围

1）昏迷或全身麻醉未清醒的患者。采用去枕仰卧位可避免呕吐物吸入呼吸道而引起窒息或肺部并发症。

2）椎管内麻醉或腰椎穿刺 6~8 小时内的患者。采用去枕仰卧位可预防因颅内压降低而引起的头痛。腰椎穿刺后脑脊液可自穿刺点漏至脊膜腔外，颅内压降低，牵张脑膜、颅内静脉窦等组织，引起头痛。

2. 中凹卧位

（1）安置方法　抬高患者头胸部10°～20°，抬高下肢20°～30°（图7-2）。

（2）适用范围　休克患者，因为抬高头胸部，膈肌下降，胸腔扩大，有利于保持气道通畅，增加肺活量，改善通气功能和缺氧症状；抬高下肢，促进静脉回流，增加回心血量和心输出量，有利于休克的缓解。

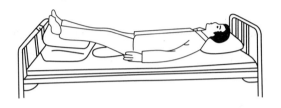

图7-2　中凹卧位

3. 屈膝仰卧位

（1）安置方法　患者仰卧，头下垫枕，两臂放于身体两侧，两膝屈曲并稍向外分开（图7-3）。

（2）适用范围　胸腹部检查时，可使腹肌放松，利于腹部检查；行导尿术及会阴冲洗时，便于暴露操作部位。

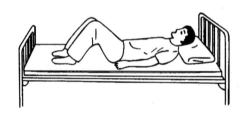

图7-3　屈膝仰卧位

（二）侧卧位

1. 安置方法　患者侧卧，两臂屈肘，一手放于胸前，一手放于枕旁，两腿分开，下腿稍伸直，上腿弯曲。在两膝之间、后背和胸腹前放置软枕，以扩大支撑面，增加身体的稳定性，增进舒适和安全（图7-4）。

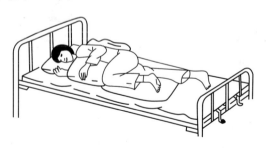

图7-4　侧卧位

2. 适用范围

（1）行灌肠、肛门检查及配合胃镜、肠镜检查等，便于暴露操作部位。

（2）臀部肌内注射，采用该体位注射时，患者应上腿伸直，下腿弯曲，使注射侧臀部肌肉放松。

（3）预防压疮，与仰卧位交替使用，避免局部皮肤长时间受压，便于擦洗、按摩受压部位，以预防压疮发生。

（4）对单侧肺部病变者，根据病情采取患侧卧位。

（三）半坐卧位

1. 安置方法

（1）摇床法　患者仰卧，先摇起床头支架30°～50°，再摇起膝下支架，以防身体下滑。必要时床尾放一软枕，垫于患者足底，增进舒适感（图7-5）。放平时，先摇平膝下支架，再摇平床头支架。

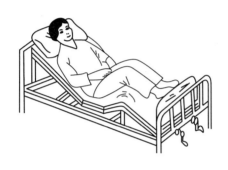 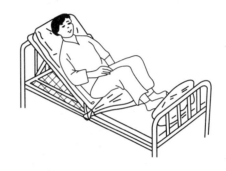

图7-5　半坐卧位-摇床法　　　　图7-6　半坐卧位-靠背架法　　　　扫码"看一看"

（2）靠背架法　将患者上身抬高，在床头垫褥下放一靠背架，患者下肢屈膝，用中单包裹膝枕垫于膝下，中单两端固定于床沿处，可防止患者下滑。放平时同摇床法（图7-6）。

2. 适用范围

（1）某些面部及颈部手术的患者，采用半坐卧位可减少局部出血。

（2）胸腔疾病、胸腔创伤或心肺疾病所引起呼吸困难的患者。采用半坐卧位，一方面可使膈肌下降，扩大胸腔容积，同时减轻腹内脏器对心肺的压力，增加肺活量；另一方面，使部分血液滞留在下肢和盆腔脏器内，减轻肺部淤血和心脏负担，以利于气体交换，从而改善呼吸困难。

（3）腹腔、盆腔手术后有炎症的患者。采取半坐卧位，可使腹腔渗出液流入盆腔，促使感染局限，便于引流。由于盆腔腹膜抗感染能力较强，吸收能力较弱，故可防止炎症扩散，减轻中毒反应，同时采取半坐卧位还可防止感染向上蔓延引起膈下脓肿。此外，腹部手术后患者采取半坐卧位可松弛腹肌，减轻腹部切口缝合处的张力，缓解疼痛，促进舒适，有利于切口愈合。

（4）恢复期体质虚弱的患者。采用半坐卧位，有利于向站立过渡。

（四）端坐位

1. 安置方法　扶患者坐起，用床头支架或背靠架将床头抬高70°～80°，膝下支架抬高15°～20°，患者身体稍向前倾，床上放一跨床小桌，桌上放一软枕，患者可伏桌休息

（图7-7），背后放一软枕，使患者能向后倚靠。必要时加床栏以保证患者安全。

2. 适用范围 心力衰竭、心包积液及支气管哮喘发作等引起呼吸困难的患者。由于极度呼吸困难，患者被迫端坐。

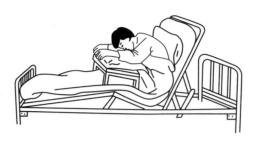

图7-7 端坐卧位

（五）俯卧位

1. 安置方法 患者俯卧，两臂屈肘放于头部两侧，两腿伸直，胸下、髋部及踝部各放一软枕，头偏向一侧（图7-8）。俯卧患者臀部肌内注射，双足足尖相对，足跟分开，利于肌肉放松。

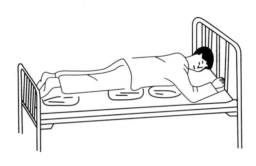

图7-8 俯卧位

2. 适用范围

（1）腰、背部检查或配合胰、胆管造影检查。

（2）脊椎手术后或腰、背、臀部有伤口，不能平卧或侧卧的患者。

（3）胃肠胀气导致腹痛的患者。采取俯卧位，使腹腔容积增大，可缓解胃肠胀气所致的腹痛。

（六）头低足高位

1. 安置方法 患者仰卧，头偏向一侧，枕头横立于床头，以防碰伤头部。床尾用支托物垫高床脚15~30cm（图7-9）。这种体位易使患者感到不适，不可长时间使用。颅内高压者禁用。

2. 适用范围

（1）肺部分泌物引流，使痰易于咳出。

（2）十二指肠引流术，有利于胆汁引流。

（3）妊娠时胎膜早破，防止脐带脱垂。

（4）跟骨或胫骨结节牵引时，利用人体重力作为反牵引力，防止患者下滑。

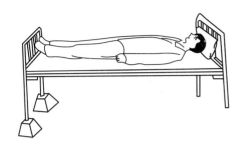

图 7 – 9　头低足高位

（七）头高足低位

1. 安置方法　患者仰卧，床头用支托物垫高 15～30cm 或根据病情而定。床尾横立一枕头，以防足部触及床尾栏杆（图 7 – 10）。

2. 适用范围

（1）颈椎骨折者进行颅骨牵引时采用该体位可以利用人体重力作反牵引力。

（2）颅脑手术后患者，可降低颅内压，预防脑水肿。

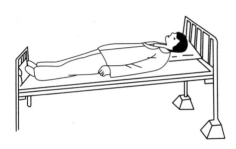

图 7 – 10　头高足低位

（八）膝胸卧位

1. 安置方法　患者跪卧于床面，两小腿平放于床上，稍分开，大腿和床面垂直，胸贴床面，腹部悬空，臀部抬起，头转向一侧，两臂屈肘放于头的两侧（图 7 – 11）。

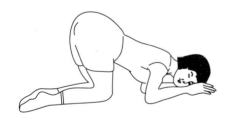

图 7 – 11　膝胸卧位

2. 适用范围

（1）肛门、直肠、乙状结肠镜检查及治疗。

（2）矫正子宫后倾或胎位不正。纠正胎位时，用此卧位时间每次不得超过 15 分钟，注意保暖。

（3）产后促进子宫复原。

（九）截石位

1. 安置方法　患者仰卧于检查台上，两腿分开，放在支腿架上（支腿架上放软垫），臀部齐床边，两手放在胸前或身体两侧（图7-12）。

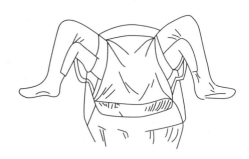

图7-12　截石位

2. 适用范围

（1）会阴、阴道、子宫颈及肛门部位的检查、治疗、手术。

（2）产妇分娩。

第二节　卧位变换

扫码"学一学"

一、协助患者移向床头法

【目的】

协助滑向床尾而不能自行移动的患者移向床头，使之恢复正常而舒适的体位。

【评估】

1. 核对患者身份信息，解释操作目的。

2. 评估患者年龄、意识状态、诊断、病情、治疗情况；受压部位的皮肤情况；患者活动、情绪状态、合作程度。

【计划】

1. 护士准备　衣帽整洁，洗手，掌握变换卧位方法。视病情和体重决定护士人数。

2. 用物准备　枕头、翻身记录本和笔、手消毒液。

3. 环境准备　环境安静、整洁、光线充足、温度及湿度适宜。

4. 患者准备　患者明确更换卧位的目的、方法、注意事项及配合要点。

【实施】

1. 操作流程　见表7-1。

表7-1　协助患者移向床头法

操作流程	流程说明	人文关注
（1）核对解释	携用物至床边，核对患者床头卡及腕带上信息，解释操作目的、注意事项及操作配合要点	礼貌称呼，耐心解释
（2）固定	固定床脚轮，放平床头支架	
（3）安置	将各种导管及输液装置安置妥当，将盖被折叠至床尾或一侧	

操作流程	流程说明	人文关注
（4）移动患者	◆一人协助患者移向床头法：适用于生活能部分自理的患者（图7-13）	
	枕头横立于床头，患者仰卧屈膝，双手握住床头栏杆；护士一手托住患者肩背部，另一手托住膝部，同时嘱患者双脚蹬床面，挺身上移至床头	协助患者，指导配合方法，移动后询问患者有无不适
	◆两人协助患者移向床头法：适用于生活不能自理的患者	
	患者仰卧屈膝；两名护士分别站在床的两侧，交叉托住患者颈肩部和臀部，同时用力将患者抬起，移向床头；或两人站在床的同侧，一人托住患者颈肩及腰部，另一人托住患者臀部及腘窝，同时抬起患者移向床头	
（5）整理归位	放回枕头，视病情需要抬高床头，安置患者舒适卧位，整理床单位	感谢患者配合

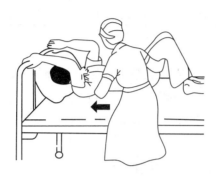

图7-13　一人协助患者移向床头法

二、协助患者翻身侧卧法

【目的】

1. 协助不能起床的患者更换卧位，使患者感觉舒适安全。

2. 满足检查、治疗、护理的需要，如背部皮肤护理、更换床单或整理床单位。

3. 预防压疮、坠积性肺炎等并发症的发生。

【评估】

同协助患者移向床头法。

【计划】

同协助患者移向床头法。

【实施】

1. 操作流程　见表7-2。

表7-2　协助患者翻身侧卧法

操作流程	流程说明	人文关注
（1）核对解释	携用物至床边，核对患者床头卡及腕带上信息，解释操作目的、注意事项及操作配合要点	礼貌称呼，耐心解释
（2）固定位置	固定床脚轮，放平床头支架，将各种导管及输液装置安置妥当，将盖被折叠至床尾或一侧	
（3）协助卧位	患者仰卧位，两手放于腹部，两腿屈曲	动作轻柔，协助患者摆放体位

操作流程	流程说明	人文关注
（4）翻身侧卧	◆一人协助患者翻身侧卧法：适用于体重较轻者（图7-14） 先将患者双下肢移向护士侧的床沿，再将患者肩、腰、臀部向护士侧移动；护士一手托肩，一手扶膝，轻轻将患者托起翻向对侧，使患者背向操作者 ◆两人协助患者翻身侧卧法：适用于体重较重或病情较重者（图7-15） 护士两人站于床的同侧，一人托住患者头、颈、肩部和腰部，另一人托住患者臀部和腘窝处，两人同时将患者抬起移至近侧；两人分别托扶患者肩、腰部和臀、膝部，轻推使患者转向对侧	动作轻柔，协调一致
（5）检查垫枕	检查并安置患者肢体关节处于功能位置，在患者背部、胸前及两膝间放置软枕，扩大支撑面，必要时使用床档，促进患者舒适、保证安全	询问患者有无不适，健康宣教，感谢患者配合
（6）观察记录	观察皮肤情况，记录翻身时间，做好交接班	

2. 注意事项

（1）协助患者更换卧位时，应注意节力原则，如翻身时，尽量让患者靠近护理人员，使重力线通过支撑面来保持平衡，缩短重力臂而省力。

（2）协助患者翻身时，应将患者身体稍抬起再行翻身，切忌拖、拉、推等动作，以免擦伤皮肤。两人协助翻身时，须注意动作协调、轻稳。

（3）翻身时间根据患者病情与受压部位皮肤情况确定，一般每隔2小时翻身1次，必要时每隔1小时翻身1次。如果发现皮肤出现红肿、破损，应增加翻身次数，同时做好床边交接班。

（4）对有各种导管或输液装置者，应先将导管安置妥当，翻身后仔细检查，保持导管通畅。

（5）为特殊患者更换卧位时，还须注意以下几方面。

1）颈椎或颅骨牵引者，翻身时不可放松牵引，并使头、颈、躯干保持在同一轴线上移动，翻身后注意牵引方向、位置以及牵引力是否正确。

2）一般手术者，翻身前应先检查敷料是否干燥、有无脱落，若已脱落或分泌物浸湿敷料，应先更换敷料后再行翻身，翻身后注意不可使伤口受压；颅脑手术者，翻身时要注意头部不可剧烈翻动，以免引起脑疝，压迫脑干，应取健侧卧位或平卧位。

3）伤口较大或石膏固定者，应注意翻身后患处位置及局部肢体的血运情况，防止受压。

4）注意保暖及防止患者坠床。

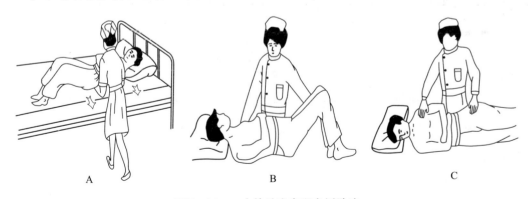

A   B   C

图7-14　一人协助患者翻身侧卧法

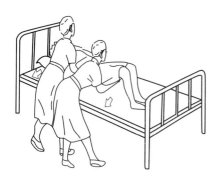

图 7 – 15　两人协助患者翻身侧卧法

3. 健康教育

（1）向患者及家属说明协助翻身的目的和重要性，鼓励患者与家属积极、主动地参与。

（2）教会家属正确翻身的方法以及翻身时的注意事项，指导患者配合方法。

【评价】

1. 患者感觉舒适，无压疮、坠积性肺炎等并发症的发生。

2. 患者及家属了解预防卧床并发症的知识和技能，能积极配合翻身活动。

3. 护士动作轻稳、节力。

考点提示

协助患者移向床头及翻身侧卧的目的、方法及注意事项。

扫码"学一学"

第三节　休息与睡眠

休息与睡眠是人类生存和发展的基本需要之一，适当的休息与充足的睡眠可以消除疲劳、恢复精力，促进身心健康，也是减轻病痛，促进康复的基本条件。护士应掌握休息和睡眠的基本知识，帮助患者解决休息与睡眠方面存在的问题，满足患者的休息与睡眠需要，促进患者康复。

一、休息

休息（rest）是指通过改变当前的活动方式，使身心放松，处于一种没有紧张和焦虑的松弛状态。休息包括身体和心理两方面的放松，通过休息可以减轻疲劳和缓解精神紧张。休息的方式因人而异，如脑力劳动者的休息方式可以是散步、做广播体操、打球、游泳、做家务等，而从事体力劳动的人则通过坐下来阅读、听音乐、看电视来放松和休息。

（一）休息的意义

休息是人类最基本的生理需要，是维持健康的基本条件，不仅影响个体的生理状况，而且还影响着其情绪、记忆、注意力等。休息对健康人和患者都具有十分重要的意义。

1. 休息与健康的关系　适当的休息是维护人体健康的必要条件。健康人通过休息以恢复精力和体力，使其处于最佳的生理和心理状态。当一个人经历了较长时间的体力或脑力劳动之后就会感到疲乏、精神懒散、注意力不集中、反应迟钝、工作效率下降，有的还可表现为情绪不稳或容易被激惹等。如果持续时间过久，容易导致免疫力下降，引发疾病。因此，适当地休息可以减轻或消除机体的疲劳，减轻精神紧张；同时，休息可以维持机体生理调节的规律性，促进机体正常的生长发育，保持健康的体魄。

2. 休息与康复的关系　休息是疾病康复的必要措施。良好的休息有助于患者消除疲劳、减少消耗，促进蛋白质的合成及组织修复，提高治疗效果，促进机体康复。如：当人体处于卧位时，肝脏及肾脏的血流量较站立时增加50%，可使其获得充足的血液供应，提供丰富的营养物质，利于组织器官的修复。另一方面由于休息时新陈代谢减慢，全身血液的需求量下降，心脏负荷减轻，因而对心脏疾病的恢复也是十分有利的。

（二）休息的条件

1. 身体的舒适　生理上的舒适是获得良好休息的基本条件。因此，对患者来说，尽量减轻其身体的不适感，把身体的不舒适减至最低程度以提高休息的质量。护理人员应帮助患者满足其生理需要，如控制和解除疼痛，协助做好个人卫生，注意保暖，安排舒适的体位等。

2. 心理的放松　稳定的情绪是获得良好休息的必要条件。当个体患病时，由于无法满足社会、职业或个人角色及义务的需要，加之对疾病的担忧和对医院环境、医务人员的陌生感，患者常会出现害怕、焦虑、烦躁不安等各种负面情绪。因此，护理人员应耐心地与患者进行沟通，了解患者的心理压力，运用适当的知识和技能，帮助患者达到身心放松，使其处于平静、安宁的状态。

3. 充足的睡眠　得到良好休息的先决条件是充足的睡眠。睡眠时间长短因人而异，只有满足了一定的睡眠时数，才能达到真正的休息。一个人若不能满足其最低限度的睡眠时数，常会出现易怒、精神紧张并伴有全身疲劳，在这种情况下很难达到休息的目的。因此，护理人员应创造良好的睡眠条件，解决患者的睡眠问题，促进疾病的早日康复。

4. 和谐的环境　医院的环境是影响患者休息的重要因素之一。环境中的空间、温度、湿度、光线、色彩、装饰、空气、声音以及护理人员的言谈举止、工作态度、工作情绪等均对患者的休息、疾病的康复有着不

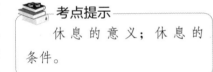

考点提示

休息的意义；休息的条件。

同程度的影响。因此，护理人员应努力为患者创造一个安静、整洁且温湿度、通风和光线适宜，美观而安全的环境，并通过与患者的良好沟通与交流，建立融洽的护患关系，从而有利于保证休息的质量。

二、睡眠

睡眠与觉醒是交替循环的生理过程，两者均为人类生存的必要条件。睡眠是一种周期发生的知觉的特殊状态，由不同的时相组成，对周围环境可相对地不做出反应。过去人们认为睡眠是一种"均匀安静的状态"，对周围环境失去反应能力，与昏迷或麻醉状态相似。但目前研究发现，虽然睡眠时人对周围环境的反应能力降低，但并未完全消失。人们在睡眠中，对特殊刺激会产生选择性知觉，如婴儿的啼哭声能唤醒熟睡的母亲。

（一）睡眠的生理

1. 睡眠机制　目前认为睡眠是由位于脑干尾端的睡眠中枢控制。睡眠中枢向上传导冲动作用于大脑皮质（上行抑制系统），与控制觉醒状态的脑干网状结构上行激动系统的作用相拮抗，从而调节睡眠和觉醒的相互转化。

2. 睡眠时相　根据睡眠发生过程中的脑电波变化和机体活动表现，将睡眠分成两个时

相，一是脑电波呈现同步化慢波的时相，称慢波睡眠（slow wave sleep，SWS），又称正相睡眠或非快速眼球运动睡眠（NREM）；二是脑电波呈现去同步化快波的时相，称为快波睡眠，又称异相睡眠或快速眼球运动睡眠（rapid eye movement sleep，REM）。睡眠过程中，两个时相互相交替。

（1）慢波睡眠　其特点是眼球运动较慢，呼吸和其他自主神经系统的功能均下降，表现为闭目、瞳孔缩小、肌肉松弛，但还有一定的张力。在慢波睡眠中，机体的耗氧量下降，但脑的耗氧量不变。慢波睡眠可分为四期，见表7-3。

（2）快波睡眠　其特点是眼球快速转动，脑电波活跃，与觉醒时极为相似。同时有血压升高、心率加快、呼吸快且不规则等交感神经兴奋的表现。肌电图反映此时肌张力极低，是睡眠各期中最低的，但可有间断的阵发性表现，如眼球快速转动、部分肢体抽动等。做梦是快波睡眠的特征之一，此阶段出现的梦境往往是生动并充满感情色彩的，可以舒缓精神压力，使人将忧虑的事情从记忆中消除，有利于精力的恢复，对保持精神和情绪上的平衡具有十分重要的意义。睡眠各阶段变化见表7-3。

表7-3　睡眠各阶段变化

睡眠分期	特点	生理表现	脑电图特点
NREM 期			
第Ⅰ期（入睡期）	入睡的过渡期，可被外界的声响或说话声惊醒，持续0.5~7分钟	全身肌肉松弛，呼吸均匀，脉搏减慢	低电压a节律，频率为8~12次/秒
第Ⅱ期（浅睡期）	进入睡眠状态，但仍易被惊醒，持续10~20分钟	全身肌肉松弛，呼吸均匀，脉搏减慢，血压、体温下降	出现快速、大的梭状波，频率为14~16次/秒
第Ⅲ期（熟睡期）	睡眠逐渐加深，需要巨大的声响才能使之觉醒，持续15~30分钟	全身肌肉十分松弛，呼吸均匀，心跳缓慢，血压、体温继续下降	梭状波与δ波交替出现
第Ⅳ期（深睡期）	极难唤醒，可出现梦游和遗尿，持续15~30分钟	全身松弛，无任何活动，呼吸缓慢均匀，脉搏、体温继续下降，体内分泌大量生长激素	缓慢而高的δ波，频率为1~2次/秒
REM 期	眼肌活跃，眼球迅速转动，梦境往往在此阶段出现	心率、血压、呼吸大幅度波动，肾上腺素大量分泌，除眼肌以外，全身肌肉松弛	呈不规则的低电压波形，与NREM期第Ⅰ期相似

3. 睡眠周期　人的睡眠是周期性发生的，睡眠周期是慢波睡眠与快波睡眠交替进行。每一睡眠周期为60~120分钟，平均为90分钟，成人平均每晚出现4~6个睡眠周期。正常睡眠在入睡最初20~30分钟，从慢波睡眠的入睡期顺序进入浅睡期、熟睡期和深睡期，再由深睡期返回至熟睡和浅睡期（第Ⅱ期），从第Ⅱ期进入快波睡眠，大约持续10分钟，又进入第Ⅱ期（图7-16）。在睡眠时相周期的任何一阶段醒来而复睡时，都需要从头开始，依次经过各期。在睡眠周期中，每一时相所占的时间比例将随着睡眠的进行而有所改变。刚入睡时NREM期占睡眠周期的绝大部分时间，约占90分钟，REM期不超过30分钟。进入深夜，REM期会延长到60分钟，而NREM期所占的时间则会相应地缩短。越接近睡眠后期，REM期持续时间越长。因此，大部分NREM睡眠发生在上半夜，REM睡眠则多发生在下半夜。

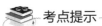
考点提示
　睡眠的概念、时相和睡眠周期。

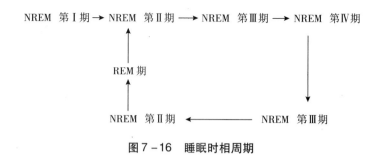

图 7-16 睡眠时相周期

（二）影响睡眠的因素

1. 生理因素

（1）年龄　年龄是影响睡眠需要量的重要因素，通常人类睡眠的需要量与其年龄成反比。年龄越小所需的睡眠量越多，随着年龄的增长，人的睡眠需要量逐渐减少。新生儿 24 小时大多处于睡眠中，婴儿为 14~15 小时；幼儿为 12~14 小时；学龄儿童为 10~12 小时；青少年为 8~9 小时；成人为 7~8 小时；50 岁以上平均 7 小时。此外，随着年龄增加，睡眠深度也逐渐降低。

（2）节律移位　昼夜性节律是指人体根据内在的生物性规律，在 24 小时内规律地运行的活动，相当于一个人的生物时钟，每天 24 小时规律运转，形成一个人的日常生活节奏。睡眠是一种周期现象，一般发生在昼夜节律的最低期。如果人的睡眠不能与昼夜节律一致，如试图在已习惯活动的时候睡眠，或在已习惯睡眠的时候活动，就会造成"昼夜性节律去同步化"或"节律移位"，使睡眠质量下降，觉醒阈值降低，容易被惊醒，产生疲劳、焦虑、不安及判断力、反应力降低等症状。

（3）内分泌变化　内分泌的变化会影响睡眠。妇女在月经前期和月经期常常会出现疲乏、嗜睡；更年期妇女由于情绪变化，精神紧张而影响睡眠。

2. 病理因素　几乎所有的疾病都会影响患者的睡眠，使其在入睡或维持睡眠上出现问题。然而，患病的人恰恰需要更多的睡眠时间，可是因为疾病造成的各种不适如疼痛、心悸、呼吸困难、瘙痒、恶心、发热等都会影响正常的睡眠。

3. 心理因素　目前失眠最难以治疗的，也是最关键的原因。任何强烈的情绪变化如害怕、焦虑、喜悦、悲哀、兴奋等都可能造成失眠。患者由于生病住院产生的负面情绪，如对疾病的担忧、经济压力、角色转变等均可造成睡眠障碍。

4. 环境因素　患者住院后改变了原来的睡眠环境，加上医疗工作的频繁干扰而影响睡眠。研究发现，在新环境中慢波睡眠和快波睡眠的比例会有所变化，表现为入睡时间延长、快波睡眠减少、觉醒次数增加等。

5. 其他因素

（1）药物因素　应用利尿药导致夜尿增多而影响睡眠；安眠药能加速睡眠，但只能在短时间内增加睡眠量，长期服用安眠药，导致患者对药物产生依赖，停药后睡眠障碍将更加严重。某些抗高血压药、平喘药、镇痛药等对睡眠有一定的影响。

（2）食物因素　一些食物的摄入会改变睡眠状况。如肉类、乳制品和豆类中含有较多 L-色氨酸能促进入睡，缩短入睡时间。对于睡眠不佳者鼓励其睡前喝热牛奶有助于睡眠。如果睡前饮茶或喝咖啡，则会使人兴奋，干扰睡眠。

（3）睡前习惯　有些人在睡前有一些例行的习惯，如喜欢在睡前洗热水澡、喝牛奶或读书看报、听音乐等，有助于睡眠。

（4）疲劳　适度的疲劳有助于入睡，太过疲劳反而难以入睡。

（5）体育锻炼　睡前进行适度的体育锻炼，可使肌肉放松，有助于睡眠。但剧烈的运动导致过度疲劳反而干扰睡眠。

（三）睡眠障碍

睡眠障碍是指睡眠量及质的异常，或在睡眠时出现某些临床症状，也包括影响入睡或保持正常睡眠能力的障碍，如睡眠减少或睡眠过多以及异常的睡眠相关行为。常见的睡眠障碍介绍如下。

1. 失眠（insomnia）　是睡眠障碍中最常见的一种，与不健康的生活方式有着密切的关系。主要表现为入睡困难，难以维持睡眠状态（易醒、多梦、睡不深）及早醒，总的睡眠时数减少，而且醒后仍觉疲乏，并伴有多种不适症状，如头晕目眩、心悸气短、体倦乏力、急躁易怒等。根据有无诱发因素，将失眠分为原发性失眠和继发性失眠。原发性失眠是一种慢性综合征，继发性失眠则是因精神紧张、身体不适、环境改变、药物等因素引起。大多数失眠并非一种因素引起，而是多种因素综合作用的结果。脑电图描记发现失眠患者在上半夜占优势的慢波睡眠第Ⅲ、Ⅳ期睡眠减少。由此可见，失眠不仅是睡眠量的减少，而且质也发生了变化。所以即使入睡，醒后仍然感觉疲乏无力、精神不振。

2. 睡眠过度（hypersomnia）　突出的表现是睡眠过多，可持续几小时或几天，对睡眠的需求难以控制，睡眠中难以唤醒。研究表明睡眠过度只是总的睡眠时间延长，但睡眠时相的周期进展和每一时相所占的比例均在正常范围内。睡眠过度的原因尚不十分清楚，通常认为与饮食失调和病态的肥胖有关，多发生在 40～50 岁的男性，表现为食欲亢进、肥胖、白天无力、嗜睡并伴有头痛、夜间睡眠不稳等。也可见于一些心理疾病，如严重的抑郁症、焦虑症，患者通过睡眠来逃避现实生活的压力。

3. 发作性睡眠（narcolepsy）　这是一种特殊的睡眠失调，较为少见。患者表现为不能控制的、短暂的突发性睡眠，多发生在饭后或情绪变化时出现机体肌肉张力突然消失，倒地便睡。为此发作性睡眠的人中约有 70% 会出现猝倒现象，常导致严重的跌伤。约有 25% 的人在发作性睡眠时出现生动的、充满色彩的幻觉幻听。发作过后，患者感到精力得到恢复。

4. 睡眠呼吸暂停（sleep apnea）　是一种以睡眠中呼吸反复停顿为特征的一组综合征，每次停顿 10 秒以上，每小时停顿超过 20 次，表现为时醒时睡，并伴有动脉血氧饱和度降低、低氧血症、高血压及肺动脉高压。患者由于反复出现呼吸暂停而使睡眠结构紊乱，浅睡眠增多，深睡眠减少。因此，睡眠呼吸暂停多见于慢波睡眠第Ⅰ期和第Ⅱ期。睡眠呼吸暂停可分为中枢性呼吸暂停和阻塞性呼吸暂停两种类型。

（1）中枢性呼吸暂停　由于中枢神经系统功能障碍造成的，见于颅脑损伤、药物中毒等。

（2）阻塞性呼吸暂停　往往出现在严重的、频繁的、用力的打鼾或喘息之后，可由上呼吸道病变引起，或因肥胖者脂肪堆积在咽部、舌根部阻塞气道引起。

研究表明，睡眠呼吸暂停是心血管疾病的危险因素之一，与高血压之间存在因果关系。

5. 睡眠剥夺（sleep deprivation）　是许多睡眠障碍患者共同经历的问题，指当睡眠受到干扰或被打断时，睡眠时间和睡眠时相的减少或损失。住院患者，尤其是监护病房的患者，容易发生外源性和昼夜节律性睡眠紊乱，从而导致睡眠剥夺。纠正睡眠剥夺的唯一方式就是恢复性睡眠，这就要求护理人员在护理工作中采取适当措施尽量去除干扰睡眠的因素，使患者获得正常的睡眠。

6. 梦游症（night－walking） 主要见于儿童，以男性多见，随着年龄的增长会逐渐消失，可能与中枢神经系统发育迟缓有关，常发生于慢波睡眠的第Ⅲ、Ⅳ期，此时对梦的回忆是最弱的。梦游发生时，患者可下床活动甚至完成一些复杂的动作，然后继续上床睡觉，醒后对梦游过程不能回忆。

7. 梦魇（nightmare） 表现为睡眠时出现噩梦，如被猛兽追赶、跌落悬崖等，因而呼叫呻吟，突然惊醒，醒后仍有短暂的意识模糊。常由于白天受到惊吓、过度兴奋、胸前受压、呼吸道不畅、晚餐过饱等因素引起。梦魇常发生于快波睡眠，多为暂时性的，一般不会带来严重后果，但若持续发生，则可能是精神疾病的症状，应予以重视。

8. 睡惊（night terror） 表现为睡眠中突然惊醒，两眼直视，表情紧张恐惧，呼吸急促，心率加快，伴有大声喊叫、躁动不安等。发作历时 1~2 分钟，发作后又复入睡，醒后对发作不能回忆。

9. 遗尿（bed－wetting） 指 5 岁以上的儿童仍不能控制排尿，在日间或夜间反复出现不自主排尿，与遗传、睡眠机制障碍、控制排尿的中枢神经系统发育迟缓等因素有关。

> **考点提示**
> 各年龄段需要的睡眠时间；常见睡眠障碍类型。

（四）住院患者的睡眠特点

住院患者的身心状态较健康时发生了不同程度的变化，加上对医院环境的陌生感、对疾病的担忧、经济压力、个人角色的改变等因素使患者的睡眠受到影响，表现为以下两个方面。

1. 睡眠节律改变 住院患者的各项诊疗活动可能会在一天 24 小时内的任何时间发生，因此不可避免地使患者的睡眠发生"昼夜性节律去同步化"。患者不仅睡眠节律改变，而且睡眠效果较差，表现为白天昏昏欲睡，夜间失眠，觉醒阈值明显降低，极易被惊醒，继而出现焦虑、沮丧、不安、烦躁等情绪。当睡眠规律改变时，人体就会"再同步"来适应新的睡眠形态，获得再同步化的时间因人而异，一般认为至少需要 3 天，常见的为 5~12 天。

2. 睡眠质量改变 住院患者睡眠质量的改变主要表现为睡眠剥夺、睡眠中断和诱发补偿现象。具体表现为：①入睡时间延长，睡眠持续时间缩短，觉醒次数增多，总睡眠量减少，尤其是快波睡眠减少。②睡眠中断，睡眠时相转换次数增多，不能保证睡眠的连续性。③慢波睡眠第Ⅲ、Ⅳ期和快波睡眠减少时，会在下一个睡眠周期中得到补偿，特别是慢波睡眠第Ⅳ期优先得到补偿，同时分泌大量生长激素，以弥补因觉醒时间增加造成的能量消耗。但快波睡眠不足时症状更为严重，患者会出现知觉及人格方面的紊乱，称为诱发补偿现象。

（五）促进睡眠的护理措施

1. 评估患者休息和睡眠的情况 护理人员应随时评估患者的休息与睡眠状态，提出有针对性的护理措施并实施。评估需要收集的资料包括：每晚通常睡几小时；何时入睡及入睡需要多长时间；睡着后是否容易惊醒；夜间醒来的次数和原因；睡眠过程中有无异常情况如失眠、梦游、说梦话等；是否会打鼾；晨起后是否会觉得精力和体力得到恢复；就寝前有无特殊习惯；是否使用安眠药等。此外，还要询问患者的情绪状态，了解患者的治疗和用药情况。

2. 促进患者的舒适　做好就寝前的准备工作，常规做好晚间护理，如协助患者洗漱、排便、更衣、整理床单位等；注意检查身体各部位引流管、牵引、敷料的情况，必要时更换敷料。帮助患者卧于舒适的体位；适当给予背部按摩，促进肌肉放松；对于身体有疼痛或不适的患者，护士应采取有效措施减轻或消除患者的各种不适。

3. 缓解患者的心理压力　住院患者心情十分复杂，陌生的环境、离开亲人的孤独感、对疾病的担忧以及对检查、治疗的恐惧导致心理压力增大，严重影响睡眠。因此，护理人员要善于观察，及时发现和了解患者的心理变化，与其共同讨论影响睡眠的原因，耐心倾听患者的主诉，有针对性地采取措施解决患者的烦恼，增强其自信心，解决睡眠问题。

4. 创造良好的睡眠环境　应尽可能根据患者的习惯，为之创造清洁、通风、安静、温湿度适宜、没有噪音的良好睡眠环境。病室内要保持适宜的温度，一般为18～22℃，湿度保持在50%～60%。护理人员应将影响睡眠的噪音降低到最低程度，如治疗和处置的声音、器械的碰撞声、卫生间的流水声、开关门声、说话及走路的声音等。夜间应拉上病房的窗帘，尽量熄灯或使用地灯，避免光线直接照射患者眼部而影响睡眠。床铺应当安全、舒适，长度和宽度适宜，被褥及枕头的厚度和硬度合适等。

5. 合理安排工作时间　为保证患者充分休息，应合理安排治疗护理措施，尽量减少干扰患者休息和睡眠。常规的护理工作应安排在白天，遇有特殊情况，必须在睡眠时间采取护理措施时，则应尽量间隔90分钟（一个正常睡眠周期所需时间为90分钟），以避免患者在一个睡眠周期中发生睡眠中断的现象。

6. 合理使用药物　安眠药可以改善睡眠，但是长期应用可引起耐药性，且停药可发生戒断症状。护理人员必须掌握安眠药的种类、性能、应用方法、对睡眠的影响及副作用，加强观察患者服药期间的睡眠情况及身心反应，及时发现问题并报告医生予以处理。

7. 建立良好的睡眠习惯　对患者已养成的睡眠习惯，护士应予以尊重，尽可能帮助患者保持原有的规律。如习惯在睡前沐浴或用热水泡脚、阅读书报或喝热饮料等，要尽量给予满足，以促进患者的睡眠。对习惯不良的患者，护士应指导患者按时入睡，睡前不宜吃得过饱、饮水过多、用脑过度、剧烈运动，不喝浓茶、咖啡等。此外，应遵循机体生物钟的规律，合理控制白天的睡眠量，以养成良好的睡眠习惯。

8. 睡眠失调的护理

（1）失眠　通过护理评估，找出失眠的原因，采取行之有效的措施促进睡眠，如睡前喝少量牛奶、进行放松和深呼吸练习、背部按摩、自我催眠等，必要时给予镇静催眠的药物，避免长时间连续用药，防止药物依赖性和成瘾性，帮助患者建立良好的睡眠形态。

（2）睡眠过度　应指导患者控制饮食，减轻体重，增加有趣和有益的活动，并限制睡眠时间。

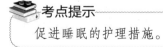

考点提示

促进睡眠的护理措施。

（3）发作性睡眠　应采取药物治疗并指导其学会自我保护，注意发作前兆，告知患者不要从事高空、水上作业及驾车等工作，防止意外发生。

（4）睡眠性呼吸暂停　指导患者采取正确的睡眠姿势，以保持呼吸道通畅，并在夜间

扫码"学一学"

加强观察，随时消除呼吸道梗阻症状。

（5）梦游及遗尿　对梦游者应注意加强防护，防止意外或损伤的发生，如移开卧室中的危险物品，锁上门窗等。对于遗尿者，晚间应限制饮水，并在睡前督促其排尿。

第四节　活　动

凡是具有生命的生物体均需要活动，并都具有与生俱来的活动能力。人们通过进食、饮水、排泄等活动来满足基本的生理需要；通过身体活动来维持呼吸、循环、消化、排泄及骨骼肌肉的正常功能。通过适当的活动，人体能较好地适应体内、外环境的变化，维持身体的健康。一个人如果失去活动能力，会导致生理功能丧失、自我形象紊乱、自卑、敏感、与社会脱离等问题。由此可见，护理人员除了要帮助患者很好地休息之外，还要从患者的身心需要出发，协助患者进行适当的活动，以预防并发症的发生。

一、活动受限的原因及对机体的影响

（一）活动受限的原因

活动受限是指身体的活动能力或任何一部位的活动由于某些原因而受到限制。导致活动受限的常见原因有如下几方面。

1. 生理因素

（1）疼痛　剧烈的疼痛往往限制患者相应部位的活动。如胸腹部手术后的患者，因伤口疼痛不愿咳嗽、深呼吸等活动，类风湿关节炎患者常因疼痛使患病关节的活动范围减小。

（2）损伤　肌肉、骨骼和关节的损伤，如扭伤、挫伤、骨折等，都会导致受伤肢体的活动受限。

（3）运动、神经系统功能受损　脊髓损伤、脑卒中或脑血栓所致的中枢性神经功能损伤，因运动神经元无法支配相应的肌肉而造成严重的甚至是永久性的运动障碍。另外重症肌无力、肌肉萎缩患者可出现明显的活动受限，甚至不能活动。

（4）身体残疾　肢体的先天性畸形或其他残障，如失明等，均可造成机体活动受限。

（5）疾病严重　心肺疾病引起的供氧不足，为减轻心肺负担而减少活动，如大面积心肌梗死患者须绝对卧床休息。某些疾病所致的严重营养不良或极度肥胖所致的全身无力，也会导致活动受限。

（6）医护措施的限制　如意识不清的患者为防止其躁动出现坠床或抓伤等意外，需对其加以约束；骨折患者因石膏或牵引固定后，活动受到限制。

2. 心理因素　当个体承受的压力超过其适应范围时，会发生情绪波动。如各种原因导致个体悲伤、沮丧、烦闷时，不愿接触人而活动减少，需经过一段时间的调适后，才能恢复正常的生活。极度抑郁、木僵等患者，正常活动明显减少。

（二）活动受限对机体的影响

活动受限对机体的影响是多方面的，包括生理、心理及社会交往等方面。

1. 对皮肤的影响　长期卧床或躯体移动障碍的患者，身体局部受压时间过长，血液循环障碍，导致皮肤抵抗力下降，皮肤极易受损形成压疮。

2. 对运动系统的影响　运动系统结构的稳定和新陈代谢有赖于运动，日常活动产生的机械压力有助于维持肌肉强度、耐力及协调性，维持骨骼的坚固及其支撑体重的能力。对某些患者来说，限制活动的范围和强度是有必要的，但如果骨骼、肌肉和关节长期处于不活动或活动减少的状态，会导致下列情况出现。

（1）肌肉萎缩　机体活动完全受限后，肌肉每天失去 2%~3% 的强度，48 小时后就开始出现肌肉萎缩。活动受限会导致肌肉萎缩，而肌肉萎缩反过来会影响活动，如此恶性循环则会使肌肉更加无力，萎缩加重。

（2）关节僵硬挛缩　活动受限的关节长期维持某种姿势时，会发生关节僵硬或挛缩。活动受限患者的肩、髋、膝易僵硬，严重时会挛缩变形。长期卧床未做踝关节运动或未使用足托板的患者容易发生垂足。腕关节也可因为长期卧床或重物压迫造成垂腕。挛缩早期可以通过锻炼使问题关节得以纠正；如果到了晚期，肌腱、韧带、关节囊都已发生病变时，挛缩已不可逆，只有通过手术才能纠正。

（3）骨质疏松　正常的情况下，骨的形成和消耗呈动态平衡。活动可刺激成骨细胞活性，维持正常的造骨功能。活动受限或制动时，缺少了对成骨细胞的刺激，使造骨受到影响，但破骨细胞仍继续其功能，使造骨和破骨失去动态平衡，骨钙流失，从而导致骨质疏松的发生，严重时可发生病理性骨折。

3. 对心血管系统的影响　长期卧床的患者对心血管系统的影响主要为直立性低血压和深静脉血栓形成。

（1）直立性低血压　是患者从卧位到坐位或直立位时，或长时间站立出现血压突然下降超过 20mmHg，并伴有头昏、头晕、视物模糊、乏力、恶心等表现。长期卧床患者之所以会出现直立性低血压，是因为：①活动受限造成全身肌肉张力下降，促进静脉血回流的能力降低，静脉血滞留在下肢血管中，使循环血量减少，导致血压下降。②由于神经血管反射能力降低，患者采取直立位后，血管不能立即收缩而处于扩张状态，导致脑血流量减少，从而出现头晕、头昏、视物模糊等表现。

（2）深静脉血栓形成　静脉血栓主要累及四肢浅静脉或下肢深静脉。深静脉血栓形成的主要原因是静脉血流缓慢和血液高凝状态。长期卧床的患者，由于机体活动减少，血液循环速度减慢，加之卧床患者大都有不同程度的脱水，这会引起血液的凝固性增加。血液流速减慢及凝固性增高，使形成血栓的危险性增加。如果血液循环不良的时间超过机体组织受损的代偿时间，就会导致血管内膜受损，进一步增加血栓形成的危险性。患者卧床时间越长，发生静脉血栓的危险性越高，特别是肥胖、脱水、贫血及休克的患者发生的概率则更高。深静脉血栓最主要的危险是血栓脱落进入血液循环，进而进入肺血管造成肺栓塞严重的导致死亡。因此，对于大手术后、产后或慢性疾病长期卧床的患者，应鼓励患者在床上进行下肢运动，并做深呼吸和咳嗽动作。能起床的患者尽早下床活动，促进腿部肌肉收缩，增加下肢静脉血回流。

4. 对呼吸系统的影响　长期卧床不动，导致坠积性肺炎和二氧化碳潴留。

（1）坠积性肺炎　患者长期卧床，胸廓与横膈活动受限，使有效通气减少，而且大多数卧床患者都处于衰竭状态，没有力量做有效的深呼吸，加之患者咳嗽、改变体位的能力下降，呼吸道分泌物清除功能下降，导致痰液蓄积，这为细菌的生长繁殖提供了良好的条件。在这种情况下，上呼吸道一个较小的感染可能迅速恶化，导致严重的下呼吸道感染，最终导致坠积性肺炎。坠积性肺炎是长期卧床患者最常见的并发症。因此，对长期卧床患者要定时翻身、叩背、吸痰，保持呼吸道通畅和肺的正常通气功能。

（2）二氧化碳潴留　肺部有效通气减少、分泌物蓄积，影响肺泡内氧气和二氧化碳的扩散，导致二氧化碳潴留。若缺氧状态得不到及时纠正，会出现呼吸性酸中毒，最后导致心肺功能衰竭甚至威胁生命。

5. 对消化系统的影响　主要影响患者的食欲和排便。由于活动量的减少和疾病的影响，患者常常出现厌食，同时蛋白质等营养物质的大量消耗，导致负氮平衡，长期存在则会出现严重的营养不良。由于厌食，所摄入的纤维素和水分减少，因而无法产生足够的粪便容积刺激肠道产生排便反射，加之卧床后活动受限使胃肠道的蠕动减慢，水分的再吸收增加，粪便变硬，患者常出现便秘。有的患者因不习惯在床上排便、全身肌肉虚弱无力，均可加重便秘和食欲不振。

6. 对泌尿系统的影响　长期卧床活动受限可导致排尿困难、尿潴留、泌尿系结石和感染等。卧床时排尿姿势的改变，影响正常的排尿活动，出现排尿困难。若长期排尿困难，膀胱便会过度膨胀，逼尿肌过度伸展，机体对膀胱胀满的感受性减弱而致尿液潴留。由于机体活动量减少，尿液中的钙磷浓度增加，因同时伴有尿液潴留，进而可形成泌尿道结石。另外，由于尿液潴留，尿液对泌尿道的冲洗作用减少，细菌易在尿道口聚集，引起细菌上行导致泌尿系感染。若长期导尿或外阴部卫生状况差，更容易增加感染的概率。

7. 对心理社会方面的影响　长期卧床患者脱离了正常工作和原有的生活状况，担心他们的家庭、工作和经济收入，而出现焦虑、恐惧、自尊改变、挫折感等。此外，有些制动患者容易出现情绪波动，产生愤怒情

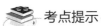
考点提示
机体长期活动受限可引起的并发症。

绪，甚至会在行为上出现敌对好斗的行为。另一些人变得胆怯畏缩，有的甚至出现定向力障碍，不能辨别时间和地点。

二、患者活动能力的评估

对患者活动能力进行全面、系统的评估是制定护理计划的需要，也为科学地指导患者活动提供依据。

（一）患者的一般资料

患者的一般资料评估包括年龄、性别、文化程度、职业等。年龄是决定机体所需要活动量及能耐受活动程度的重要因素之一。不同年龄阶段，活动能力有不同的特点。如婴儿期的活动主要以学习爬、坐、走及练习双手握力为主；幼儿期以跑、跳跃等活动为主，并表现出动作的协调性；青少年精力旺盛，大多选择户外活动及剧烈的身体运动；成年期身体和心智的发育均已成熟，社会活动增加，身体活动常选择慢跑、快步走等活动；老年人因身体逐渐老化，其身体活动和社会活动逐渐减少，可选择打太极拳和散步等活动。由于生长发育和体力上的差异，通常女性所选择运动不如男性激烈。文化程度和职业的不同可以帮助护理人员分析和预测患者对活动的态度和兴趣。

（二）心肺功能状态

活动时机体对氧的需求量大幅度增加，给呼吸系统带来了巨大压力，特别是肺部有感染或其他疾病时，则不能进行大运动量的活动。同时，活动还会加重心脏负担，不恰当的运动可加重原有的心脏疾病，甚至导致心搏骤停。活动还会使血压上升，因此，活动前应

测量血压，若有异常，应调整活动的方式及活动量。

（三）骨骼肌肉状态

机体若要完成日常的各种活动，除具有健康的骨骼以外，还应具有良好的肌力。在肌张力正常的情况下，触摸肌肉有坚实感。当肌张力减弱时，触摸肌肉松软。我们可以通过机体收缩特定肌肉群的能力来评估判断肌力。肌力一般分为 6 级。

0 级：完全瘫痪、肌力完全丧失。

1 级：可见肌肉轻微收缩但无肢体运动。

2 级：可移动位置但不能抬起。

3 级：肢体能抬离床面但不能对抗阻力。

4 级：能作对抗阻力的运动，但肌力减弱。

5 级：肌力正常。

（四）关节功能状态

在评估关节的功能状况时，要根据疾病和卧床对关节的具体影响进行评估。通过患者自己活动关节的主动运动或护理人员协助患者移动关节的被动运动，观察关节的活动范围有无受限及受限程度，是否有关节僵硬、变形，活动关节时有无声响或疼痛不适。

（五）机体活动能力

通过对患者日常活动情况如行走、梳头、穿衣、洗漱等的观察来判断其活动能力，对其完成情况进行综合评价。一般机体活动能力可分为 5 级。

0 级：完全能独立，可自由活动。

1 级：需要使用设备或器械（如拐杖、轮椅）。

2 级：需要他人的帮助、监护和教育。

3 级：既需要他人帮助，也需要设备和器械。

4 级：完全不能独立，不能参加活动。

（六）患者目前的患病情况

评估患者目前疾病的性质和严重程度及对机体活动的影响，有助于合理安排患者的活动量。肺部有感染或其他疾病者，因活动会增加机体对氧的需求量，给呼吸系统带来压力，则不适应剧烈的活动。心脏疾病患者，因活动会加重心脏负担，不恰当的运动会加重原有的心脏疾病，甚至导致心搏骤停；截瘫、昏迷、骨折、大手术后患者的活动几乎完全受限，应采取被动运动方式。此外，在评估活动情况时，应考虑患者的治疗需要，如骨折患者，医护人员在制定活动计划时应正确处理肢体活动与患肢制动的关系，制定合理的护理措施。

（七）社会心理状况

评估患者目前的心理状态、对活动的态度和兴趣等对活动的进行具有重要影响。如果患者情绪低落、焦虑，对活动缺乏兴趣，会严重影响活动的进行及预期效果。因此，评估患者的心理状况，帮助患者保持愉快的

 考点提示

患者肌力和活动能力的等级评估。

心情以及对活动的兴趣，是完成高质量活动的必要条件。另外，患者家属的态度和行为也会影响患者的心理状态。因此，护理人员还应教育家属给予患者充分的理解和支持，帮助患者建立广泛的社会支持系统，共同完成护理计划。

三、协助患者活动

对于可离床活动的患者，可选用主动运动的方式，并鼓励其下床活动。对于身体活动受限的患者，在活动中可采用被动运动的方法，并鼓励患者尽力配合，使关节和肌肉得到最大范围的锻炼。

（一）选择合适的卧位

患者卧床时，体位应舒适、稳定，全身尽可能放松，以减少肌肉和关节的紧张。对于病情较重的患者，应定时翻身、活动和按摩受压部位，预防压疮形成。

（二）保持脊柱的正常生理弯曲和各关节的功能位置

脊柱对行走、跑、跳所产生的震动具有缓冲作用，并对脊髓和脑组织起着重要的保护作用。长期卧床的患者，由于缺乏活动，或长时间采取被动体位或强迫体位，会引起脊柱变形及周围肌肉组织僵硬，使脊柱失去正常的生理弯曲及功能，患者出现局部酸痛、肌肉僵硬等症状。因此，长期卧床患者应注意保护颈部及腰部，用软枕支托以维持其正常的生理弯曲。若病情允许，应经常变换体位，并加强背部护理，按摩受压肌肉，促进局部血液循环，减轻疼痛，同时要指导患者进行腰背肌锻炼，保持脊柱的正常生理功能和活动范围，注意保持各关节处于最佳功能位置，防止挛缩变形，以维持关节的正常功能。

（三）维持关节活动范围

关节活动范围（range of motion，ROM）是指关节活动时可达到的最大弧度。ROM 练习，指根据每一特定关节可活动的范围，通过应用主动或被动活动练习的方法，维持关节正常的活动度，防止关节挛缩和粘连，是恢复和改善关节功能的有效锻炼方法。患者独立完成全关节范围的活动称为主动性 ROM 练习，躯体可移动的患者可采用主动性 ROM 练习；被动性 ROM 练习指者完全依靠其他人员才能完成全关节范围的活动。对于活动受限的患者应尽快开始 ROM 练习，开始可由医务人员完全协助或部分协助完成，并最终达到患者能独立完成的目的。被动性 ROM 操作要点如下。

1. 患者采取自然放松的姿势，面向操作者，操作者尽量靠近患者身体。

2. 依次对颈部、肩、肘、腕、手指、髋、膝、踝、趾关节作外展、内收、伸展、屈曲、内旋、外旋等关节活动范围练习（图 7-17），并比较两侧关节的活动情况。当患者出现疲劳、疼痛、痉挛或抵抗反应时，应停止操作。

3. 活动关节时，操作者的手应作成环状或用支架托起活动关节的远端肢体（图 7-18）。

4. 每个关节每次可有节律地做 5～10 次完整的 ROM 练习。各关节的活动形式和范围参见表 7-4 和表 7-5。

5. 操作者在活动每个关节时，应观察患者反应。抬起患者的肢体时，操作者移动自己的重心，尽量使用腿部的力量，以减少疲劳。

6. 对于急性关节炎、骨折、肌腱断裂、关节脱位等患者进行 ROM 练习时，应与医生商量，避免加重损伤。若患者为心脏疾病，应观察其有无胸痛症状、心率和心律的变化，因剧烈的活动可诱发心脏病的发作。

7. 指导患者用健侧肢体帮助患侧肢体运动。

8. 运动结束后，测量生命体征，记录患者每日运动的时间、内容、次数、关节的活动情况及患者的反应。

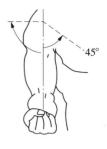
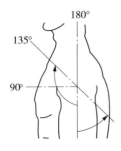
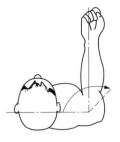

A. 外展内收　　　　　　　B. 前屈后伸　　　　　　　C. 内旋外旋

图 7 - 17　肩关节的活动范围

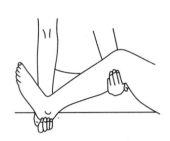
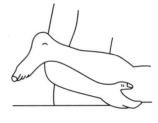

图 7 - 18　以手作成环状或支架来支托腿部

表 7 - 4　关节的活动范围正常值

部位	关节运动	正常关节活动范围	部位	关节运动	正常关节活动范围
肩关节	前伸	0°~180°		内收	0°~45°
	后伸	0°~50°		外展	0°~45°
	外展	0°~180°		内旋	0°~45°
	内旋	0°~80°		外旋	0°~45°
	外旋	0°~90°	膝关节	屈曲	135°
肘关节	屈曲	0°~150°		伸直	0°
	伸直	0°		跖屈	0°~45°
前臂	旋前	0°~90°	踝关节	背屈	0°~25°
	旋后	0°~90°		内翻	0°~40°
腕关节	掌屈	0°~80°		外翻	0°~40°
	背伸	0°~70°	脊柱	屈曲	0°~80°
	尺屈	0°~35°		伸直	0°~20°
	桡屈	0°~20°		侧屈	0°~40°
髋关节	屈曲	0°~120°		旋转	0°~45°
	伸直	0°~15°			

表 7 - 5　各关节活动形式注释

动作	概念	动作	概念
外展（abduction）	远离身体中心	伸展（extension）	关节伸直或头向后弯
内收（adduction）	移向身体中心	内旋（internal rotation）	旋向中心
屈曲（flexion）	关节弯曲或头向弯曲	外旋（external rotation）	自中心向外旋转

（四）进行肌力训练

1. 肌肉训练的方法

（1）等长收缩（isometric exercise） 等长收缩指肌肉收缩时，肌纤维不缩短，即肌肉的长度不变，但张力增加，不伴有明显的关节运动，故又称静力练习。此运动可增加肌肉的力量，促进静脉回流，但不能改善关节的活动。例如，膝关节完全伸直定位后，做股四头肌收缩松弛运动，即为等长收缩。等长收缩的优点是不引起明显的关节运动，可在肢体被固定时早期应用，或在关节内损伤、积液、某些炎症存在的情况下应用，以预防肌肉萎缩。

（2）等张收缩（isotonic exercise） 等张收缩是指肌肉收缩时肌纤维缩短，即肌肉长度改变致肢体活动，故伴有大幅度关节运动，符合大多数日常活动的肌肉运动方式，最为常用。

2. 进行肌肉锻炼的注意事项

（1）掌握运动量和运动频度，每次练习达到肌肉适度疲劳，练习后有适当间歇，使肌肉充分复原。一般每日或隔日练习1次。

（2）肌肉练习效果与练习者的主观努力密切相关，向患者讲解活动的重要性，并使其掌握练习要领，主动配合。经常鼓励患者，及时显示练习效果，以增强其信心。

（3）肌肉练习不应引起明显的疼痛，疼痛不仅会增加患者不适，还可能引起患者的损伤。

（4）肌肉练习前后应做准备和放松运动。

（5）注意肌肉等长收缩引起的升压反应及增加心血管负荷的作用。有轻度高血压、冠心病或其他心血管病变时慎用肌肉收缩练习，有较严重心血管病变者忌做肌肉收缩练习。

考点提示
被动性 ROM 操作要点；进行肌肉锻炼的注意事项。

扫码"学一学"

第五节　疼痛护理

疼痛是患者最常见、最严重的不舒适，也是临床上常见症状之一。疼痛与疾病的发生、发展、转归有着密切的联系，是临床上诊断、鉴别疾病的重要指征之一，也是评价治疗效果和护理效果的标准之一。护理人员应掌握疼痛的有关知识，正确地进行患者疼痛程度的评估，采取有效减轻疼痛的护理措施，减轻患者的不舒适。

一、概述

（一）疼痛的概念

疼痛（pain）是伴随着现存的或潜在的组织损伤而产生的一种令人不快的感觉和情绪上的感受，是机体对有害刺激的一种保护性的防御反应。疼痛具有以下3种共同的特征。

1. 疼痛提示个体的防御功能或机体的整体性受到侵害。

2. 疼痛是个体身心受到侵害的危险警告，伴有生理、行为和情绪上的反应。

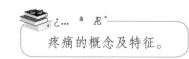
疼痛的概念及特征。

3. 疼痛是一种身心不舒适的感觉。

（二）疼痛的原因及发生机制

1. 疼痛的原因

（1）温度刺激　身体的体表接触过高或过低的温度，均会引起组织损伤，如高温可引起灼伤，低温可引起冻伤。

（2）化学刺激　化学物质如强酸、强碱等，不仅直接刺激神经末梢导致疼痛，而且能使被损伤的组织释放组胺等化学物质，作用于痛觉感受器，使疼痛加剧。

（3）物理损伤　刀切割、针刺、碰撞、身体组织牵拉、肌肉受压等，均可使局部组织受损，刺激神经末梢而引起疼痛。物理损伤可引起缺血、淤血等促进组织释放组胺、白三烯等化学物质，从而导致疼痛加剧、疼痛时间延长。

（4）病理改变　疾病造成体内某些管腔堵塞，组织缺血缺氧，空腔脏器过度扩张、平滑肌痉挛、局部炎性浸润等均可引起疼痛。

（5）心理因素　心理状态不佳、情绪紧张或低落、愤怒、悲痛、恐惧等都能引起局部血管收缩或扩张而导致疼痛，如神经性疼痛常因心理因素引起。此外，疲劳、睡眠不足、用脑过度可导致功能性头痛。

2. 疼痛的发生机制　疼痛发生的机制非常复杂，迄今为止，尚无一种学说能全面合理地解释疼痛发生的机制。有关研究认为痛觉感受器是游离的神经末梢。当各种伤害性刺激作用于机体并达到一定程度时，可引起受损部位的组织释放某些致痛物质，如组胺、缓激肽、5 - 羟色胺、乙酰胆碱、H^+、K^+、前列腺素等，这些物质作用于痛觉感受器，产生痛觉冲动，并迅速沿传入神经传导至脊髓，再通过脊髓丘脑束和脊髓网状束上行，传至丘脑，投射到大脑皮质的一定部位而引起疼痛。

（三）疼痛的分类

1. 按疼痛的病程　可分为急性痛和慢性痛。急性痛指突然发生，有明确的开始时间，持续时间较短，以数分钟、数小时或数天之内居多，用镇痛方法一般可以控制；慢性痛指疼痛持续 3 个月以上，具有持续性、顽固性和反复性的特点，临床上较难控制。

2. 按疼痛的性质　可分为钝痛（如酸痛、胀痛、闷痛等），锐痛（如刺痛、切割痛、灼痛、绞痛、撕裂样痛、爆裂样痛等）和其他疼痛（如跳痛、压榨样痛、牵拉样痛等）。

3. 按疼痛的部位　可分为头痛、胸痛、腹痛、腰背痛、骨痛、关节痛和肌肉痛等。

4. 按疼痛的起始部位及传导途径　可分为皮肤痛、躯体痛、内脏痛、牵涉痛、假性痛和神经痛。

二、疼痛的护理

（一）影响疼痛的因素

1. 年龄　年龄是影响疼痛的重要因素之一。个体对疼痛的敏感程度随年龄的不同而有所不同。婴幼儿不如成年人对疼痛敏感，随着年龄的增加，对疼痛的敏感性也随之增加，老年人对疼痛的敏感性又逐渐下降。

2. 注意力　个体对疼痛的注意程度会影响对疼痛的感觉程度。当注意力高度集中在其他事物时，疼痛会减轻或消失。如足球运动员在球场上即使受到严重伤害还是能全心投入比赛。如松弛疗法、音乐疗法等均可分散患者对疼痛的注意力，而减轻疼痛。

3. 个人经历 包括个体以往的疼痛经历、对疼痛原因的了解和对疼痛的态度。过去疼痛的经验可影响患者对现存疼痛的反应。如有些家长对儿童寻常的割伤或损伤大惊小怪，而有些家庭泰然处之，日积月累，这种对疼痛的态度将持续到成年阶段。经历过手术的患者对再次手术时产生的紧张情绪会增加对疼痛的敏感程度。

4. 情绪 情绪可改变个体对疼痛的反应。积极的情绪可减轻疼痛，消极的情绪可加重疼痛。若患者处于焦虑、恐惧状态时疼痛会加剧，而疼痛又会加剧焦虑情绪；反之，若患者处于愉快、兴奋状态时疼痛会减轻。

5. 个体差异 疼痛的程度和表达方式常因个体的性格和所处的特定环境不同而有所差异。自控力及自尊心较强的人常能忍受疼痛；善于表达情感的患者主诉疼痛的机会较多；一个人独处时常能忍受疼痛，如果周围有较多的人时，特别是家属和护理人员在身边时，对疼痛的反应会增强。

6. 疲乏 患者疲乏时对疼痛的感觉会加剧，忍耐性降低。当得到充足睡眠、休息后，疼痛感觉减轻，尤其是慢性病患者。

7. 社会支持系统 家属的支持、帮助或保护，可以减轻患者的疼痛。如对患儿、分娩中的产妇来说，有父母或丈夫的陪伴尤为重要。

8. 社会文化背景 患者所处的社会环境和文化背景，影响患者对疼痛的忍受。若患者生活在鼓励忍耐和推崇勇敢的文化背景中，往往更能耐受疼痛。患者的文化教养也会影响对疼痛的反应和表达方式。

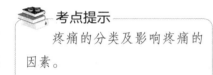

考点提示

疼痛的分类及影响疼痛的因素。

（二）疼痛对个体的影响

个体疼痛时出现生理、心理和行为方面的改变。而疼痛引发的机体反应与其性质有关，快痛反应局限，慢痛反应弥散；较轻的疼痛反应小且局限，剧烈疼痛反应大而广泛。当机体受到伤害性刺激时，可以出现不同生理活动的痛反应变化，个体在行为方面也会发生反应；同时还可以产生不愉快的或痛苦的主观感受，对个体心理过程也产生消极的影响。

1. 生理反应 对于急性疼痛，可观察到的生理改变包括血压、心率、呼吸频率、代谢反应。通常由于适应性的出现，在急性疼痛中可观察到的反应会在长期慢性疼痛中缺失，即使生命体征没有明显升高，也不能认为个体不存在严重的持续的疼痛。此外，必须考虑到由于其他原因造成的生理反应的改变。例如，在当前疼痛的程度下由于药物治疗所造成的血压下降。

（1）血压升高 急性疼痛伴随的血压升高是由于交感神经系统的过度兴奋所致。当身体受到危险时，机体会产生适应性反应，如周围血管收缩作为一种适应性反应会使血液从外周（皮肤、末梢）向中心（心脏、肺等）转移。

（2）心率增快 反映出身体竭力通过增加可用的氧气和循环体液来促进损伤组织的修复，这种从周围到重要器官（大脑、心脏、肝、肾）的血液重置是为了保护机体生命保障系统。

（3）呼吸频率增快 是心脏和循环耗氧量增加的结果。疼痛无法缓解，会导致低氧血症、呼吸浅快，这些情况会随着疼痛的有效缓解而减轻或消失。

（4）神经内分泌及代谢反应 疼痛使中枢神经系统处于兴奋状态，交感神经和肾上腺髓质兴奋表现为：儿茶酚胺分泌增加，肾上腺素抑制胰岛素分泌的同时促进胰高血糖素分泌，糖原分解和异生作用加强，结果造成血糖上升，机体呈负氮平衡。另外，体内促肾上腺皮质激素、皮质醇、醛固酮、抗利尿激素血清含量显著升高，甲状腺素的生成加快，机体处于分解代谢状态。

（5）生化反应 有研究证明，慢性疼痛和剧烈疼痛的患者机体内源性镇痛物质减少，而抗镇痛物质和致痛物质增加，血管活性物质和炎性物质的释放不仅可以加重原病灶的病理变化（局部缺血、缺氧、炎性渗出、水肿），还可以对组织器官功能产生影响，导致激素、酶类和代谢系统的生化紊乱，使病理变化向更广泛、复杂、严重方向发展。

2. 心理反应 疼痛对个体的认知和情绪等心理过程有消极的影响，患者心理方面的改变差异比较大。短期急性剧痛，如急腹症、外伤性疼痛、手术痛等，可引起患者精神异常兴奋、烦躁不安；慢性疼痛患者常伴有认知能力的下降，注意力和记忆力受疼痛的影响较大；疼痛作为一种复杂的个体主观感受，不可避免地会引起个体的情绪反应，其中以抑郁和焦虑最为常见。此外，还有相当一部分患者会出现愤怒和恐惧。

（1）注意和记忆 慢性疼痛患者常伴有认知能力的下降，注意和记忆两种认知能力受疼痛的影响较大。当个体经受疼痛刺激时，其注意的选择性和持续性都会受到一定程度的影响，疼痛对选择性注意的影响主要表现在疼痛使个体更加偏向注意与疼痛有关的刺激。慢性疼痛患者经常抱怨其记忆力下降，而且相关研究也证实疼痛会损害个体的记忆功能。

（2）抑郁 慢性疼痛与抑郁的发生关系复杂，彼此互为因果。在评估患者是否发生抑郁时，必须注意原发病本身和治疗可能产生的影响，如癌症患者在使用化疗药物治疗中，可能会使患者出现抑郁状态，因此要加以鉴别。

（3）焦虑 焦虑和急性损伤性疼痛关系密切，慢性疼痛患者也会发生焦虑，并常常和抑郁伴随出现。患者对疾病常常感到极度担心和不安，而且难以自我控制。一般表现为：①精神焦虑症状，如坐立不安、心情紧张，注意力不集中、易激动等；②躯体性焦虑症状，如呼吸困难、心悸、胸痛、眩晕、呕吐、肢端发麻、面部潮红、出汗、尿频、尿急等；③运动性不安，如肌肉紧张、颤抖、搓手顿足、坐立不安等。

（4）愤怒和恐惧 长期的慢性疼痛，会使患者失去信心和希望，有些患者会因此产生难以排解的愤怒情绪，可能会因为一些小事而向他人大发脾气，以此宣泄其愤怒情绪，甚者会损坏物品或袭击他人。这种表现并非患者对他人的敌意，而是其极度痛苦和失望后所暴发出来的强烈不满情绪。恐惧是身患绝症患者比较常见的心理问题。

（三）疼痛的评估

疼痛评估是进行有效疼痛控制的首要环节，不仅要判断疼痛是否存在，还要评价镇痛治疗的效果。疼痛与其他4项生命体征不同，它不具备客观地评估依据，而且疼痛的原因和影响因素较多，个体也存在差异。疼痛评估的原则是常规、量化、全面和动态。

1. 评估内容

（1）疼痛经历和病史　疼痛经历评估包括疼痛的部位、程度、性质、时间、伴随症状，加重和缓解因素，疼痛发生时的表达方式，目前处理和疗效等；病史评估包括既往诊断、既往所患的慢性疼痛情况、既往镇痛治疗及减轻疼痛方法等。

（2）社会心理因素　疼痛对患者精神状态的影响，家属及他人的支持情况，镇痛药物滥用或转换的危险因素等。

（3）镇痛效果的评估　包括对疼痛程度、性质和范围的评估，对治疗效果和治疗引起的不良反应的评价。动态评估为下一步疼痛管理提供可靠的依据。

2. 评估方法

（1）交谈法　护理人员要主动关心患者，认真听取患者主诉，并了解患者过去有无疼痛经历、疼痛的程度以及使用镇痛药物的情况。在与患者的交流过程中，要注意患者的语言和非语言表达，从而获得较为客观的资料。

（2）观察和体检　注意患者疼痛时的生理、行为和情绪反应，检查疼痛部位。护理人员可以通过患者的面部表情、身体动作等观察到患者的疼痛感受以及部位，如有的患者疼痛时烦躁不安、呻吟、哭闹等。

（3）使用疼痛评估工具　根据年龄和认知水平选择相应的评估工具。

1）数字式疼痛评定法：将一条直线等分为10段，一端以"0"代表无痛，另一端以"10"代表极度疼痛（图7-19），让患者选择其中一个能代表自己疼痛感受的数字表示疼痛的程度。用数字代替文字表示疼痛的程度，适合疼痛治疗前后的效果对比。

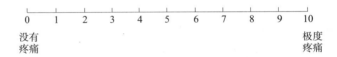

图7-19　数字式疼痛评定法

2）文字描述式评定法：将一直线等分为5段，每个点均有相应的文字描述疼痛程度，0＝无痛，1＝微痛，2＝中度疼痛，3＝重度疼痛，4＝剧痛，5＝无法忍受的疼痛。请患者根据自己疼痛的程度选择合适的描述。

3）视觉模拟评定法：用一条直线，不作任何划分，仅在直线的两端分别注明"不痛"和"剧痛"，请患者根据自己对疼痛的实际感受在线上标记疼痛的程度。这种评分方法灵活、方便，患者有很大的选择自由，不需要选择特定的数字或文字。适用于任何年龄的疼痛患者，尤其适用急性疼痛患者、儿童、老年人及表达能力丧失者。

4）面部表情测量图：此方法适用于3岁以上的儿童。用6个面孔代表不同程度的疼痛。儿童可从中选择一个面孔来代表自己的疼痛感受（图7-20）。

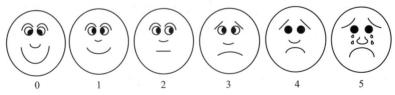

图7-20　面部表情测量图

5）WHO 的疼痛分级标准

0 级：无痛。

Ⅰ级：平卧时无痛，翻身咳嗽时有轻度疼痛，但可以忍受，睡眠不受影响。

Ⅱ级：静卧时感到疼痛，翻身咳嗽时加剧，不能忍受，睡眠受影响，要求使用镇痛药物。

Ⅲ级：静卧时剧烈疼痛，不能忍受，睡眠严重受到影响，需要使用镇痛药物。

6）Prince - Henry 评分法：主要适用于胸腹部大手术后或气管切开插管不能说话的患者，需要在术前训练患者用手势来表达疼痛程度。此法简单、可靠，临床使用方便。可分为 5 个等级，分别赋予 0~4 分的分值以评估疼痛程度，其评分方法如下。

0 分：咳嗽时无疼痛。

1 分：咳嗽时有疼痛发生。

2 分：安静时无疼痛，但深呼吸时有疼痛发生。

3 分：静息状态时即有疼痛，但较轻微，可忍受。

4 分：静息状态时即有剧烈疼痛，并难以忍受。

另外，对无语言表达能力的患者的疼痛评估，除了用特定评估工具和方法外，建议通过多种途经进行疼痛评估，包括直接观察、家属或护理人员的描述以及对镇痛药物和非药物治疗效果的评估等。

（四）减轻疼痛的护理措施

1. 去除诱因　首先应设法减少或消除引起疼痛的原因，解除疼痛的刺激原。如外伤引起的疼痛，应酌情给予止血、包扎固定伤口、镇痛等措施；胸腹部手术后，患者会因咳嗽或呼吸引起伤口疼痛，术前应对患者进行健康教育，指导深呼吸和有效咳嗽的方法，术后可协助患者用枕头按住伤口后，再鼓励患者咳嗽和深呼吸；有引流管的患者翻身移动时，先妥善安放好引流管再翻身，这些都有助于减少患者的痛苦。

2. 合理实施缓解或解除疼痛的措施

（1）药物镇痛　药物治疗是治疗疼痛最基本、最常用的方法，护士应正确给予镇痛药物。在用药过程中，应注意观察病情，把握好用药时机，正确用药。用药后应评估并记录使用镇痛药的效果及其不良反应。对药物的不良反应，要积极处理，以免患者因不适而拒绝用药。

1）镇痛药物的分类：阿片类镇痛药，如吗啡、哌替啶、芬太尼、阿芬太尼、美沙酮、喷他佐辛、羟考酮等；非阿片类镇痛药，如水杨酸类药物、苯胺类药物、非甾体类抗炎药等；其他辅助类药物，如激素、解痉药、维生素类药物、局部麻醉药和抗抑郁类药物等。临床上在选择药物时，首先，要明确诊断，以免因镇痛而掩盖病情，造成误诊，如急腹症禁用镇痛药；其次，要明确疼痛的病因、性质、部位以及对镇痛药的反应，选择有效的镇痛药或者联用药，以达到满意的治疗效果。

2）镇痛药物的常见给药途径：①口服给药法：口服是阿片类药物给药的首选途径，具有给药方便、疗效肯定、价格便宜、安全性好等优点。②直肠给药法：适用于禁食、不能吞咽、恶心呕吐严重等患者。③经皮肤给药法：药物透过皮肤吸收入血，可以避免注射用药所出现的血药峰值浓度，因此在不减低镇痛治疗效果的情况下可明显增加其用药的安全系数。④舌下含服给药法：一般多用于暴发性疼痛的临时处理。⑤肌内注射给药法：水溶性药物在进行深部肌内注射后，吸收十分迅速，多用于急性疼痛时的临时给药以及癌症患者暴发痛时给药，不推荐用于长期的癌痛治疗。⑥静脉给药法：静脉注射是最迅速、有效和精确的给药方式，血浆浓度迅速达到峰值，用药后即刻产生镇痛作用，但过高的血浆药物浓度可能会引起不良反应，目前国内外多采用中心静脉插管或预埋硅胶注药泵，以便于连续小剂量给药减少不良反应的发生。⑦皮下注射给药法：主要用于胃肠道功能障碍、顽固性恶心、呕吐患者和严重器官功能衰竭需要迅速控制疼痛的临终患者。

3）三阶梯镇痛疗法：对癌症疼痛的药物治疗，目前临床普遍推行 WHO 所建议的三阶梯疗法。其目的是根据疼痛程度，合理使用不同级别的镇痛药物，以达到缓解和减少药物不良反应的目的。其原则为：按药效由弱至强使用药物；使用口服药；按时、联合服药；用药剂量个体化。大多数患者接受这种疗法后能达到满意镇痛。其方法如下。第一阶段：主要针对轻度疼痛的患者，选用解热镇痛药、抗炎类药等非阿片类药物，如阿司匹林、布洛芬、对乙酰氨基酚等。第二阶段：主要应用于中度疼痛患者。若用非阿片类药物镇痛无效，可用弱阿片类药物，如可待因、氨酚待因和曲马多等。第三阶段：主要用于重度和剧烈癌痛的患者。选用强阿片类药，如吗啡、哌替啶和二氢埃托啡。为了减少主药的用量和不良反应，常加用一些辅助药以联合用药。常用的辅助药有非甾体类抗炎药、抗焦虑药和抗抑郁药，如阿司匹林、地西泮、氯丙嗪和阿米替林等。

知识链接

癌性疼痛的控制标准

20 世纪 80 年代，WHO 在提出针对癌症患者的三阶梯镇痛方案的同时，提出了对癌性疼病的控制标准，即要求达到夜间睡眠时、白天休息时、日间活动和工作时无疼痛。这是一个比较明确和完美的目标，但临床实践中有时较难做到。近年来逐渐形成并被业内接受和应用的观点是"3 个 3 的标准"，即依据 0~10 分数字评分法，评估疼痛强度 <3 分；24 小时内突发性疼痛次数 <3 次；24 小时内需要药物解救的次数 <3 次。对于癌性疼痛镇痛的目标，有学者认为"3 个 3 的标准"具有可操作性，在临床中也较容易实现，有利于指导医务人员实施疼痛管理，因此在癌痛管理中比较推荐此标准。

4）自控镇痛泵：为提高镇痛效果，目前临床应用患者自控镇痛法（patient control analgesia，PCA），即采用数字电子技术，通过编制一定的程序和输液泵来控制镇痛剂的用量，它可由患者自行控制。缩短给药间隔，小剂量给药，减少了药物的不良反应，符合按需镇痛的原则，减少医护人员的操作，也减轻了患者的痛苦。硬膜外注射法是将吗啡或芬太尼等药物注入椎管内，提高脑脊液中镇痛剂的浓度，以获得药物的持久作用。这种方法是剧痛的有效治疗方法，目前已广泛应用于临床。

（2）物理镇痛　①运用冷、热疗法，可减少肌肉痉挛、提高痛阈，减轻局部疼痛。②推拿、按摩方法，主要用于肌肉疼痛、背部及颈部疼痛。③针灸镇痛，根据疼痛的部位针刺相应的穴位，促进体内内啡肽及脑啡肽的释放，达到镇痛的目的。④其他镇痛疗法，如经皮神经电刺激疗法等。

（3）提供社会心理支持　对疼痛患者，提供社会心理支持十分重要，尤其是对癌痛患者。护士应：①告知患者及家属，对疼痛的情绪反应是正常的，而且这将作为疼痛评估和治疗的一部分。②对患者及家属提供情感支持，让他们认识到疼痛是一个需要讲出来的问题。③告知患者及家属总会有可行的办法来充分地控制疼痛和其他令人烦恼的症状。④必要时帮助患者获得治疗并提供相关信息，教会患者应对技能以缓解疼痛，增强个人控制能力。

（4）行为疗法　①躯体放松疗法：如气功、瑜伽以及催眠与暗示疗法都有助于机体的放松，肌肉张力减小，从而减轻疼痛。有规律的放松对于由慢性疼痛所引起的疲劳及肌肉紧张效果明显，并且可以促进睡眠，足够的睡眠有助于缓解焦虑，减轻疼痛。②指导想象疗法：让患者先做规律性的深呼吸和渐进性的松弛，指导患者集中注意力想象一些以前经历过的、令人愉快的场面，并想象自己正身处其中，如温暖的沙滩、柔和的阳光、蔚蓝的大海、翠绿的青山、茂密的森林等，从而起到松弛和减轻疼痛的作用。③参加活动分散注意力：组织患者参加有兴趣的活动，能有效地转移其对疼痛的注意力，如唱歌、做游戏、看电视、看报纸杂志、下棋、画画、听音乐、轻松愉快的交流等都能有效地将患者注意力分散，减轻疼痛。

（5）促进舒适　通过护理活动促进舒适是减轻或解除疼痛的重要护理措施。帮助患者采取正确的姿势，解除心理压力、满足患者的心理需求、提供舒适整洁的病室环境，是促进患者舒适的必要条件。如帮助患者适当活动、协助患者翻身，可减轻身体的疲劳；在各项治疗前，给予清楚、准确的解释，能减轻患者的焦虑；保持病室整洁、安静、温湿度适宜、通风良好，使其感到身心舒适，从而减轻患者的疼痛。

（6）健康教育和随访　①指导患者准确描述和客观叙述：疼痛的性质、部位、持续时间、规律，并指导其选择适合自身的疼痛评估工具。当患者表达受限时，采用表情、手势、眼神或身体其他部位示意，以利于医护人员准确判断。告诉患者应客观地向医护人员讲述疼痛的感受，既不能夸大疼痛的程度，也不要忍痛。②指导患者正确用药：指导患者正确使用镇痛药物，如用药方法、用药最佳时间、用药剂量、不良反应及应对方法，使药物达到理想的镇痛效果。③指导患者正确评价：接受治疗与护理措施后的效果。以下内容均可表明疼痛减轻，如一些疼痛的征象减轻或消失，如面色苍白、出冷汗等；对疼痛的适应能力有增强；身体状态和功能改善，自我感觉舒适，食欲增加；休息和睡眠的质量较好；能重新建立一种行为方式，轻松地参与日常活动，与他人正常交往。④指导患者出院后注意事项和随访：交代疼痛患者居家护理注意事项，指导疼痛暴发的自我护理知识和技巧，鼓励并指导患者填写疼痛日记，交代按时复诊。对需要随访服务的疼痛患者，建立随访信息并定期随访。

考点提示
　疼痛的评估方法、WHO 的疼痛分级标准、减轻疼痛的护理措施。

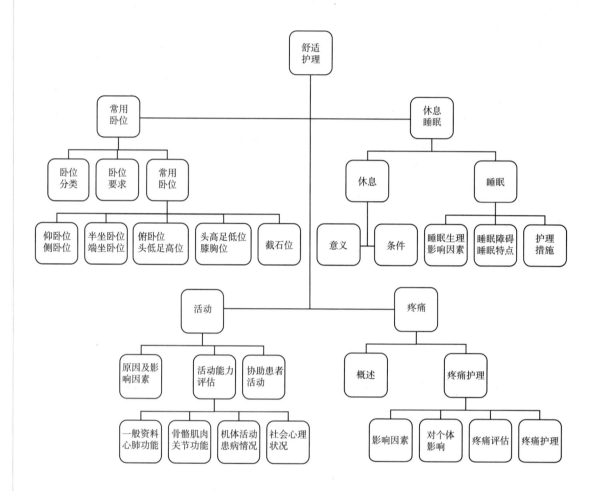

本章小结

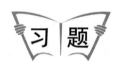

习 题

一、选择题

【A1/A2 型题】

1. 颈椎骨折行颅骨牵引时，应采取的体位是
   A. 端坐位　　　　　　　B. 半坐卧位　　　　　　C. 头低足高位
   D. 头高足低位　　　　　E. 俯卧位

2. 昏迷患者采取去枕仰卧位的目的是
   A. 防止颅内压降低引起头痛　　B. 防止呕吐物流入气管引起窒息
   C. 使患者保持舒适　　　　　　D. 腹肌放松，利于检查
   E. 预防压疮

3. 遗尿一般发生在睡眠周期的阶段是
   A. 慢波睡眠的第Ⅰ期　　　　B. 慢波睡眠的第Ⅱ期

C. 慢波睡眠第Ⅲ期　　　　　　D. 慢波睡眠的第Ⅳ期

E. 快波睡眠期

4. 活动受限对机体的影响不包括下列

A. 直立性低血压　　　　　B. 排尿困难　　　　　C. 腹泻

D. 骨质疏松　　　　　　　E. 坠积性肺炎

5. 以下痛觉感受器分布最为密集的是

A. 皮肤　　　　　　　　　B. 肌层　　　　　　　C. 肌腱

D. 角膜　　　　　　　　　E. 内脏

6. 患者，70 岁。有高血压病史，怀疑直肠癌，准备进行直肠指检，采用的体位是

A. 半坐卧位　　　　　　　B. 蹲位　　　　　　　C. 侧卧位

D. 截石位　　　　　　　　E. 俯卧位

7. 患者，79 岁。慢性肺心病病史 12 年。近日咳嗽、咳痰加重，发绀明显。给予半坐卧位的主要目的是

A. 使回心血量增加　　　　B. 使肺部感染局限化

C. 使膈肌下降，呼吸通畅　D. 减轻咽部刺激及咳嗽

E. 促进排痰，减轻发绀症状

8. 患儿，男，5 岁。家属主诉患儿在睡眠过程中突然惊醒，两眼直视，表情紧张恐惧，呼吸急促，持续 1～2 分钟，发作后又入睡，醒后对发作不能回忆。请问该患儿属的睡眠障碍是

A. 失眠　　　　　　　　　B. 梦游　　　　　　　C. 睡惊

D. 发作性睡眠　　　　　　E. 睡眠呼吸暂停

9. 患者肺癌术后身体虚弱，上肢只能在床上移动但不能抬起，请问该患者上肢的肌力为

A. 1 级　　　　　　　　　B. 2 级　　　　　　　C. 3 级

D. 4 级　　　　　　　　　E. 5 级

10. 患者，男，54 岁。胃大部切除术后第 2 天，针对该患者术后疼痛护理的措施，不妥的是

A. 术前教会患者深呼吸　　B. 病情稳定可给取半坐卧位

C. 可按压伤口后再咳嗽　　D. 影响睡眠时可要据医嘱使用镇痛药

E. 马上使用阿片类镇痛药

【A3 型题】

(11～13 题共用题干)

患者，女，35 岁。半年前丈夫因病去世。患者主诉入睡困难，睡眠过程易醒，早晨很早醒来且难以入睡，睡眠质量差。这种情况已经持续了 3 个月，并伴有头晕目眩、心悸气促、体倦乏力、急躁易怒、注意力不集中、健忘等症状，工作效率明显下降。

11. 患者可能发生了

A. 节律移位　　　　　　　B. 睡眠剥夺　　　　　C. 失眠

D. 睡眠中断　　　　　　　E. 诱发补偿

12. 此患者失眠的主要原因是

    A. 躯体因素   B. 环境因素   C. 药物因素

    D. 疾病因素   E. 精神因素

13. 针对此患者，以下措施正确的是

    A. 创造良好的睡眠环境   B. 建立良好的睡眠习惯   C. 减轻心理压力

    D. 保持身体舒适   E. 合理安排作息时间

（14～16 题共用题干）

患者，女，身高 158cm，体重 70kg。急性阑尾炎合并穿孔，急诊在硬膜外麻醉行阑尾切除术，术中顺利，术后血压稳定，病情平稳，随即将患者送回病房。

14. 病房护士为患者安置的体位是

    A. 仰卧屈膝位 6 小时   B. 去枕平卧 6 小时   C. 侧卧位 6 小时

    D. 中凹卧位 6 小时   E. 仰卧位 6 小时

15. 术后第 2 天患者体温 38.2℃，并诉切口疼痛，此时护士为患者安置的体位是

    A. 右侧卧位   B. 仰卧屈膝位   C. 头高足低位

    D. 端坐位   E. 半坐卧位

16. 为患者安置该体位时，应向患者及家属解释此卧位的目的是

    A. 可减少局部出血，利于切口愈合

    B. 有利于减少回心血量，减轻心脏负担

    C. 有利于减轻肺部淤血，减少肺部并发症

    D. 有利于防止炎症扩散和毒素吸收，可减轻切口缝合处的张力，减轻疼痛

    E. 有利于增进食欲，为进食作准备

二、思考题

患者，女，60 岁。因支气管哮喘急性发作，呼吸极度困难不能平卧而焦虑不安。

请问：

1. 作为值班护士应帮助患者取何种卧位？

2. 所取卧位的性质是什么？

3. 采用此种卧位的原因及方法？

（李青文）

扫码"练一练"

第八章 清洁护理

案例导入

　　患者，女，60岁。1周前因心衰并肺部感染入院。患者两下肢水肿，体质虚弱、消瘦，呼吸困难，一直卧床且多为半坐卧位。入院后给予大量抗生素治疗，近日发现其口腔黏膜破溃，创面上附着白色膜状物，拭去附着物可见创面轻微出血。因卧床日久，患者头发凌乱，身上有异味，骶尾部皮肤出现红斑。

　　请问：

　　1. 该患者口腔发生了什么？应如何处理？为其擦拭口腔时，注意哪些事项？

　　2. 如何帮助患者清洁头发和皮肤？

　　3. 患者骶尾部发生了什么？发生的原因是什么？应如何预防和治疗？

　　4. 如何使患者及其家属获得相关的清洁卫生和预防、治疗压疮的知识？

　　清洁可以清除身体表面的微生物和其他污垢，促进血液循环，改善自我形象，减少并发症，达到促进康复、提高生活质量的目的。健康的个体能满足自身清洁卫生的需要。个体患病后，因自理能力下降，无法满足自身清洁时，需要护士协助患者做好口腔、头发、皮肤等清洁卫生，保证患者舒适，以促进其身心健康。

第一节　口腔护理

　　口腔是由颊、硬腭、软腭及舌组成，口腔内覆盖着由鳞状上皮细胞构成的黏膜，并有牙齿和唾液腺等组织。口腔具有咀嚼、消化、味觉、语言、辅助呼吸等重要功能。正常人的口腔中常存有大量的细菌，且口腔的温度、湿度和食物残渣适宜微生物的生长繁殖。身体健康时，因机体抵抗力强、唾液中溶菌酶有杀菌作用，加上进食、饮水、刷牙、漱口等活动起到减少和清除微生物的作用，通常不会发生口腔感染等问题。当个体生病时，机体

扫码"学一学"

抵抗力降低，进食、饮水减少，唾液分泌不足，患者口腔自洁能力下降，细菌在口腔内大量繁殖，引起口腔局部炎症、溃疡，还可引起口臭，导致食欲减退，消化功能下降，并影响人与人之间的愉快交往。因此，保持口腔清洁十分重要。

一、评估

（一）评估患者的身心状态

评估患者年龄、目前病情、意识状态、治疗情况，能否自行完成清洁口腔的活动，判断是否需要完全协助或部分协助。

（二）评估患者口腔卫生习惯

评估患者每日刷牙的次数、方法、口腔清洁的程度；口腔清洁用具选用情况。

（三）评估患者口腔状况

根据口腔护理评估表（见表8-1），评估口腔情况。分值1表示较好，分值2表示较差，分值3表示很差，分值从12~36，分值越高，越需加强口腔护理。

表8-1 口腔护理评估表

部位	分值		
	1	2	3
黏膜	湿润、完整	干燥、完整	干燥、黏膜擦破或有溃疡面
牙龈	无出血及萎缩	轻微萎缩，出血	牙龈有萎缩，容易出血、肿胀
唾液	中量、透明	少量或过多量	半透明或黏稠
腭	湿润，有少量碎屑	干燥、有少量或中量碎屑	干燥，有大量碎屑
舌（气味）	湿润，少量舌苔，无味或有味	干燥，有中量舌苔，有难闻气味	干燥，有大量舌苔覆盖或黄色舌苔，有刺鼻气味
牙、义齿（牙垢、牙石）	无龋齿，义齿合适，无牙垢或有少许牙石	中量牙垢，无龋齿，义齿不合有少量至中量牙垢或中量牙石	有许多空洞，有裂缝，义齿不合适，齿间流脓液有大量牙垢或牙石
唇	滑润、质软、无裂口	干燥有少量痂皮，有裂口，有出血倾向	干燥，有裂口，有大量痂皮，有分泌物，易出血
口腔损伤	无	唇有损伤	口腔内有损伤
自理能力	全部自理	需部分帮助	完全需帮助
健康知识	大部分知识来自实践，刷牙有效，用牙线洁牙	有些错误观念，刷牙有效，未用牙线清洁牙齿	有许多错误观念，很少清洁口腔，刷牙无效，未用牙线清洁牙齿

通过评估，为患者提供合适的口腔护理措施。例如，对生活能够自理，因口腔卫生习惯不良、选用洁牙用具或洁牙方法有误而出现口腔问题的患者，提供口腔卫生指导；对昏迷、高热等生活不能自理或口腔出现特殊情况的患者则给予特殊口腔护理。

二、口腔卫生指导

护士向患者解释保持口腔卫生的重要性，定期检查患者口腔情况，介绍口腔卫生保健的相关知识。

（一）养成良好的口腔卫生习惯

指导患者每日晨起、晚上临睡前刷牙，少进食甜食、对牙齿有刺激性或腐蚀性的食物，餐后及时漱口。

（二）正确选用口腔清洁用具

1. 牙刷的选择 选用头形小、刷毛柔软、表面光滑的牙刷。已磨损或硬毛牙刷易损伤牙龈，且清洁效果不佳，故刷毛弯曲、散开或软化的牙刷不再使用，一般每 2~3 个月更换一次。牙刷用后要彻底清洗，刷头朝上，存放于通风干燥处，防止细菌滋生。

2. 牙膏的选择 儿童可选择防蛀牙膏，牙本质过敏者可选用脱敏牙膏，牙龈炎、牙周炎患者可选择药物牙膏。牙膏不宜常用一种，应轮换使用。

3. 牙线的选择 尼龙线、涤纶线或丝线均可作牙线材料。牙线有助于对牙刷不能到达的邻面间隙或牙龈乳头处进行清洁，特别对平的或凸的牙面最适合，能起到清洁牙面、剔出嵌塞食物的作用。

（三）正确的洁牙方法

1. 刷牙 刷牙是保持口腔清洁的主要方法。通过刷牙，可有效减少微生物的数量并清除食物残渣。每次刷牙时间不少于 3 分钟，每天早晚各 1 次。正确的刷牙方法有震颤刷牙法和纵向刷牙法两种。

（1）震颤刷牙法 将刷毛轻放于牙齿及牙龈沟上，刷毛与牙齿呈 45° 角，快速环形来回震颤刷洗外面（图 8－1A），每次刷 2~3 颗牙，刷完一处再刷相邻部位。前排牙齿的内面，可用牙刷毛面的顶端震颤刷洗（图 8－1B）。刷毛与牙齿平行来回刷洗牙齿的咬合面；刷完牙后，再由里向外刷洗舌面。

（2）纵向刷牙法 将刷毛轻放于牙齿及牙龈沟上，沿牙齿纵向刷，牙齿的内、外、咬合面都应刷洗干净。舌面由里向外刷洗。

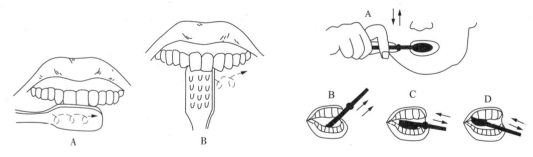

图 8－1　震颤刷牙法　　　　　　图 8－2　纵向刷牙法

2. 牙线剔牙法 使用牙线每日 1~2 次，晚餐后剔牙更好。可使用专用牙线剔牙（图 8－3A），或使用尼龙线剔牙。使用方法如下。

（1）抽出一段牙线（约长 30cm），将线两端绕在两个中指上，用拇指和示指指腹控制牙线，两指间的距离 3~5cm，绷紧牙线（图 8－3B）。

（2）用缓和的拉锯样的动作，将牙线拉入两牙之间（图 8－3C 和图 8－3D）。分别向口内、口外压紧牙线，使牙线紧贴在牙面上，上下左右拉动牙线，嵌塞的食物即可随牙线的移动而被带出；拉到牙龈沟时，将牙线贴合牙齿弯成"C"形，从牙根向牙冠方向移动（图 8－3E），即可清除附着在牙邻面上的牙垢和菌斑，每一个牙面要上下剔刮 4~6 次，直至牙面清洁或清除嵌塞物为止。

（3）拉锯样动作取出牙线后，漱口，以去除遗留下来的菌斑和食物残渣。

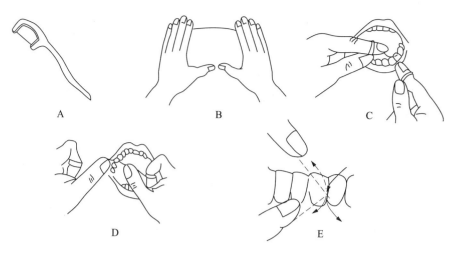

图 8-3 牙线使用方法

（四）义齿的清洁与护理

义齿又称假牙，能增进咀嚼、说话功能并保持面部形象。有活动义齿的患者，白天应佩戴义齿，以增进咀嚼功能，并保持良好的口腔外观；晚上将义齿取下，使牙床得到休养；每次餐后均应清洗义齿，其刷牙方法同真牙。暂时不戴的义齿应浸泡于冷水中保存，每日换水一次。义齿不可浸泡于热水或酒精等消毒液中，以免变色、变形和老化。

三、特殊口腔护理

特殊口腔护理适用于昏迷、高热、禁食、危重、鼻饲、大手术后、口腔疾病及生活不能自理的患者。根据患者的病情和口腔情况，选择恰当的口腔护理溶液，为患者清洁口腔。每天 2～3 次，若病情需要酌情增加次数。

扫码"看一看"

【目的】

1. 保持口腔清洁、湿润，预防口腔感染等并发症。

2. 去除口臭，清除牙垢，增进食欲，保持口腔正常功能。

> **考点提示**
>
> 特殊口腔护理的目的，常用漱口溶液的选择，行特殊口腔护理时的注意事项。

3. 观察口腔黏膜、舌苔及口腔气味情况，提供病情变化的动态信息。

【计划】

1. 护士准备　洗手，戴口罩，熟悉特殊口腔护理的操作技术，向患者解释擦洗口腔的目的及注意事项。

2. 用物准备

（1）治疗车上层　备无菌用物（治疗碗、棉球、弯血管钳和镊子各 1 把、压舌板、吸水管、纱布，必要时备张口器和舌钳）、温开水杯、漱口溶液、外用药、棉签、弯盘、手电筒、一次性治疗巾、一次性手套、手消毒液。或备一次性口腔护理包。

（2）治疗车下层　备医用垃圾桶、生活垃圾桶。

（3）外用药　按需要准备。常用的有液状石蜡、口腔溃疡膏、西瓜霜、冰硼散、锡类散、金霉素甘油、制霉菌素甘油、维生素 B_2 粉末等。

（4）漱口液　根据患者口腔 pH 值与漱口溶液的作用选用，见表 8-2。

表8-2　口腔护理常用漱口溶液

口腔 pH 值	溶液名称及浓度	作　用
中性	0.9% 氯化钠溶液	清洁口腔，预防感染
中性	0.02% 呋喃西林溶液	清洁口腔，广谱抗菌
中性	朵贝尔溶液	轻度抑菌，除臭
偏酸性	1% ~3% 过氧化氢溶液	防腐除臭，用于口腔感染有溃烂、坏死组织者
偏碱性	1% ~4% 碳酸氢钠溶液	碱性溶液，适用于真菌感染
偏酸性	0.1% 醋酸溶液	适用于铜绿假单胞菌感染
偏酸性	2% ~3% 硼酸溶液	酸性防腐溶液，有抑制细菌作用
中性	0.08% 甲硝唑溶液	用于厌氧菌感染
中性	0.01% 氯己定溶液	清洁口腔，广谱抗菌

3. 环境准备　病室安静、整洁，空气清新，光线适宜。

4. 患者准备　清醒患者了解口腔护理目的、方法及配合要点，体位舒适。

【实施】

1. 操作流程　见表8-3。

表8-3　口腔护理

操作流程	流程说明	人文关注
（1）核对解释	携用物至床边，核对患者床头卡与腕带上床号、姓名，解释操作目的及配合方法，取得合作	礼貌称呼，耐心解释
（2）安置体位	协助患者侧卧或仰卧，头偏向一侧，面向护士	防止误吸
（3）铺巾置盘	将治疗巾围于患者颌下及胸前，弯盘置于口角旁，湿润口唇（图8-4）	
（4）观察口腔	嘱患者张口（昏迷或牙关闭者用开口器协助张口），一手持手电筒，一手用压舌板轻轻撑开颊部，观察口腔情况（有无出血、溃疡和特殊气味；长期应用抗生素或激素者，注意观察有无真菌感染）。有活动义齿者，协助取出义齿	协助患者张口时禁用力过猛，以防损伤
（5）吸水漱口	协助患者用温开水漱口（昏迷患者禁忌漱口，以防误吸）	
（6）擦洗口腔	①用血管钳夹浸有漱口液的棉球，拧干棉球。擦洗口唇，嘱患者咬合上、下齿，用压舌板轻轻撑开一侧颊部，由磨牙至门齿纵向擦洗，弧形擦洗颊部黏膜。同法擦洗另一侧。②嘱患者张口，依次擦洗牙齿的上内侧面、上咬合面、下内侧面、下咬合面。同法擦洗另一侧。③硬腭：由内向外弧形擦洗硬腭。④舌部：由内向外纵向擦洗舌面，嘱患者抬起舌尖，擦洗舌下	擦洗时动作轻柔、细致，勿触及软腭、咽部，以免引起恶心
（7）协助漱口	擦洗完毕，协助患者吸漱口液漱口，吐入弯盘，擦净面部及口唇	
（8）观察涂药	再次清点棉球个数，观察口腔，检查口腔是否清洁，根据口腔情况涂外用药，如口唇干裂涂润唇膏或液状石蜡	
（9）清物整理	撤弯盘和治疗巾，协助患者取舒适卧位，整理床单位	回答患者问题，做好健康教育，感谢患者配合
（10）洗手记录	洗手，将口腔情况记录于护理记录单上	

2. 注意事项

（1）擦洗时动作要轻柔、细致，特别是对凝血功能不良的患者，防止损伤口腔黏膜及牙龈。

（2）昏迷患者禁忌漱口；需用张口器时，应从臼齿处放入，牙关紧闭者不可用暴力使其张口；操作前、后均应清点棉球数，擦洗时须用血管钳夹紧棉球，每次只夹一个，防止棉球遗留在口腔内；棉球不可过湿，以防患者将溶液误吸入呼吸道。

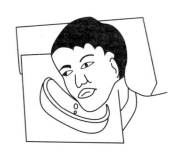

图8-4　口腔护理

（3）若有活动义齿，应协助患者取下，放置于冷水中，待口腔护理后清洗，再协助患者重新戴上或浸泡于冷水中保存。

（4）传染病患者用过的物品按隔离消毒原则处理。

3. 健康教育　向患者及家属宣传口腔卫生的重要性，教会患者选择刷牙用具、正确刷牙及掌握牙线剔牙方法。教会有活动义齿患者正确清洁与护理义齿。

【评价】

1. 患者口唇湿润，感到口腔清洁、舒适无异味。

2. 擦洗时未损伤口腔黏膜及牙龈。

3. 患者及家属获得口腔清洁方面的知识和技能。

第二节　头发护理

健康的头发有光泽、浓密适宜、分布均匀、清洁无头屑。头部是人体皮脂腺分布最多的部位，皮脂、汗液伴灰尘常黏附于头发、头皮中，形成污垢，若不及时清洗，除散发难闻气味外，还可引起脱发、皮肤感染或寄生虫滋生。通过头发护理保持患者头发、头皮清洁，促进舒适，预防疾病，增强自信。

一、评估

（一）评估患者的身心状态

评估患者年龄、目前病情、意识状态、自理能力、治疗情况，能否自行完成清洁头发的活动，对灭头虱、虮的理解与合作程度。判断是否需要完全协助或部分协助患者实施头发清洁工作。

（二）评估患者头发、头皮状况

评估患者头发的分布、浓密程度、长度、卫生状况，头皮有无瘙痒、损伤，有无头虱、虮等。

（三）评估患者相关知识的认知程度

评估患者对头发清洁及相关知识的认知程度。

二、头发的清洁护理

护士通过对患者的评估，根据患者情况酌情提供床上梳发、床上洗发和灭头虱、虮等头发清洁护理措施。

（一）床上梳发

【目的】

1. 清除污垢，去除头皮屑、脱落的头发，使患者清洁、舒适，预防感染。

2. 按摩头皮，促进血液循环。

3. 维护患者的自尊和自信，建立良好的护患关系。

扫码"学一学"

考点提示

打结头发的梳理，床上洗发时适宜的室温、水温及注意事项。

【计划】

1. 护士准备　洗手、戴口罩，熟悉床上梳发操作流程及注意事项。

2. 用物准备　梳子、治疗巾、纸袋、橡皮圈、发夹、30%乙醇、手消毒液。

3. 环境准备　宽敞、明亮、无异味。

4. 患者准备　理解梳发目的、注意事项，愿意配合。根据病情取平卧、半坐卧或坐位。

【实施】

1. 操作流程　见表8-4。

表8-4　床上梳发

操作流程	流程说明	人文关注
（1）核对解释	携用物至床旁，核对患者床头卡及腕带上床号、姓名，解释操作目的及配合方法	礼貌称呼，耐心解释，患者配合
（2）安置体位	患者取坐位或半坐卧位时，肩上铺一治疗巾；只能平卧的患者，抬起患者颈肩部，铺毛巾（治疗巾）于枕上，再将头转向一侧	
（3）梳理头发	将患者头发从中间分为两股。操作者一手握住一股头发，一手持梳子，由发梢向发根梳理。长发或有打结不易梳理时，可将头发绕在示指上，也可用30%乙醇湿润打结处，再慢慢梳理，同法梳好对侧。长发可根据患者喜好编成辫或扎成束	动作轻柔，梳发过程中询问患者有无不适
（4）整理床位	将脱落的头发置于纸袋中，撤下治疗巾，协助患者取舒适卧位，整理床单位	耐心做好健康教育，感谢患者配合，回答患者问题
（5）洗手记录	用物处理，洗手记录护理时间	

2. 注意事项

（1）梳理头发时动作要轻柔，避免强行梳拉，造成患者疼痛。

（2）发辫不可扎得太紧，以免阻碍血液循环或产生疼痛，每天至少将发辫松开1次，重新梳理后再编好。

3. 健康教育

（1）指导患者及家属正确选择梳头器具，挑选梳子时应选用梳齿不太锐利、以圆钝齿梳为宜，头发较多或烫发者可选用齿间较宽的梳子，以防损伤头发。

（2）指导患者和家属正确梳理头发，一般从发根梳向发梢，长发要从发梢逐段梳理至发根，每日梳发2~3次。

【评价】

1. 操作轻柔，患者感觉舒适。

2. 患者外观整洁，心情愉快。

（二）床上洗发

长期卧床、关节活动受限、肌肉张力降低、共济失调等不能自行洗发患者，根据病情，每周洗发1次。有头虱的患者，须经过灭虱处理后再将头发洗净。

【目的】

1. 清除污垢、头皮屑及脱落的头发，使患者清洁舒适，预防感染。

2. 按摩头皮，刺激头部血液循环，促进头发的生长和代谢。

3. 维护患者的自尊、自信，建立良好的护患关系。

【计划】

1. 护士准备 衣帽整齐，修剪指甲，洗手，戴口罩，根据情况戴手套，熟悉床上洗发操作技术。

2. 用物准备

（1）治疗车上层 备橡胶单、大毛巾、毛巾、别针、纱布、棉球、洗发液、梳子、量杯、水壶（内盛 40~45℃ 热水）、面盆、电吹风、手消毒液。

（2）治疗车下层 备污水桶、医用垃圾桶、生活垃圾桶。

（3）洗头用具 酌情选橡胶马蹄形垫（图 8-5）、自制马蹄形垫（图 8-6）、洗头车（图 8-7）或扣杯法洗发用物（图 8-8）。

3. 患者准备 患者了解洗发目的、方法、注意事项及配合要点，必要时协助患者排便。

4. 环境准备 病室安静、整洁、光线明亮，必要时关闭门窗，调节室温为 22~26℃。

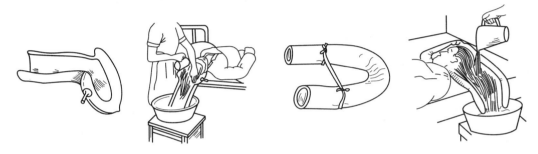

图 8-5 马蹄形垫洗发　　　　　　图 8-6 自制马蹄形垫洗发

【实施】

1. 操作流程 见表 8-5。

表 8-5 床上洗发

操作流程	流程说明	人文关注
（1）核对解释	携用物至床旁，核对患者床头卡及腕带上床号、姓名，解释洗头的目的、方法及注意事项，按需要给予便盆	礼貌称呼，耐心解释，取得合作
（2）铺巾围巾	移开床头桌、椅，铺橡胶单和大毛巾于枕上，衣领松开向内折，毛巾围于颈部，用别针固定，保护床单、枕头、衣服不被沾湿	关心体贴，注意保暖
（3）安置卧位	①患者屈膝仰卧，上半身斜卧于床边，移枕于肩下。②洗头车置于患者头颈部，颈部枕于洗头车突起处，头部枕于洗头车槽中，洗头车下接污水桶。扣杯法洗发时头枕于杯底的毛巾上	征求患者意见，保证体位舒适
（4）保护眼耳	用棉球塞住双耳，戴眼罩或用纱布遮盖双眼	
（5）洗净头发	①松开头发，先用少许温水试温，再用温水充分湿润头发。②均匀涂上洗发液，用指腹轻轻按摩头皮，由发际至头顶，再由两侧至头顶；将患者头部侧向一边，揉搓后颈部，如此反复，再用温水边冲边揉搓，直至冲净	询问患者水温是否适合；揉搓力量适中，避免抓伤头皮
（6）擦干梳理	①解下颈部毛巾包好头发，取下眼罩和耳内的棉球，洗脸。②撤去洗头车，将枕、橡胶单和大毛巾从患者肩下移向床头，协助患者仰卧位于床正中，头枕于枕上。解下包头的毛巾揉搓头发，再用大毛巾擦干头发，或用电吹风将头发吹干。③用梳子梳理成型，脱落头发放入纸袋中，撤去橡胶单和大毛巾	观察患者，询问有无不适；及时擦干或吹干头发，避免着凉
（7）清物整理	协助患者取舒适卧位，清理用物，整理床单位	耐心回答患者问题，做好健康教育，感谢患者配合
（8）洗手记录	洗手后记录执行时间及患者状况	

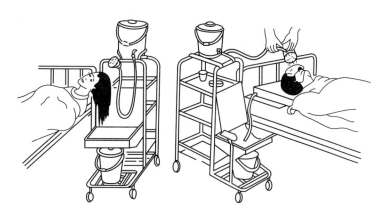

图 8-7　洗头车洗发

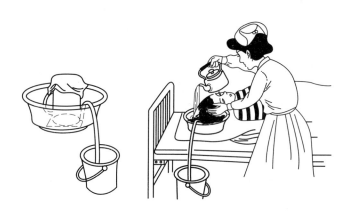

图 8-8　扣杯法洗发

2. 注意事项

（1）防止抓伤头皮　洗发时揉搓力度应适中，不可用指甲抓。

（2）防止患者受凉　室温和水温应适宜，及时擦干头发。防止水流入眼及耳内，避免沾湿衣服和床单。

（3）防止患者疲劳　洗头时间不宜过长。操作中随时观察患者的病情变化，若患者出现面色、脉搏、呼吸等异常时，应停止操作，及时处理。

（4）极度衰弱患者不宜洗发。

3. 健康教育

（1）向患者讲解头发清洁的意义，指导患者养成定期洗发的卫生习惯，一般每周洗发1～2次，并经常按摩头皮。

（2）指导患者选择适宜的洗发、护发用品。

（3）教会家属洗发及制作简易洗发器的方法。

【评价】

1. 操作时动作轻柔，未损伤患者头皮。患者无不适，无病情改变。

2. 洗发后，患者感到清洁、舒适，心情愉快。

（三）灭头虱、虮法

寄生于人体的有体虱、头虱、阴虱，通过接触传染。虱寄生于人体时，不仅可致局部皮肤瘙痒，抓破皮

　考点提示

　　常用灭虱药的成分，灭头虱、虮时的注意事项。

肤引起感染，还可传播疾病，如流行性斑疹、伤寒、回归热等疾病。故若发现患者有体虱、阴虱，应剃去腋毛、阴毛，用纸包裹后焚烧，并换下衣服进行消毒处理。对有头虱者，行灭头虱术。

【目的】

消灭头虱，预防相互间传染和疾病传播。

【计划】

1. 护士准备 衣帽整洁，戴口罩和手套，穿隔离衣。熟悉灭头虱、虮法操作技术及注意事项。

2. 用物准备

（1）治疗车上 备洗头用物 1 套、治疗巾 2～3 块、篦子（齿间嵌少许棉花）1 把、治疗碗内盛灭虱药液、塑料帽子、纱布数块、一次性手套一副、纸袋。另备布口袋、隔离衣、清洁床上用物、清洁衣裤。

（2）常用药物

1）30% 含酸百部酊：百部 30g＋50% 乙醇 100ml（或 65° 白酒 100ml）＋纯乙酸 1ml 放入瓶中盖严，48 小时后即可使用。

2）30% 百部含酸煎剂：百部 30g，加水 500ml 煎煮 30 分钟，以双层纱布过滤，并挤出药渣中的药液；将药渣再加水 500ml 煮 30 分钟，过滤，挤出药液；将两次药液合并煎至 100ml，冷却后加纯乙酸 1ml 或食醋 30ml，即可。

3. 患者准备 告知灭头虱的目的、方法及注意事项，取得患者理解配合。头发长的患者动员其剪短头发，剪下的头发用纸包裹焚烧。

4. 环境准备 环境宽敞、明亮，根据季节调节室温为 22～26℃。

【实施】

1. 操作流程 见表 8-6。

表 8-6 灭头虱、虮法

操作流程	流程说明	人文关注
（1）核对解释	携用物至床边，核对患者床头卡及腕带上床号、姓名，解释灭头虱、虮的目的、方法及注意事项，安置合适体位	礼貌称呼，耐心解释，询问有无禁忌
（2）擦灭虱药	按洗发做好准备，将头发分为若干缕，用纱布蘸灭虱药液，按顺序擦遍头发，反复用手揉搓 10 分钟，戴塑料帽包住头发 24 小时	动作轻柔，避免药液沾污患者面部和眼睛
（3）梳洗头发	24 小时后，取下帽子，用篦子篦去死虱和虮卵，仍有活的重复灭虱。清洗头发	观察患者头面部皮肤情况，询问有无不适
（4）更换衣被	为患者更换衣裤被服。将污衣裤和被服放入布口袋内扎紧，按消毒隔离原则处理	耐心回答患者问题，做好卫生宣教
（5）处理用物	除去篦子上的棉花，用火焚烧。将梳子、篦子消毒后用刷子刷净	
（6）洗手记录	整理床单元，换下被服放污衣袋送消毒，再清洗洗手，记录灭虱、虮情况	感谢患者配合

2. 注意事项

（1）灭虱过程中，防止药液沾污面部及眼部，注意观察患者的局部和全身反应。

（2）灭虱要彻底，严格执行消毒隔离制度，避免传播。

3. 健康教育

（1）指导患者注意保持头发清洁卫生，不与有虱、虮的人接触，避免交叉感染。

（2）教会感染虱、虮者及其家属灭虱、虮的方法。

【评价】

患者虱、虮彻底灭除，患者无全身及局部反应。

第三节　皮肤护理

扫码"学一学"

皮肤是人体最大的器官，覆盖在人体表面，是机体和外界之间的天然屏障，具有保护机体、调节体温、吸收、分泌、排泄及感觉等功能。皮肤新陈代谢迅速，其排泄废物如皮脂、汗液、表皮碎屑等，与外界细菌及尘埃结合成污物，粘附在皮肤表面，若不及时清除，可刺激皮肤，使其抵抗力降低，以致破坏其屏障作用，成为细菌入侵的门户，发生各种感染。护士应经常评估患者皮肤卫生状况，定期协助患者进行皮肤清洁，保持皮肤洁净，维持机体皮肤完整性，促进患者舒适。

一、评估

（一）评估患者的身心状态

评估患者年龄、目前病情、意识状态、自理能力、治疗情况，能否自行完成淋浴或盆浴，判断是否需要床上擦浴，开展皮肤护理时的心理反应及合作程度。

（二）评估患者的皮肤情况

评估患者个人沐浴习惯，皮肤清洁程度，有无破损及感染，对清洁的需求程度等。

（三）评估患者相关知识的认知程度

评估患者对皮肤清洁及相关知识的认知程度。

二、皮肤的清洁护理

（一）淋浴与盆浴

对于生活能够自理、全身情况较好、允许离床沐浴的患者，护士应鼓励和协助患者进行淋浴或盆浴。

> **考点提示**
>
> 淋浴、盆浴的室温、水温、时间；盆浴禁忌证。

【目的】

1. 去除污垢，清洁皮肤，促进患者身心舒适，预防皮肤感染。

2. 促进皮肤血液循环，维持皮肤正常功能，预防压疮和皮肤感染等并发症。

3. 使肌肉放松，维持良好的精神状态。

4. 观察患者皮肤及一般情况，了解病情。

【计划】

1. 护士准备　着装整洁，态度真诚，熟悉沐浴的注意事项，代患者存放其贵重物品。

2. 用物准备　清洁衣裤、拖鞋、毛巾 2 条、浴巾、脸盆、浴皂或浴液。

3. 患者准备　了解沐浴的目的、方法和注意事项，做好准备。

4. 环境准备　调节室温到 22～26℃，水温维持在 40～45℃或按患者习惯调整。

【实施】

1. 操作流程 见表 8 - 7。

表 8 - 7 淋浴或盆浴

操作流程	流程说明	人文关注
（1）核对解释	携用物至床边，核对患者床头卡及腕带上床号、姓名，解释淋浴或盆浴的目的、方法及注意事项	礼貌称呼，认真查对，耐心解释
（2）送入浴室	携带用物送患者入浴室，安置患者	
（3）交代事项	①调节水温的方法，信号铃的使用方法。②不用湿手触摸电源开关。③不闩门，门外挂"正在使用"标牌，感到不适及时按铃呼叫	防止患者受凉、烫伤及其他意外发生
（4）协助入浴	淋浴：根据患者习惯调节水温	
	盆浴：协助患者进出浴盆，防止滑倒；盆中水位不超过心脏水平，以免引起胸闷，浸泡时间不宜超过 20 分钟，以免患者疲劳	告知患者盆浴时的水位及洗澡时间，询问患者有无不适
（5）观察防护	注意患者沐浴时间，随时询问，若患者发生晕厥，立即抬出，平卧、保暖，通知医生，配合处理	做好健康教育，耐心回答患者问题，感谢患者配合
（6）整理记录	协助患者上床休息，询问患者感受，清理用物，必要时记录	

2. 注意事项

（1）沐浴须在饭后 1 小时进行，以免影响消化。

（2）水温、室温适宜，时间不宜过长，防止患者受凉、烫伤、晕厥；采取防滑措施，防止滑倒摔伤等意外情况发生。

（3）女性妊娠 7 个月以上、月经期、阴道流血、产褥期（产后 6~8 周内）禁用盆浴。创伤、体质衰弱和患心脏病需要卧床休息的患者不宜进行淋浴和盆浴。

（4）传染病患者，应根据病种、病情按隔离原则进行沐浴护理。

3. 健康教育 指导患者养成良好的皮肤卫生习惯，选择合适的清洁用品和护肤用品，经常洗澡，保持皮肤清洁无异味，并涂适量护肤品。

【评价】

1. 患者皮肤清洁，感觉舒适。

2. 患者了解皮肤清洁卫生知识，养成良好的卫生习惯。

（二）床上擦浴

适用于病情较重、活动受限、长期卧床、生活不能自理的患者。

 考点提示

床上擦浴水温、注意事项；穿、脱衣裤的顺序。

【目的】

1. 保持皮肤清洁，使患者感觉舒适。

2. 促进血液循环，增强皮肤的排泄功能，预防皮肤感染和压疮等并发症。

3. 活动肢体，预防肌肉萎缩和关节僵硬等并发症。

4. 观察和了解患者的一般情况，满足其身心需要，建立良好的护患关系。

【计划】

1. 护士准备 着装整洁，洗手，戴口罩。熟悉床上擦浴操作技术。

2. 用物准备

（1）治疗车上层 备清洁衣裤、浴巾、小毛巾 2 条、浴皂或浴液、50% 乙醇、指甲刀、梳子、脸盆和足盆各 1 个、小剪刀、手消毒液。酌情备清洁被服。

（2）治疗车下层 备 50~52℃热水一桶、污水桶 1 只、便盆及便盆巾。

3. 患者准备　患者明确床上擦浴目的、配合要点及注意事项，能主动配合。

4. 环境准备　关好门窗，拉好窗帘或屏风遮挡，调节室温为 22～26℃。

【实施】

1. 操作流程　见表 8-8。

表 8-8　床上擦浴

操作流程	流程说明	人文关注
(1) 核对解释	携用物至床边，核对患者床头卡及腕带上床号、姓名，向患者解释擦浴目的、方法及注意事项，取得患者配合	礼貌称呼，耐心解释语言安慰，患者放松
(2) 调节室温	关好门窗，调节室温，屏风遮挡，按需要给予便盆	注意保暖，保护隐私
(3) 安置体位	根据病情放平床头及床尾支架，松开床尾盖被，协助患者身体移向床缘，尽量靠近护士	动作轻稳，不拖拉
(4) 调节水温	将面盆放于床旁椅上，倒入热水约 2/3 满，调试水温	
(5) 擦洗脸颈	将沾湿拧干的小毛巾包裹于手上成手套状（图 8-9），依次擦洗眼（由内眦向外眦）、额部、颊部、鼻翼、人中、耳后、下颌直到颈部，耳郭及颈部皮肤皱褶部位应注意洗净，用较干毛巾依次再擦洗一遍	擦洗时动作轻柔，询问患者有无不适
(6) 擦洗上身	协助患者脱下上衣（先脱近侧或健侧的衣袖，再脱对侧或患侧），在擦洗部位下铺大毛巾，用涂浴皂的湿毛巾依次擦洗双上肢、胸腹部，再用湿毛巾擦净皂液，搓洗、拧干毛巾后再擦干，最后用大浴巾拭干。擦拭腹部应沿大肠走向进行，即右下腹—右上腹—左上腹—左下腹。注意清洁脐部	正确穿脱衣裤，防止肢体受伤
(7) 擦洗背部	协助患者侧卧，背向护士，依次擦洗后颈、背、臀部，擦洗后进行背部按摩，协助患者穿上清洁上衣（先穿对侧或患侧的衣袖，再穿近侧或健侧衣袖）	认真细致，擦净皮肤皱褶处
(8) 擦洗下肢	协助患者平卧、脱裤，更换足盆和热水，再擦洗两下肢，用温水泡脚并擦干	酌情更换热水、水盆毛巾，避免交叉感染
(9) 清洁会阴	换盆、换水、换毛巾清洁会阴部或行会阴冲洗，换上清洁裤子	
(10) 安置患者	协助患者取舒适卧位，梳头，必要时修剪指（趾）甲	
(11) 整理记录	按需要更换床单，整理床单位，清理用物。洗手后记录执行时间及护理效果	做好健康教育，耐心回答患者问题，感谢患者配合

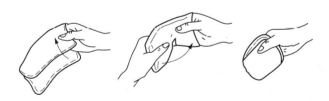

图 8-9　包小毛巾法

2. 注意事项

（1）擦浴时动作轻稳、敏捷，注意节力，站立时两脚稍分开，重心在身体中央或稍低处，拿盆时，盆要尽量靠近身体，减少身体消耗。

（2）减少暴露和翻身次数，保护患者隐私和防止受凉。

（3）皮肤皱褶处（如腋窝、腹股沟、脐部）应擦洗干净，及时更换热水、水盆及毛巾。

（4）注意观察病情变化，若患者出现寒战、面色苍白、脉速等征象时，应立即停止擦洗，并给予适当处理。

【评价】

1. 患者皮肤清洁、感觉舒适，身心愉快。

2. 操作中患者安全，未发生皮肤破损、受凉等情况。

3. 患者及家属获得床上擦浴知识和技能，护患关系好。

三、压疮的预防及护理

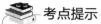

（一）压疮的概念

压疮（pressure sores）也称压力性损伤，是指身体局部组织长时间受压，血液循环障碍，持续缺血、缺氧、营养不良而致的局部组织受损和坏死（表现为表皮完整或开放性溃疡）。压疮不是原发疾病，大多是原发疾病没有得到良好护理而造成的皮肤损伤。发生压疮，将增加患者痛苦，延长病程，严重时可因感染导致败血症，危及患者的生命。因此，做好压疮的预防和护理，是保证护理质量的重要措施。

（二）压疮发生的原因

1. 力学因素 引起压疮发生的力学机制中，主要是压力、摩擦力、剪切力三种物理力。通常由以下 2~3 种力联合作用而引起。

（1）压力（pressure） 指局部组织所承受的垂直压力，是导致压疮发生的最重要的原因。局部组织长时间承受大于毛细血管压的垂直压力的压迫时，致局部血液循环障碍引起压疮。压疮的形成与压力的大小和持续的时间成正比，压力越大，持续时间越长，发生压疮的概率越大。局部组织承受的垂直压力超过毛细血管压（正常 16~32mmHg），持续 2~4 小时，即可引起组织不可逆损害而引起压疮。常见于长时间不变换体位者，如昏迷、瘫痪等长期卧床或长时间坐轮椅的患者。

（2）摩擦力（friction） 摩擦力是两个互相接触的物体发生不同方向移动时所形成的力。摩擦力作用于皮肤，易损害皮肤的角质层。当搬运患者或患者在床上活动时，皮肤受到床单和衣服表面的逆行阻力摩擦易造成皮肤损伤，若再受到汗液、尿液、粪便等浸渍时，更易发生压疮。

（3）剪切力（shearing force） 剪切力（图 8-10）是由摩擦力与压力综合作用导致两层组织相邻表面间进行性的相对移位而引起的。剪切力与体位的关系密切，最常发生于半坐卧位，由于重力作用而使身体下滑，与骨骼紧邻的组织随骨骼下滑，但皮肤和床单间存在摩擦力，使皮肤无法移动，皮下组织下滑而产生剪切力，此力能切断较大区域的小血管供应，导致皮肤供血障碍而发生压疮。

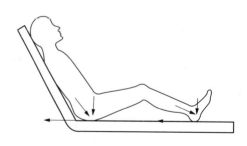

图 8-10　剪切力

2. 局部潮湿或排泄物刺激　因为出汗、大小便失禁、各种引流液外渗等，使局部皮肤潮湿，加上尿液和粪便中化学物质的刺激，使皮肤的酸碱度发生改变，导致皮肤角质层的屏障功能下降，容易发生压疮。

3. 全身营养不良　全身营养不良患者皮下脂肪少，肌肉萎缩，骨突部位缺乏肌肉和脂肪保护，抵抗力弱，一旦受压，使得局部缺血、缺氧使得更易发生压疮。

4. 医疗器械使用不当　各种约束装置及矫正器械使用不当，如使用石膏绷带、夹板或牵引时，松紧不适宜，衬垫不当，使局部受压致血液循环不良。

（三）压疮的好发部位

压疮好发于经常受压且缺乏脂肪组织保护、无肌肉包裹或肌层较薄的骨隆突处。好发部位与体位有密切关系，如平卧位时最常发生于骶尾部。

1. 仰卧位　好发于枕骨粗隆、肩胛部、肘部、脊椎体隆突处、骶尾部、足跟等部位（图8－11A）。

2. 侧卧位　好发于耳郭、肩峰、肘部、髋部、膝关节的内外侧、内外踝等部位（图8－11B）。

3. 俯卧位　好发于面颊、耳郭、肩峰、女性乳房、肋缘突出处、男性生殖器、髂前上棘、膝部、足尖等部位（图8－11C）。

4. 坐轮椅　好发于坐骨结节、肩胛部、肘部、足跟等（图8－11D）。

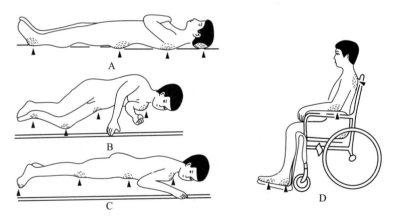

图8－11　压疮好发部位

（四）压疮的预防

1. 压疮评估　及时（入院8小时内）、动态、客观、综合、有效地进行结构化风险评估，判断危险因素，识别压疮发生的高危人群，对压疮高危人群制定并实施个体化预防措施是有效预防压疮的关键。

（1）压疮危险因素评估　护理人员使用"压疮危险因素评分表"对压疮易发人群及其发生压疮的危险性进行评估，见表8－9。评分≤16分时，易发生压疮，分数越低，发生压疮的危险性越高。

表 8 − 9　压疮危险因素评分表（Norton 评分法）

项目/分值	4	3	2	1
意识状态	清醒	淡漠	模糊	昏迷
营养状况	好	一般	差	极差
运动情况	运动自如	轻度受限	重度受限	运动障碍
活动情况	活动自如	扶助行走	依赖轮椅	卧床不起
排泄控制	能控制	尿失禁	大便失禁	二便失禁
循　环	毛细血管再灌注迅速	毛细血管再灌注减慢	轻度水肿	中度至重度水肿
体　温	36.6 ~ 37.2℃	37.2 ~ 37.7℃	37.7 ~ 38.3℃	>38.3℃
药物情况	未使用镇静剂或类固醇	使用镇静剂	使用类固醇	使用镇静剂和类固醇

（2）高危人群　①昏迷、瘫痪患者：自主活动能力丧失，长期卧床、大小便失禁等。②老年人：活动减少，皮肤松弛干燥，缺乏弹性，皮下脂肪萎缩、变薄，感觉迟钝，皮肤易损性增加。③肥胖患者：因体重过重，造成承重部位较大的压力。④水肿患者：皮肤弹性、顺应性下降，抵抗力降低，并增加了承重部位的压力。⑤营养不良患者：消瘦，受压处缺乏脂肪、肌肉组织的保护。⑥大小便失禁患者：皮肤经常受潮湿刺激。⑦疼痛患者：为避免疼痛，常处于强迫体位，使局部受压过久。⑧服用镇静剂患者：自主活动减少。⑨石膏固定、骨牵引患者：翻身及其他活动受限。

2. 压疮预防措施　控制压疮的关键是预防，而预防压疮的关键在于消除诱发因素。通过精心科学的护理，绝大多数压疮是可以预防的。针对容易发生压疮的高危人群及危险因素，要做到七勤，即勤观察、勤翻身、勤按摩、勤擦洗、勤更换、勤整理、勤交班。向患者及家属提供健康教育，使他们积极主动参与、配合护理，避免压疮的发生。

（1）避免局部组织长期受压　解除压迫是预防压疮的关键措施，也是治疗压疮的先决条件。

1）定时更换卧位：经常翻身，间歇性解除局部组织承受的压力，是预防卧床患者发生压疮最简单和有效的方法。应鼓励或协助患者经常更换卧位，病情允许情况下，抬高床头30°内，避免身体下滑形成剪切力。翻身间隔时间视患者病情和局部皮肤情况而定，一般每隔2小时翻身一次，必要时1小时翻身一次，最长不超过4小时，建立床头翻身卡，见表8 − 10。翻身后记录翻身时间、所取卧位、局部皮肤情况。有条件时可使用翻身床、气垫床。

表 8 − 10　床头翻身卡

姓　名 ＿＿＿＿＿＿＿＿＿　　　床号 ＿＿＿＿＿＿＿＿＿

日期/时间	卧位	皮肤情况及备注	执行护士签名

知识拓展

侧卧位的角度

保持床铺和患者背部之间成30°角，背部垫一软枕，使一部分重力压在软枕上，另一部分落在臀大肌上，避开了粗隆部的骨隆突。

扫码"看一看"

2）保护骨隆突处和支持身体空隙处：对易发生压疮的患者，体位安置妥当后，可在其身体空隙处、骨隆突处和易受压部位垫软枕、海绵垫、气垫、水褥等，扩大支撑体重的面积，降低骨隆突部位皮肤所受的压力；有条件时可使用气垫床、悬浮床等器具，使患者身体各处均匀受压。长期坐轮椅的患者，坐骨结节是最容易发生压疮的部位，应每20～30分钟移动一次受压部位，协助患者在椅内前倾、后仰、侧斜，或使用电动轮椅自动调节体位。

3）正确使用石膏绷带、夹板固定、牵引等外固定器具和矫正器械：使用此类器具时，应保证衬垫平整，松紧适宜，位置合适；仔细观察局部皮肤和指（趾）甲颜色、温度的变化，认真听取患者的主诉，适当调整。发现异常，立即通知医生处理。

（2）避免潮湿和摩擦的刺激

1）保持皮肤清洁干燥：对大小便失禁、出汗、分泌物多的患者，应及时擦洗干净，必要时涂凡士林软膏保护皮肤；被服污染、潮湿要及时更换；使用吸水性能良好的衣被，严禁让患者直接卧于橡胶单或塑料布上。

2）防止摩擦损伤皮肤：床铺保持清洁、干燥、平整、无碎屑，以减少摩擦。使用便器时，选择无破损便器，抬起患者腰骶部，不要强拉硬塞。协助患者翻身时，应将患者抬起，再变换体位，避免拖、拉、推，以防擦伤皮肤。

（3）促进局部血液循环　对长期卧床的患者，定期进行温水擦浴，按摩背部和受压局部骨隆突处，协助患者进行全范围的关节运动，维持关节的活动度和肌肉的张力，促进血液循环，改善局部营养，增加皮肤的抵抗力。

扫码"看一看"

1）手法按摩：①全背按摩（图8-12）即患者俯卧或侧卧，露出全背，用温水擦洗全背。两手掌蘸取适量50%乙醇，以手掌的大小鱼际肌按摩。从患者骶尾部开始沿脊柱两旁向上按摩至肩部，然后环形向下按摩至骶尾部，如此有节奏的按摩数次。再用拇指指腹从骶尾部沿脊柱按摩至第7颈椎。②局部按摩即蘸取少许50%乙醇，以手掌大小鱼际部分紧贴患者皮肤，作压力均匀的环形按摩，力量由轻至重，再由重至轻，每次按摩3～5分钟。局部因受压而出现皮肤充血时，不能按摩，防止加重组织损伤。

2）电动按摩器按摩：操作者持按摩器根据不同部位选择合适的按摩头，紧贴皮肤进行按摩。

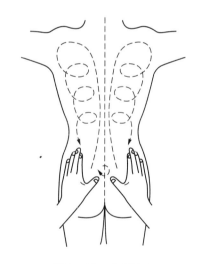

图8-12　背部按摩

（4）改善机体营养状况　营养不良是发生压疮的原因之一，又可影响压疮的愈合。因此，在病情允许的情况下，给予患者高热量、高蛋白、高维生素饮食，补充矿物质，以增强抵抗力及组织修复能力。不能进食者给予鼻饲，必要时采用支持疗法，如补液、输血、静脉滴注高营养液等。

（5）健康教育　对易发生压疮的患者及家属介绍压疮发生的原因、危害及预防知识；指导他们掌握一定的翻身技巧、皮肤清洗技巧和营养知识；指导他们选择和使用减压床垫和椅垫，使患者和家属积极主动参与预防压疮的护理活动。

（五）压疮的分期及临床表现

压疮的发生是一个渐进的过程，依据组织损伤程度，可分为四期。

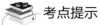

考点提示

压疮的分期、临床表现、各期压疮的治疗护理要点。

1. 淤血红润期（Ⅰ期） 压疮发生的初期。皮肤完整，表现为红、肿、热、痛或麻木，解除压力30分钟后，症状仍存在，肤色无法恢复正常。此期皮肤的完整性未破坏，为可逆性改变，若及时去除致病原因，可阻止压疮的发展。

2. 炎性浸润期（Ⅱ期） 皮肤的表皮层、真皮层或两者发生损伤或坏死。受压部位皮肤发绀，皮下有硬结。皮肤因水肿而变薄，常有水疱形成，且极易破溃。水疱破溃后，露出潮湿红润的创面，患者有疼痛感。此期仅限于表皮和真皮层破损，若不积极采取措施，压疮继续发展。

3. 浅度溃疡期（Ⅲ期） 全层皮肤破坏，可深及皮下组织或深层组织。表皮水疱逐渐扩大、破溃，真皮层创面有黄色渗出液，感染后表面有脓液覆盖，浅层组织坏死，形成溃疡，疼痛加重。

4. 坏死溃疡期（Ⅳ期） 为压疮严重期。坏死组织侵入真皮下层和肌肉层，感染向周边及深部组织扩展，可深达骨面。坏死组织发黑，脓性分泌物增多，有臭味。严重者细菌入血可引起脓毒败血症，造成全身感染，危及患者生命。

当压疮创面覆盖较多的坏死组织或局部皮肤出现发绀、焦痂等改变时，难以准确划分。因此，美国国家压疮咨询委员会于2007年首次提出在Ⅰ～Ⅳ期压疮分期的基础上，增加可疑深部组织损伤期和不可分期压疮。

知识链接

NPUAP更新压疮术语与分期系统

2016年美国国家压疮咨询委员会（National Pressure Ulcer Advisory Panel，NPUAP）将"压力性溃疡"（pressure ulcer）更改为"压力性损伤"（pressure injury）。"压力性损伤"（压疮）是指发生皮肤和（或）潜在皮下软组织的局限性损伤，通常指发生在骨隆突处的损伤或与医疗或其他医疗设备有关的损伤。该压力性损伤可表现为局部组织受损但表皮完整或存在开放性溃疡，并可能伴有疼痛。剧烈和（或）长期的压力或压力联合剪切力可导致压力性损伤出现。皮下软组织对压力和剪切力的耐受性受环境、营养、灌注、并发症和软组织的条件的影响。除了术语的改变，新的分期系统中，阿拉伯数字替代了罗马数字，"可疑深部组织损伤"名称中去除了"可疑"两字；增加了"医疗器械相关性压力性损伤"及"黏膜压力性损伤"两个定义。

（六）压疮的治疗和护理

1. 全身治疗和护理 积极治疗原发病；增加营养，给予患者平衡饮食，增加蛋白质、维生素及微量元素的摄入，提高患者抵抗力和组织修复能力；局部感染明显者遵医嘱应用抗生素治疗，预防败血症；加强心理护理、健康教育，向家属和患者讲解压疮的有关知识，使之重视压疮的预防，参与压疮的护理，积极配合治疗。

2. 局部治疗和护理

（1）淤血红润期（Ⅰ期压疮）　护理重点是去除危险因素，加强上述预防压疮的措施，保护皮肤，防止压疮继续发展。

1）避免局部继续受压：增加翻身次数，每1~2小时翻身一次。

2）避免摩擦、潮湿和排泄物的刺激：此期皮肤已经受损，不宜局部按摩，以防按摩造成进一步损害。保持床铺清洁、干燥、平整和无碎屑，保持受压部位皮肤干燥，去除危险因素，避免压疮进一步发展。

3）局部轻揉液体敷料，酌情使用水胶体敷料、透明薄膜、泡沫敷料（适于消瘦患者）保护皮肤，改善血液循环，加快组织修复，且便于观察局部皮肤情况。

（2）炎性浸润期（Ⅱ期压疮）　护理重点是保护皮肤，避免感染。继续加强预防压疮的各项措施，避免损伤继续发展。

1）小水疱：减少摩擦，预防感染，让其自行吸收。贴水胶体敷料或泡沫敷料，每5~7天更换一次敷料。

2）大水疱：初期1~2天，消毒局部皮肤后，在水疱低位剪一小缺口，可涂皮维碘软膏，再用无菌方纱布或棉垫包扎，每天或隔天更换1次；2~3天后，消毒局部皮肤，贴水胶体或泡沫敷料，每5~7天更换1次。

3）水疱破裂尚未感染时：先消毒创面及周围皮肤，如果伤口渗液少可使用水胶体敷料，每5~7天更换1次；伤口渗液较多时则使用藻酸盐敷料或泡沫类敷料，每2~7天更换1次。

（3）溃疡期（Ⅲ期和Ⅳ期压疮）　护理重点是解除压迫，清洁创面，清除坏死组织，妥善处理伤口渗出液，促进肉芽组织生长，预防和控制感染。

1）伤口处理：①伤口无感染时用0.9%氯化钠溶液清洗创面。②当伤口有异味或有脓性分泌物时可用过氧化氢、呋喃西林等溶液清洗伤口，但必须再用生理盐水冲洗。③溃疡较深者，用3%过氧化氢溶液冲洗创面，抑制厌氧菌生长，放置引流条。④对大面积、深达骨质的创面，采用外科手术治疗，如手术修刮引流、清除坏死组织、植皮修补缺损组织等。

2）选用合适的敷料：在伤口清洗或清创的基础上，选择合适的敷料。感染伤口根据创面细菌培养和药物敏感实验结果，选用敏感药物敷料外敷；或根据保持创面湿性环境的特性、伤口渗出物的性质和量、创面基底组织的情况、压疮周围情况、压疮大小、深度和部位以及是否存在瘘管和潜行等因素，选择湿性敷料。常用的湿性敷料包括水胶体敷料、透明膜敷料、水凝胶敷料、藻酸盐类敷料、泡沫敷料、银离子敷料、硅胶敷料和胶原基质隔离等。

3）药物治疗：为控制感染和增加局部营养供给，可在创面局部采用药物治疗，如碘附、胰岛素等，或采用具有清热解毒、活血化淤、去腐生肌的中草药治疗。

4）局部氧疗：创面较深时，局部隔绝空气后进行持续吹氧。取一次性保鲜膜固定至创面边缘2~3cm处，使膜罩在压疮表面，并与压疮之间形成袋状间隙。通过鼻导管向袋内送入氧气，调节氧流量5~6L/min，湿化瓶内不加蒸馏水，每日2次，每次15分钟。治疗完毕，疮面用无菌纱布覆盖或暴露均可。其原理是利用高浓度氧抑制疮面厌氧菌的生长，提高疮面组织供氧，改善局部组织有氧代谢，并利用氧气流干燥疮面，形成薄痂，利于愈合。

第四节　晨晚间护理

护士根据病情需要，于晨间及晚间为危重、昏迷、瘫痪、高热、大手术后或年老体弱的患者进行的生活护理，称为晨晚间护理。轻症患者的晨晚间护理，可在护士指导或协助下进行。

一、晨间护理

（一）目的

1. 使患者清洁、舒适，预防压疮、肺炎等并发症。

2. 使病室和病床整洁、美观、舒适。

3. 观察、了解病情，为诊断、治疗和护理提供依据。

4. 进行心理护理及卫生宣传，满足患者身心需要，增进护患关系。

（二）内容

1. 问候患者。

2. 协助患者排便、刷牙、漱口（或口腔护理）、洗脸、洗手、梳发、翻身等，检查皮肤受压情况，进行背部护理（热水擦洗背部或用50％乙醇进行背部受压部位按摩）。

3. 整理床单位，酌情更换床单及衣、被。

4. 观察病情，进行心理护理和健康指导。

5. 酌情开窗通风，保持室内空气清新。

二、晚间护理

（一）目的

1. 使患者清洁、舒适，预防压疮。

2. 观察和了解病情，满足患者身心需要，促进护患沟通。

3. 改善睡眠环境，使患者舒适，易于入睡。

（二）内容

1. 协助患者梳发、刷牙、漱口（或口腔护理）、洗脸、洗手、热水泡脚，协助女患者清洗会阴部。

2. 协助患者翻身，检查皮肤受压情况，擦洗、按摩背部及骨隆突部位，预防压疮。寝前协助排尿。

3. 整理床单位，酌情增减盖被。

4. 创造良好的睡眠环境，酌情关闭门、窗，保持病室安静，关大灯，开地灯，使光线柔和。协助患者取舒适卧位。

5. 经常巡视病房，观察病情，了解患者睡眠情况，处理患者异常情况。

三、卧有患者床整理

【目的】

保持病床平整、舒适，预防压疮等并发症，保持病室整洁美观。

【评估】

评估患者的病情、意识状况、活动能力、有无活动限制、有无伤口或各种导管，患者的心理反应及合作程度，床单位的清洁程度。

【计划】

1. 护士准备　衣帽整洁，洗手，戴口罩，熟悉操作和注意事项。

2. 用物准备　备床刷、刷套，必要时备便器。

3. 环境准备　病室内无其他患者进餐或治疗；按季节调节室内温度，酌情关好门窗、备好屏风。

4. 患者准备　患者病情稳定，理解整理床单元和更换床单的目的、方法及注意事项，能主动配合。

【实施】

1. 操作流程　见表 8 – 11。

表 8 – 11　卧有患者床整理法

操作流程	流程说明	人文关注
（1）核对解释	备齐用物，携至床旁，向患者解释扫床方法及注意事项，酌情关门窗，调节室温	礼貌称呼，耐心解释，征求同意
（2）移开桌椅	移开床旁桌离床20cm，椅移至床尾	
（3）放平支架	病情许可，放平床头、床尾支架，意识不清者拉起床档，松开床尾盖被，协助患者侧卧对侧（先移枕后依次移患者上、下半身）	保护患者，防止坠床
（4）湿扫床铺	松开近侧各层单，先扫净中单、橡胶单，并搭在患者身上，再从床头至床尾扫净大单上的渣屑，注意枕下及患者身下各层彻底扫净。需要时整理褥垫，最后将大单、橡胶中单、中单逐层拉平铺好，将患者移至近侧，同法清扫另一侧，取出枕头扫净、揉松后置于患者头下	细心体贴，避免受凉
（5）整理盖被	患者平卧，整理盖被，把棉胎和被套拉平，叠成被筒，保暖	
（6）整理床铺	根据需要，摇起床上支架，移回床旁桌椅，整理床单元，协助患者取舒适卧位，打开门窗	做好健康教育，耐心回答患者问题，感谢患者配合
（7）清理用物	取下床刷上的毛巾袋套或扫床消毒巾，洗净后消毒备用，洗手	

2. 健康教育

向患者及家属说明整理床单位和更换被服的重要性；告知患者及家属在操作中如何配合以防止坠床和受伤。

【评价】

1. 患者感觉安全、舒适。

2. 操作轻稳、节力，床单位整洁、美观。

3. 护患沟通良好，患者身心需要得到满足。

附：便器使用法

患者无法如厕排便，在床上排尿、排便时，需使用便器。

（一）便盆

便盆有金属、塑料和搪瓷三种，使用方法如下。

1. 准备便盆　气候寒冷时应先用热水冲洗（使之温热，盆内留少量水，使大便后易清洗，并可减少气味），将便盆外面擦干，盖上便盆巾携至床旁备用。禁止使用掉瓷便盆，以免损伤患者的皮肤。

2. 核对解释 向患者解释，取得合作；拉床帘或屏风遮挡患者。

3. 放置便盆 协助患者脱裤，能配合的患者（图8－13A），嘱其屈膝，双脚向下蹬在床上，抬起背臀部，同时护士左手协助患者抬起腰骶部，右手将便盆置于臀下，便盆阔边朝向患者头部。病情允许时，可尊重患者排便习惯，摇高床头。若患者不能配合（图8－13B），可先协助患者侧卧，把便盆对着患者臀部，护士一手扶住便盆，另一手帮助患者恢复平卧位。

4. 防止溅湿被褥 女患者可用手纸折成长方形，放于耻骨联合上方，以防尿液溅出污染被褥。给男患者递便盆时，应同时递给尿壶。

5. 协助排便 询问患者是否需要护士留在床旁协助，若不需要，将手纸及呼叫器放在患者手边，护士可离开病室等待呼唤。排便完毕，需要时协助患者擦净肛门。

6. 撤出便盆 放平床头，嘱患者双脚蹬床面，同时护士戴手套左手抬起患者腰骶部，右手轻轻取出便盆，观察粪便性状，必要时记录和送检；盖上便盆巾；协助患者穿裤。

7. 整理通风 协助患者洗手，安置舒适卧位，开窗通风。

8. 处理洗手 及时倒掉排泄物，清洗消毒便盆（用冷水洗净便器，因热水清洗时，可使蛋白质凝固，不易洗净便器），放回原处。护士脱下手套，洗手。

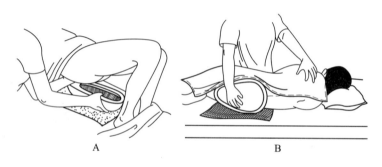

图8－13 给便盆法

（二）尿壶

尿壶有塑料和搪瓷两种，专为卧床男患者准备（女患者可用广口女式尿壶），使用方法如下。

1. 能自行排尿者，向其交代使用方法，排尿后取出尿壶时，要将壶颈向上倾斜，以防尿液溅出污染床单。

2. 排尿后根据需要观察尿液情况，测量尿量，并记录在记录单上。使用后的尿壶处理与便盆相同。

3. 对尿失禁患者，每2～3小时递送尿壶一次，帮助患者有意识地控制或引起排尿，并指导患者做会阴部肌肉锻炼，每日数次使其收缩及放松，以增强尿道括约肌收缩功能。

4. 对留置导尿管的患者，采用合适的接尿器。男患者可置便器于外阴部接尿，或采用阴茎套连接尿管引流至袋中，也可用一次性塑料袋接尿。女患者可采用橡胶奶头开口端固定于尿道口处，连接尿管将尿引流入贮水袋中。对此类患者每日应清洁、消毒外阴部，每日更换接尿管。

本章小结

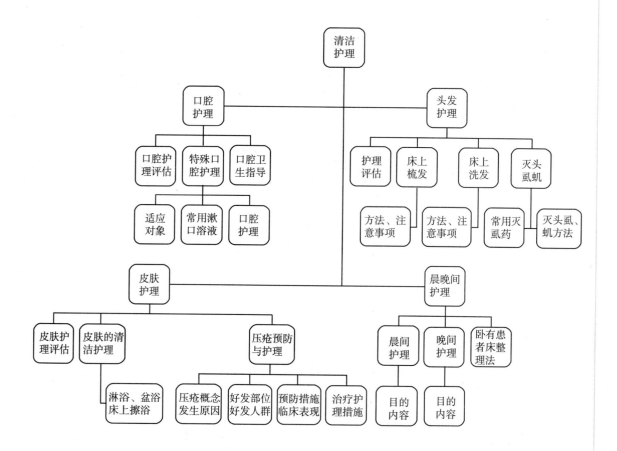

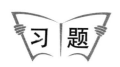

一、选择题

【A1/A2 型题】

1. 口腔细菌性溃疡用药选择

　　A. 等渗盐水　　　　　　　B. 制霉菌素　　　　　　C. 红汞

　　D. 冰硼散　　　　　　　　E. 0.02% 呋喃西林

2. 去除口臭宜选用的漱口溶液是

　　A. 生理盐水　　　　　　　B. 朵贝尔溶液　　　　　C. 2% ~3% 硼酸溶液

　　D. 1% ~4% 碳酸氢钠溶液　E. 1% 醋酸溶液

3. 患者的假牙取下应浸泡在

　　A. 乙醇　　　　　　　　　B. 热开水　　　　　　　C. 清水

　　D. 0.5% 杜美芬　　　　　　E. 0.1% 苯扎溴铵溶液

4. 昏迷患者做口腔护理时，为防止发生意外，下列正确的是

　　A. 用镊子夹棉球　　　　　B. 多蘸漱口水

  C. 用血管钳夹紧棉球   D. 取仰卧位   E. 每次夹多个棉球

5. 昏迷患者行口腔护理使用开口器时，正确的使用方法是

  A. 从门齿放入   B. 从白齿放入   C. 从尖牙处放入

  D. 从第二颗门齿处放入   E. 用钳子将牙齿打开后放入

6. 描述炎性浸润期压疮，下述不正确的是

  A. 皮肤紫红   B. 皮下硬结

  C. 有大小水疱   D. 若水疱表皮剥脱可露出湿润的创面

  E. 创面上有脓性分泌物

7. 压疮第 I 期护理重点为

  A. 增加翻身次数   B. 表面涂安息香酊   C. 紫外线照射

  D. 敷鲜鸡蛋皮内膜   E. 红花煎剂湿敷

8. 压疮第 I 期护理，不正确的是

  A. 2 小时翻身一次   B. 避免推拉拖等摩擦

  C. 骨隆突处垫橡皮气圈   D. 避免潮湿与排泄物刺激

  E. 保持床褥干燥

9. 患者口腔真菌感染，下列选作口腔护理的溶液是

  A. 0.1% 醋酸   B. 1% ~ 4% 碳酸氢钠溶液   C. 2% ~ 3% 硼酸溶液

  D. 生理盐水   E. 朵贝尔溶液

10. 患者，女，25 岁。诊断为血小板减少性紫癜，检查唇和口腔黏膜有散在瘀点，轻触牙龈出血，口腔护理时应特别注意

  A. 动作轻稳，勿损伤黏膜   B. 夹紧棉球防止遗留在口腔

  C. 棉球蘸水不可过湿，以防呛咳   D. 先取下义齿，避免操作中脱落

  E. 擦拭时勿触及咽部以免恶心

11. 患者，男，68 岁。两周前因肺炎用抗生素治疗，近日发现口腔黏膜破溃，并附着白色膜状物，用棉签拭去附着物可见基底部轻微出血，无疼痛，其口腔病变的原因是

  A. 维生素缺乏   B. 铜绿假单胞菌感染   C. 真菌感染

  D. 凝血功能障碍   E. 病毒感染

【A3 型题】

(12 ~ 14 题共用题干)

患者，女，60 岁，因心衰引起两下肢水肿，体质虚弱、消瘦，已卧床 3 周，近日尾骶部皮肤紫红，病床的责任护土仔细观察后认为是炎性浸润期压疮。

12. 支持其判断的典型表现是

  A. 患者主诉尾骶部疼痛、麻木感   B. 局部皮肤发红、水肿

  C. 尾骶部皮肤发绀，有皮下硬结，并出现水疱

  D. 创面湿润，有少量脓性分泌物   E. 伤口周围有坏死组织

13. 针对患者的压疮表现，护士拟订护理计划，其中下列措施不妥的是

  A. 每 2 ~ 3 小时协助翻身一次

  B. 骶尾部置橡胶单

  C. 在无菌操作下抽出水疱内液体

D. 创面涂消毒溶液后用无菌敷料包扎

E. 平卧时在颈、腰及腘窝部垫海绵垫

14. 护士进行保健指导，嘱咐患者的饮食应

A. 高热量、低蛋白、低盐

B. 低盐、高蛋白、高维生素

C. 低脂肪、高蛋白、高维生素

D. 高热量、高蛋白、高维生素

E. 高脂肪、低蛋白、高维生素

(15～16 题共用题干)

患者，男，56 岁。因左侧股骨颈骨折入院，术后生活不能自理。护士为其进行床上擦浴。

15. 协助其更换清洁裤子的步骤是

A. 先脱左侧，后穿右侧

B. 先脱左侧，后穿左侧

C. 先脱右侧，后穿右侧

D. 先脱右侧，后穿左侧

E. 无特殊要求，随患者意愿

16. 擦浴过程中，患者出现寒战、面色苍白、脉速，护士应

A. 请家属协助擦浴

B. 加快操作速度尽快完成擦浴

C. 嘱患者深呼吸

D. 立即停止擦浴

E. 给予镇静药

二、思考题

1. 患者，男，68 岁。患大叶性肺炎昏迷 8 天，8 天内给予大量抗生素治疗，近日发现其口腔黏膜破溃，创面上附着白色膜状物，拭去附着物可见创面轻微出血。

请问：

(1) 患者口腔发生了什么问题？该如何处理？

(2) 为其进行口腔护理时应注意哪些问题？

2. 患者，女，28 岁。半个月前因车祸导致右胫腓骨骨折，行跟骨结节牵引。此患者头发较长，现头发打结并因油脂分泌过多粘结成缕、有异味，请问应如何处理？

3. 患者，女，62 岁。两周前因脑血管意外导致右侧肢体偏瘫。患者神志清楚，体质瘦弱，大小便失禁，近日发现骶尾部皮肤发绀，触之局部有硬结，且皮肤表现有大小水疱数个，感觉局部疼痛。

请问：

(1) 此患者发生了什么？已发展到了哪一期？

(2) 如何进行治疗和护理？

(何 求)

扫码"练一练"

第九章　冷热疗法

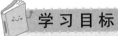

学习目标

1. **掌握**　冷热疗法应用目的、禁忌证及注意事项。
2. **熟悉**　冷疗、热疗的作用。
3. **了解**　影响冷疗、热疗的因素。
4. 能根据患者情况正确选择并规范的实施冷热疗法。
5. 具有严谨求实的工作态度和尊重关爱患者的意识，确保患者安全。

案例导入

　　患者，男，15岁，急性扁桃体炎。查体：神清，颜面潮红，皮肤灼热，体温39.7℃，脉搏102次/分，呼吸24次/分。医嘱物理降温。

　　请问：

　　1. 护士应采取何种降温措施？准备哪几种主要用物？

　　2. 实施降温时应注意哪些事项？

扫码"看一看"

扫码"学一学"

　　冷热疗法（cold and heat therapy）是临床常用的物理治疗方法，是利用低于或高于人体温度的物质作用于人体表面，通过神经传导引起皮肤和内脏器官血管的收缩或舒张，改变机体各系统血液循环和新陈代谢，达到止血、镇痛、消炎、退热和增进舒适的目的。护理人员应及时、有效地评估患者局部或全身的冷热状况，正确使用冷热疗法，防止不良反应的发生，确保患者安全，满足其身心需要。

第一节　冷疗法

一、冷疗的作用

（一）减轻局部充血或出血

　　冷疗可使局部毛细血管收缩，血管通透性降低，减轻局部组织充血和水肿；冷疗还可使血液黏稠度增加，血流减慢，促进血液凝固而控制出血。适用于鼻出血、扁桃体摘除术和软组织损伤早期。

（二）控制炎症扩散

　　冷疗可使局部血管收缩，血流减少，细菌的活力和细胞代谢率降低，可控制炎症扩散及抑制化脓，适用于炎症早期。

（三）减轻疼痛

冷疗可抑制组织细胞的活动，使神经末梢敏感性降低，从而减轻疼痛；同时，用冷疗后血管收缩，血管通透性降低，渗出减少，因而减轻局部充血、肿胀压迫神经末梢引起的疼痛。适用于局部软组织损伤的早期、牙痛、烫伤等。

（四）降低体温

冷疗直接作用于体表皮肤，通过传导和蒸发作用散热，降低体温，适用于高热、中暑等患者；头部和全身用冷，可降低脑细胞的代谢，减少脑细胞的耗氧量，有利于脑细胞功能的恢复，适用于脑外伤、脑缺氧等患者。

二、冷疗的影响因素

（一）冷疗方式

根据冷疗过程中所使用的导热介质的不同，可将冷疗方式分为干冷法和湿冷法，用冷方式不同，疗效也不同。水是良好的导体，其传导能力和渗透力均比空气强，因此湿冷的效果优于干冷。临床应用中，可根据患者用冷疗的目的选择合适的方法。

（二）冷疗部位

用冷部位不同，产生的冷疗效应也不同。人体皮肤的厚薄分布不均，皮肤薄或不常暴露的部位对冷有明显的反应。此外，皮下冷感受器比热感受器多 8～10 倍，故浅层皮肤对冷刺激较敏感。因此，为高热患者降温时，要将冰袋或冰囊置于皮肤薄且有大血管分布的颈部、腋下、腹股沟等处。

（三）冷疗时间

冷疗需要有一定的时间才能产生效应。在一定时间内，冷疗效应随着时间的延长逐渐增强。冷疗时间一般为 20～30 分钟。用冷时间持续 30～45 分钟后，反而引起血管扩张，这是机体避免长时间用冷对组织的损伤而出现的防御反应，称继发效应。用冷时间过长不但达不到治疗目的，还可导致不良反应甚至冻伤。

（四）冷疗面积

冷效应与用冷面积成正比。用冷面积越小，效应越弱。用冷面积越大，对身体血流量的分布、温度等影响越大，产生的效应越强，患者的耐受性越差，因血管收缩使患者血压升高。

（五）环境温度

冷疗的温度与体表皮肤的温度相差越大，机体对冷刺激的反应越强烈，反之则反应越小。此外，环境温度也会影响冷疗效应，如室温过低，冷效应增加；室温过高，冷效应降低。

（六）个体差异

患者年龄、性别及机体状况等有所差异，所以对同一强度的冷刺激，会产生不同的效应。例如，婴幼儿因体温调节中枢未发育完善，对冷疗反应较为强烈；女性患者对冷刺激较男性敏感等；昏迷者、血液循环障碍者及老年人，因感觉功能丧失或减退，对冷疗刺激的反应较迟钝，易冻伤。

三、冷疗的禁忌证

（一）局部血液循环障碍

冷疗可加重微循环障碍，导致组织缺血、缺氧

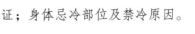

考点提示

冷疗的作用；冷疗的禁忌证；身体忌冷部位及禁冷原因。

而变性坏死。因此，局部组织血液循环不良、微循环明显障碍、感染性休克、皮肤颜色发绀不宜用冷疗。

（二）组织损伤、破裂

冷疗可使血液循环障碍加重，增加组织损伤，且影响伤口愈合。因此，大范围组织损伤者应禁止用冷。

（三）慢性炎症或深部化脓病灶

冷疗可使局部血流减少，妨碍炎症吸收。

（四）对冷过敏者

对冷过敏者应用冷疗可导致过敏症状，如荨麻疹、关节疼痛、肌肉痉挛等，应禁忌使用冷疗。

（五）禁忌冷疗的部位

枕后、耳郭、阴囊等处用冷易引起冻伤；心前区用冷易引起反射性心率减慢、心房纤颤、心室纤颤及房室传导阻滞；腹部用冷易引起腹痛、腹泻；足底用冷易引起反射性末梢血管收缩而影响散热或一过性冠状动脉收缩。

四、冷疗的方法

冷疗方法分局部冷疗法与全身冷疗法两类。局部冷疗法有冰袋、冰囊、化学冰袋、冰帽、冰槽、冷湿敷等；全身冷疗法有酒精拭浴法、温水拭浴法等。

（一）冰袋（冰囊）的使用

【目的】

降温，局部消肿、止血、消炎、减轻疼痛。

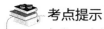

考点提示

冰袋、冰槽及冷湿敷使用目的、方法、注意事项。

【评估】

1. 核对医嘱、患者身份信息，解释操作目的。

2. 评估患者年龄、病情、体温、意识及心理状态；冷疗部位皮肤颜色、温度、感觉，有无硬结、淤血及对冷过敏；对疾病、冰袋及冰囊使用知识的了解程度。

【计划】

1. 护士准备　洗手、戴口罩，熟悉冰袋或冰囊的作用及使用方法。

2. 用物准备

（1）治疗车上层　备冰袋或冰囊（图 9-1）及布套、帆布袋、冰块、木槌、盆及冷水、毛巾、勺、手消毒液。

（2）治疗车下层　备生活垃圾桶和医用垃圾桶。

3. 环境准备　清洁、舒适，室温适宜，必要时关闭门窗。

4. 患者准备　使患者了解用冷的作用、方法，取得患者配合。

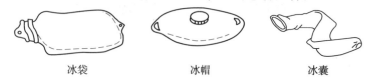

冰袋　　　　　　冰帽　　　　　　冰囊

图 9-1　冰袋、冰帽、冰囊

【实施】

1. 操作流程　见表9-1。

表9-1　冰袋（冰囊）的使用

操作流程	流程说明	人文关注
（1）备冰装袋	检查冰袋或冰囊有无破损，冰袋夹子能否夹紧，将冰块放入帆布袋内，用木槌敲成小块，倒入脸盆，用冷水冲去冰的菱角，装入冰袋或冰囊1/2~2/3满，排尽空气，夹紧袋口，擦干，倒提，检查无漏水后，装入布套内	认真检查，以防漏水，冰块以核桃大小为宜，防损坏冰袋及刺激患者引起不适
（2）核对解释	携物至床旁，核对患者床号、姓名及腕带信息，向患者或家属解释目的以取得合作	耐心解释，取得合作
（3）放置冰袋	①高热降温时冰袋可置于前额、头顶部，冰囊置于体表大血管分布处，如颈部两侧、腋窝、腹股沟等处；②鼻部冷敷时可将冰囊吊在支架上，底部接触鼻根（图9-2）；③扁桃体摘除术后冰囊可置于颈前颌下（图9-3）	询问患者感受，发现局部皮肤发绀，有麻木感，立即停止使用，防冻伤
（4）观察效果	用冷疗法期间询问患者感觉，观察局部皮肤颜色及冰袋情况	
（5）撤出冰袋	用冷疗20~30分钟后，取下冰袋，防继发效应，协助患者取舒适卧位，整理床单位	
（6）整理记录	将冰袋或冰囊洗净、倒挂晾干，吹入少量空气，防两层之间粘贴，挂于阴凉处备用，冰袋布套清洁后晾干备用。洗手，记录使用部位、时间、效果、反应；降温30分钟后应测量体温并记录在体温单上	耐心解答患者疑问，健康宣教，感谢患者合作

2. 注意事项

（1）使用冰袋、冰囊时，外面应套上布套。

（2）注意随时观察冰袋、冰囊有无漏水，布套湿后应立即更换冰袋，如局部皮肤苍白、发绀或有麻木感，需立即停止使用，冰块融化后，应及时更换。

（3）冰袋压力不宜过大，以免阻碍血液循环，如放于前额时，可将冰袋悬吊在支架上，以减轻局部压力，但冰袋必须与皮肤接触。

（4）高热降温30分钟后测体温，当体温降至39℃以下，取下冰袋，做好记录。如需重复用冷，可间隔1小时后再使用。

3. 健康教育　向患者及家属介绍冰袋（冰囊）的作用及使用方法，说明局部冷疗的影响因素和禁忌使用冷疗的部位。

【评价】

达到治疗效果，患者局部皮肤无冻伤发生。护患沟通良好。

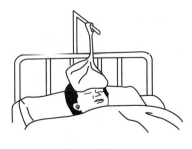

图9-2　冰袋的放置

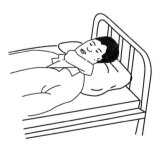

图9-3　冰囊的放置

（二）冰帽（冰槽）的使用

【目的】

采取头部降温为主，体表降温为辅的方法，降低体温，降低脑组织代谢，减少耗氧量，提高脑细胞对缺氧的耐受性，以防治脑水肿。

【评估】

1. 核对医嘱、患者身份信息，解释操作目的。

2. 评估患者的年龄、病情、意识状态、体温、头部皮肤及治疗情况；患者合作程度，对疾病及冰帽（冰槽）使用知识的了解程度。

【计划】

1. 护士准备　着装整洁、洗手、戴口罩，熟悉冰帽（冰槽）的作用及用法。

2. 用物准备

（1）治疗车上层　备冰帽或冰槽（图 9 - 4）、帆布袋、冰块、木槌、盆及冷水、勺、海绵垫、不脱脂棉球、凡士林纱布、水桶、肛表、手消毒液。

（2）治疗车下层　备生活垃圾桶和医用垃圾桶。

3. 环境准备　清洁、舒适、室温适宜，必要时关闭门窗。

4. 患者准备　使患者了解冰帽（冰槽）的使用目的及方法，取得患者配合。

【实施】

1. 操作流程　见表 9 - 2。

表 9 - 2　冰帽的使用

操作流程	流程说明	人文关注
（1）准备冰帽	核对医嘱，检查冰帽或冰槽有无破损，将冰块放入帆布袋内，用木槌敲成小块，放入脸盆，用冷水冲去冰的菱角后装入冰帽或冰槽内，擦干水迹	认真核对，耐心解释，冰块大小适宜，防损坏冰帽及刺激患者
（2）核对解释	携物至床旁，再次核对患者床号、姓名及腕带信息	
（3）头戴冰帽	去枕，铺橡胶单及中单于患者头下；铺治疗巾于冰帽或冰槽内，将小垫枕放于患者肩下，将患者头部置于冰帽或冰槽内，两耳郭处及后颈部垫海绵垫；两耳塞不脱脂棉花，用凡士林纱布覆盖双眼，将排水管放在水桶内（图 9 - 4）	用冷时间依据患者病情而定，及时添加冰块
（4）观察记录	用冷期间注意观察患者生命体征、局部皮肤情况等，每 30 分钟测量 1 次肛温，保持肛温在 33℃左右，记录用冷部位、时间、效果及反应，将每次测量的体温记录在特别护理记录单上	关爱患者，监测肛温
（5）撤除冰帽	用毕，取下冰帽或冰槽，协助患者取舒适卧位，整理床单位	耐心解答患者及家属疑问，健康宣教
（6）整理归位	冰帽处理同冰袋	

2. 注意事项

（1）观察冰帽有无破损、漏水，冰块融化后应及时更换或添加冰块。

（2）肛温不得低于 30℃，同时测量患者脉搏，以免发生心房纤颤、心室纤颤或房室传导阻滞等。观察皮肤色泽，防止患者耳郭发生发绀、麻木、冻伤等现象。

3. 健康教育　使用冰帽（冰槽）前，向患者及家属介绍使用方法、说明头部冷疗作用。

【评价】

1. 达到冷疗目的，患者耳郭无发绀、麻木及冻伤。患者无心房纤颤、心室纤颤与房室传导阻滞的发生。

2. 护患沟通有效，患者身心需要得以满足。

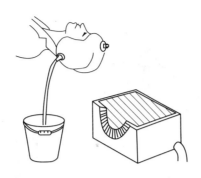

图 9 - 4　冰帽、冰槽的使用

（三）冷湿敷法

【目的】

用于降温和局部组织镇痛、止血、消炎。

【评估】

1. 核对医嘱、患者身份信息，解释操作目的。

2. 评估患者的年龄、病情、意识状况、体温、治疗及心理情况；患者局部皮肤有无伤口；对疾病及冷湿敷法使用的了解程度。

【计划】

1. 护士准备　着装整洁、洗手、戴口罩，熟悉冷湿敷法的作用及用法。

2. 用物准备

（1）治疗车上层　备盆内盛冰水、敷布 2 块、长把钳子 2 把、橡胶单、治疗巾（或毛巾）、弯盘、凡士林、棉签、手消毒液，必要时备换药用物。

（2）治疗车下层　备生活垃圾桶和医用垃圾桶。

3. 环境准备　清洁、舒适、室温适宜，必要时关闭门窗。

4. 患者准备　使患者了解冷湿敷的目的、方法，愿意接受治疗。

【实施】

1. 操作流程　见表 9 - 3。

表 9 - 3　冷湿敷法

操作流程	流程说明	人文关注
（1）核对解释	携物至床旁，核对患者床号、姓名及腕带信息，向患者或家属解释目的，以取得合作	礼貌称呼，耐心解释，询问有无冷过敏史
（2）暴露患处	协助患者取舒适体位，暴露患处，在冷敷部位下垫橡胶单和治疗巾。冷敷部位涂凡士林，上盖一层纱布	
（3）湿敷患处	将敷布置于冰水中浸透，用敷钳将敷布拧至不滴水（图 9 - 5），抖开，敷于患处（降温敷于前额）。3～5 分钟更换一次敷布，冷敷 15～20 分钟后用纱布擦净患处，协助患者取舒适卧位，整理床单位，清理用物	观察局部皮肤情况，主动询问患者感受；耐心解答患者疑问，健康宣教，谢谢合作
（4）整理记录	洗手，记录用冷部位、时间、效果及反应；降温时冷湿敷半小时后测量体温，记录在体温单上	

2. 注意事项

（1）注意观察局部皮肤情况及患者反应，防冻伤。

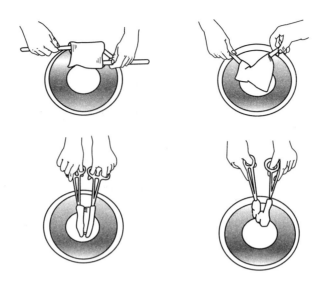

图9-5　拧敷布法

（2）用冷时间不超过30分钟，若为降温，则使用冷湿敷30分钟后应测量体温，并将体温记录在体温单上。

（3）如冷敷部位为开放性伤口，须按无菌技术操作冷敷后换药。

（4）敷布完全浸湿，以不滴水为度。

3. 健康教育　湿敷前向患者及家属介绍冷湿敷的作用、方法。

【评价】

1. 达到用冷的目的，患者全身无不适，局部皮肤无发绀、麻木及冻伤。

2. 护患沟通有效，患者身心需要得到满足。

（四）酒精拭浴法

【目的】

为高热患者降温。

【评估】

1. 核对医嘱、患者身份信息，解释操作目的。

2. 评估患者的年龄、病情、意识状况、体温、治疗情况；皮肤有无出血点、荨麻疹、酒精过敏史；心理状态、疾病知识及配合程度。

　考点提示

酒精拭浴时酒精的温度、浓度、量，酒精拭浴禁忌拍拭的部位。

【计划】

1. 护士准备　着装整洁、洗手、戴口罩，熟悉酒精拭浴的操作方法。

2. 用物准备

（1）治疗车上层　备25%～35%乙醇200～300ml（温度32～34℃）、小毛巾2块、大毛巾、热水袋及布套、冰袋及布套、干净衣裤、手消毒液。必要时备大单、被套。

（2）治疗车下层　备生活垃圾桶及医用垃圾桶。

3. 环境准备　病室安静、整洁，温度适宜，拉上床帘，酌情关闭门窗。

4. 患者准备　使患者了解酒精拭浴的目的及方法，愿意接受治疗。

【实施】

1. 操作流程　见表9-4。

表9-4　酒精拭浴法

操作流程	流程说明	人文关注
（1）核对解释	携物至床旁，核对患者床号、姓名及腕带信息，向患者或家属解释目的，以取得合作	耐心解释，取得合作，保护隐私，保证安全动作轻，解释放置热水袋的目的，取得合作
（2）安置体位	松开床尾盖被，协助患者脱去上衣、松解裤带，取舒适卧位，患者头部置冰袋，以帮助降温和防止头部充血；放热水袋于足底，使患者感觉舒服，并促进足底血管扩张，有利于散热	
（3）垫巾拭浴	暴露拭浴部位，将大浴巾垫于拭浴部位下，小毛巾用酒精浸湿后拧至半干，缠于手上成手套状（图9-6），以离心方向拍拭，拍拭毕用大毛巾擦干皮肤，拭浴顺序如下。①双上肢：颈外侧→肩→上臂外侧→前臂外侧→手背；侧胸→腋窝→上臂内侧→肘窝→前臂内侧→掌心。先近侧后对侧，每侧部位可拭浴3分钟。②背部：协助患者侧卧→拍拭背部→腰部→臀部。协助患者仰卧、穿衣、脱裤。③双下肢：髋部→下肢外侧→足背；腹股沟→下肢内侧→内踝；臀下沟→下肢后侧→腘窝→足跟。先近侧后对侧。协助穿裤	观察擦浴反应，询问有无不适；主动询问患者感受，观察患者皮肤情况
（4）整理记录	拍拭完毕，取出热水袋，协助患者取舒适卧位，整理床单位，清理用物。洗手，记录拍拭时间、效果及反应	耐心解答患者疑问，健康宣教，谢谢合作
（5）观察处理	拭浴后30分钟测体温，将体温绘制在体温单上，体温降至39℃以下时取下冰袋	

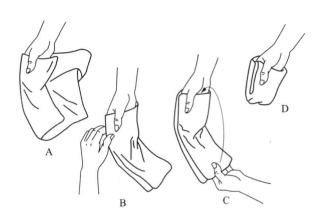

图9-6　小毛巾折成手套状

2. 注意事项

（1）注意观察局部皮肤情况及患者反应，如出现面色苍白、寒战，脉搏、呼吸异常时，应立即停止拭浴并通知医生。

（2）禁忌拍拭胸前区、腹部、后颈、足底。新生儿、血液病高热患者及酒精过敏者禁用酒精拭浴。

（3）拭浴时，以拍拭方式进行，避免摩擦方式，因摩擦易生热。

（4）拍拭腋窝、手心、腹股沟、腘窝等处稍用力，并延长拍拭时间，以促进散热。

（5）拭浴的全过程不宜超过20分钟，以防产生继发效应。

3. 健康教育　拭浴前，向患者及家属介绍拭浴目的、方法和影响因素。

【评价】

1. 患者自觉身体舒适，体温下降。患者皮肤表面无发红、苍白、出血点，无感觉异常。

2. 护患沟通良好，患者身心需要得以满足。

（五）温水拭浴法

常用于小儿、老人及体质虚弱患者降温。用32～34℃温水拍拭，其目的、准备、操作步骤及注意事项同酒精拭浴法。

> **知识链接**
>
> **冷疗法在运动医学中的应用**
>
> 许多伤病如踝关节扭伤、肌肉拉伤、肌肉疲劳和痉挛等在康复治疗过程中采用冷疗与其它疗法相结合的方法可以更快、更好地恢复功能。作为功能恢复的冷疗方法主要有活性冷敷（冷敷与主动运动的组合）、低温条件下的伸展（冷敷与伸展活动的组合）以及冷热交替治疗等。
>
> 低温条件下的运动疗法是将冷敷与伤部主动运动结合在一起进行，冷敷能够消除疼痛，允许主动运动更早地开始。该疗法能防止肌肉失用性萎缩，使肌肉泵作用更早恢复，从而减少局部肿胀和组织粘连，主要用于关节扭伤、挫伤的功能恢复治疗。具体方法是在伤部先进行15～20分钟冰敷，使伤部失去感觉，然后进行主动的运动练习3～5分钟，再冰敷3～5分钟使伤部失去感觉，再进行主动的运动练习3～5分钟，应重复进行3遍以上。

扫码"学一学"

第二节 热疗法

一、热疗的作用

（一）促进炎症消散或局限

热疗可使局部血管扩张，加快组织血液循环，促进组织中毒素的排出，增强组织新陈代谢和白细胞的吞噬功能。在炎症早期用热疗可促进炎性渗出物的吸收、消散；在炎症后期用热疗可促使白细胞释放蛋白溶解酶，以溶解坏死组织，使炎症局限。

> **考点提示**
>
> 热疗的作用和热疗禁忌证。

（二）减轻疼痛

热疗通过降低感觉神经的兴奋性；改善血液循环，加速组织胺等致痛物质的排出，减轻水肿，解除对局部神经末梢的刺激；使肌肉、肌腱、韧带等组织松弛，增强肌肉组织伸展性，减少肌肉痉挛和关节强直，增加关节的活动范围，以解除或减轻疼痛。常用于腰肌劳损、胃肠痉挛、肾绞痛患者缓解疼痛，局部软组织损伤48小时后减轻肿胀和疼痛。

（三）减轻深部组织充血

热疗使体表血管扩张，皮肤血流量增加，导致全身循环血量的重新分布，深部组织血流量减少，从而减轻深部组织充血。

（四）保暖

热疗可使局部血管扩张，促进血液循环，使体温升高，使患者感到舒适。适用于末梢循环不良者、年老体弱者、早产儿、危重的患者。

二、热疗的影响因素

（一）热疗方式

热疗方法分干热法和湿热法，用热方式不同，疗效也不同。同等温度下湿热法效果优于干热法，这是因为水的导热能力比空气强。因此，使用干热法的温度应比湿热法的高。

（二）热疗部位

用热部位不同，产生的热效应也不同。如手和脚的皮肤角质层较厚，对热刺激耐受力强；而躯体皮肤较薄，对热刺激较敏感。此外，血液循环的情况也会影响热疗效应，血液循环良好的部位，热疗效应较好。

（三）热疗时间

在一定时间内，热疗效应随着时间的延长逐渐增强。热疗时间一般为 20～30 分钟。用热时间过长，产生与生理效应相反的作用称为继发效应。持续用热 30～45 分钟后，引起血管收缩，抵消治疗效果。时间过长、温度过高可导致烫伤。

（四）热疗面积

热效应与用热面积成正比。用热面积越大，对身体血流量、温度等影响越大，产生的效应越强；用热面积越小，效应越弱。用热面积越大，机体的耐受性也越差，还可能引起全身反应。如大面积热疗，可致周围血管扩张，引起血压下降，患者容易发生晕厥。

（五）环境温度

热疗的温度与体表皮肤的温度相差越大，机体对热刺激的反应越强烈，反之则反应越小。此外，环境温度也会影响热疗效应，如室温高，热效应增加；室温过低，热效应降低。

（六）个体差异

患者机体状况、精神状态、年龄及性别等有所差异，所以对同一强度的热刺激，会产生不同的效应。例如，老年人因感觉功能减退，对热疗刺激的反应较迟钝；婴幼儿因体温调节中枢未发育完善，对热疗反应较为强烈；女性患者对热刺激较男性敏感等。

三、热疗的禁忌证

（一）软组织扭伤、挫伤初期

凡软组织扭伤、挫伤 48 小时内禁忌用热疗，因用热可促进血液循环，从而加重皮下出血、肿胀和疼痛。

（二）未明确诊断的急腹症

热疗虽能减轻疼痛，但易掩盖病情真相，贻误诊断和治疗；同时热疗会促进炎症扩散，有引发腹膜炎的危险。

（三）面部危险三角区的感染

面部危险三角区血管分布丰富，面部静脉无静脉瓣，与颅内海绵窦相通，用热会使血管扩张，血流量增加，导致细菌和毒素进入血液循环，引起颅内感染和败血症等。

（四）各种脏器出血

热疗可使局部血管扩张，增加脏器的血流量和血管的通透性而加重出血。

（五）其他

1. 恶性肿瘤病变部位 用热会加速肿瘤细胞的新陈代谢从而加重病情。另外，因血液循环加快而使肿瘤扩散和转移。

2. 金属移植物治疗部位 金属是热的良导体，用热易导致局部烫伤。

3. 孕妇 热疗可影响胎儿生长。

4. 心、肝、肾功能不全者 大面积热疗使皮肤血管扩张，减少对内脏器官的血液供应，加重病情。

5. 急性炎症 热疗可使局部温度升高，利于细菌繁殖及分泌物增多，加重病情。如牙龈炎、中耳炎等。

6. 皮肤湿疹 热疗可加重皮肤破损和局部痒感。

7. 麻痹、感觉功能异常 此症者慎用。

四、热疗的方法

热疗分干热法与湿热法两大类。干热法有热水袋、烤灯、化学加热袋等；湿热法有热湿敷、热水坐浴、温水浸泡等。

（一）热水袋的使用

【目的】

解痉、镇痛、保暖、舒适。

【评估】

> **考点提示**
>
> 热水袋使用温度；注意事项。

1. 核对医嘱、患者身份信息，解释操作目的。

2. 评估患者的年龄、病情、体温、意识及心理状态、治疗情况；患者局部皮肤颜色、温度，有无硬结、淤血、伤口、感觉障碍；对疾病及热水袋使用方法的了解程度。

【计划】

1. 护士准备 着装整洁、洗手、戴口罩，熟悉热水袋使用的操作方法。

2. 用物准备 治疗盘内备：热水袋及套、水温计、容器内盛 60～70℃ 的热水、毛巾、手消毒液。

3. 环境准备 病室安静、整洁，温度适宜，酌情关闭门窗。

4. 患者准备 了解热水袋使用的目的、方法，愿意合作。

【实施】

1. 操作流程 见表 9－5。

表 9－5　热水袋的使用

操作流程	流程说明	人文关注
（1）备热水袋	检查热水袋无破损，塞子能拧紧。测量调节水温，一手持热水袋袋口边缘，另一手灌入热水 1/2～2/3 袋。逐渐放平热水袋，见热水到达袋口即排尽袋内空气（图9－7），旋紧塞子。用毛巾擦干热水袋外水迹，倒提热水袋并轻轻抖动，检查无漏水，装入布套	依据患者情况，调节水温
（2）核对解释	携热水袋至患者床旁，核对床号、姓名及腕带信息，向患者或家属解释以取得合作	耐心解释使用目的和方法
（3）置袋观察	将热水袋放至所需部位，袋口朝向身体外侧，交代注意事项。根据目的设定热时间，用于治疗一般不超过30分钟；保暖可持续使用。热水袋内水温降低后应及时更换。记录用热部位、时间，并交班	用热期间询问患者感觉，观察局部皮肤颜色，防止烫伤患者
（4）整理记录	用毕，取下热水袋，协助患者取舒适卧位，整理床单位，清理用物；将热水袋倒空、清洗、倒挂、晾干，向袋内吹少量气后旋紧塞子，挂放于阴凉处备用；布套清洁后晾干备用	耐心解答患者疑问，健康宣教，谢谢合作

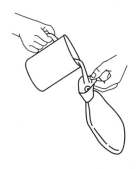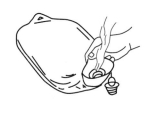

图9-7　灌热水袋法

2. 注意事项

（1）为老年人、小儿、意识不清者、麻醉未清醒者、末梢循环不良者使用热水袋时，水温不超过50℃，热水袋布套外可再包毛巾，定时检查局部皮肤情况，防止烫伤。

（2）血液循环不良、感觉障碍、意识不清、年老体弱等患者慎用热疗。

（3）使用热水袋期间，应经常巡视患者，观察局部皮肤情况，若发现潮红、疼痛等反应，应停止使用，并局部涂凡士林，保护皮肤。

（4）治疗时间勿超过30分钟，以防继发效应，如持续使用热水袋，应及时更换热水，做好交接班。

3. 健康教育　使用前，向患者介绍热水袋的作用、使用方法和禁忌使用热疗的部位。

【评价】

患者感觉舒适，未发生烫伤。护患沟通良好。

（二）烤灯的使用

【目的】

消炎、解痉、镇痛，促进创面干燥、结痂和肉芽组织的生长。

【评估】

1. 核对医嘱、患者身份信息，解释操作目的。

2. 评估患者的年龄、病情、治疗情况、意识及心理状态；患者局部皮肤及开放伤口情况，有无感觉障碍等；对疾病及烤灯使用的了解程度。

【计划】

1. 护士准备　着装整洁、洗手、戴口罩，熟悉烤灯使用方法。

2. 用物准备　鹅颈灯或红外线灯，必要时备纱布和有色眼镜。

3. 环境准备　病室安静、整洁，温度适宜，拉上床帘，酌情关闭门窗。

4. 患者准备　使患者了解烤灯使用的目的及注意事项，取得患者配合。

【实施】

1. 操作流程　见表9-6。

表 9 – 6　烤灯的使用

操作流程	流程说明	人文关注
（1）准备烤灯	根据患者治疗部位选择适合功率的灯泡，检查烤灯性能、无漏电	认真检查，保证安全
（2）核对解释	携物至患者床旁，核对床号、姓名及腕带信息，向患者或家属解释，取得患者合作	耐心解释，取得合作
（3）照射患处	协助患者取舒适卧位，暴露治疗部位，将烤灯对准患处，调节灯距，距治疗部位一般为 30 ~ 50cm，接通电源，打开开关，温度以患者感觉温热为宜（图 9 – 8）。照射面颈部及前胸时，用湿纱布遮盖患者眼睛或戴有色眼镜，交代注意事项，照射 20 ~ 30 分/次	询问患者照射时局部热度是否合适，观察皮肤颜色变化
（4）观察效果	照射期间询问患者感觉，观察局部皮肤颜色	
（5）整理记录	照射完毕，关闭开关，协助患者取舒适卧位，整理床单位，清理用物，洗手，记录用热部位、时间、效果及反应	耐心解答患者疑问，交代注意事项，关爱患者，谢谢合作

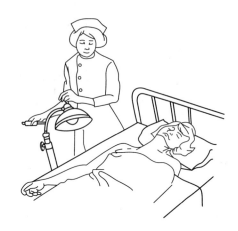

图 9 – 8　烤灯使用法

2. 注意事项

（1）根据治疗部位选择不同功率红外线灯泡：胸、腹、腰、背取 500 ~ 1000W，手、足部取 250W。鹅颈灯 40 ~ 60W。

（2）胸前、面颈照射时，应让患者戴有色眼镜或用纱布遮盖，以保护眼睛。

（3）照射过程中随时观察皮肤反应，以皮肤出现桃红色均匀红斑为合适剂量，若出现紫红色应停止照射，并涂上凡士林保护皮肤。

（4）意识不清者、局部感觉障碍者、血液循环障碍者及瘢痕部位，照射时应加大灯距，防止烫伤。

（5）冬季进行面部照射时，嘱患者在室内休息 15 分钟后方可外出，防止感冒。

3. 健康教育　使用烤灯前，向患者介绍烤灯使用目的、方法、注意事项。

【评价】

患者感觉舒适、安全，无过热、心悸、头晕等感觉。护患沟通良好。

（三）化学加热袋的使用

化学加热袋是密封的塑料袋，内盛化学物质。使用时，将化学物质充分混合，使袋内的化学物质发生反应而产热。化学加热袋最高温度可达 76℃，平均温度为 56℃，可持续使用 2 小时左右。

化学加热袋使用方法与热水袋相同，一定要加布套或用毛巾包裹后使用。因为化学加热袋在化学物质反应初期热温不足，以后逐渐加热并有一高峰期，温度可达 70℃ 以上，因此在使用过程中要加强观察，防止烫伤，必要时可加双层毛巾包裹使用。对老年人、小儿及昏迷、感觉麻痹的患者不宜使用化学加热袋。

（四）热湿敷法

【目的】

消炎、消肿、解痉、镇痛。

> **考点提示**
>
> 热湿敷的目的、水温；坐浴的目的和禁忌证。

【评估】

1. 核对医嘱、患者身份信息，解释操作目的。

2. 评估患者的年龄、病情、意识和心理状态、治疗情况；患者局部皮肤颜色、温度，有无硬结、淤血、伤口、感觉障碍；心理状态合作程度；对疾病及热湿敷法使用的了解程度。

【计划】

1. 护士准备　着装整洁、洗手、戴口罩，熟悉热湿敷的操作方法。

2. 用物准备

（1）治疗车上层　备敷布2块、长把钳子2把、棉垫、一次性治疗巾、凡士林、棉签、水盆内盛温水（水温50～60℃）、水温计、热水瓶、手消毒液。必要时备热水袋、浴巾，有伤口者备换药用物。

（2）治疗车下层　备生活垃圾桶和医用垃圾桶

3. 环境准备　病室安静、整洁，温度适宜，必要时拉上床帘。

4. 患者准备　了解热湿敷使用的目的及方法；愿意接受治疗。

【实施】

1. 操作流程　见表9-7。

表9-7　热湿敷法

操作流程	流程说明	人文关注
（1）核对解释	携物至患者床旁，核对床号、姓名及腕带信息，向患者或家属解释以取得合作	耐心解释，取得合作
（2）暴露患处	协助患者取舒适卧位，暴露热敷部位，在热敷部位下垫一次性治疗巾，热敷处涂凡士林，盖上一层纱布	注意保护患者隐私及保暖
（3）湿敷患处	调节水温50～60℃，将敷布置于热水中浸透，双手各持一把钳子将敷布拧至不滴水（拧敷布方法同冷湿敷），抖开用手腕掌侧试温，以不烫手为宜，将敷布盖于纱布上，然后盖上棉垫。每3～5分钟更换一次敷布。患处不忌压迫时，将热水袋置于敷布上，再盖棉垫，再加盖大毛巾以维持温度。持续15～20分钟	如患者感觉过热，可揭开敷布一角散热
（4）观察效果	敷用期间询问患者感觉，观察局部皮肤颜色及全身状况	
（5）整理记录	热敷完毕，撤掉敷布和纱布，擦去凡士林；盖好治疗部位，协助患者取舒适卧位，整理床单位，清理用物。洗手，记录热敷部位、时间、效果及反应	耐心解答患者疑问，健康宣教，关爱患者，谢谢合作

2. 注意事项

（1）热敷部位有伤口或创面者，应按无菌操作进行，热敷后按换药法处理伤口。

（2）面部热敷者，敷后15分钟方可外出，以防感冒。

（3）热敷过程中，注意观察患者反应及局部皮肤状况，防止烫伤。

3. 健康教育　热湿敷前，向患者介绍操作目的、方法及注意事项。

【评价】

患者热湿敷后，局部的炎症和疼痛情况好转，无烫伤等不良反应发生。护患沟通良好。

（五）热水坐浴法

【目的】

消炎、消肿、镇痛，用于会阴部、肛门及外生殖器疾病者及手术后。

【评估】

1. 核对医嘱、患者身份信息，解释操作目的。

2. 评估患者的年龄、病情、意识和心理状态、治疗情况；患者局部皮肤无出血、感觉障碍；对疾病及热水坐浴的了解程度。

【计划】

1. 护士准备　着装整洁、洗手、戴口罩，熟悉热水坐浴的操作方法。

2. 用物准备　坐浴椅上置无菌坐浴盆（图9-9），内盛40~45℃热水（药液遵医嘱）、无菌纱布、水温计、毛巾、换药用物。

3. 环境准备　病室安静、整洁，温度适宜，必要时用床帘遮挡，关闭门窗。

4. 患者准备　了解热水坐浴的方法，排空大小便，清洗坐浴部位。

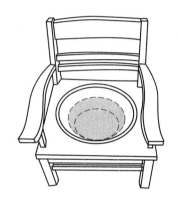

图9-9　坐浴椅

【实施】

1. 操作流程　见表9-8。

表9-8　热水坐浴法

操作流程	流程说明	人文关注
（1）核对解释	携物至床旁，核对患者床号、姓名及腕带信息，向患者或家属解释以取得合作，协助患者排空大小便	耐心解释，取得合作，关爱患者，体贴细心
（2）协助坐浴	调节水温至40~45℃，将坐浴盆放于坐浴椅上，将热水或药液倒入坐浴盆内1/2满。协助患者脱裤至膝，先用纱布蘸拭，适应后将臀部完全浸入盆中，必要时腿部用大毛巾遮盖，随时调节水温，浸泡15~20分钟	及时添加热水，防烫伤，患者起立时扶稳扶手后缓慢站起
（3）询问观察	坐浴期间询问患者有无不适，观察患者反应及局部皮肤颜色	
（4）整理记录	坐浴完毕，用毛巾擦干坐浴部位，协助患者穿好衣裤，取舒适卧位，如有伤口按无菌操作换药，整理床单位，清理用物；洗手，记录用热部位、时间、效果及反应	仔细观察，耐心倾听主诉，解答患者疑问，健康宣教，谢谢合作

2. 注意事项

（1）女性患者在经期、妊娠后期、产后2周内、阴道出血和盆腔急性炎症期不宜坐浴，以免引起出血和感染扩散。

（2）坐浴部位有伤口者，应备无菌的坐浴盆、溶液，坐浴后应按无菌技术处理伤口。

（3）坐浴过程中，注意观察面色、脉搏、呼吸，倾听患者主诉，如有乏力、眩晕者，应防止跌倒，并停止坐浴。

（4）坐浴前嘱患者排空大小便，因热水可刺激肛门、会阴部，易引起排尿、排便反射。

3. 健康教育　坐浴前向患者介绍坐浴的作用、方法及注意事项。

【评价】

患者局部的炎症和疼痛有所减轻，感觉舒适，未发生烫伤。护患沟通良好。

（六）温水浸泡法

【目的】

消炎，镇痛，清洁、消毒伤口。用于手、足、前臂、小腿部位的感染早期。

【评估】

1. 核对医嘱、患者身份信息，解释操作目的。

2. 评估患者的年龄、病情、意识及心理状态、治疗情况；局部皮肤颜色、温度，有无硬结、淤血、伤口及感觉障碍等；对疾病及温水浸泡的了解程度。

【计划】

1. 护士准备　着装整洁、洗手、戴口罩，熟悉温水浸泡的操作方法。

2. 用物准备　盆内盛43～46℃热水（药液遵医嘱）1/2满、纱布、弯盘、平镊。

3. 环境准备　病室安静、整洁，温度适宜，必要时拉上床帘。

4. 患者准备　了解温水浸泡法使用的目的及方法；愿意接受治疗。

【实施】

1. 操作流程　见表9－9。

表9－9　温水浸泡法

操作流程	流程说明	人文关注
（1）核对解释	携物至床旁，核对患者床号、姓名及腕带信息，向患者或家属解释以取得合作	耐心解释，取得合作
（2）协助浸泡	调节水温至43～46℃，将热水倒入坐浴盆内1/2满，倒入药液搅匀。嘱患者将肢体慢慢放入盆内浸泡液中，浸泡15～20分钟，必要时用长镊子夹纱布反复轻擦创面，使之清洁（图9－10）。浸泡期间观察患者局部皮肤情况，有无发红、疼痛等反应	镊子尖端勿接触创面，注意保持浸泡液的温度
（3）观察效果	浸泡完毕，用毛巾擦干浸泡部位，协助患者取舒适卧位，整理床单位	询问患者感受，耐心倾听患者主诉，谢谢合作
（4）整理记录	撤除用物。洗手，记录用热部位、时间、效果及反应	

2. 注意事项

（1）浸泡部位有伤口者，应备无菌浸泡盆、溶液及用物；浸泡后应按无菌换药法处理伤口。

（2）浸泡过程中，注意观察局部皮肤的颜色，倾听患者主诉，随时调节水温。

（3）如中途需添加热水，应先将肢体移出盆外，以防烫伤。

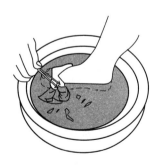

图9－10　温水浸泡法

3. 健康教育　浸泡前向患者介绍温水浸泡的方法、注意事项及治疗作用。

【评价】

患者局部的炎症和疼痛有所减轻。患者感觉舒适，未发生烫伤。护患沟通良好。

本章小结

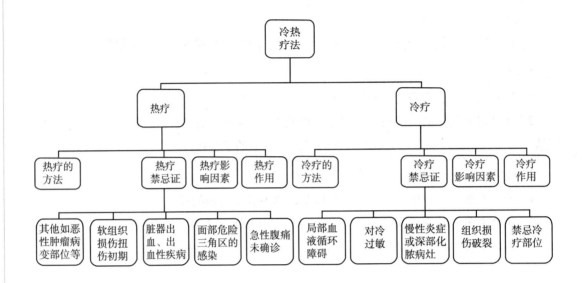

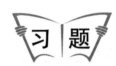

一、选择题

【A1/A2 型题】

1. 影响冷热疗法效果的因素不包括

    A. 方法   B. 性别   C. 部位

    D. 环境温度   E. 时间

2. 用热的目的下列错误的是

    A. 促进炎症消散或局限   B. 减轻深部组织充血   C. 解除疼痛

    D. 制止炎症扩散   E. 保暖

3. 面部危险三角区感染时，忌用热敷的理由是

    A. 加重出血   B. 疼痛加剧   C. 掩盖病情

    D. 易致颅内感   E. 可使面部皮肤损伤

4. 应用红外线烤灯时，应距治疗部位

    A. 10～20cm   B. 21～29cm   C. 30～50cm

    D. 51～60cm   E. 61～70cm

5. 下列情况禁用热疗法的是

    A. 循环不良   B. 感觉迟钝   C. 各种脏器内出血

    D. 炎症晚期   E. 四肢厥冷

6. 年老体弱及昏迷患者用热水袋，水温应掌握在

    A. 40℃以下   B. 50℃以下   C. 60℃以下

D. 70℃ 以下　　　　　　　E. 80℃ 以下

7. 禁用冷疗的部位不包括

    A. 枕后、耳郭、阴囊　　　B. 胸前区　　　　　　C. 后背

    D. 腹部　　　　　　　　　E. 足底

8. 下列患者可用热疗法的是

    A. 急腹症未确诊　　　　　B. 踝关节扭伤 1 天后　　C. 压疮

    D. 急性盆腔炎　　　　　　E. 面部疖肿

9. 热水坐浴的禁忌证是

    A. 痔疮手术后　　　　　　B. 肛门部充血　　　　C. 外阴部炎症

    D. 肛门周围炎症　　　　　E. 妊娠末期

10. 局部湿热敷操作，不妥的做法是

    A. 敷料每 3~5 分钟更换一次

    B. 有创面的部位热敷后按换药法处理伤口

    C. 热敷部位涂凡士林，其范围等于热敷面积

    D. 若为开放伤口，所使用的用物均需是无菌物品

    E. 敷料以不滴水为度

11. 患者，男，35 岁。不慎左侧踝关节扭伤，为防止皮下出血与肿胀，早期应

    A. 冷热交替敷　　　　　　B. 局部按摩　　　　　C. 冷湿敷

    D. 热湿敷　　　　　　　　E. 使用松节油

12. 患者，男，58 岁。行颅内肿瘤切除术后伴高热，降温应选用

    A. 冷水擦浴　　　　　　　B. 热水袋　　　　　　C. 冰槽

    D. 冷坐浴　　　　　　　　E. 乙醇擦浴

13. 患者李某，患肺炎球菌性肺炎，口温 40℃，脉搏 120 次/分，口唇干燥，下列护理措施不妥的是

    A. 卧床休息　　　　　　　B. 测体温每 4 小时一次　　C. 鼓励饮水

    D. 冰袋放置头顶、足底　　E. 每日口腔护理 2~3 次

【A3 型题】

(14~15 题共用题干)

患者，男，52 岁，发热待查入院。T 39.8℃，护士遵医嘱为其酒精擦浴。

14. 酒精擦浴前，先置冰袋于头部，其目的是

    A. 防止反射性心率减慢　　B. 降低头部温度，防止头部充血

    C. 增加局部血流　　　　　D. 防止脑水肿

    E. 防止颅内压升高

15. 为观察降温效果，应在酒精擦浴后多少分钟后测量体温

    A. 10　　　　　　　　　　B. 20　　　　　　　　C. 30

    D. 40　　　　　　　　　　E. 60

二、思考题

患者，男，25岁。因在高温下作业中暑入院，T 40.8℃，P 120次/分，R 22次/分，为其做酒精拭浴。

请问：

1. 酒精拭浴的浓度和温度分别是多少？

2. 酒精拭浴的注意事项有哪些？

（金　晶）

扫码"练一练"

第十章 营养与饮食护理

案例导入

患者，女，55岁。因颅脑损伤而入院，现患者神志不清，意识处于昏迷状态。体查：T 37.5℃，P 110次/分，R 25次/分，BP 140/95mmHg。现医嘱给予鼻饲。

请问：

1. 该患者适宜的饮食有哪些？

2. 应如何为该患者插胃管？如何证实胃管在胃内？

3. 鼻饲饮食中应注意哪些事项？

营养与饮食（nutrition and diet）和健康、疾病有着非常重要的关系。合理的营养与饮食可以保证机体正常生长发育，维持机体各种生理功能、促进组织修复、提高机体免疫力。不良的营养与饮食可引起人体各种营养物质的失衡，导致某些疾病的发生。机体患病时，均衡的饮食、充足的营养是促进康复的有效手段。因此，护士应具备一定的营养与饮食知识，正确评估患者的饮食、营养状况，制定科学合理的饮食治疗计划，做好饮食护理，促进患者尽快康复。

第一节 营养、饮食与健康

一、人体对营养的需要

（一）热能

热能（energy）是一切生物维持生命和生长发育及从事各种活动所必需的能量。人体从事体力活动及维持各种生命活动均需要消耗一定的热量。人体的主要热能来源于碳水化合物，其次是脂肪、蛋白质，因此这三者被称为"三大热能营养素"。它们的产热量分别为：碳水化合物16.7 kJ/g（4 kcal/g）、蛋白质16.7 kJ/g（4 kcal/g）、脂肪37.7 kJ/g（9 kcal/g）。

扫码"学一学"

人体对热能的需要量受年龄、性别、身高、劳动强度、环境等因素的影响而有差异。生长发育阶段的儿童、青少年所需的热量较多；孕妇和乳母每天所需热能比同龄女性有所增加；老年人因代谢减慢、活动量减少，所需热能也相应减少。根据中国营养学会的推荐标准，我国成年男子的热能供给量为 9.41～12.55MJ/d，成年女子为 7.53～10.04 MJ/d。

（二）营养素

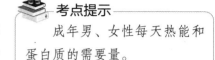
考点提示
成年男、女性每天热能和蛋白质的需要量。

营养素是指食物中能被人体消化、吸收和利用的成分。维持机体正常的生理功能及生长发育、促进组织修复、提高机体的免疫力。人体需要的营养素有六大类，即碳水化合物、蛋白质、脂肪、水、维生素、矿物质。其中任何一种营养素的缺乏，都会影响身体的健康。碳水化合物中的膳食纤维被称为"第七营养素"，在预防某些疾病方面起着重要的作用。

1. 碳水化合物（carbohydrate） 主要生理功能是提供能量、构成机体组织细胞、节约蛋白质、抗生酮作用。根据中国居民膳食碳水化合物的实际摄入量和世界粮农组织（Food and Agriculture Organization，FAO）建议，除 2 岁以下的婴幼儿外，居民碳水化合物的供能占总能量的 55%～65% 为宜。碳水化合物主要来源于谷类、根茎类、豆类、蔬菜、水果、含淀粉量较多的坚果类、食糖等。

2. 蛋白质（protein） 蛋白质的主要生理功能是构成、更新、修复机体组织细胞；构成酶、激素、抗体、血红蛋白等生理活性物质；维持胶体渗透压；提供能量。正常成人机体蛋白质占 16%～19%。供给能量占总能量的 10%～14%，一般成人蛋白质需要量男性为 90g/d、女性为 85g/d。主要来源于肉类、乳类、蛋类和豆类。

3. 脂类（lipid） 脂类是脂肪（fat）和类脂（lipoid）的总称。主要的生理功能是贮存和提供能量，维持体温；构成机体组织，保护脏器；供给必需脂肪酸；促进脂溶性维生素吸收；促进食欲及饱腹感。其供能量占总热能的 20%～30% 为宜，一般成人需要量为 50g/d。主要来源于食用油、动物脂肪、肥肉、动物内脏、蛋类、芝麻、花生和坚果类食物等。

4. 维生素（vitamins） 维生素是组织细胞的生长、代谢及维持细胞完整性的必要物质。大部分维生素必须从食物中摄取，在体内不能合成或合成量不足。维生素分为脂溶性维生素（如维生素 A、D、E、K）和水溶性维生素（如维生素 C、B 族维生素、叶酸）见表 10－1。

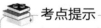
考点提示
各种维生素和矿物质缺乏引起的疾病。

表 10 - 1　维生素的生理功能、缺乏症、来源和成人推荐每日摄入量

名称	生理功能	缺乏症	来源	摄入量/天
VitA	参与正常视觉活动和上皮细胞生长与分化，促进骨骼发育，维持生殖功能，增强免疫和抗癌作用；过量摄入可中毒	夜盲症、皮肤干燥、毛囊角化、生长发育受阻	动物性食物如动物肝脏、鱼肝油、蛋、乳制品；植物性食物如绿叶蔬菜、黄色蔬菜和水果，如西兰花、菠菜、胡萝卜、韭菜	男性：800μg RE 女性：700μg RE（维生素当量）
VitD	调节钙、磷代谢，促进钙、磷吸收；过量摄入可中毒	佝偻病、骨软化症、骨质疏松症	鱼肝油、海鱼、动物肝脏、蛋黄等；日光照射体内转化	10μg
VitE	抗氧化作用，保持红细胞完整性，改善微循环，防止动脉硬化等心血管疾病；参与 DNA、辅酶 Q 的合成	生育受损	植物油、坚果类、豆类、海产品	14mg a - TE（a 生育酚当量）

续表

名称	生理功能	缺乏症	来源	摄入量/天
VitK	参与凝血因子合成，促进凝血	出血、凝血障碍性疾病	肠道菌群可合成，绿色蔬菜、肝脏	80μg
VitB$_1$	构成辅酶TPP，参与能量代谢，影响个别氨基酸与脂肪代谢，调节神经活动功能	脚气病	动物内脏、肉类、豆类及未精加工的谷类	男性：1.4mg 女性：1.3mg
VitB$_2$	构成体内多种辅酶，参与体内生物氧化；促进生长，保持皮肤和黏膜完整性	口角炎、唇炎、舌炎、脂溢性皮炎、缺铁性贫血	动物内脏、乳类、蛋类、豆类、蔬菜	男性：1.4mg 女性：1.2mg
VitB$_6$	参与糖原、氨基酸、脂肪酸、一碳单位的代谢；参与神经递质合成和细胞免疫功能	脂溢性皮炎、口腔炎症	白色肉（鸡肉、鱼肉等）、肝、蛋黄、豆类和坚果，水果、蔬菜中含量也较高	(1) 4mg
VitB$_{12}$和叶酸	参与细胞核酸、核蛋白合成代谢，促进红细胞的发育和成熟，促进DNA、RNA、蛋白质合成	巨幼红细胞贫血、舌炎、腹泻；胎儿神经管畸形	动物内脏、肉类、海产类等；富含叶酸的食物有豆类、坚果、绿叶蔬菜、水果、胚芽	VitB$_{12}$：2.4μg 叶酸：400μg DFE（叶酸当量）
烟酸	参与糖、脂类和氨基酸代谢	癞皮病	畜禽、内脏、鱼类、豆类、花生、全谷类、乳类和绿叶蔬菜	男性：14mg NE 女性：13mg NE（烟酸当量）
VitC	促进胶原、神经递质和抗体合成；参与胆固醇、肾上腺皮质激素代谢；促进铁的吸收和伤口愈合；阻止体内的氧化损伤过程	坏血病	新鲜蔬菜和水果，如绿、红、黄色的菠菜、辣椒、西红柿、西瓜、红枣、山楂、草莓、柑橘、柚子、猕猴桃	100mg

5. 矿物质（minerals） 矿物质主要生理功能有维持水、电解质代谢及酸碱平衡；构成人体组织的重要成分；调节细胞膜的通透性和细胞内外液的渗透压；维持神经肌肉的正常兴奋性；构成酶的辅基、激素、维生素、蛋白质和核酸的成分，或参与酶系的激活。根据每一种元素在体内的含量和机体对其需要量的多少，分为常量元素（又称宏量元素）和微量元素。常量元素主要有钠、钾、钙、镁、磷、硫、氯等；微量元素主要有铁、碘、铜、锌、锰、钴、钼、硒、铬、镍、锡、硅、氟、矾等。我国居民饮食中比较容易缺乏的矿物质有钙、铁、锌、碘、硒等，见表10-2。

表10-2 主要矿物质的生理功能、缺乏症、来源和成人推荐摄入量/天

名称	生理功能	缺乏症	来源	摄入量/天
钙	构成骨骼和牙齿；维持神经与肌肉活动；参与多种酶活性的调节；维持细胞膜的完整性和通透性；参与凝血、激素分泌、降低毛细血管和细胞膜通透性	佝偻病、骨软化症、骨质疏松症等	乳类、豆类、虾皮、海产品、骨粉、蛋壳粉	正常成人：800mg 孕妇、乳母：1000~1200mg
磷	构成骨骼、牙齿、软组织、细胞膜、核酸的重要成分；参与物质代谢产能反应；参与多种酶、辅酶的合成，调节酸碱平衡	缺乏症较少见	广泛存在于动物、植物性食物中	720mg

续表

名称	生理功能	缺乏症	来源	摄入量/天
铁	构成血红蛋白、肌红蛋白、含铁酶和细胞色素酶等的重要成分；与红细胞的形成和成熟有关；参与生物氧化过程和免疫功能	缺铁性贫血	肉类、动物肝、动物血、蛋黄、豆类、绿色蔬菜等	男性：15mg 女性：20mg
碘	参与甲状腺素合成	地方性甲状腺肿、克汀病	海产品，如海带、紫菜、淡菜、海参等	120μg
锌	酶的组成成分或酶的激活剂；促进生长发育和组织再生；促进食欲、促进VitA代谢；参与免疫功能	生长发育迟缓、性成熟延迟、食欲减退、异食癖、易感染	红色肉类、牡蛎等贝壳类、蛋类、豆类等	男性：15mg 女性：11.5mg

6. 水（water） 主要生理功能是构成人体组织，参与体内一切代谢活动，维持消化、吸收功能，参与调节体温，可作为机体的润滑剂。水占体重50%~70%。成人对水的需要量为2000~3000 ml/d，随季节、气候、劳动强度和饮食习惯而有差异。机体水的来源主要有饮用水、食物中含水和体内代谢产生的水。

7. 膳食纤维（dietary fiber） 膳食纤维是不能被人体消化、吸收的碳水化合物。包括部分非淀粉多糖（纤维素、半纤维素、木质素、植物黏质、果胶等）、抗性淀粉、葡聚糖以及其他部分低聚糖等。我国成人推荐摄入量为25~35g/d，主要来源于粗粮、豆类、玉米、蔬菜、水果、薯类、食用菌等。膳食纤维对胃肠道疾病、癌症、肥胖、糖尿病、心血管疾病和胆石症等有一定的防治作用。

二、饮食与健康的关系

（一）合理饮食营养与健康

1. 促进生长发育 科学合理的饮食、充足的营养对人体的发育起决定性的作用，某些营养素的缺乏可影响患者身心发育。

2. 构成机体组织 蛋白质是构成人体细胞的重要成分，糖类参与构成神经组织，脂类参与构成细胞膜，维生素参与合成酶和辅酶，钙、磷是构成骨骼的主要成分。

3. 提供能量 碳水化合物、蛋白质、脂肪在体内氧化提供能量，供给机体进行各种生命活动。

4. 调节机体功能 人体功能活动由神经系统、内分泌系统及各种酶共同调节，营养素是构成机体组织细胞的物质基础。

（二）不合理饮食营养与健康

不合理的饮食不利于健康，营养素的不均衡、过多、过少都可能损害健康，导致或影响某些疾病的发生与发展。

1. 营养不足 食物单调或短缺可造成营养缺乏性疾病。如维生素A缺乏引起夜盲症，维生素B₁缺乏引起脚气病，维生素C缺乏引起坏血病，钙缺乏引起佝偻病，铁缺乏可起缺铁性贫血等。

2. 营养过剩 高脂肪、高蛋白质、高热能、低膳食纤维的营养模式容易导致营养过剩，可造成某些营养失调性疾病，如肥胖症、高血压、高血脂、冠心病、糖尿病等。

3. 饮食不当　饮食不当可引起一些食源性疾病。食入有毒食物可引起食物中毒；暴饮暴食可引起胰腺炎；不卫生的饮食如食品处理不当、食品搁置过久、生熟食品交叉污染等可引起胃肠炎。

（三）饮食营养与疾病痊愈的关系

1. 充足的营养可以补充额外损失及消耗的营养素　疾病和创伤可引起代谢改变、热能过度消耗及营养素的损失。及时合理调整营养素的摄入、补充足够的营养，可使机体内糖原分解及蛋白质消耗减少，提高患者的抵抗力，促进创伤组织修复及疾病痊愈。

2. 特定饮食可辅助诊断、治疗疾病

（1）辅助诊断　特定饮食可作为辅助诊断方法。例如，怀疑有消化道出血的疾病，隐血试验饮食可辅助诊断。

（2）治疗疾病　饮食治疗已成为一些疾病重要的治疗手段。例如，肥胖患者控制饮食可使体重减轻；肾衰时低盐饮食可减轻肾脏的负担。

（四）合理的日常膳食

健康饮食的核心是平衡膳食、合理营养。平衡膳食是指膳食中所含的营养素种类齐全、数量充足、比例恰当，所供给的营养素与机体需要保持平衡。通过优化膳食模式，合理摄入营养物质，减少与生活方式相关慢性病的发生。提倡：食物多样，粗细搭配，谷类为主；油脂适量，食盐限量，饮酒节制；甜食少吃，饥饱适当。食物新鲜卫生，常吃适量的鱼、禽、蛋和瘦肉。每天足量饮水，合理选择饮料。食不过量，三餐分配合理，早餐供能占全日总能量25%～30%、午餐占30%～40%、晚餐占30%～40%为宜，活动与饮食平衡，保持健康体重。我国根据居民膳食特点提出了适合6岁以上一般人群的平衡膳食宝塔图（图10-1），指导人们每日各类食物的合理摄入量。

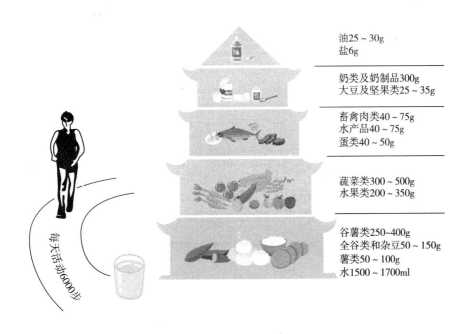

油25～30g
盐6g

奶类及奶制品300g
大豆及坚果类25～35g

畜禽肉类40～75g
水产品40～75g
蛋类40～50g

蔬菜类300～500g
水果类200～350g

谷薯类250~400g
全谷类和杂豆50～150g
薯类50～100g
水1500～1700ml

每天活动6000步

图10-1　中国居民平衡膳食宝塔图

扫码"学一学"

第二节 营养状况的评估

一、影响饮食、营养的因素

（一）生理因素

1. 年龄 各年龄阶段对营养素的需求不同。生长发育期的婴幼儿、儿童、青少年对营养素的需要量增加，需摄入足够的蛋白质、各种维生素和微量元素；老年人新陈代谢减慢，机体所需热能相应减少，但对钙的需求增加。婴幼儿消化功能未发育完善，老年人咀嚼及消化功能减退，应给予软质易消化的食物。

2. 活动量 活动量大的个体每日所需的热能较高。

3. 身高和体重 体格健壮、高大的个体对热能、营养素的需求量相对较高。

4. 特殊生理状况 妊娠期和哺乳期的妇女对营养的需求明显增加，并可有饮食习惯的改变，如喜食酸、辣等食物。

（二）心理因素

轻松、愉悦的心理状态会促进食欲；不良情绪如焦虑、忧郁、恐惧、悲哀等会使食欲下降；进餐环境、餐具和食物的洁净度及食物的色香味可影响个体对食物的选择和摄入。

（三）病理因素

疾病可影响患者的食欲、消化和吸收。疾病治疗期间服用的药物可促进或抑制食欲；某些人可能对特定食物过敏，如进食海产品后可引起腹泻、哮喘，进食乳制品后可引起腹泻；某些个体可因乳糖酶缺乏造成机体对乳类食品不能耐受。

（四）社会文化因素

不同的经济水平、文化背景、宗教信仰、地理位置、生活方式等均会影响个人的饮食、营养状况。护士在尊重患者个人饮食习惯和文化差异的同时，需对患者进行营养指导，改变不良的饮食方式。

二、营养与饮食的评估

（一）饮食状况评估

1. 饮食情况 评估患者用餐的时间、餐次、量、方式、食欲，摄入的食物种类及比例是否适宜，是否容易被人体消化吸收；有无特殊嗜好，有无进食困难，有无如咀嚼不便或口腔疾病等其他影响因素。

2. 服用药物情况 服用药物有无胃肠道副作用，有无药物过敏史。

（二）体格评估

通过对患者的外貌、皮肤、毛发、指甲、骨骼、肌肉等各方面的评估可初步确定患者的营养状况，见表10-3。

表10-3 不同营养状况的身体征象

项目	营养良好	营养不良
外貌	发育良好、精神、有活力	消瘦、发育不良、缺乏兴趣、倦怠、疲劳
皮肤	皮肤有光泽、弹性良好	无光泽、干燥、弹性差、肤色过淡或过深
毛发	浓密、有光泽	缺乏自然光泽、干燥稀疏

续表

项目	营养良好	营养不良
指甲	粉色、坚实	粗糙、无光泽、易断裂
口唇	柔润、无裂口	肿胀、口角裂、口角炎症
肌肉和骨骼	肌肉结实、皮下脂肪丰满、有弹性、骨骼无畸形	肌肉松弛无力、皮下脂肪菲薄、肋间隙、锁骨上窝凹陷，肩胛骨和髂骨突出

（三）人体测量

1. 身高、体重　身高、体重是综合反映生长发育及营养状况的最重要的指标，身高、体重受营养因素的影响。还受遗传、种族等多方面因素的影响。测量个体身高、体重的数值与标准值进行比较。

 考点提示

根据身高、体重判断营养情况。

（1）根据个体身高计算标准体重　计算实测体重和标准体重的差与标准体重的百分比。若百分比在 ±10% 之内为正常；+10% ~ 20% 为超重，+20% 以上为肥胖；-10% ~ -20% 为消瘦；-20% 以上为明显消瘦。

标准体重的计算公式：国内多采用 Broca 公式的改良公式。

男性：标准体重（kg）= 身高（cm）- 105

女性：标准体重（kg）= 身高（cm）- 100 - 2.5

实测体重与标准体重的差值占标准体重的百分比计算公式：

$$\frac{实测体重 - 标准体重}{标准体重} \times 100\%$$

（2）体重指数（body mass index，BMI）　BMI = 体重（kg）/ [身高（m）]^2。

WHO 规定：18.5 ~ 24.9 为正常，≥25 为超重，≥30 为肥胖，< 18.5 为消瘦。亚洲标准：≥23 为超重，≥25 为肥胖。中国标准：18.5 ~ 23.9 为正常，≥24 为超重，≥28 为肥胖。由于 BMI 是按体重与身高的关系计算，骨骼粗大、肌肉发达者不宜参考这一标准进行诊断。

2. 皮褶厚度　即皮下脂肪厚度，反映身体脂肪含量，对判断消瘦或肥胖有重要意义。常用测量部位有：肱三头肌部，即左上臂背侧中点上 2cm 处；肩胛下部，即左肩胛下角下方 2cm 处；腹部，即距脐左侧 1cm 处。测量时选用准确的皮褶计，测定 3 次取平均值。最常测量部位肱三头肌的正常参考值为男性 12.5mm，女性 16.5mm。所测数据可与同年龄的正常值相比较，较正常值少 35% ~ 40% 为重度消瘦，少 25% ~ 34% 为中度消瘦，少 24% 以下为轻度消瘦。

3. 上臂围　上臂围是测量上臂中点位置的周长。可反映肌蛋白贮存和消耗程度，是快速而简便的评价指标，也可反映热能代谢的情况。我国男性上臂围平均为 27.5cm。测量值 > 标准值的 90% 为营养正常，80% ~ 90% 为轻度营养不良，60% ~ 80% 为中度营养不良，< 60% 为严重营养不良。

4. 生化指标　生化检测如血、尿中营养素或其代谢产物的含量是营养评价的客观指标。临床常检测体内血清蛋白、血清转铁蛋白、总蛋白、血脂、钙、铁等的含量，或通过营养素耐量试验、负荷试验来评估营养素水平。

第三节 医院饮食

医院饮食（hospital diets）可分为基本饮食、治疗饮食和试验饮食。

一、基本饮食

基本饮食包括普通饮食、软质饮食、半流质饮食和流质饮食四种，见表10-4。

 考点提示

基本饮食、治疗饮食、试验饮食的适用范围、饮食原则及方法。

表10-4 基本饮食

饮食种类	适用范围	饮食原则	用法
普通饮食 （general diet）	无饮食限制、病情较轻或处于恢复期、消化吸收功能正常、体温正常者	合理营养、平衡膳食。与一般人群饮食基本相同	每日3餐，总热能9.5~11MJ（2200~2600kcal），蛋白质70~90g
软质饮食 （soft diet）	咀嚼、消化吸收功能不良、老人和幼儿、口腔疾病、低热、术后恢复期患者	营养均衡，食物碎、烂、软，易于咀嚼、吞咽、消化。如软饭、面条、切碎煮烂的菜、肉等；少进食油炸、油腻、膳食纤维丰富、刺激性强的食物	每日3~4餐，总热能8.5~9.5MJ（2200~2400kcal），蛋白质60~80g
半流质饮食 （semi-liquid diet）	咀嚼和吞咽不便、消化道和口腔疾病、术后恢复期、中等热患者	少食多餐，易于吞咽、消化的营养丰富的半流质食物。如粥、蒸鸡蛋、豆腐、肉末、菜末、面条、馄饨等	每日5~6餐，总热能6.5~8.5MJ（1500~2000kcal），蛋白质50~70g
流质饮食 （liquid diet）	高热、口腔疾病、吞咽困难、急性消化道疾患、大手术后、重症患者	无刺激性，易吞咽、消化的液体状食物。营养素不足，只能短期使用。如牛奶、豆浆、米汤、菜汁、肉汁、果汁、稀藕粉等	每日6~7餐，总热能3.5~5.0MJ（836~1195 kcal），蛋白质40~50g

二、治疗饮食

治疗饮食（modified diet）是根据疾病治疗需要，在基本饮食的基础上适当调整热能或营养素摄入，达到治疗或辅助治疗的目的，从而促进康复，见表10-5。

表10-5 治疗饮食

饮食种类	适用范围	用法
高热能饮食 （high energy diet）	分解代谢增强或合成代谢不足的患者，如甲状腺功能亢进、结核、恶性肿瘤、严重创伤、大面积烧伤、产妇和消瘦、营养不良等患者	在正餐基础上可加餐2~3次，可适当增加鸡蛋、牛奶、豆浆、蛋糕、巧克力、水果等的摄入。每日供给热量约12.5MJ（3000kcal）
低热能饮食 （low energy diet）	需要减轻体重、减轻机体代谢负荷者，如肥胖症、糖尿病、高脂血症、冠心病、高血压等	限制能量摄入，但不宜低于1000kcal/d，蛋白质供给不少于1g/（kg·d）；限制脂肪摄入，尤其是动物性脂肪和胆固醇；增加富含膳食纤维的蔬菜、水果，如芹菜、竹笋、玉米、苹果等；适当减少食盐摄入
高蛋白质饮食 （high protein diet）	高代谢性、慢性消耗性疾病，如结核、恶性肿瘤、烧伤；蛋白质不足的患者如营养不良、贫血、低蛋白血症、肾病综合征等	蛋白质摄入可增至1.5~2g/（kg·d），但一般不超过120g/d，总热能为10.46~12.55MJ（2500~3000kcal/d）。在基本饮食的基础上添加富含蛋白质的食物，如肉类、鱼类、乳类、蛋类、豆类等
低蛋白质饮食 （low protein diet）	限制蛋白质摄入者，如急性肾炎、急慢性肾功能不全、尿毒症、肝性脑病等患者	成人蛋白质摄入应<40g/d，视病情可减少至20~30g/d；肾病患者尽量选用动物蛋白质，忌用豆制品；肝昏迷患者以植物蛋白为主
低脂肪饮食 （low fat diet）	肝、胆、胰疾病，高脂血症、动脉粥样硬化、高血压、冠心病、肥胖症、腹泻等患者	限制食用油、肥肉、奶油、蛋黄、动物脑、煎炸食物的摄入；一般成人脂肪摄入<50g/d，肝、胆、胰疾病患者可<40g/d

续表

饮食种类	适用范围	用法
低胆固醇饮食 (low cholesterol diet)	高脂血症、动脉粥样硬化、高血压、冠心病、肥胖症等患者	胆固醇摄入量 <300mg/d；禁用或少用含胆固醇高的食物，如动物内脏、脑、肥肉、动物油、鱼子、蛋黄等
低盐饮食 (low salt diet)	心功能不全、急慢性肾炎、肝硬化腹水、高血压、先兆子痫、各种原因所致水肿较轻者	食盐限制在 <2g/d（或酱油 10ml/d）；禁用咸菜、咸蛋、咸肉、火腿、腊肠等腌制食品
无盐低钠饮食 (salt free and low sodium diet)	同低盐饮食适用范围，但水肿或病情较重者	烹调时不加食盐或酱油，控制摄入食物中的自然含钠量在 0.5g/d 以下，忌用腌制食品及含钠高的食物和药物，如含碱油条和挂面、苏打、碳酸饮料、碳酸氢钠药物等；烹调时可加糖、醋等调味
高膳食纤维饮食 (high fiber diet)	便秘、肥胖症、高脂血症、糖尿病等患者	成人摄入膳食纤维 >40g/d；宜选择富含膳食纤维的食物，如魔芋、韭菜、芹菜、玉米、粗粮、豆类、笋、苹果、香蕉等食物
少渣或无渣饮食 (low residue or residue free diet)	伤寒、肠炎、腹泻、食管 - 胃底静脉曲张及消化道狭窄或手术的患者	食物少渣、细软；不选用富含膳食纤维的食物；不选用含结缔组织多的动物跟腱及老的肌肉；不选用刺激性强的调味品，不选用坚硬带碎骨、鱼刺的食物，瓜类应去皮；可食用豆腐、蒸蛋和嫩的瘦肉等食物
低嘌呤饮食 (low purine diet)	痛风患者及高尿酸血症者	限制外源性嘌呤摄入，少用富含嘌呤的食物，如瘦肉、动物内脏、鱼类、禽类、豆类。宜选用谷类、蔬菜水果类等低嘌呤食物；蛋白质供给以鸡蛋、牛奶为主；多饮水，忌饮酒

三、试验饮食

试验饮食（test diet）是指在特定时间内，通过调整饮食内容确保实验检查结果正确性和协助疾病诊断的饮食，见表10 - 6。

扫码"看一看"

表10 - 6 试验饮食

饮食种类	适用范围	饮食原则及用法
潜血试验饮食	协助诊断有无消化道出血	试验前 3 日内禁食肉类、动物血、肝、绿色蔬菜等含铁丰富的食物和药物；宜用牛奶、豆制品、土豆、白菜、米饭、面条、馒头、梨、苹果等含铁低的食物，第 4 天留取粪便作潜血试验
胆囊造影饮食	检查胆囊、胆管形态和功能	造影前 1 日中午进食高脂肪餐（如油煎荷包蛋 2 只或奶油巧克力 40 ~ 50g，脂肪量为 25 ~ 50g），刺激胆囊收缩排空；晚餐进食无脂肪、低蛋白质、高碳水化合物清淡饮食；晚 8 时口服造影剂，禁食、禁水、禁烟至次日第一次摄片时，如摄片胆囊显影良好，可进食高脂肪餐，30 分钟后再摄片检查
肌酐试验饮食	评估肾小球滤过功能；测定肌酐系数	试验前 3 日内进食低蛋白质饮食，蛋白质摄入量 <40g/d，禁食肉类、鱼类、禽类等；全天主食不超过 300g，忌饮茶和咖啡，蔬菜、水果不限，热量不足可用马铃薯、藕粉、甜点心等含蛋白质低的食物充饥，第 3 天留取患者的尿液做试验
甲状腺[131]I 试验饮食	协助检查甲状腺功能	检查前 2 周，禁食海带、海蜇、紫菜、海鱼、虾等富含碘的食物及影响甲状腺功能的药物；禁用碘附、碘酒消毒皮肤
尿浓缩功能试验饮食	协助检查肾小管浓缩功能	试验前 1 日内控制食物中的水分总量在 500 ~ 600ml，蛋白质供给量约为 1g/（kg·d）；禁饮水及含水量高的食物；忌食过甜、过咸的食物。可进食含水少的食物，如米饭、馒头、炒鸡蛋、土豆等
葡萄糖耐量试验饮食	协助诊断糖尿病	试验前 3 日正常饮食（进食碳水化合物 250 ~ 300g/d）。试验前禁食 10 ~ 12 小时。空腹采血后让患者食用 100g 的馒头 1 个，或取葡萄糖 100g（或 1.75g/kg）溶于 300 ~ 400ml 水中口服，分别于服后 0.5、1、2、3 小时取血标本测定血糖

扫码"学一学"

第四节 患者一般饮食护理

护士对患者的营养状况进行评估后，结合疾病特点，确定患者现存或潜在的营养问题，对患者进行相应的饮食护理及饮食指导，帮助患者摄入足量、合理的营养素，促进患者的康复。

一、病区的饮食管理

患者入院后，主管医生根据病情确定饮食种类，开出饮食医嘱。护士填写饮食通知单，送交营养室，并将医嘱填写在病区饮食单上，在患者床头或床尾卡上明确标记，作为分发食物的依据。若因病情需要更改饮食，如术前需禁食，或检查、试验前需行特殊饮食者，由医生开出医嘱，护士填写饮食更改通知单送营养室，并告知患者和家属。

二、患者的饮食护理

（一）患者进食前的护理

1. 做好饮食指导 护士应根据医嘱的饮食种类对患者进行饮食指导，说明可选用和不宜选用的食物及每

> **考点提示**
> 患者进食前、中、后的饮食护理。

天进餐的量、次数、时间，使患者理解并遵循医嘱。用患者容易接受的食物取代限制的食物，使用替代的调味品或佐料，尽量符合患者的饮食习惯。

2. 准备进餐环境 舒适的进餐环境可使患者心情愉快、增进食欲。进餐环境宜清洁、整齐、空气清新、气氛轻松。

（1）进餐前暂停非紧急的治疗护理工作。

（2）有病危或呻吟的患者宜用屏风遮挡。

（3）整理病室和床单位，去除不良气味及不良视觉印象。

（4）鼓励同室患者同时进餐，促进食欲。

3. 协助患者作好进餐准备 进食前感觉舒适会利于患者进食。

（1）协助患者取舒适体位 若病情许可，可协助患者下床进餐，不便下床者可取坐位或半坐卧位，床上放跨床小桌，必要时将治疗巾或餐巾置于胸前，保持衣服、被单的整洁。卧床患者可安排侧卧位或仰卧位（头转向一侧）并给予适当支托。

（2）减少或去除患者不适 疼痛患者可给予镇痛剂；高热者予以降温；因特定的固定姿势引起疲劳者，应帮助患者更换卧位并给了相应部位的按摩；对焦虑、忧郁者进行心理疏导等。

（3）协助患者排便、洗手、漱口 若不能如厕的患者，饭前半小时给予便器排尿或排便，用后及时撤除，开窗通风。

（二）患者进食时的护理

1. 及时分发食物 护士衣帽整洁、洗净双手。根据饮食单协助配餐员及时将饭菜分发给患者。对禁食或特殊饮食者应告知原因和时间，并在床头（尾）卡上做相应标记。

2. 观察进餐情况 进餐期间，护士应加强病房巡视，观察患者进食情况。

（1）对实施治疗饮食、试验饮食的患者应督促、检查落实情况。

（2）家属带来的食物须经护士检查，符合饮食原则方可食用，必要时协助加热。

（3）询问患者对医院饮食的意见和要求，及时向营养室、食堂反馈。

3. 协助患者进食

（1）鼓励患者自行进食，协助患者取合适体位，并将食物、餐具等放到易取处。

（2）对不能自行进食的患者，护士应喂食或指导家属喂食。喂食时应有耐心，注意喂食速度和量，不要催促；食物的温度要适宜，防止烫伤；饭和菜、固体和液体食物应轮流喂食。进流质饮食者，可用吸管吸吮。

（3）对双目失明或双眼被遮盖的患者，在喂食前应告知食物名称，增进食欲和进食兴趣。对要求自行进食者，可按时钟平面图（图10-2）妥善放置食物和餐具，并告知食物的名称和方位，方便患者进餐。对不能经口进食的患者，予以管饲饮食或胃肠外营养补充机体所需营养素。

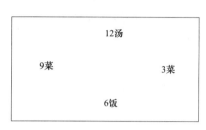

图10-2　食物放置平面图

4. 特殊问题的处理

（1）恶心　患者进食过程中出现恶心，鼓励做深呼吸并暂停进食。

（2）呕吐　患者发生呕吐时应及时将患者头偏向一侧，防止呕吐物进入气管，并提供盛装容器；尽快清除呕吐物，及时更换被污染的被服，开窗通风，去除室内不良气味；帮助患者漱口，去除口腔异味，询问是否继续进食，不愿继续进食者，保存好剩下的食物待其愿意进食时给予。观察呕吐物的性状、颜色、量和气味，做好记录。

（3）呛咳　嘱患者进食时应细嚼慢咽，不要边进食边说话，以免发生呛咳。若发生呛咳，应帮助患者拍背；若异物进入喉部，应在腹部剑突下、肚脐上方，用手由下向上推挤数次，使异物排出，防止窒息。

（三）患者进食后的护理

1. 及时撤去餐具，清理餐桌，整理床单位；协助患者洗手、漱口，必要时做口腔护理，取舒适卧位。

2. 特殊患者需记录进食的时间、量、食物种类、进食后的反应，评价患者的进食是否达到营养需求。对需禁食、延时、特殊饮食的患者做好交接班工作。

第五节　患者特殊饮食护理

对于不能正常进食的患者，为维持其营养状况，促进康复，多采用特殊饮食护理，又称为临床营养支持，分为胃肠内营养支持和胃肠外营养支持。

一、胃肠内营养支持

胃肠内营养（eternal nutrition，EN）支持是采用口服或管饲等方式，经胃肠道提供能量

扫码"学一学"

及营养素的营养支持疗法。管饲（tube feeding）法是指对于不能经口腔进食的患者，通过管道将流质食物、营养液或水直接注入胃肠道提供营养素的方法。根据导管插入的途径分为以下几种方法。①鼻胃管法：导管经鼻腔插入胃内。②口胃管法：导管经口腔插入胃内。③鼻肠管法：导管由鼻腔插入小肠。④胃造瘘管法：导管经胃造瘘口插入胃内。⑤空肠造瘘管法：导管经空肠造瘘口插入空肠内。

（一）要素饮食

要素饮食（elemental diet）是一种化学组成明确的精制饮食，含有人体所必需的易于消化吸收的营养成分，与水混合后可以形成溶液或较为稳定的悬浮液。其主要特点是不需消化即可直接被小肠吸收利用，为机体提供营养。

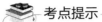 **考点提示**

要素饮食应用目的、方法及注意事项。

1. 目的　主要用于临床营养治疗，提高危重症患者的能量及各种营养素摄入，促进伤口愈合，改善患者营养状况，达到辅助治疗、康复的目的。适用于以下几种情况。

（1）手术前后的营养支持。

（2）超高代谢患者，如严重烧伤、创伤、感染等。

（3）消化吸收不良患者，如严重腹泻、消化道瘘、短肠综合征等。

（4）癌症等营养不良的患者。

2. 分类　要素饮食根据治疗用途可分为营养治疗用要素饮食和特殊治疗用要素饮食两大类。营养治疗用要素饮食主要包含游离氨基酸、单糖、重要脂肪酸、维生素、无机盐类和微量元素；特殊治疗用要素饮食针对不同疾病的患者，通过增减相应营养素达到治疗目的。

3. 用法　根据患者的需要，将粉状要素饮食按比例添加水，配制成适宜浓度和剂量的要素饮食，通过口服、鼻饲、胃或空肠造瘘口滴注等方式摄入。

（1）口服法　口服剂量为开始50ml/次，渐增至100ml/次，依病情6~8次/日。因要素饮食口味欠佳，患者不易耐受，临床少用。应用时可添加果汁、菜汁、肉汤等调味。

（2）分次注入　将配制好的要素饮食用注射器通过鼻胃管注入胃内，4~6次/日，每次250~400ml。此方法操作方便，费用低廉，但易引起恶心、呕吐、腹胀、腹泻等消化道症状。

（3）间歇滴注　将配制好的要素饮食经输注装置缓慢注入鼻胃管或造瘘管，4~6次/日，每次400~500ml，每次输注持续时间为30~60分钟。

（4）连续滴注　在12~24小时内持续滴入或用肠内营养泵恒定滴速，速度可逐渐递增稳定至120~150ml/h。多用于经空肠造瘘管喂食的患者。

4. 并发症　在应用过程中，可因营养制剂选择不当、配置不合理、营养液污染或护理不当等因素引起各种并发症。

（1）机械性并发症　营养管较硬、插入位置不当，引起鼻咽部和食管黏膜的损伤，管道阻塞。

（2）感染性并发症　营养液误吸可导致吸入性肺炎，肠道造瘘者营养管滑入腹腔可引起急性腹膜炎。

（3）代谢并发症　可出现高血糖、水电解质代谢紊乱。

（4）其他并发症　胃肠道反应如恶心、呕吐、腹痛、腹泻；过敏反应和出血倾向等。

5. 注意事项

（1）要素饮食的配制、保存　根据患者病情配制合适浓度、剂量的要素饮食。配制时应严格无菌操作，用具均需消毒灭菌。配制好的溶液应放在4℃的冰箱中保存，在24小时内用完，防止细菌污染和时间过长而变质。

（2）要素饮食的温度　温度过低可引起腹泻。口服温度为38℃左右，鼻饲及经造瘘口注入的温度宜为41～42℃。

（3）注入量、速度的调节　滴注原则为低浓度、小剂量、慢速度开始，逐渐增加，待患者耐受后，再稳定配餐标准、用量和速度。停用时，逐渐减量，防止低血糖反应。

（4）管道的维护　检查导管有无折叠或漏液，每次滴注前后用温开水或生理盐水冲净管腔，防止食物积滞管腔而腐败变质。

（5）加强巡视　滴注过程中观察患者有无胃肠道反应、低血糖反应，反应严重时可暂停滴入。

（6）做好营养评估　定期记录体重，观察尿量、大便次数及性状，检查血糖、尿糖、电解质、血尿素氮、肝功能等指标。

（二）鼻饲法

鼻饲法（nasogastric gavage）指将胃管经鼻腔插入胃内，从管内灌注流质食物、药物、水分的方法。

【目的】

对不能自行经口腔进食的患者以鼻胃管供给食物、药物，维持患者的营养和治疗。适用于以下患者。

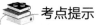

考点提示

鼻饲法的概念、目的、适应证及禁忌证、操作方法、注意事项。

扫码"看一看"

1. 不能经口进食者　昏迷、口腔疾病、口腔术后的患者；不能张口的患者，如破伤风。

2. 早产儿及病情危重的患者。

3. 拒绝进食的患者。

【评估】

1. 核对患者身份信息，解释操作目的。

2. 评估患者年龄、意识状态、诊断、病情、治疗情况；患者活动、情绪状态、合作程度；鼻腔黏膜无炎症、出血、鼻腔通畅；活动义齿、咀嚼吞咽、食道疾病情况。

【计划】

1. 护士准备　洗手，着装整洁，熟悉鼻饲法的方法，向患者解释鼻饲法的目的及注意事项。

2. 用物准备

（1）治疗车上层　备无菌鼻饲包［一次性硅胶胃管（图10-3）、治疗碗、弯盘、镊子、血管钳、纱布、压舌板、液状石蜡棉球］、一次性10ml注射器、50ml注射器、一次性手套、棉签、治疗巾、手电筒、听诊器、胶布、橡皮圈、别针、温开水、吸管、流质饮食（温度为38～40℃）、餐巾纸、手消毒液。按需要备松节油。

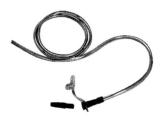

图10-3　硅胶胃管

（2）治疗车下层　备锐器盒、医用垃圾桶及生活垃圾桶。

3. 环境准备　整洁安静，温、湿度适宜，光线充足。

4. 患者准备 了解鼻饲法的目的及配合要点；取舒适体位，情绪稳定。

【实施】

1. 操作流程 见表 10 - 7。

表 10 - 7 鼻饲法

操作流程	流程说明	人文关怀
插管		
（1）核对解释	备齐用物携至患者床边，核对床头（床尾）卡和腕带信息，向患者或家属解释操作的目的及配合方法，取得合作	认真查对，耐心解释，减轻患者焦虑
（2）安置体位	协助患者取坐位或半坐卧位，不能坐起者取平卧或右侧卧位。若戴有眼镜或活动义齿，应取下妥善放置；昏迷患者去枕头后仰位	询问患者体位是否舒适
（3）铺治疗巾	铺治疗巾于颌下，定位患者剑突位置并标记	
（4）清洁鼻腔	检查鼻腔，选择通畅一侧，用湿棉签清洁鼻腔	动作轻柔
（5）测量胃管	打开无菌鼻饲包，戴手套，测量胃管插入的长度，并作标记，用液状石蜡油润滑胃管插入段	
（6）插入胃管	成人：①前额发际—剑突；②鼻尖—耳垂—剑突（图 10 - 4），插入长度约 45～55cm 小儿：眉间—剑突与脐中点，插入长度 14～18cm 清醒患者：左手持纱布托住胃管，右手持镊子或止血钳夹住胃管前端，沿一侧鼻腔先稍向上平行，再向后下缓缓插入，插入 14～16cm（咽喉部）时，嘱患者做吞咽动作，顺势将胃管轻轻送入 昏迷患者：插入约 15cm（会厌部）时，将头部托起，使下颌尽量靠近胸骨柄以增大咽喉部通道的弧度，便于胃管沿后壁滑行插入至预定长度（图 10 - 5）	镊子尖端勿碰及患者鼻部，以免造成损伤；护士随患者吞咽动作插管，减轻不适，耐心指导，安慰患者，使患者放松
（7）观察处理	患者出现恶心、呕吐，暂停片刻，嘱患者深呼吸或做吞咽动作，随后迅速插管；出现呛咳、呼吸困难、发绀等，应立即拔管，休息缓解后重插；插入不畅，应检查胃管是否盘在口中，并将胃管抽回少许，再缓缓插入	观察患者反应，询问患者感受，及时处理患者不适
（8）验证胃管	抽胃液：用注射器连接胃管末端回抽，抽出胃内容物。听气过水声：置听诊器于患者胃部，同时用注射器快速向胃内注入 10ml 空气，听到气过水声。看有无气泡逸出：将胃管末端置于水中无气泡逸出，若有大量气体逸出，表示误入气管	仔细判断，确保无误
（9）固定胃管	用胶布固定胃管于鼻翼及面颊部	
（10）灌注流质	注射器连接胃管末端，先注入少量温开水，再缓慢灌注鼻饲液或药物，喂食完毕，再注入少量温开水清洁管腔	注入前排尽空气，询问感受
（11）固定胃管	盖紧一次性胃管末端胶塞，将胃管末端反折并用纱布包好，用橡皮圈或夹子夹紧，用别针固定于患者上衣一侧肩部或衣领上	
（12）整理归位	脱手套，协助患者取舒适卧位，嘱患者尽量保持原位 20～30 分钟，整理床单位，清理用物，注射器冲洗后放于治疗盘内，用纱布盖好	交代注意事项，谢谢合作
（13）洗手记录	洗手，记录鼻饲的时间、种类、量以及患者的反应	
拔管		
（1）核对解释	携用物至床旁，核对床号、姓名及腕带信息，告知拔管原因	严格查对，耐心解释
（2）铺巾置盘	铺治疗巾置弯盘于患者颌下，戴手套，最后一次喂食完毕，夹紧胃管末端置弯盘内，揭去固定的胶布	
（3）呼气拔管	用纱布包裹近鼻孔处的胃管，嘱患者深呼吸，在其呼气时拔管，边拔边擦胃管，至咽喉处快速拔出，以免液体滴入气管，置胃管于弯盘中，移出患者视线外	动作轻稳，关心体贴
（4）清洁整理	清洁口、鼻、面部，必要时用松节油擦去胶布痕迹，再用酒精擦除松节油。协助漱口，取舒适卧位，整理床单位和用物	耐心讲解拔管后的进食注意事项，谢谢合作
（5）洗手记录	洗手，记录拔管的时间和患者的反应	

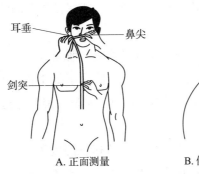

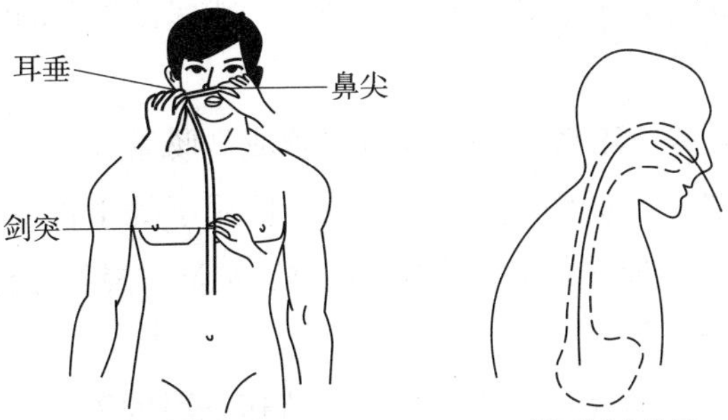

A. 正面测量   B. 侧面插入位置

图 10－4 胃管插入的长度

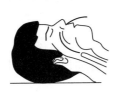 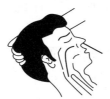

A. 插管前头向后仰   B. 抬高头部增大
咽喉部通道的弧度

图 10－5 昏迷患者插管

2. 注意事项

（1）进行有效沟通，减轻患者的心理压力。评估患者鼻腔情况，若有鼻腔疾病，选择健侧。

（2）动作轻柔，注意插管的方向及解剖位置，避免损伤鼻腔和食管黏膜。

（3）每次灌食前应确定胃管在胃内。灌食前后应注入少量温开水，防止鼻饲液附着在管壁干结变质，引起胃肠炎或管腔堵塞。

（4）每次鼻饲液量不超过 200ml，间隔时间不少于 2 小时，温度宜为 38～40℃。配制的流质食物应放置在 4℃ 以下的冰箱内保存，在 24 小时内用完。

（5）避免鼻饲液过冷或过热，避免注入速度过快、注入空气；药物应研碎溶解后再注入；新鲜果汁和乳液分别注入，防止产生凝块。

（6）置管期间，口腔护理 2 次/日，鼻饲用物每日更换消毒。

（7）普通胃管每周更换一次，硅胶胃管每月更换一次，于当晚最后一次喂食后拔管，次晨从另一侧鼻腔插入。

（8）食管－胃底静脉曲张、食管癌、食管梗阻患者禁忌插胃管。

3. 健康教育

（1）嘱患者插管后如有不适、胃管脱出及时告知医务人员，不擅自将脱出的胃管送回胃内。

（2）清醒能配合的患者，每天漱口 2 次。

（3）通过鼻饲管道的食物，需经医护人员同意方可使用。

【评价】

1. 患者充分理解插管意义，主动配合。

2. 护士操作方法正确，动作轻、稳，无黏膜损伤出血及其他并发症。

3. 管饲饮食清洁，灌注的量、速度和温度适宜，能保证患者的营养和治疗需要。

（三）肠内营养泵

肠内营养泵是肠内营养输注系统，通过鼻胃管或鼻肠管连接泵管及其附件，以微电脑精确控制输注总量、速度、温度的一套封闭系统。应用于处于昏迷状态或需要准确控制营养输入的管饲饮食患者。该系统可以按照需要定时、定量对患者进行肠道营养液输入。

1. 肠内营养泵的功能

（1）可以根据要求设定输入营养液的总量、流速、温度等参数。可以在运行过程中根据情况修改参数，动态显示输注营养液的温度、流量、流速及已经输入的数量，便于随时查看。

（2）输注时根据设定的参数，自动检测和控制营养液的温度、流量、流速。出现异常时发出报警信号。

2. 肠内营养泵可能出现的问题

（1）管道堵塞　因营养液黏附管壁所致，持续滴注时每2～4小时用37℃左右的生理盐水或温开水冲洗管道。

（2）营养泵报警　管道堵塞、滴管内液面过高或过低、液体滴空、电源不足等均可引起营养泵报警，应及时排除原因，保证输注畅通。

（3）穿孔及误入气管　鼻胃（肠）管质硬可造成消化道穿孔，插管时因插入深度不够可误入气管，故应严格遵守操作规程，选用柔软的鼻胃（肠）管。

二、胃肠外营养支持

胃肠外营养（parenteral nutrition，PN）支持是通过周围静脉或中心静脉输入患者所需的全部能量及营养素的一种营养支持方法。输入的营养素包括氨基酸、脂肪、各种维生素、电解质和微量元素。

（一）目的

通过胃肠外营养支持保证患者热量及营养素的摄入，维持机体新陈代谢，促进患者康复。适用于不能从胃肠道摄入营养、胃肠道需要充分休息、消化吸收障碍、超高代谢等患者。

（二）分类

1. 根据补充营养的量　胃肠外营养分为部分胃肠外营养（peripheral parenteral nutrition，PPN）和完全胃肠外营养（total parenteral nutrition，TPN）两种。

2. 根据应用途径不同　胃肠外营养分为周围静脉营养及中心静脉营养。短期、部分营养支持可采用周围静脉营养；长期、全量补充营养宜采取中心静脉营养。

（三）应用方法

1. 全营养混合液　将每天所需的营养物质，在无菌条件下按次序混合输入由聚合材料制成的输液袋或玻璃容器后再输注的方法。此方法简化输液过程、减少污染、节省时间，多种营养素同时进入体内，热量和氮比例平衡，增加节氮效果，降低代谢性并发症的发生。

2. 单瓶输注　在无条件进行全营养混合液输注时，可单瓶输注。由于各营养素非同步进入机体而造成营养素的浪费，易发生代谢性并发症。

（四）并发症

1. 机械性并发症　中心静脉置管时因患者体位不当、穿刺方向不正确等，可引起气胸、皮下气肿、血肿甚至神经的损伤；若穿破静脉及胸膜，可发生血胸或液胸；输注时大量空气进入输注管道，可发生空气栓塞甚至死亡。

2. 感染性并发症　感染是完全胃肠外营养最为严重的并发症之一。置管时无菌操作不严格、营养液污染、导管长期留置护理不当，可引起穿刺部位感染和导管性的败血症。长期胃肠外营养，可引起肠黏膜萎缩、肠道内细菌移位而发生肠源性感染。

3. 代谢并发症　可导致液体超负荷和代谢紊乱，如低血糖、高血糖、脂肪代谢异常、酸碱平衡失常、水电解质代谢紊乱、微量元素缺乏、肝脏损害等。

（五）禁忌证

1. 严重水电解质紊乱、酸碱失衡、出血和凝血功能紊乱或休克时应暂缓使用，待内环境稳定后再考虑胃肠外营养。

2. 呼吸、循环衰竭者慎用。

3. 进入临终期、不可逆昏迷等患者不宜应用胃肠外营养。

（六）注意事项

1. 配制营养液时严格无菌操作　配制好的营养液储存于4℃的冰箱内保存，在24小时内用完。

2. 根据患者年龄及耐受情况调节输液速度及浓度　由低浓度向高浓度逐渐增加；输液速度开始缓慢，逐渐增加滴速，保持匀速；一般成人首日输液速度60ml/h，次日80ml/h，第3日100ml/h。停用胃肠外营养时应在2～3天内逐渐减量。

3. 导管护理

（1）输液导管及输液袋每12～24小时更换1次。静脉导管与输液导管接头应牢固连接，并用无菌敷料包裹，防止导管脱落、污染。

（2）导管进皮处保持清洁干燥，观察有无红肿，每日更换敷料1次，每周做1次细菌培养。

（3）静脉营养导管严禁输入其他液体、药物，禁忌输血、抽血、监测中心静脉压等。

（4）加强巡视，保持输液通畅，防止管道扭曲、堵塞及导管拔出。

（5）留置导管期间，每次滴注结束应用肝素封管，防止导管内血液凝固堵塞管腔。拔管时应严格无菌操作，并剪下导管尖端做细菌培养。

4. 定期评估营养状况　根据患者体内代谢的动态变化及时调整营养液配方。

（1）使用前及使用过程中定期对患者进行实验室监测，观察血常规、电解质、血糖、尿糖、酮体及尿生化等情况。

（2）观察患者肝肾功能、血气分析、氮平衡和血浆白蛋白等营养评价指标。

（3）记录24小时液体出入量，观察体重变化。

5. 加强病情监测　监测生命体征，特别是体温变化，以防发生感染。

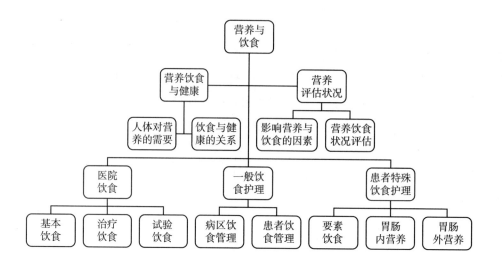

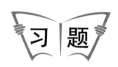

一、选择题

【A1/A2 型题】

1. 不属于医院基本饮食的是
   A. 普通饮食   B. 治疗饮食   C. 半流质饮食
   D. 流质饮食   E. 软质饮食

2. 流质饮食不宜长期采用的原因是
   A. 影响患者食欲   B. 影响患者消化吸收
   C. 所含热量和营养不足   D. 所含蛋白质、脂肪量过多不易消化
   E. 所含热量过高

3. 高热患者适宜
   A. 普通饮食   B. 禁食   C. 半流质饮食
   D. 流质饮食   E. 软质饮食

4. 关于治疗饮食，下列叙述错误的是
   A. 高热量饮食适用于产妇   B. 高蛋白饮食适用于癌症患者
   C. 低蛋白饮食适用于尿毒症   D. 低脂肪饮食适用于胰腺疾病患者
   E. 高膳食纤维适用于伤寒患者

5. 低盐饮食指每日食盐量不超过
   A. 2g   B. 4g   C. 6g
   D. 8g   E. 10g

6. 宜采用低蛋白饮食的患者是

    A. 肺结核患者   B. 肝性脑病患者   C. 高脂血症患者

    D. 冠心病患者   E. 烧伤患者

7. 下列有关饮食护理的说法，错误的是

    A. 帮助患者纠正错误的饮食习惯、行为

    B. 为患者创造安静、清洁、空气清新、舒适的就餐环境

    C. 对禁食、限制饮食的患者，讲解原因取得配合

    D. 对食管 - 胃底静脉曲张患者插胃管提供营养

    E. 按医嘱确定饮食种类，并指导患者选择食物

8. 下列关于患者饮食护理措施的描述，错误的是

    A. 协助患者取舒适卧位   B. 餐前一切治疗及检查应暂停

    C. 需禁食的患者告知原因   D. 尊重患者的饮食习惯

    E. 对失明的患者告知食物的名称

9. 鼻饲法的适用对象不包括

    A. 早产儿   B. 口腔疾病者   C. 昏迷患者

    D. 拒绝进食患者   E. 偏食者

10. 某患者需进行胆囊造影实验，第一次摄片后显影良好，可进食下列的饮食是

    A. 水 500ml   B. 面条 1 碗   C. 由煎荷包蛋 2 个

    D. 馒头 1 个   E. 苹果 2 个

11. 成人患者胃管插入的长度为

    A. 14 ~ 16cm   B. 25 ~ 35cm   C. 45 ~ 55cm

    D. 60 ~ 70cm   E. 80 ~ 90cm

12. 正确测量胃管插入长度的方法是

    A. 从鼻尖至剑突   B. 从前发际至剑突   C. 从眉心至胸骨柄

    D. 从眉心至剑突   E. 从前发际至胸骨柄

13. 为患者插胃管时患者出现呛咳、发绀，护士应

    A. 立即拔出胃管   B. 嘱患者深呼吸   C. 指导患者做吞咽动作

    D. 继续插入   E. 稍停片刻重新插入

14. 关于鼻饲法的操作方法，错误的是

    A. 每次鼻饲量不超过 200ml

    B. 每次灌注前应检查胃管是否通畅

    C. 每次鼻饲前注入少量温开水，证实胃管是否在胃内

    D. 药品研碎溶解后灌入

    E. 拔管应夹紧胃管末端快速拔出

15. 长期鼻饲者胃管更换时间为

    A. 每日 1 次   B. 隔日 1 次   C. 每周 1 次

    D. 每周 2 次   E. 每月 1 次

16. 患者，女。因近半年来进食吞咽困难就诊，测量身高 160cm，体重 40kg。该患者为

    A. 肥胖   B. 超重   C. 消瘦

D. 明显消瘦   E. 正常

17. 患者，男，60 岁。患慢性肺源性心脏病，为减轻其心脏负担，饮食宜采用

   A. 高蛋白   B. 低脂肪   C. 低盐

   D. 少渣   E. 低胆固醇

18. 患者，男，56 岁。需做大便隐血试验，在标本采集前 3 天内，可食用的食物是

   A. 肉类   B. 动物肝   C. 绿叶蔬菜

   D. 豆制品   E. 动物血

19. 患者，男，50 岁。患冠心病 3 年，患者适宜的饮食是

   A. 低盐饮食   B. 少渣饮食   C. 低蛋白饮食

   D. 高蛋白饮食   E. 低胆固醇饮食

20. 患者，女，33 岁。需做胆囊造影，检查前准备错误的一项是

   A. 检查前 1 日午餐进高脂肪餐   B. 晚餐进高脂肪餐

   C. 晚餐进无脂肪、低蛋白的清淡饮食   D. 检查前当日早餐禁食

   E. 检查时第一次摄片后如胆囊显影良好可进高脂肪餐

【A3 型题】

(21～23 共用题干)

患者，男，45 岁。脑外伤昏迷 2 周，现遵医嘱予鼻饲饮食。

21. 为了提高插管成功率，应重点采取的措施是

   A. 患者取平卧位，利于胃管插入

   B. 先稍向上而后平再向下缓慢轻轻地插入

   C. 插管时动作要准确，让胃管快速通过咽部

   D. 插入 15cm 时，托起患者头部使下颌靠近胸骨柄

   E. 检验胃管是否在胃内，用注射器抽吸有无胃液

22. 为患者注入鼻饲液的量和时间间隔分别是

   A. ＞200ml、2 小时   B. ＜200ml、4 小时   C. ＞200ml、3 小时

   D. ＞200ml、4 小时   E. ＜200ml、2 小时

23. 鼻饲注入流质饮食后，再注入少量温开水的目的是

   A. 使患者温暖舒适   B. 准确记录出入量

   C. 防止患者呕吐   D. 冲净胃管，避免鼻饲液积存于胃管内

   E. 保证足够的水分摄入

二、思考题

患者，女，32 岁。近半年食量明显增大，体重明显降低，情绪易急躁。查体：T 37.4℃，疑为甲状腺功能亢进，需做血清甲状腺激素测定。

请问：

1. 郑女士该进何种饮食？

2. 如何进行饮食护理？

综合训练

　　患者，男，35 岁。左上腹痛伴恶心、呕吐 10 小时急诊科就诊。患者昨晚饮酒后，出现左上腹隐痛，今晨疼痛加剧，呈持续性刀割样疼痛，并向左腰背部放射，频繁恶心、呕吐，吐后疼痛未缓解。查体：T 38.9℃，P 102 次/分，R 24 次/分，BP 95/70mmHg；精神萎靡，表情痛苦；腹肌紧张，全腹有明显压痛、反跳痛。实验室检查：WBC 10.6×10^9/L，N 81%；血清淀粉酶 600U/L，尿淀粉酶 1800U/L。诊断为急性胰腺炎。由急诊科护士用平车送入病房。医嘱：禁食，留置胃管。模拟上述情境进行以下训练：住院处护士怎样使用平车运送患者至病区？患者入病区的初步护理工作有哪些？患者安置何种体位？怎样为患者留置胃管？禁食期间怎样为患者做口腔护理？

（杨天琼）

扫码"练一练"

第十一章　排泄护理

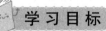

学习目标

1. **掌握** 尿液与粪便的评估；多尿、少尿、无尿、膀胱刺激征的概念；尿潴留及便秘患者的护理；留置导尿管术的护理。
2. **熟悉** 影响患者排尿、排便的因素；各种灌肠法的异同点。
3. **了解** 与排尿排便有关的生理解剖特征。
4. 能熟练完成男、女患者导尿术及各种灌肠术。
5. 具有认真的工作态度，能够与患者有效沟通，尊重患者隐私。

案例导入

患者，男，68岁。在家活动时突然出现头痛，继而摔倒在地，神志不清。送往医院途中大小便失禁，无抽搐发作，左侧肢体不能活动。既往高血压病史16年，最高血压180/120mmHg。查体：T 36.5℃，P 60次/分，R 16次/分，BP 200/100mmHg；意识不清，压眶有反应；双眼向右凝视，左侧鼻唇沟变浅，口角下垂。

请问：

1. 患者大小便失禁，护士该怎样护理？
2. 怎样护理留置导尿术后的患者？
3. 患者神志清醒后怎样做好患者的心理护理？

　　排泄是机体将新陈代谢所产生的废物排出体外的生理活动过程，是人体的基本生理需要之一。排泄的主要方式是排尿和排便。正常的排尿、排便活动在维持机体内环境相对稳定、保证机体正常生命活动中起着很大作用，许多健康问题会直接或间接地影响人体的排尿、排便功能，尿液和粪便的质和量也会发生异常变化。因此，在护理工作中，护士应仔细观察患者排尿、排便情况，为诊断治疗和护理提供资料，并指导和帮助患者维持正常的排尿、排便功能，满足患者排泄的需要，使之获得最佳的健康和舒适状态。

第一节　排尿护理

　　泌尿系统产生的尿液可将人体代谢的终末产物、过剩盐类、有毒物质和药物排出体内，同时调节水、电解质代谢及酸碱平衡，维持人体内环境的相对稳定。当排尿功能受到损害时，个体的身心健康将会受到影响。

扫码"学一学"

一、排尿的评估

（一）影响排尿的因素

1. 生理因素

（1）年龄　婴儿因大脑发育不完善，大脑皮质对初级排尿中枢的控制力较弱，因此排尿次数较多，且易发生夜间遗尿；老年人因膀胱括约肌张力减弱，容易出现尿频、压力性尿失禁。

（2）饮食　饮食是影响排尿的重要因素。如果其他因素不变，排尿的量、次数与液体的摄入量成正比；咖啡、茶和含酒精的饮料有利尿作用；含盐较高的食物、饮料可造成水钠潴留，使尿量减少。

（3）生理变化　妇女在妊娠期早期，可因增大的子宫压迫膀胱使排尿次数增多。

2. 疾病相关因素

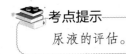

影响排尿的疾病因素。

（1）疾病　①泌尿系统的疾病，如泌尿系统的肿瘤、结石或狭窄可导致排尿障碍，出现尿潴留；肾脏的病变会使尿液生成发生障碍，出现少尿或无尿。②前列腺疾病，如前列腺肥大或肿瘤压迫尿道，可引起排尿困难。③神经系统的疾病与损伤，会使排尿反射的神经传导和排尿的意识控制发生障碍，出现尿失禁或尿潴留。

（2）药物　某些药物会直接影响排尿，如利尿剂可阻碍肾小管的重吸收作用而使尿量增加；镇痛剂则影响神经传导，干扰排尿活动。

（3）手术和检查　手术损伤致失血、失液，机体缺水使尿量减少；泌尿系统的手术会直接影响尿液的生成或排出；手术中使用的麻醉剂可抑制排尿反射等；部分检查可能造成尿道损伤、水肿，导致排尿形态的改变，如膀胱镜检查。

3. 其他

（1）心理因素　过度的焦虑和紧张，会促使排尿而出现尿频、尿急；有时也会抑制排尿而出现尿潴留。排尿还受暗示的影响，如听见流水声可诱导排尿。

（2）环境因素　排尿应在一种隐蔽的场所进行，如排尿环境缺乏隐蔽，个体会产生压力而影响正常排尿。

（3）气候因素　夏季气温高人体大量出汗，尿量减少。冬季寒冷，血管收缩，循环血量增加，体内水分相对增多，反射性地抑制抗利尿激素的分泌，而使尿量增加。

（4）个人习惯　儿童期的排尿训练对成年后的排尿习惯有影响。多数人习惯起床后或睡前排尿。排尿的姿势也会影响排尿。

（二）尿液的评估

考点提示

尿液的评估。

1. 正常尿液

（1）尿量与次数　成人每昼夜尿量为 1000～2000ml，平均为 1500ml。白天排尿 4～6 次，夜间 0～1 次，每次尿量为 200～400ml。尿量和排尿的次数、饮水量和其他途径所排出的液体量有关。

（2）颜色　正常尿液呈淡黄色，澄清、透明，呈弱酸性，pH 值为 5～7.5，平均为 6。比重为 1.015～1.025。生理情况下，尿液的颜色、酸碱度受尿量的多少和饮食种类的影响，如进食大量蔬菜水果时，尿呈碱性；进食大量肉类时，尿呈酸性。正常尿液的气味来自尿内挥发性酸，尿液静置后，尿素分解产生氨故有氨臭味。

2. 异常尿液

（1）尿量与次数　尿量是反应肾脏功能的重要指标之一。肾脏的病变使尿液的生成障碍，可出现少尿或无尿；泌尿系统的结石或肿瘤可导致排尿障碍，出现尿潴留；膀胱炎症或机械性刺激可引起尿频。

（2）颜色　①血尿：肉眼血尿呈红色或棕色，见于急性肾小球肾炎、输尿管结石、泌尿系统肿瘤、结核等。②血红蛋白尿：大量红细胞在血管内被破坏，形成血红蛋白尿，呈酱油色或浓茶色，见于恶性疟疾和输入异型血引起的急性溶血反应。③胆红素尿：呈深黄色或黄褐色，见于阻塞性和肝细胞性黄疸。④乳糜尿：因尿液中含淋巴液而呈乳白色，见于丝虫病。

（3）透明度　尿中有脓细胞、红细胞以及大量的上皮细胞、黏液、管型等，尿液呈白色絮状、浑浊状，常见于泌尿系统感染。

（4）气味　①新鲜尿液有氨臭味，提示泌尿道感染。②烂苹果味，见于糖尿病酮症酸中毒，因尿内含有丙酮酸所致。③尿液有粪臭味，考虑为膀胱直肠瘘。

（5）pH 酸碱度　①尿液呈酸性，见于酸中毒。②尿液呈碱性，见于碱中毒或服用碱性药物。

（6）比重　尿比重经常固定在 1.010 左右，提示肾功能严重障碍。

（三）异常排尿活动的评估

1. 多尿（polyuria）　指 24 小时尿量经常超过 2500ml。正常情况下见于饮用大量液体、妊娠期；病理情况下多因内分泌代谢障碍或肾小管浓缩功能不全引起，见于糖尿病、尿崩症、肾功能衰竭（多尿期）等患者。

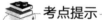 考点提示

多尿、少尿、无尿及膀胱刺激征；尿潴留的原因；尿失禁的分类。

2. 少尿（oliguria）　指 24 小时尿量少于 400ml 或每小时尿量少于 17ml。多见于发热、液体摄入过少、休克，心、肾、肝功能衰竭患者。

3. 无尿（anuria）或尿闭　指 24 小时尿量少于 100ml 或 12 小时内无尿者。多见于严重休克、急性肾功能衰竭（无尿期）、药物中毒等患者。

4. 膀胱刺激征　尿频、尿急、尿痛且每次尿量减少称为膀胱刺激征。单位时间内排尿次数增多为尿频；患者突然有强烈尿意，不能控制需立即排尿为尿急；排尿时膀胱区及尿道疼痛为尿痛。有膀胱刺激征时常伴有血尿。

5. 尿潴留（retention of urine）　是指尿液大量存留在膀胱内而不能自主排出者。膀胱高度膨胀容积达 3000～4000ml 时，膀胱可至脐部。患者主诉下腹胀痛、排尿困难，体检可见耻骨上膨隆，扪及囊性包块，叩诊呈浊音，有压痛。常见原因如下。

（1）机械性梗阻　膀胱颈部或尿道有梗阻性病变，如前列腺肥大或肿瘤压迫尿道使排尿受阻。

（2）动力性梗阻　外伤、疾病或使用麻醉剂致脊髓初级排尿中枢活动障碍或抑制，不能形成排尿反射，导致排尿受阻。

（3）其他　各种原因引起的不能用力排尿或不习惯卧床排尿。如术后害怕伤口疼痛、过度的紧张、焦虑等均可引起排尿困难，形成尿潴留。

6. 尿失禁（incontinence of urine）　是指排尿不受意识控制，尿液不自主地流出。可分为如下几种。

（1）真性尿失禁（完全性尿失禁）　膀胱完全不能贮存尿液，稍有尿液便会不自主流出，膀胱处于空虚状态。多见于脊髓初级排尿中枢与大脑皮质之间联系受损，如截瘫。

（2）假性尿失禁（充溢性尿失禁）　膀胱内贮存部分尿液，当充盈到一定压力时即不自主地溢出少量尿液，当膀胱内压力降低时，排尿停止，但膀胱仍呈胀满状态。常见于脊髓初级排尿中枢活动受抑制，当膀胱充满尿液，内压增高时，迫使少量尿液流出；也可于创伤、感染、肿瘤引起的神经性排尿功能障碍以及膀胱以下的尿路梗阻所致，如前列腺增生、尿道狭窄等。

（3）压力性尿失禁　当咳嗽、喷嚏或运动使腹压升高时，尿液不由自主地溢出。常因膀胱括约肌张力减退、骨盆底肌肉及韧带松弛所致，多见于中老年女性。

二、异常排尿的护理

（一）尿潴留患者的护理

1. 心理护理　安慰患者，消除其紧张、焦虑情绪。

2. 提供隐蔽的排尿环境　关门窗，拉上围帘，请无关人员回避。适当调整治疗与护理时间，使患者安心排尿。

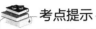 **考点提示**
尿潴留、尿失禁患者的护理要点。

扫码"看一看"

3. 取适宜的体位和姿势　尽可能让患者以习惯姿势排尿。

4. 利用条件反射诱导排尿　让患者听流水声；温水冲洗会阴或温水坐浴；热敷膀胱区。

5. 按摩、针灸　按摩可放松肌肉，促进排尿。如病情允许，可用手自膀胱向尿道方向推移按压膀胱协助排尿，手法轻柔，不可强行按压，以防膀胱破裂。针刺中极、曲骨、三阴交穴或艾灸关元、中极等穴，刺激排尿。

6. 药物治疗　遵医嘱肌内注射卡巴胆碱等。

7. 导尿　经上述处理无效时可采用导尿术。

8. 健康教育　向患者讲解影响排尿的因素、养成定时排尿的习惯等。

（二）尿失禁患者的护理

1. 心理护理　尿失禁患者因自尊受损，心理压力大，期望得到他人的理解和帮助。护士应尊重理解患者，给予安慰和鼓励，使之树立信心，积极配合治疗和护理。

2. 皮肤护理　保持局部皮肤清洁、干燥。床上放一次性尿垫，经常用温水清洗会阴部，勤换尿垫、衣裤、床单，根据局部皮肤情况定时按摩受压部位，防止发生压疮。

3. 引流尿液　女性患者定时用女式尿壶紧贴外阴接取尿液；男性患者用尿壶接尿，也可用阴茎套连接引流袋接取尿液，但此法不宜长时间使用，需每天定时取下尿壶和阴茎套，并清洗会阴部和阴茎。

4. 帮助患者重建正常排尿功能

（1）摄入足量的水分　鼓励患者多饮水，每天摄水量为 2000~3000ml，促进排尿反射，预防泌尿系统感染。

（2）膀胱功能训练　定时使用便器，嘱患者做排尿动作，开始白天每隔 1~2 小时使用便盆1次，夜间4小时1次，以后酌情延长间隔时间，以促进膀胱功能的恢复。

（3）盆底肌锻炼　患者取立、坐或卧位，试做排尿动作，先慢慢收紧盆底肌肉，再缓慢放松，每次 10 秒左右，连续 10 遍，每日进行 5 ~ 10 次，以不疲劳为宜。病情允许可做抬腿运动或下床活动，增强腹部肌肉力量。

5. 置导尿管　对长期尿失禁的患者，采用留置导尿管术，避免尿液刺激皮肤发生破溃；还可定时放尿，锻炼膀胱肌肉张力。

6. 健康教育　向患者及家属介绍尿失禁的原因及护理的方法，指导患者重建正常排尿功能。

三、异常排尿的护理技术

（一）导尿术

导尿术（catheterization）是在严格无菌操作下，将无菌导尿管经尿道插入膀胱引流尿液的方法。

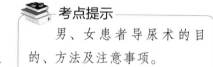

考点提示
男、女患者导尿术的目的、方法及注意事项。

【目的】

1. 引流尿液　为尿潴留患者引流出尿液，以减轻痛苦。

2. 协助临床诊断　如留取未受污染的尿标本作细菌培养；测量膀胱容量、压力及检查残余尿量；进行尿道或膀胱造影等。

3. 进行治疗　如为膀胱肿瘤患者进行膀胱化疗。

【评估】

1. 核对医嘱，查对患者身份信息，解释操作目的。

2. 评估患者年龄、意识状况、病情、治疗用药情况；患者会阴部皮肤黏膜情况；患者心理状态、合作程度及疾病知识。

【计划】

1. 护士准备　着装整洁，洗手，戴口罩。

2. 用物准备

（1）治疗车上层　备一次性无菌导尿包：外阴消毒用物（消毒液棉球、镊子、无菌手套、弯盘、纱布）。导尿用物（无菌手套、弯盘、消毒液棉球、一次性钳子及镊子、润滑油棉球、洞巾、气囊导尿管、标本瓶、一次性 10ml 注射器，0.9% 生理盐水、纱布、集尿袋）。另备一次性尿垫或治疗巾、浴巾、手消毒液。

（2）治疗车下层　备便盆及便盆巾、锐器回收盒、医用垃圾桶和生活垃圾桶。

3. 环境准备　清洁、干燥、温度适宜、光线明亮，符合无菌操作要求。酌情关闭门窗，拉上床帘。

4. 患者准备　患者及家属了解导尿的目的及操作中的配合要点。协助患者酌情清洁会阴部，取适当体位。

【实施】

1. 操作流程　见表 11 - 1 和表 11 - 2。

表 11 - 1　女患者导尿术

操作流程	流程说明	人文关注
（1）核对解释	携用物至床旁，核对患者床头卡及腕带信息，解释目的和配合方法	尊重患者，严格查对耐心解释，取得患者配合
（2）清洁外阴	能自理者嘱其清洁外阴。对不能自理者，协助其清洗	保护隐私，防止受凉动作轻柔
（3）安置卧位	放平床头、床尾支架，松开床尾盖被，助患者脱去对侧裤腿，盖于近侧腿上，必要时加盖浴巾。将被盖在对侧腿上，协助取仰卧屈膝位，两腿略外展，暴露外阴	
（4）垫巾置盘	将一次性尿垫或治疗巾垫于患者臀下，核对检查导尿包有效期及消毒效果，撕开会阴消毒包，取出弯盘置于会阴前，将消毒液棉球倒入弯盘一端，将其塑料袋放于弯盘另一端	请患者抬起臀部，配合垫巾
（5）初次消毒	左手戴手套，右手持镊子夹取消毒液棉球，依次从上至下擦洗阴阜→腹股沟→大阴唇，左手分开大阴唇，从上至下擦洗小阴唇→尿道口→阴道口→肛周和肛门，污染棉球放入弯盘内的塑料袋上，右手将弯盘移至床尾或治疗车下层，脱下手套置于弯盘内	动作轻柔以免引起患者疼痛，嘱患者深呼吸放松，询问患者感受
（6）铺巾备管	消毒双手，将导尿包置于患者两腿之间，手拿包外层打开导尿包，戴无菌手套，铺无菌洞巾，使洞巾和治疗巾衔接成一个无菌区。用注射器注气检查导尿管是否导畅，集尿袋接导尿管管口，用润滑油棉球润滑导尿管前端，置于弯盘内，按顺序排列好用物	
（7）再次消毒	弯盘置会阴下，取出消毒液棉球放入弯盘一端，左手拇指、示指分开并固定小阴唇，右手持镊夹取消毒液棉球，自上而下依次消毒：尿道口→两侧小阴唇→尿道口。污染棉球放于弯盘另一端，消毒毕将镊子放入弯盘内，右手将弯盘移至治疗巾右外侧	消毒动作轻柔，嘱患者保持体位不移动身体及下肢
（8）插导尿管	左手固定小阴唇，嘱患者张口深呼吸，右手持镊夹导尿管，对准尿道口轻轻插入尿道 4～6cm（图 11 - 1），见尿液流出再插入 1～2cm，松开左手，固定导尿管，将尿液引入弯盘内（图 11 - 1）或集尿袋内	做深呼吸，观察患者反应，询问患者感觉观察尿液性状
（9）留取标本	若需作尿培养，用无菌试管接中段尿液 5ml，盖好塞子放置妥当	
（10）引流尿液	如弯盘内盛尿液 2/3 满，夹住导尿管末端，倒尿液于便盆内，再继续放尿	
（11）拔管整理	夹住导尿管末端，轻轻拔出，撤下洞巾，擦净外阴，将一次性用物置医用垃圾桶内，包装纸置生活垃圾桶内，脱下手套。协助患者穿裤，取舒适卧位，整理床单位	耐心解答患者问题健康宣教，谢谢患者配合
（12）记录送检	按隔离消毒原则分类处理非一次性用物，消毒双手，记录尿量、性状，尿标本贴标签后及时送检	

表 11 - 2　男患者导尿术

操作流程	流程说明	人文关注
（1）～（4）	同女患者导尿术，男患者导尿的体位采取仰卧位，两腿分开	同女患者导尿术
（5）初次消毒	左手戴手套，右手持镊子夹消毒液棉球依次消毒阴阜→腹股沟→阴茎背侧、腹侧→阴囊。左手用无菌纱布裹住阴茎将包皮向后推，暴露尿道外口，自尿道口向外旋转擦洗尿道口、龟头及冠状沟，污染棉球放入弯盘内的塑料袋上，将纱布和镊子放入弯盘内，右手将弯盘移至床尾或治疗车下层，脱下手套置于弯盘内，并将弯盘、治疗碗一并移至床尾或治疗车下层	动作轻柔以免引起患者疼痛，嘱患者深呼吸放松，询问患者感受
（6）铺巾备管	同女患者导尿术	
（7）再次消毒	左手用无菌纱布裹住阴茎并提起，同时，将包皮向后推，暴露尿道口，右手用消毒液棉球如前法消毒尿道口、龟头及冠状沟，将污染棉球、镊子放入弯盘内，右手将弯盘移至治疗巾右外侧	与患者沟通，缓解紧张情绪
（8）插导尿管	左手用无菌纱布固定阴茎并提起，将其与腹壁呈 60°角（图 11 - 2），右手将弯盘置洞巾口旁，嘱患者张口深呼吸，用镊子夹持导尿管前端，对准尿道口轻轻插入 20～22cm，见尿液流出后，再插入 1～2cm，将尿液引流入弯盘内或集尿袋内	嘱患者保持体位不移动身体及下肢，做深呼吸，观察患者反应，询问患者感觉
（9）～（12）	同女患者导尿术	同女患者导尿术

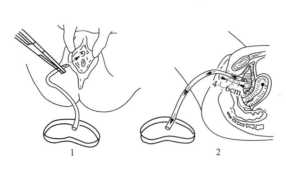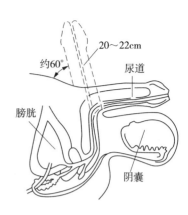

图 11 - 1　女患者导尿术　　　　　　　图 11 - 2　男患者导尿术

2. 注意事项

（1）严格无菌操作，预防泌尿系感染。

（2）选择光滑和粗细适宜的导尿管，一般女性成人 14～16 号；男性成人 18～20 号；儿童 8～12 号。插管时动作要轻，以免损伤尿道黏膜。

（3）为女患者导尿时，如误入阴道应立即拔出，并更换另一根无菌导尿管重插。

（4）为膀胱高度充盈并极度衰弱的患者导尿时，放尿的速度不可太快，首次放尿不应超过 1000ml。因急速大量放尿，可导致腹腔内压力突然降低，大量血液滞留于盆腔血管内，产生虚脱；还可使膀胱内压突然降低而引起膀胱黏膜急剧充血，发生血尿。

3. 健康教育　向患者讲解导尿的目的和意义；教会患者配合方法，减少污染；介绍相关疾病的知识。

（二）留置导尿管术

留置导尿管术（retention catheterization）是指在导尿后，将导尿管保留在膀胱内，持续引流尿液的方法。

【目的】

1. 观察病情　正确记录每小时尿量，测量尿比重，为抢救危重或休克患者及时做好病情判断。

2. 持续引流尿液　为盆腔手术患者排空膀胱，使膀胱持续保持空虚，避免术中误伤。

3. 保持局部干燥　为尿失禁、昏迷、会阴或肛门附近有伤口者留置导尿管，保持局部清洁干燥。

4. 利于切口的愈合　某些泌尿系统疾病手术后留置导尿管，便于引流和冲洗，并减轻手术切口的张力。

5. 进行膀胱功能训练　为尿失禁患者行膀胱功能训练。

【评估】

同导尿术。

【计划】

同导尿术。

【实施】

1. 操作流程　见表 11 - 3。

扫码"看一看"

表11-3　留置导尿管术

操作流程	流程说明	人文关注
(1)~(8)同导尿术	见尿后再插入7~10cm	同导尿术
(9)固定引流	根据导尿管上注明的气囊容积,向气囊内注入0.9%氯化钠溶液,轻拉导尿管有阻力感,证明导尿管已固定膀胱内(图11-3),留取尿标本,导尿管末端与集尿袋引流管连接,用别针或橡皮圈将集尿袋固定于床缘下,开放导尿管(图11-6),向患者交代注意事项	动作轻缓,防止黏膜损伤
(10)整理归位	协助患者穿裤,取舒适卧位,整理床单位,撤下一次性物品放于医用垃圾桶内,按隔离消毒原则分类处理用物,脱下手套,消毒双手、记录尿量及性状	询问患者感觉,耐心,做好健康教育,谢谢患者合作

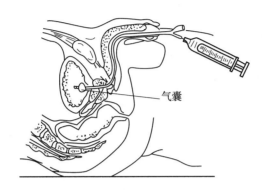

图11-3　气囊导尿管固定法

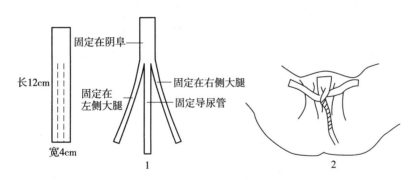

图11-4　女患者胶布固定法

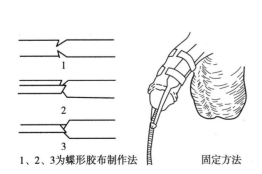

1、2、3为蝶形胶布制作法　　固定方法

图11-5　男患者胶布固定法

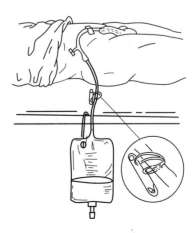

图11-6　集尿袋连接固定法

2. 注意事项

（1）保持引流通畅　协助变换卧位，引流管应妥善放置，避免受压、扭曲、堵塞；在病情允许的情况下，鼓励患者多饮水以增加尿量，达到自然冲洗的目的。

（2）防止逆行感染　①保持尿道口清洁，女患者用消毒液棉球擦拭外阴及尿道口，男患者用消毒液棉球擦拭尿道口、龟头及包皮，每日2次。②及时排空引流袋，每日更换引流袋1次，并记录尿量。③每周更换导尿管1次，硅胶导尿管可酌情延长更换周期。④注意听取患者主诉，观察尿液，每周做尿常规检查1次。发现尿液有浑浊、沉淀和结晶时，应行膀胱冲洗。⑤患者离床活动时，妥善固定引流袋及导尿管，引流袋不能高于膀胱高度，以防逆行感染。

（3）训练膀胱功能　采用间歇夹管方式夹闭导尿管，每3~4小时开放一次，使膀胱定时充盈和排空，促进膀胱功能的恢复。

（4）防止损伤尿道内口部黏膜　固定时膨胀的气囊不能卡在尿道内口，拔管前应用注射器抽空气囊内生理盐水，以免损伤尿道内口部黏膜。

（5）胶布固定法　如果采用非气囊导尿管，女患者操作前需剃去阴毛，用胶布按图11-4固定。男患者用蝶形胶布按图11-5固定，阴茎上胶布不得作闭合环状固定，以免影响阴茎的血液循环。

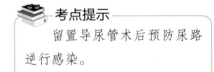

考点提示
　留置导尿管术后预防尿路逆行感染。

3. 健康教育　向患者讲解导尿的目的和意义；教会患者配合方法，减少污染；介绍相关疾病的知识。

（三）膀胱冲洗术

膀胱冲洗术（bladder irrigation）是利用三通导尿管，将溶液灌入到膀胱内，再借用虹吸原理将灌入的液体引流出来的方法。

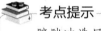

考点提示
　膀胱冲洗目的；冲洗液的量、温度、次数、滴速。

【目的】

1. 留置导尿管者保持尿液引流通畅。

2. 清除膀胱内的血凝块、黏液、细菌等异物，预防感染。

3. 治疗某些膀胱疾病，如膀胱炎、膀胱肿瘤等。

【评估】

1. 核对医嘱，查对患者身份信息，解释操作目的。

2. 评估患者年龄、意识状况、病情、治疗用药情况；导尿管引流情况、引流袋内尿液性状、会阴局部情况；患者心理状态、合作程度及疾病知识。

【计划】

1. 护士准备　衣帽整洁、洗手、戴口罩。

2. 用物准备

（1）治疗车上层　备医嘱执行单、无菌膀胱冲洗器、碘附、无菌棉签、治疗巾、无菌纱布、按医嘱备冲洗液、一次性塑料手套、手消毒液。

（2）治疗车下层　备便盆及便盆巾、锐器盒、医用垃圾桶及生活垃圾桶。

（3）常用冲洗溶液　0.9%氯化钠溶液、0.02%呋喃西林液、氯己定液、0.1%新霉素溶液。溶液的温度为 38～40℃，前列腺肥大摘除术后患者用温度 4℃ 左右的 0.9% 氯化钠溶液。

3. 环境准备　清洁、干燥，符合无菌操作要求。酌情床帘遮挡。

4. 患者准备　患者及家属了解膀胱冲洗术的目的、过程、注意事项，操作时配合。

【实施】

1. 操作流程　见表 11-4。

表 11-4　密闭式膀胱冲洗术

操作流程	流程说明	人文关注
（1）核对解释	携用物至床旁，核对床头卡上床号、姓名及腕带上信息，解释膀胱冲洗目的及配合方法，协助患者取仰卧屈膝位	耐心解释和指导
（2）排空膀胱	戴一次性塑料手套，打开引流管开关，排空膀胱，夹闭引流管，将集尿袋中尿液放入便盆内，脱下手套放入医用垃圾桶内，消毒双手	
（3）插管排气	查对冲洗液瓶签，去除外盖后常规消毒瓶塞，将膀胱冲洗器导管针头插入瓶塞，将冲洗液挂于输液架上，排气后关闭导管	认真核对，防止污染
（4）消毒连接	在导尿管下垫一次性治疗巾，用碘附消毒导尿管外口和引流管接口放于无菌纱布上，将导尿管和引流管分别与膀胱冲洗器"Y"形的两个分管相连接（图 11-7）	遮挡患者，保护隐私
（5）冲洗引流	打开冲洗器导管开关，调节滴速 60～80 滴/分钟，待患者有尿意或滴入溶液 200～300ml 后，夹闭冲洗管，放开引流管，如此反复冲洗直至流出液澄清为止（如为治疗药物滴入后保留半小时）	观察患者反应，询问有无不适
（6）撤冲洗器	冲洗毕，分离膀胱冲洗器的两个分管，消毒导尿管外口及引流接管口，并将导尿管和引流管连接，清洁外阴部，固定导尿管和集尿袋，协助患者取舒适卧位，整理床单位，清理用物	病情允许时嘱患者多饮水
（7）观察记录	观察引流液量、性状及患者反应，洗手、记录	谢谢患者合作

2. 注意事项

（1）严格无菌操作，防止泌尿道感染。

（2）滴入药物应在膀胱内保留 30 分钟后再引流出体外，保证药物疗效。

（3）每天冲洗 3～4 次，每次冲洗量 500～1000ml。滴速为 60～80 滴/分，不宜过快，防止患者尿意强烈，膀胱收缩，迫使冲洗液从导尿管侧溢出尿道外。

（4）保持引流通畅，"Y"形管低于耻骨联合，以便引流彻底。若流出量少于灌入的液体量，考虑是否有血块或脓液阻塞，可增加冲洗次数或更换导尿管。

（5）观察患者反应及引流液量、性状。冲洗时若患者感觉不适，出现腹痛、膀胱剧烈收缩、流出血性液体，应停止冲洗，通知医生处理。

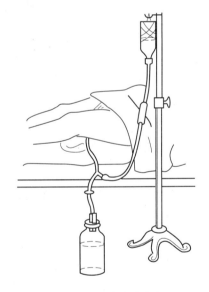

图 11-7　膀胱冲洗术

3. 健康教育　向患者及家属解释膀胱冲洗的目的及操作方法；向患者说明摄取足量水分的重要性，每天饮水量应维持在 2000ml 左右，以产生足够的尿量起到冲洗作用，预防感染发生。

【评价】

1. 操作过程无污染，患者无不适感，无不良反应。

扫码"学一学"

2. 护士与患者、家属沟通有效，患者、家属获得相关护理知识，能进行相应的自我护理。

第二节　排便护理

当食物进入胃和小肠消化吸收后，残渣储存于大肠内，水分被大肠吸收，其余均经细菌发酵和腐败作用后形成粪便。粪便的性质与形状可以反映消化系统的功能状况。因此护士通过对患者排便活动及粪便的观察，可以发现和鉴别消化道疾病，有助于诊断治疗和护理。

一、排便的评估

（一）影响排便的因素

1. 生理因素

（1）年龄　2~3岁的婴幼儿，由于神经肌肉系统发育不全，不能控制排便；老年人由于腹部肌张力降低、肠蠕动减弱、肛门括约肌松弛等导致肠道控制能力下降而出现排便功能异常。

（2）饮食　是影响排便的主要因素，摄入富含纤维的饮食可增加粪便容积，有助于刺激排便反射。如果食物中缺少纤维素或摄入的液体不足，会引起排便困难或便秘。

（3）活动　适度的活动有助于维持肌肉张力，刺激肠蠕动，维持正常的排便功能。长期卧床或缺乏活动使腹部和盆腔肌肉张力降低、肠蠕动减慢，易发生排便困难。

2. 疾病相关因素

（1）疾病　如肠道感染时，可引起腹泻；肠道肿瘤可引起阻塞，导致粪便形态的改变；脊髓损伤、脑卒中可引起排便失禁。

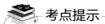

考点提示

影响患者排便的疾病因素。

（2）药物　缓泻药可刺激肠蠕动，减少肠道水分吸收，促进排便；麻醉剂或镇痛药，可使肠运动减弱而导致便秘。

（3）治疗与检查　某些治疗和检查会影响个体的排便活动。例如，腹部、肛门部位手术，会因为肠壁肌肉的暂时麻痹或伤口疼痛而造成排便困难；胃肠X线检查常需灌肠或服用钡剂，也可影响排便。

3. 心理因素　精神抑郁时，身体活动减少，肠蠕动减慢而导致便秘；情绪紧张焦虑时，迷走神经兴奋性增强，肠蠕动增加而致腹泻。

4. 社会文化因素

（1）排便环境　社会文化教育影响个人的排便观念。在现代社会，排便被认为是个人隐私行为，排便环境缺乏隐蔽性可能引起排便困难。如个体因疾病或治疗的限制需要求助于他人时，个体就可能抑制或减少排便的次数，从而影响正常排便，易引起便秘。

（2）排便习惯　作息时间的改变，排便姿势以及环境的改变等都会影响排便习惯的改变。

（二）粪便的评估

粪便的量与性状可以反映消化系统的功能状况。通过对患

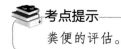

考点提示

粪便的评估。

者排便活动及粪便性状的观察，了解患者消化系统的情况，为诊断、治疗、护理措施提供依据。

1. 排便次数与量　正常成年人每天排便 1~3 次，每次平均量为 150~300g；婴幼儿每天排便 3~5 次。成人每天排便超过 3 次或每周少于 3 次均为排便异常。大便量的多少与饮食有关，进食肉类及蛋白质者量较少，素食者量较多。

2. 形状与软硬度　粪便形状可分为成形、不成形。软硬度可分为硬便、软便、稀便、水样便。正常成人粪便是成形软便。消化不良或急性肠炎者粪便稀薄或呈水样便，且排便次数增多；便秘时，粪便坚硬，呈栗子样；肠道部分梗阻或直肠狭窄者粪便呈扁条形或带状。

3. 颜色　正常成人粪便呈黄褐色或棕黄色；婴幼儿粪便为黄色或金黄色。大便颜色与饮食有关。排除饮食的影响，大便颜色发生改变提示消化系统存在病理变化，如柏油样便提示上消化道出血；白色陶土样便提示胆道梗阻；暗红色便提示下消化道出血；果酱样便见于肠套叠、阿米巴痢疾；粪便表面粘有鲜血或便后滴血，见于肛裂或痔疮出血；白色米泔水样便见于霍乱、副霍乱。

4. 气味　气味是由食物残渣与结肠中细菌发酵而产生，与食物种类及肠道疾病有关。肉食者味重，素食者味轻。消化不良者粪便呈酸臭味。严重腹泻患者因未消化的蛋白质与腐败菌的作用，气味恶臭；上消化道出血呈腥臭味；下消化道溃疡、恶性肿瘤患者粪便呈腐臭味。

5. 内容物　粪便的内容物主要为食物的残渣、细菌、大量脱落的肠上皮细胞及机体代谢后的废物。若粪便中混入或表面附有血液、脓液或肉眼可见的黏液，提示消化道感染或出血。肠道寄生虫感染者粪便中可见蛔虫、蛲虫和绦虫节片。

（三）排便活动异常的评估

1. 便秘（constipation）　正常排便形态改变，排便次数减少，排出过于干硬的粪便，且排便不畅、困难。可出现腹痛、腹胀、消化不良、乏力、食欲减退等症状，腹部触诊较硬实且紧张，有时可触及包块。常见原因有患者排便习惯不良；环境或生活习惯的突然改变；饮食中水分或纤维摄入量不足；长期卧床缺乏活动；滥用缓泻剂造成药物依赖；直肠肛门手术后；神经系统疾病、肛周疾病等，均可抑制肠道功能而导致便秘的发生。

2. 腹泻（diarrhea）　是指正常排便形态改变，肠蠕动增快，排便次数增多，粪便稀薄不成形，甚至水样便。常伴有肠痉挛、腹痛、恶心、呕吐、乏力、肠鸣音亢进等症状和体征。腹泻是一种保护性反应，有助于将肠道内刺激物或有害物质排出。但严重腹泻可造成大量胃肠液丧失而发生水、电解质代谢和酸碱平衡紊乱。常见于饮食不当，如进食过冷、过油腻、不洁或过敏的食物；情绪紧张、焦虑；消化系统发育不成熟、胃肠道疾病、甲状腺功能亢进等疾病。

3. 排便失禁（fecal incontinence）　是指肛门括约肌不受意识控制而不自主地排便。任何引起肛门括约肌功能完整性受损的情况均可导致大便失禁。如神经肌肉病变或损伤、胃肠道疾病等。

4. 肠胀气（flatulence）　是指胃肠道内有过多的气体积聚而不能排出。表现为腹胀、痉挛性疼痛、呃逆、腹部膨隆、肛门排气增多、叩诊呈鼓音。当肠胀气压迫膈肌和胸腔时，可出现气急和呼吸困难。常见原因有摄入过多产气性食物、肠道功能异常、肠梗阻及肠道手术后、药物的不良反应等因素。

二、异常排便的护理

（一）便秘患者的护理

考点提示

便秘、腹泻、排便失禁患者的护理。

1. 心理护理 对情绪紧张不安的患者应给予解释、指导，减轻顾虑。

2. 提供排便环境 创造一个安全舒适的隐蔽环境。

3. 选择适宜的排便姿势 病情允许时下床排便，如无特殊禁忌，最好采取蹲式或抬高床头，利用重力作用增加腹内压，促进排便。

4. 腹部按摩 用单手或双手的示指、中指和无名指重叠在左下腹乙状结肠部深按下，由近心端向远心端作环状按摩，以刺激肠蠕动，帮助排便。

5. 按医嘱给药 遵医嘱给予缓泻剂，如番泻叶、硫酸镁等，并观察药物疗效。

6. 简易通便法 指导或协助患者使用开塞露或甘油栓等。必要时给予灌肠、人工取便。

7. 健康教育 ①生活规律，定时排便。②合理饮食，多摄入蔬菜、水果、粗粮等高纤维素食物，多饮水，病情允许时每天可饮水 2000ml 以上。③适当运动，如散步、做操、打太极拳等，卧床患者可进行床上活动。

（二）腹泻患者的护理

1. 心理护理 主动关心安慰患者，消除其焦虑不安的情绪，保持床褥、衣物清洁、干燥。

2. 卧床休息 减少体力消耗，提供安静、舒适的休息环境，注意保暖。

3. 饮食护理 鼓励患者多饮水，酌情给予低脂少渣、清淡的流质或半流质饮食，腹泻严重时暂禁食。

4. 防止水、电解质代谢紊乱 遵医嘱给药，如止泻剂、抗感染药物、口服补液盐或静脉输液等。

5. 保护肛周皮肤 每次便后用软纸轻擦，温水清洗，并在肛门周围涂油膏，以保护局部皮肤。

6. 观察排便情况 观察并记录排便的性质、次数等，必要时留标本送检。疑为传染病时，按肠道隔离原则护理。

7. 健康教育 ①向患者解释引起腹泻的原因和防治措施。②教育患者饮食宜清淡并注意饮食卫生。③指导患者观察排便情况，有异常及时与医护人员联系。

（三）排便失禁患者的护理

1. 心理护理 排便失禁患者常感自卑和忧郁，护士应尊重、理解患者，给予安慰和鼓励，帮助其树立信心，配合治疗和护理。

2. 皮肤护理 床上垫一次性中单，每次便后用温水洗净肛周及臀部皮肤，保持局部皮肤清洁干燥，必要时肛周皮肤涂油膏保护，防止破损感染。

3. 排便功能训练 建立条件反射，重建正常的排便功能，帮助患者恢复对粪便的控制能力。①观察排便的习惯，在排便前给患者使用便盆。排便无规律者，可每隔 2～3 小时让患者试行排便，每次试行排便时间限制在 15～20 分钟。②指导患者进行肛门括约肌及盆底肌收缩锻炼：先缓慢收紧，再缓慢放松，连续 10 遍，每天 5～10 次，以逐步恢复肛门括约肌的控制能力。

4. 提供舒适的环境　及时更换污染的衣被，定时开窗通风、去除不良气味，保持室内空气清新。

5. 健康教育　合理饮食，适当摄入液体，进行适当的运动。

（四）肠胀气患者的护理

1. 养成良好的饮食习惯，进食时细嚼慢咽，勿食产气多的食物和饮料。

2. 协助患者下床活动，卧床患者可在床上活动或变换体位，以促进肠蠕动。

3. 积极治疗肠道疾病。

4. 轻微肠胀气时，可进行腹部热敷、按摩和针刺疗法；严重肠胀气时，遵医嘱给予药物治疗或肛管排气。

三、异常排便的护理技术

（一）灌肠法

灌肠法（enema）是将一定量的液体由肛门经直肠灌入结肠，以帮助患者清洁肠道、排出粪便和积气或由肠道供给药物，达到诊断和治疗的方法。根据灌肠的目的分为不保留灌肠和保留灌肠。不保留灌肠根据灌入液量的多少，分为大量不保留灌肠和小量不保留灌肠。为了达到清洁肠道的目的而反复进行的大量不保留灌肠称为清洁灌肠。

A. 大量不保留灌肠

【目的】

1. 排便排气　软化和清除粪便，驱除肠内积气。

2. 清洁肠道　为肠道手术、检查或分娩做准备。

3. 减轻中毒　稀释并清除肠道内的有害物质。

4. 高热降温　灌入低温溶液，为高热患者降温。

 考点提示

比较大量不保留灌肠、小量不保留灌肠、保留灌肠、清洁灌肠的异同。

【评估】

1. 核对医嘱，查对患者身份信息，解释操作目的。

2. 评估患者年龄、意识状况、病情、治疗用药情况；肛周及肛门情况、大便性状及颜色；患者心理状态、合作程度及疾病知识。

【计划】

1. 护士准备　着装整洁，洗手、戴口罩。

2. 用物准备

（1）治疗车上层　备医嘱执行卡、一次性灌肠包（方盘、灌肠袋及肛管、肥皂液、润滑剂棉球、纸巾、一次性手套）、一次性治疗巾、水温计、灌肠溶液、手消毒液。

（2）治疗车下层　备便盆、便盆巾、医用垃圾桶和生活垃圾桶。

（3）灌肠溶液　常用 0.1% ~ 0.2% 的肥皂液、0.9% 氯化钠溶液。成人每次用量为 500 ~ 1000ml，小儿 200 ~ 500ml。溶液温度一般为 39 ~ 41℃，降温时为 28 ~ 32℃，中暑者降温为 4℃ 的 0.9% 氯化钠溶液。

3. 环境准备　安静、清洁、宽敞，关闭门窗，床帘遮挡，调节适宜的室温。

4. 患者准备　了解灌肠的目的、过程和注意事项，协助患者排尿，配合操作。

【实施】

1. 操作流程 见表 11 - 5。

表 11 - 5 大量不保留灌肠

操作流程	流程说明	人文关注
(1) 携物核对	备齐用物携至床旁，核对床头卡上床号、姓名及腕带上信息，解释操作目的及配合方法，嘱患者排尿	尊重患者，严格查对耐心解释，患者配合
(2) 安置卧位	取左侧卧位，双膝屈曲，脱裤至膝部，臀部移至床沿，暴露臀部，臀下垫治疗巾	保护隐私，防止受凉
(3) 润管排气	戴手套，润滑肛管前端，关闭灌肠袋上调节器，测量灌肠液水温，将液体倒入灌肠袋内，将灌肠袋挂于输液架上，液面距肛门 40~60cm（图 11-8），伤寒患者液面距肛门小于 30cm，液体量少于 500ml，排尽气体，关调节器	
(4) 插入肛管	护士一手持纸巾分开臀裂显露肛门，嘱患者深呼吸，另一手将肛管轻轻插入直肠 7~10cm，小儿插入深度 4~7cm，固定肛管，打开调节器，观察液体下降情况	动作轻柔，请患者配合，做深呼吸，以利于插管
(5) 灌液观察	如液面下降过慢或停止，多因粪块阻塞肛管前端，可移动肛管或挤捏肛管；如患者诉腹胀或有便意，可嘱其深呼吸以减轻腹压，同时降低灌肠筒高度或调节滴速以减慢流速	认真听取患者主诉，主动询问患者感受
(6) 拔出肛管	灌肠液将流尽时关闭调节器，用纸巾包裹肛管轻轻拔出。用纸巾擦净肛门，将一次性灌肠袋置入医用垃圾桶内	不污染患者衣被
(7) 保留溶液	嘱患者尽量保留 5~10 分钟，以利粪便软化；降温灌肠，液体应保留 30 分钟，排便后 30 分钟测量体温，并记录	耐心解释保留时间的意义
(8) 协助排便	不能下床的患者，给予便盆，将纸巾放于易取处；对危重症患者应等候至排便完毕，清洁局部。取出便盆、治疗巾，观察大便性质、颜色、量，必要时留取标本送检。脱手套	
(9) 整理归位	整理床单位，开窗通风去除异味，分类清理用物，消毒双手	耐心做好健康教育，谢谢患者合作
(10) 观察记录	观察患者反应，在体温单大便栏目内记录灌肠结果：灌肠后排便一次记为 1/E；灌肠后未排便记为 0/E；自行排便一次，灌肠后又排便一次记为 1，1/E	

2. 注意事项

(1) 正确选用灌肠溶液，掌握溶液的温度、浓度、量和灌入压力。

(2) 肝昏迷患者禁用肥皂液灌肠，以减少氨的产生和吸收；充血性心力衰竭和水钠潴留患者禁用 0.9% 氯化钠溶液灌肠。

(3) 伤寒患者灌肠时用 0.9% 氯化钠溶液，灌肠筒内液面不得高于肛门 30cm，液体量不得超过 500ml。

(4) 急腹症、消化道出血、妊娠、严重心血管疾病等患者禁忌灌肠。

(5) 灌肠过程中随时观察患者的病情变化，如发现脉速、面色苍白、出冷汗、剧烈腹痛、心悸气急时，应立即停止灌肠，报告医生给予及时处理。

3. 健康教育 向患者及家属讲解维持正常排便习惯的重要性，并指导患者及家属保持健康的生活习惯以维持正常排便。

【评价】

患者无不适，达到灌肠目的。护患沟通良好，患者获得相关知识。

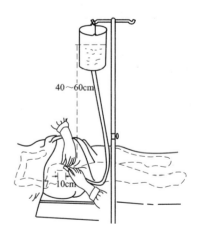

40~60cm

~10cm

图 11-8 大量不保留灌肠

扫码"看一看"

B. 小量不保留灌肠

【目的】

为腹部或盆腔手术后患者、危重症患者、年老体弱者、小儿、孕妇等解除便秘和肠胀气。

【评估】

1. 核对医嘱，查对患者身份信息，解释操作目的。

2. 评估患者年龄、意识状况、病情、治疗用药情况；腹胀、肛门及肛周局部情况；患者心理状态、合作程度及疾病知识。

【计划】

1. 护士准备　着装整洁，洗手、戴口罩。

2. 用物准备

（1）治疗车上层　备无菌用物（注洗器或小容量灌肠袋、一次性肛管、血管钳、润滑剂棉球）、弯盘、纸巾、5~10ml 温开水、一次性治疗巾、一次性手套、医嘱执行单、手消毒液。

（2）治疗车下层　备便盆、便盆巾、医用垃圾桶和生活垃圾桶。

（3）常用灌肠液　"1、2、3" 溶液（50% 硫酸镁 30ml、甘油 60ml、温开水 90ml）；甘油或液体石蜡 50ml 加等量温开水；各种食用植物油 120~180ml。液体温度为 39~41℃。

2. 环境准备　同大量不保留灌肠。

3. 患者准备　同大量不保留灌肠。

【实施】

1. 操作流程　见表 11-6。

表 11-6　小量不保留灌肠

操作流程	流程说明	人文关注
（1）~（2）	同大量不保留灌肠	同大量不保留灌肠
（3）润管排气	戴手套，润滑肛管前端，用注洗器吸药（图 11-9），连接肛管，排气	
（4）插入肛管	护士一手持纸巾分开臀裂，暴露肛门，嘱患者深呼吸，另一手将肛管轻轻插入直肠 7~10cm（图 11-10）	动作轻柔，嘱患者深呼吸，放松
（5）灌注溶液	缓慢注入溶液，直至溶液全部注入。如使用小容量灌肠筒，液面距肛门低于 30cm。抬高肛管末端，使管内溶液全部流入，取下注洗器	观察患者反应，认真听取主诉
（6）拔管擦拭	反折肛管末端，用纸巾包住肛管轻轻拔出，肛管放入医用垃圾桶内，用纸巾擦净肛门	
（7）保留溶液	嘱患者尽量保留溶液 10~20 分钟，充分软化粪便，以利排便	耐心做好健康教育，谢谢患者合作
（8）~（10）	同大量不保留灌肠	

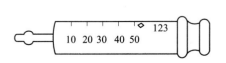

图 11-9　注洗器

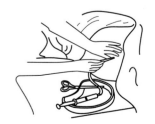

图 11-10　注洗器灌肠法

2. 注意事项

（1）正确选用灌肠溶液，掌握溶液的温度、浓度和量。

（2）如用小容量灌肠筒，液面距肛门低于 30cm。

（3）每次抽吸灌肠液时应排尽空气，防止注入空气引起腹胀。

3. 健康教育　同大量不保留灌肠。

【评价】

患者无不适，达到灌肠目的。护患沟通良好，患者获得相关知识。

C. 清洁灌肠

【目的】

彻底清除滞留在结肠内的粪便，为直肠、结肠镜检和手术前作肠道准备。

【实施】

反复多次进行大量不保留灌肠，首次用肥皂水，再使用 0.9% 氯化钠溶液，直到排出液澄清无粪质为止。

D. 保留灌肠

【目的】

将药液灌入到直肠或结肠内，通过肠黏膜吸收达到治疗的目的。常用于镇静、催眠和治疗肠道感染。

【评估】

1. 核对医嘱，查对患者身份信息，解释操作目的。

2. 评估患者年龄、意识状况、病情、治疗用药情况；腹部及肛门、肛周局部情况；患者心理状态、合作程度及疾病知识。

【计划】

1. 护士准备　着装整洁，洗手、戴口罩。

2. 用物准备

（1）同小量不保留灌肠，另备温开水 5～10ml。

（2）常用溶液　药物及剂量遵医嘱准备：镇静催眠常用 10% 水合氯醛；治疗肠道感染常用 2% 小檗碱、0.5%～1% 新霉素或其他抗生素溶液。灌肠溶液量不超过 200ml，液体温度 39～41℃。

3. 环境准备　安静、清洁、宽敞、光线充足，关闭门窗，屏风或床帘遮挡。调节室温。

4. 患者准备　使患者了解保留灌肠的目的、过程和注意事项，排空大小便，取得患者配合。

【实施】

1. 操作流程　见表 11-7。

表 11 - 7　保留灌肠

操作流程	流程说明	人文关注
(1) 查对解释	携用物至床旁，核对患者床头卡及腕带信息，解释操作目的及配合方法。嘱患者排便、排尿	细心核对，自我介绍，耐心解释
(2) 安置卧位	依据病情取左侧或右侧卧位（阿米巴痢疾），双膝屈曲，脱裤至膝部，臀部移近床沿。臀下垫小枕抬高臀部 10cm，枕上垫一次性治疗巾，弯盘放于臀边	减少暴露，保护隐私
(3) 润管排气	戴手套，润滑肛管前端，用注洗器抽吸药液。连接肛管排气	
(4) 插入肛管	护士一手持纸巾分开臀裂显露肛门，嘱患者深呼吸，轻轻插入肛管 10 ~ 15cm	动作轻柔，插入深度适宜
(5) 灌注溶液	把注洗器抬高，距离肛门 30cm 内，缓慢注入药液，注药后再注入温开水 5 ~ 10ml，抬高肛管末端，使管内溶液全部流入	观察患者反应，如患者腹胀，嘱患者深呼吸，并减慢注入速度
(6) 拔管保留	取下注洗器，反折肛管末端，用纸巾包住肛管轻轻拔出，用纸巾擦净肛门，嘱患者保持侧卧位 10 ~ 20 分钟，取出小枕，再变换卧位，利于液体流入肠内。嘱患者保留药液在 1 小时以上	不污染患者衣被
(7) 整理归位	脱下手套，协助取舒适卧位，排便后取出治疗巾。整理床单位	耐心解释保留时间长的意义和解答患者问题，谢谢患者合作
(8) ~ (10)	同大量不保留灌肠	

2. 注意事项

（1）慢性细菌性痢疾，病变部位多在直肠或乙状结肠，应取左侧卧位；阿米巴痢疾病变多在回盲部，取右侧卧位。

（2）为提高疗效，宜选晚上睡前灌肠，且肛管要细、插入要深、药量要少、注入药液速度要慢、液面距肛门不超过 30cm，以便有效保留药液，使肠黏膜充分及收。

（3）肛门、直肠、结肠等手术后患者及排便失禁者不宜保留灌肠。

3. 健康教育　向患者及家属讲解有关的疾病知识，指导配合，提高治疗效果。

【评价】

患者无不适，达到灌肠目的。护患沟通良好，患者获得相关知识。

E. 口服高渗溶液清洁肠道

【目的】

利用肠道内不吸收高渗溶液的特性，在肠道内形成高渗环境，从而使肠道内水分大量增加，可以软化粪便、刺激肠蠕动、加速排便，达到清洁肠道的目的。适用于直肠、结肠检查和手术前肠道准备。

【实施】

1. 方法

（1）甘露醇法　患者术前 3 天进半流质饮食，术前 1 日进流质饮食，术前 1 日 14：00 ~ 16：00 口服甘露醇溶液 1500ml（20% 甘露醇 500ml + 5% 葡萄糖 1000ml 混匀）。一般服用 15 ~ 20 分钟后即反复自行排便。

（2）硫酸镁法　患者术前 3 天进半流质饮食，每晚口服 50% 硫酸镁 10 ~ 30ml，术前 1 日进流质饮食，术前 1 日 14：00 ~ 16：00 先口服 25% 硫酸镁 200ml（50% 硫酸镁 100ml + 50% 葡萄糖盐水 100ml），再口服温开水 1000ml。一般服用 15 ~ 30 分钟后即可反复自行排便，2 ~ 3 小时内可排便 2 ~ 5 次。

2. 注意事项 服药速度不宜过快，以免引起呕吐。服药中护士应观察患者的一般情况，注意排便次数及粪便性质并记录，确定是否达到清洁肠道的目的。

（二）简易通便术

【目的】

软化粪便、润滑肠壁、刺激肠蠕动而促进排便。适用于老人、体弱者和久病卧床者。

【评估】

1. 核对医嘱，查对患者身份信息，解释操作目的。

2. 评估患者年龄、意识状况、病情、治疗用药情况；腹胀情况，有无肛裂、痔疮出血情况；患者心理状态、合作程度及疾病知识。

【计划】

1. 护士准备 着装整洁，洗手、戴口罩。

2. 用物准备 通便剂（开塞露、甘油栓、肥皂栓）、纸巾、剪刀、一次性手套。

3. 环境准备 环境安静、清洁、宽敞、光线充足，必要时拉好床帘遮挡。

4. 患者准备 了解简易通便的目的、过程和注意事项，配合操作。

【实施】

1. 操作方法

（1）开塞露法 开塞露是由甘油或山梨醇制成，装在葫芦状塑料容器内。患者取左侧卧位，嘱患者深呼吸放松肛门括约肌，戴手套将开塞露前端帽子取下，挤出少许液体润滑前端，左手将患者肛周皮肤掰开显露肛门，右手将开塞露前端轻轻插入肛门，再将药液全部挤入直肠内（图 11 - 11），嘱患者保留 5 ~ 10 分钟后排便。

（2）甘油栓法 甘油栓是甘油和明胶制成的栓剂。患者取左侧卧位，嘱患者深呼吸放松肛门括约肌，戴手套捏住甘油栓底部，轻轻插入肛门至直肠内（图 11 - 12），用纸巾抵住肛门处轻轻按摩，保留 5 ~ 10 分钟后排便。

（3）肥皂栓法 将普通肥皂削成圆锥形（底部直径约 1cm、长 3 ~ 4cm）。患者取左侧卧位，嘱患者深呼吸放松肛门括约肌，使用时手拿纸巾或戴手套，将肥皂栓蘸热水软化后轻轻插入肛门。有肛门黏膜溃疡、肛裂及肛门剧烈疼痛者，不宜使用。

2. 注意事项

（1）操作时，手法要轻柔，避免损伤肠黏膜或引起肛门水肿。

（2）对大便嵌塞者，经灌肠或通便后仍无效时，可采取人工取便法，以解除患者痛苦。

（3）发现患者面色苍白、出汗、疲倦等不适时，应暂停操作，并通知医生处理。

3. 健康教育 向患者及家属讲解有关的疾病知识，指导配合，提高治疗效果。

【评价】

1. 患者排出大便，无不良反应，达到预期效果。

2. 护士能与患者或家属有效沟通，得到理解与配合。患者、家属学会有关知识，能进行相应的自我护理。

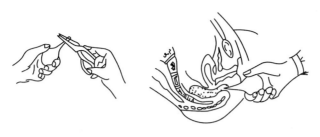

图 11 - 11 开塞露简易通便法

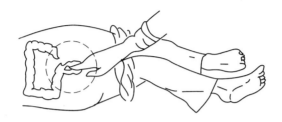

图 11 - 12 甘油栓简易通便法

（三）肛管排气法

将肛管从肛门插入直肠，以排除肠腔内积气的方法。

【目的】

排出肠腔积气，减轻腹胀。

【评估】

1. 核对医嘱，查对患者身份信息，解释操作目的。

2. 评估患者年龄、意识状况、病情、治疗用药情况；腹胀情况，有无肛裂、痔疮出血及肛门水肿情况；患者心理状态、合作程度及疾病知识。

【计划】

1. 护士准备 着装整洁，洗手、戴口罩。

2. 用物准备

（1）治疗车上层 备无菌用物（一次性肛管、接头、橡胶管、棉签）、润滑剂、玻璃瓶内盛水 3/4 满（瓶口系带，图 11 - 13）、胶布（1cm×15cm）、别针、纸巾、弯盘、一次性治疗巾、手消毒液。

（2）治疗车下层 备便盆、便盆巾、医用垃圾桶和生活垃圾桶。

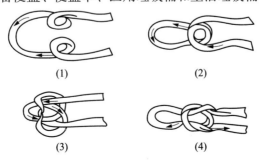

(1)　　　　　　　　　(2)

(3)　　　　　　　　　(4)

图 11 - 13 瓶口系带法

3. 环境准备 安静、清洁、宽敞、光线充足，关闭门窗，床帘遮挡。

4. 患者准备 了解肛管排气的目的、过程和注意事项，配合操作。

【实施】

1. 操作流程 见表11-8。

表11-8 肛管排气法

操作流程	流程说明	人文关注
（1）核对解释	携用物至床旁，核对床头卡及腕带上床号、姓名，并解释操作目的、过程和注意事项	耐心解释，患者配合
（2）安置体位	取左侧卧位或仰卧位，双膝屈曲，脱裤至膝部，臀下垫治疗巾	减少暴露，保护隐私
（3）系瓶连管	将玻璃瓶系在床边，橡胶管一端插入玻璃瓶液面下，以便于观察气体排出量；另一端与接头相连接	动作轻柔，耐心指导患者深呼吸
（4）润管插入	戴手套，润滑肛管前端，嘱患者张口呼吸，将肛管轻轻插入直肠15~18cm	请患者保持体位，
（5）妥善固定	固定肛管，连接接头和橡胶管，橡胶管用别针固定在床单上（图11-14）	
（6）观察排气	观察气体排出情况。如排气不畅，帮助患者更换体位或按摩腹部，以促进排气，保留肛管不超过20分钟	询问患者感受、腹胀情况有无改善
（7）拔管处理	拔出肛管，分离肛管置于医用垃圾桶内，用纸巾擦净肛门，取下玻璃瓶及橡胶管，脱下手套，协助患者取舒适体位，整理床单位	耐心指导防止肠胀气的方法，谢谢合作
（8）清理记录	清理用物。污染用物分类浸泡消毒，一次性用物放入医用垃圾桶内；消毒双手，记录排气与腹胀改善情况	

2. 注意事项

（1）保留肛管时间不得超过20分钟，防止降低肛门括约肌的反应性，甚至导致肛门括约肌永久性松弛。

（2）再次排气时，需间隔2~3小时后再进行。

3. 健康教育 养成良好的饮食习惯，细嚼慢咽，勿食产气多的食物和饮料；适当活动，促进肠蠕动。

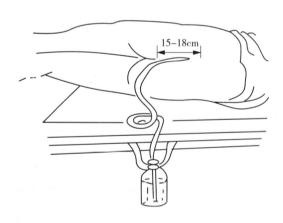

图11-14 肛管排气

【评价】

患者腹胀减轻，无不良反应。护士与患者或家属沟通有效，得到患者配合。

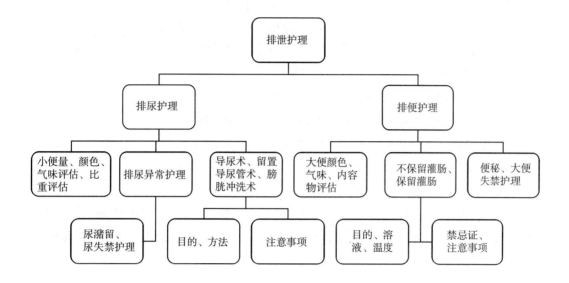

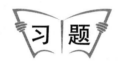

一、选择题

【A1/A2 型题】

1. 阻塞性黄疸患者的尿液呈

    A. 鲜红色   B. 乳白色   C. 黄褐色

    D. 酱油色   E. 淡黄色

2. 女患者导尿，下列步骤中错误的是

    A. 严格无菌操作   B. 患者取仰卧屈膝位   C. 插管动作宜轻慢

    D. 导管插入尿道 4~6cm   E. 导管误插入阴道，应立即拔出用原管重插

3. 下列情况不需留置导尿的是

    A. 膀胱镜检查   B. 子宫切除术   C. 尿道修补术

    D. 大面积烧伤   E. 前列腺肥大尿潴留

4. 帮助留置导尿患者锻炼膀胱反射功能，护理措施是

    A. 温水冲洗外阴 2 次/日   B. 每周更换导尿管   C. 间歇性夹管引流

    D. 定时给患者翻身   E. 鼓励患者多饮水

5. 阻塞性黄疸患者的大便颜色呈

    A. 黑色   B. 黄褐色   C. 陶土色

    D. 暗红色   E. 鲜红色

6. 大量不保留灌肠溶液流入受阻时，处理的方法是

    A. 提高灌肠筒   B. 降低灌肠筒   C. 移动肛管

D. 嘱患者深呼吸　　　　　　　　E. 嘱患者快速呼吸

7. 小量不保留灌肠的目的不包括

A. 解除便秘　　　　　　　B. 软化粪便　　　　　　　C. 排出肠腔积气

D. 减轻腹胀　　　　　　　E. 治疗肠道感染

8. 子宫全切术后 3 日，患者出现腹胀、便秘，最佳的灌肠方法是

A. 清洁灌肠　　　　　　　B. 甘油加温开水灌肠　　　C. 保留灌肠

D. 大量不保留灌肠　　　　E. 服导泻药

9. 为慢性细菌性痢疾患者作保留灌肠，正确的是

A. 应在晚间睡眠前灌入　　　　　B. 灌肠时取右侧卧位

C. 肛管插入 7 ~ 10cm　　　　　　D. 液面距肛门 40cm

E. 灌肠宜保留 20 ~ 30 分钟

10. 肛管排气时下述不妥的是

A. 协助患者仰卧或侧卧位　　　　　　　B. 肛管插入直肠 17cm

C. 肛管所连接的橡胶管末端插入水瓶中　　D. 按结肠解剖位置做离心按摩

E. 保留肛管 1 小时

11. 对尿失禁患者的护理中，错误的是

A. 指导患者行盆底肌肉锻炼　　　　　　B. 可采用接尿器或尿壶接尿

C. 对长期尿失禁患者可给予留置导尿管　　D. 注意皮肤护理

E. 嘱患者少饮水，以减少尿量

12. 为男患者导尿时，提起阴茎和腹壁成 60°角，可使

A. 耻骨下弯消失　　　　　B. 耻骨前弯消失　　　　　C. 尿道内口扩张

D. 尿道膜部扩张　　　　　E. 膀胱颈部肌肉松弛

13. 子宫切除患者手术前留置导尿管的目的是

A. 保持会阴部清洁干燥　　　B. 收集无菌尿标本作细菌培养

C. 测定残余尿　　　　　　　D. 避免术中误伤膀胱

E. 预防术后感染

14. 长期留置尿管患者，发现尿液浑浊、沉淀或有结晶时应

A. 经常清洗尿道口　　　　B. 热敷下腹部　　　　　　C. 及时更换卧位

D. 多饮水并进行膀胱冲洗　　E. 更换导尿管

15. 留置导尿管患者其尿管应

A. 每日更换 1 次　　　　　B. 每周更换 1 次　　　　　C. 每周更换 2 次

D. 每 2 周更换 1 次　　　　E. 每 3 周更换 1 次

16. 膀胱炎时，新鲜尿液有

A. 烂苹果味　　　　　　　B. 氨臭味　　　　　　　　C. 腥味

D. 大蒜味　　　　　　　　E. 苦味

17. 上消化道出血患者的粪便呈

A. 黄褐色　　　　　　　　B. 果酱样　　　　　　　　C. 柏油样

D. 陶土色　　　　　　　　E. 水样

18. 0.1% ~ 0.2% 肥皂液灌肠禁用于

A. 高热患者   B. 便秘患者   C. 心力衰竭患者

D. 肝昏迷患者   E. 肾炎患者

19. 患者，男，27岁。主诉排便后有鲜血滴出，以下原因正确的是

A. 下消化道出血   B. 肠息肉   C. 痔疮出血

D. 直肠癌   E. 痢疾

20. 患者，男，56岁。阿米巴痢疾需做保留灌肠，右侧卧位的目的是

A. 便于护士操作   B. 患者感觉舒适   C. 促进灌肠液排出

D. 减轻不良反应   E. 提高治疗效果

21. 患者，男，33岁。尿失禁留置导尿管，为防止逆行感染，以下措施正确的是

A. 每周更换集尿袋1次   B. 每两周更换导尿管1次

C. 离床活动将尿袋固定于腘窝以下   D. 限制患者饮水量

E. 每天消毒尿道口1~2次

22. 患者，女，32岁。因饮食不洁而腹泻，下列护理患者的措施中，不妥的是

A. 卧床休息，减少体力消耗   B. 指导患者多进食蔬菜水果

C. 遵医嘱补液   D. 观察排便情况

E. 做好健康教育

23. 患者，男，43岁。尿毒症晚期，24小时尿量是50ml，属于

A. 少尿   B. 尿潴留   C. 尿闭

D. 多尿   E. 尿崩

24. 患者，男，49岁。患慢性细菌性痢疾，医嘱给予0.5%新霉素溶液保留灌肠，下列操作不正确的是

A. 嘱患者先排尿、排便   B. 安置左侧卧位

C. 插入肛管10~15cm   D. 液面距肛门<30cm

E. 保留灌肠溶液30分钟

25. 患者，女，72岁。因脑出血、昏迷、尿失禁而入院。入院后给予留置导尿管。下列护理措施中，正确的是

A. 随时倾倒尿液，并提高引流管   B. 每日更换留置导尿管

C. 每周用消毒液棉球擦拭尿道口   D. 每日做尿常规检查1次

E. 发现尿液浑浊时进行膀胱冲洗

26. 患者，女，49岁。患有糖尿病酮症酸中毒，尿糖阳性，患者尿液气味呈

A. 芳香味   B. 氨臭味   C. 大蒜味

D. 烂苹果味   E. 腐臭味

27. 患者，男。肝硬化晚期伴有上消化道出血，其粪便为

A. 鲜红色便   B. 陶土色便   C. 果酱样便

D. 柏油便   E. 暗红色便

28. 患者，男，34岁。因外伤后瘫痪导致尿失禁，进行导尿管留置时应

A. 左侧卧   B. 去枕仰卧   C. 仰卧屈膝

D. 膝胸卧位   E. 头低足高

29. 患者，男，40岁。粪便呈果酱样，诊断为阿米巴痢疾，用甲硝唑灌肠治疗，正确

的护理措施是

    A. 灌肠前臀部抬高 20cm   B. 液面与肛门距离 40～60cm

    C. 灌肠前取右侧卧位   D. 灌入量小于 50ml

    E. 灌入保留 30 分钟

30. 患者，男，62 岁。先是夜间尿频，后逐步排尿时间延长，尿不净。今下午排不出尿，小腹胀痛来院就诊。护士首先应作的处理是

    A. 膀胱穿刺抽尿   B. 膀胱造瘘

    C. 导尿并留置导尿管   D. 压腹部排尿

    E. 急诊做前列腺摘除术

31. 患者，女，55 岁。咳嗽或腹部用力时，出现不由自主地排尿，属于

    A. 功能性尿失禁   B. 压力性尿失禁   C. 反射性尿失禁

    D. 完全性尿失禁   E. 神经功能受损

32. 患者，女，28 岁。近日出现尿急、尿频，排出的新鲜尿液有氨臭味，提示为

    A. 尿毒症   B. 膀胱炎   C. 肾结石

    D. 肾积水   E. 糖尿病酮症酸中毒

33. 患者，女，43 岁。中暑，体温 41.5℃，遵医嘱灌肠为患者降温，正确的做法是

    A. 选用 0.1%～0.2% 肥皂水   B. 选用 4℃ 的 0.9% 氯化钠溶液

    C. 灌肠液量每次 <500ml   D. 灌肠时患者取右侧卧位

    E. 灌肠后患者保留 1 小时排便

34. 患者，男，35 岁。在剖腹探查术后 3 日出现腹部胀痛，体检：腹部膨隆，叩诊呈鼓音。最佳的处理方法是

    A. 清洁灌肠   B. 保留灌肠   C. 大量不保留灌肠

    D. 肛管排气   E. 服药导泻

【A3 型题】

(35～36 题共用题干)

患者，女，61 岁。脑梗死致右半身瘫痪。

35. 患者出现尿失禁，最可能的类型是

    A. 压力性尿失禁   B. 不完全尿失禁   C. 充溢性尿失禁

    D. 真性尿失禁   E. 假性尿失禁

36. 患者要求行留置导尿，为防止膀胱挛缩，应指导患者

    A. 多饮水   B. 训练盆底肌肉   C. 每日清洗会阴

    D. 定期开放导尿管   E. 定时使用便器

(37～38 题共用题干)

患者，男，35 岁。患阿米巴痢疾。医嘱：甲硝唑保留灌肠。

37. 灌肠的溶液量不宜超过

    A. 50ml   B. 100ml   C. 150ml

    D. 200ml   E. 500ml

38. 保留灌肠液应保留的时间是

    A. 5～10 分钟   B. 10～20 分钟   C. 25～30 分钟

D. 35~45 分钟　　　　　　E. 60 分钟以上

(39~40 题共用题干)

患者，男，48 岁。因车祸导致右下肢骨折而急诊手术。

39. 术前为患者导尿时，导尿管在尿道受阻而不能插入膀胱的原因最可能是

　　A. 患者体位不正确　　　　　B. 导尿管太软

　　C. 导尿管太粗　　　　　　　D. 操作者未将阴茎提起与腹壁呈 60°角

　　E. 患者精神紧张

40. 如果术后发现脊髓排尿中枢受损，患者需要留置导尿管，以下对患者的护理措施中，错误的是

　　A. 每日用消毒液棉球消毒尿道口和外阴 1~2 次

　　B. 分泌物过多，可用 0.02% 高锰酸钾溶液清洗

　　C. 每周更换导尿管 2 次

　　D. 倾倒尿液时引流管末端应低于耻骨联合

　　E. 拔管前训练膀胱反射功能

二、思考题

患者，女，65 岁。行胃次全术后，12 小时未排尿，患者自诉下腹胀痛。护理体检：视诊可见耻骨上高度膨隆，极度虚弱，触诊可及囊样包块，有压痛，叩诊呈实音。

请问：

1. 该患者发生了什么情况？

2. 护士可能采取哪些护理措施帮助患者排尿？

3. 如需导尿首次引流尿液不应超过多少毫升？为什么？

4. 根据患者情况医嘱留置导尿管，应怎样防止逆行性感染？

扫码"练一练"

（杨　清）

第十二章 药物疗法

案例导入

患者，女，70岁，发热，咳嗽、咳痰6天，加重2天入院。患者咳黄色黏痰，量多，不易咳出。初步诊断：右下肺炎。入院后给予抗炎、化痰治疗。医嘱：青霉素80万 U im bid；氨溴索雾化吸入 q8h。

请问：

1. 护士进行药物治疗时应遵守哪些安全给药原则和注射原则？

2. 医嘱中外文缩写的含意是什么？给药时间是？

3. 怎样配制青霉素皮试液？如何判断皮试结果？

4. 采取臀大肌注射时怎样定位？准备何种急救药物？

5. 怎样和患者建立初步的护患关系？如何使患者获得相关的健康知识？

药物疗法（administering medication）是目前临床最普遍的一种治疗方法，执行药物治疗是护士重要的职责之一，护士既是药物治疗的直接执行者，也是用药过程的监护者。为了确保患者能合理、安全、有效地用药，护士必须了解患者的用药史，掌握相关药物的药理知识，给药方法和操作技术，评价患者用药后的疗效和反应，使患者得到最佳的药物治疗效果。

第一节 给药的基本知识

一、药物的种类、领取和保管原则

（一）药物的种类

1. 内服药 分为固体剂型和液体剂型，其中固体剂型包括片剂、丸剂、散剂、胶囊等，

扫码"学一学"

液体剂型包括溶液、酊剂、合剂等。

2. 注射药　有水剂、粉剂、油剂、结晶和混悬液等。

3. 外用药　有软膏、溶液、洗剂、搽剂、滴剂、酊剂、粉剂、栓剂、涂膜剂等。

4. 其他类　有粘贴敷片、胰岛素泵及植入慢溶药片等。

（二）药物的领取

领取的方式各医院的规定不同，但应遵循凭医生的处方领取原则。通常门诊患者按医生处方在门诊药房自行领取药物；住院患者的药物领取由住院药房（又称中心药房）根据医生处方负责配备，病区护士负责领取。已实行计算机联网管理的医院，患者的用药从医生开写医嘱到医嘱处理、药物计价、药物登账、药品消耗、费用结算等各环节均在联机网络上处理，提高了管理效率，降低了药物领取过程中的差错率。

1. 常用药物　病区内设有药柜，存放一定基数的常用药物，由专人负责，定期根据消耗量填写领药单，到中心药房领取补充。日常治疗用药一般由中心药房根据医嘱负责配药、核对，病区护士核对，领回后再次核对，按时发给给患者。

2. 贵重药物或特殊药物　患者使用的贵重药物或特殊药物，护士凭医生处方领取后方可给患者使用。

3. 剧毒药和麻醉药　病区内有固定基数，加双锁保管，每班交接。用后凭医生专用处方和空安瓿领取补充。

（三）药物的保管原则

1. 药柜保管　药柜应放在光线明亮、干燥、通风处，避免阳光直射。保持整洁，专人负责。

2. 分类放置　药物按内服、外用、注射、剧毒药等分类放置，根据药物有效期的先后顺序排列，有计划地使用，以防失效。贵重药、麻醉药、剧毒药应加锁保管，专本登记，严格交接。

3. 标签醒目　药瓶标签明显，字迹清晰，注明药名（中、英文对照）、浓度、剂量、规格。内服药用蓝色边、外用药用红色边、剧毒药用黑色边的标签。

4. 定期检查　凡没有标签或标签模糊不清，药物已过有效期或有潮解、变色、混浊、发霉和沉淀等现象，均不能使用。

5. 按质保管　根据药物性质分类妥善保管，避免药物变质影响疗效或增加毒副作用。

（1）易挥发、潮解或风化的药物，如乙醇、过氧乙酸、糖衣片和干酵母等，应装密封瓶内，用后注意盖紧瓶盖。

（2）易被热破坏的药物，如疫苗、胎盘球蛋白、抗毒血清等，须放在冰箱内冷藏（2～10℃）保存。

（3）易氧化和遇光变质的药物，如维生素 C、氨茶碱等应装在深色密盖瓶中，盐酸肾上腺素等针剂应放在有黑纸遮盖的盒内，并置于阴凉处。

（4）易燃、易爆的药物，如乙醇、乙醚、环氧乙烷等，应单独存放，远离明火，并密闭置于阴凉低温处保存。

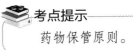

考点提示

药物保管原则。

（5）病人个人专用的贵重或特殊药物，应注明床号、姓名，单独存放。

二、安全给药的原则

（一）根据医嘱给药

  给药属于非独立性的护理操作，护士必须严格根据医嘱给药。对有疑问的医嘱，应向医生询问清楚后再执行，切不可盲目执行，更不得擅自更改医嘱。一般情况下，护士只执行医生签名后的书面医嘱，但紧急情况下，如抢救和手术过程中可执行口头医嘱，但护士必须复述医嘱内容，双方确认无误方可执行，并及时记录医嘱内容和执行时间，在最短的时间内督促医生补写医嘱。

（二）严格执行查对制度

  1. 严格执行"三查八对一注意"。

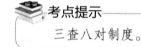
考点提示

三查八对制度。

  三查：指操作前、操作中、操作后查医嘱、药物质量及配伍禁忌。

  八对：对床号、姓名、药名、浓度、剂量、方法、时间和有效期。

  一注意：注意用药后的反应。

  2. 严格检查药物质量，确保药物没有变质，并在有效期内。

（三）安全正确给药

  1. 做到"五准确"，即准确的药物、准确的剂量、准确的方法、准确的时间和准确的患者。

  2. 备好的药物要及时使用，避免久置造成药液污染或药效降低。

  3. 给药前应向患者解释，以取得合作，并对患者进行相应的用药指导，提高其自我合理用药的能力。

  4. 使用易发生过敏反应的药物时，应了解患者的过敏史、用药史和家族史，根据需要进行过敏试验，阴性者方可给药。

  5. 两种或两种以上药物联合使用时要注意配伍禁忌。

（四）观察疗效和不良反应

  护士在用药过程中需监测患者病情变化，动态评价药物疗效和不良反应，对容易引起过敏反应或毒副作用较大的药物，更应密切观察，必要时做好记录。

（五）发现用药错误要及时采取措施

发现用药错误，要立即报告护士长和医生，并协助医生给予紧急处理，密切观察患者病情变化，最大限度减少或消除由于差错造成的不良后果，并向患者及家属做好解释。

三、给药途径和给药时间

1. 给药途径　是根据药物的性质、剂型、机体对药物吸收情况和用药目的决定的。临床常用给药途径有：口服、注射（皮内注射、皮下注射、肌内注射、静脉注射）、舌下含服、吸入、皮肤外用、直

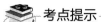

考点提示

常用给药的外文缩写及中文译意，给药的途径，给药的次数和时间。

肠给药等。其中动、静脉注射药液直接进入血液循环，其他给药途径药物均有一个吸收过程。吸收速度由快到慢顺序为：吸入→舌下含服→直肠黏膜→肌内注射→皮下注射→口服给药→皮肤外用。另外，有些药物，给药途径不同，会产生不同的效应。如硫酸镁肌内或静脉注射时可产生降压和镇静作用，口服时则会产生导泻和利胆作用。

2. 给药时间　给药的时间和间隔取决于药物的半衰期和人体生理节奏，同时还要考虑药物的特性，以维持有效血药浓度，发挥最大药效，减少不良反应。临床给药的次数、时间、部位常用外文缩写描述见表 12-1 和表 12-2。

表 12-1　常用给药的外文缩写及中文译意

缩写	中文译意	缩写	中文译意
qd	每日一次	id	皮内注射
bid	每日两次	H	皮下注射
tid	每日三次	im	肌内注射
qid	每日四次	iv	静脉注射
qm	每晨一次	ivgtt/ivdrip	静脉点滴
qn	每晚一次	po	口服
qod	隔日一次	sig	用法
qh	每1小时一次	gtt	滴
q2h	每2小时一次	OS	左眼
q4h	每4小时一次	OD	右眼
q6h	每6小时一次	OU	双眼
am	上午	AS	左耳
pm	下午	AD	右耳
12n	中午12点	AU	双耳
12mn	午夜12点	st	立即
ac	饭前	DC	停止
pc	饭后	prn	需要时（长期）
hs	临睡前	sos	必要时（限用一次，12小时内有效）

表 12 - 2　给药时间缩写（外文）与时间安排

缩写	时间安排	缩写	时间安排
qm	6am	q2h	6am、8am、10am、12n、2pm…
qd	8am	q3h	6am、9am、12n、3pm、6pm…
bid	8am、4pm	q4h	8am、12n、4pm、8pm、12mn…
tid	8am、12n、4pm	q6h	8am、2pm、8pm、2am
qid	8am、12n、4pm、8pm	qn	8pm

四、影响药物疗效的因素

药物疗效的产生不仅取决于药物本身，同时还受机体内外因素的影响。为了保证每位患者在用药过程中都能达到最佳的治疗效果，最大程度减少不良反应的发生，护士必须掌握影响药物作用的各种因素，以便采取相应的护理措施。

（一）药物因素

1. 药物剂量　药物的效应强弱与剂量大小之间呈一定关系，药物必须达到一定的剂量才能产生效应。在一定范围内，随着药物剂量增加，其药效相应增强；剂量减少，药效减弱。当剂量超过一定限度时则会产生中毒反应。在使用安全范围小的药物（如洋地黄类药物）时护士应特别注意监测有无中毒反应。有些药物，如氯化钾溶液，还必须注意单位时间内进入机体的药量，需要严格控制静脉输液速度，速度过快会造成单位时间内进入体内的药量过大，引起毒性反应。

2. 药物剂型　同一药物的不同剂型因其吸收量与速度不同，会影响到药物作用的快慢和强弱。如口服给药时，液体制剂比固体制剂吸收快；肌内注射时，水溶液比混悬液、油剂吸收快，因而作用发生也较快。

3. 给药途径　不同的给药途径能影响药效的强弱，甚至有些药物会出现不同的作用。如硫酸镁口服时吸收很少，只起导泻和利胆作用，注射给药则产生抗惊厥和降压作用。

4. 给药时间和次数　给药时间和次数取决于药物的半衰期以及人体的生理节奏，以维持有效血药浓度和发挥最大药效为最佳选择。半衰期长的药物给药间隔时间长，半衰期短的药物给药间隔时间短。

5. 联合用药　联合用药是指两种或两种以上药物同时或先后应用，其目的是增强疗效，减少毒副作用。若联合用药后使原有的效应增强，称为协同作用；若联合用药后使原有的效应减弱，称为拮抗作用。如异烟肼和乙胺丁醇合用可增强抗结核作用；不合理的联合用药会降低疗效，加大毒性，如庆大霉素若与依他尼酸钠和呋塞米配伍，可导致永久性耳聋。

（二）机体因素

1. 生理因素

（1）年龄与体重　一般药物用量与体重呈正比。但儿童和老年人对药物的反应与成人不同，除体重因素外，还与生长发育和机体的功能状态有关。小儿的神经系统、内分泌系统以及许多脏器发育尚未完善，应用某些药物时易造成中毒；而老年人则因肝肾等器官功能的衰退影响药物的代谢和排泄，对药物的耐受性降低，故用量应比成人用量减少。

（2）性别　男性和女性对药物的反应一般无明显差异。但女性在月经期和妊娠期时，子宫对泻药、子宫收缩药及刺激性较强的药物比较敏感，易引起月经过多、流产或早产；某些药物能通过胎盘进入胎体或经乳汁被乳儿吸入体内引起中毒，故女性在月经期、妊娠期和哺乳期时用药要慎重。

2. 病理因素　疾病可影响药物在体内的过程，进而影响药物的疗效。在病理因素中，肝肾功能具有重要意义。肝功能受损时，导致对某些药物代谢酶减少，使用主要在肝脏代谢的药物要减量、慎用或禁用。肾功能受损时，某些主要经肾脏排泄的药物因半衰期延长，可在体内蓄积引起中毒，故应减量或禁用。

3. 心理因素　心理因素在一定程度上可影响药物的疗效，其中以患者的精神状态、情绪变化、对药物的信赖程度、暗示作用等最为重要。如"安慰剂"能起到镇痛、镇静的作用。给药中，护士要充分调动患者的主观能动性，以便更好地发挥药物的疗效。

4. 个体差异　在年龄、性别、体重等基本因素相同的情况下，个体对同一药物的反应仍不尽相同。如特异体质的患者对某类药物敏感度高，虽用量极少，也能导致中毒，必须给予足够的重视，避免使用。

第二节　口服给药法

扫码"学一学"

口服给药法（administering oral medication）是药物由口服或胃管内灌入后，经胃肠道黏膜吸收入血，而发挥局部或全身治疗作用，以达到诊断、防治疾病目的的给药方法。是最常用、最方便且较安全的给药法，但因口服给药吸收慢，故不适用于急救，对呕吐频繁、意识不清、禁食等患者也不适用。

一、安全有效用药指导

护士应根据药物性能，指导患者合理用药。

1. 抗生素及磺胺类药物应按时服用，以保证有效的血药浓度。

2. 对牙齿有腐蚀作用或使牙齿染色的药物，如酸类和铁剂，应用吸水管吸服且服后漱口。服用铁剂时，还应忌饮茶，以免形成铁盐，妨碍铁剂的吸收。

3. 健胃及刺激食欲的药物宜饭前服，因可刺激味觉感受器，使消化液分泌增多，增加食欲。助消化药及对胃黏膜有刺激性的药宜饭后服，使药物和食物均匀混合，有利于消化或减少药物对胃粘膜的刺激。

4. 止咳糖浆服后不宜立即饮水（一般30分钟后方可饮水），以免冲淡药液，降低疗效。若同时服用多种药，止咳糖浆应最后服用。

5. 磺胺类药物和退热药服后应多饮水，前者由肾脏排出，尿少时易析出结晶，阻塞肾小管；后者起发汗降温作用，多饮水以增加疗效。

6. 强心苷类药物服用前应先测量脉搏，若脉率低于60次/分钟或节律出现异常时，应停止服用并报告医生。

考点提示

口服给药的用药指导。

二、中心药房配药

规模较大的医院设有中心药房，提供全院各病区住院患者的日间用药。由中心药房的药剂师配药，可减少用药错误，减轻病区取药、退药、保管等烦琐工作。同时集中使用可避免积压浪费。病区护士每天上午处理医嘱，把服药单与医嘱核对无误后，将药盘和服药单一起送到中心药房，药房的药剂师负责配药、核对，每次配一天的药量，然后由病区护士核对后取回，再由另一护士核对后按时分发给患者服用。

三、病区配药、发药

病区的药柜备有一定数量的常用药品，有专人负责，定期清点药品存量，并按规定进行领取和补充。已变质或过期的药物，要及时退回药房处理。

知识链接

摆药机

这是一种自动片剂分包系统（以下简称摆药机），主要用于住院药房药品调剂，由几个可以摆放上百种储药盒的药柜和打印系统组成，能按照医嘱自动分药、打印、封装成单位剂量的口服药袋。自动摆药机可按科室负责每个住院病人口服药的配药，减少差错和药片污染。目前国外已大量应用上述设备来替代药学技术人员的人工作业，达到迅速摆药和调剂，确保患者用药安全。

四、口服给药法

【目的】

通过口服给药，达到减轻症状、协助诊断、预防和治疗疾病的目的。

【评估】

1. 核对医嘱、患者身份信息，解释服药目的。

2. 患者年龄、病情及意识状态，既往用药史和过敏史，治疗情况，肝肾功能情况；患者有无吞咽困难，呕吐和口腔、食道疾患，有无因检查、手术需禁食，有无药物依赖。患者对所用药物的了解程度。

【计划】

1. 护士准备 着装整洁，洗手，戴口罩。

2. 用物准备 药柜内常用药物、药盘、药匙、量杯、滴管、研钵、药杯、服药卡、服药本、发药车、水壶、纸巾或湿纱布、治疗巾、饮水管、包药纸、必要时备注射器。

3. 环境准备 安静整洁、温湿度适宜、光线充足。

4. 患者准备 明确服药目的及用药注意事项，并能积极配合。

【实施】

1. 操作流程 见表 12 - 3。

表 12 - 3 口服给药法

操作流程	流程说明	人文关注
备药 （1）认真核对	核对医嘱，洗手、戴口罩，备齐用物 核对医嘱、小药卡和服药本（查八对内容），按床号顺序将小药卡插入药盘内，放好药杯	认真查对药物质量

续表

操作流程	流程说明	人文关注
（2）准确配药	按床号顺序配药。检查药物质量，先配固体药，后配水剂和油剂 （1）配固体药　用药匙取，有药粉或含化药者应用纸包好 （2）配液体药　摇匀后用量杯倒取，刻度与视线同一水平，倒药时药瓶瓶签向上，倒药液至所需刻度处（图12-1），用纸巾或湿纱布擦净瓶口，药瓶放回原处。同时配几种药液时，应分别倒入不同药杯。倒取不同药液时需洗净量杯 （3）药液不足1ml、油剂和按滴计算的药液　应用滴管吸取。先加少量温开水于药杯内，防止药液粘附杯内，影响剂量；滴药时应使滴管稍倾斜，以保证药量准确，1ml按15滴计算	认真核对，防止污染
（3）核对整理	配药完毕配药者核对一遍，请另一护士再次核对并签名。整理药柜及用物，洗手	
发药	按给药时间备温开水，携服药本、药车至患者床旁	礼貌称呼，认真查对，耐心解释
（1）核对分发	核对（查八对内容）后，将药发给患者	
（2）协助服药	（1）合作患者　核对后，确认患者服药后方可离开 （2）不能合作患者　危重、儿童患者应喂服，鼻饲患者应将药研碎，用温开水溶解后，从胃管内注入，再注入少量温开水冲管 （3）遇有听觉或语言障碍患者，必须认真确认患者，用文字或非语言交流技巧协助患者将药服下	认真听取患者反映，耐心讲解药物作用及服注意事项，回答患者问题
（3）观察反应	观察患者服药后反应，向患者或家属解释服药目的及注意事项	
（4）整理记录	再次核对，协助患者取舒适卧位，药杯：消毒-清洁-消毒（一次性药杯集中消毒处理）；清洁药盘。洗手，记录	感谢患者配合

2. 注意事项

（1）取药时方法正确，确保患者用药剂量准确。

（2）配药时要严格执行查对制度，防止差错事故发生，确保患者用药安全。

（3）发药前应了解患者的有关情况，凡因特殊检查、手术需禁食或暂离病区者，暂不发药，并做好交班。

（4）发药时，同一患者所有药物应一次取离药盘，以减少错漏；对患者提出的疑问，护士应认真听取并重新核对，确认无误后耐心解释再给患者服药。

（5）发药后应看服到口，特别是麻醉药、催眠药和抗肿瘤药物；随时观察药物疗效及不良反应，若有异常及时和医生联系，酌情处理。

（6）吞服药服时用温开水送服，缓释片、肠溶片和胶囊吞服时不可嚼碎。

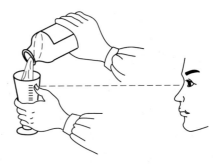

图12-1　量取药液的方法

 考点提示
口服给药的方法及注意事项。

3. 健康教育

（1）向患者讲解遵医嘱按时正确服药的重要性，增强病人用药依从性。

（2）向患者及其家属讲解所用药物的疗效及不良反应，做好安全用药指导。

【评价】

1. 护患沟通有效，患者知晓所服药物的有关知识，能主动配合。

2. 患者用药安全、有效，不良反应减低到最低限度。

小儿喂药技巧

1. 婴儿用塑胶注射器或塑料滴管喂服，喂药时抬高患儿头及肩部，用拇指压其下颌使口张开，将注射器或滴管置于舌中央，轻滴药物至舌上，给药速度宜慢，避免哽噎；婴儿哭闹时不能喂药，以免呛入气管及呕吐。不可将药物与乳汁混合哺喂。

2. 幼儿直接用汤匙或药杯，从患儿口角顺口颊方向缓慢倒入，也可以鼓励患儿自行服药。对不合作的幼儿不可捏住双侧鼻孔喂药。

3. 年长儿应耐心说服，训练其自行服药。

扫码"学一学"

第三节　注射给药法

注射给药法（administering injection）　是将无菌的药液或生物制剂注入体内，达到诊断和防治疾病目的的一种给药方法。注射给药具有吸收快、给药量准确、药效迅速的特点，适用于需要药物迅速发挥作用，或因各种原因不能经口服给药的患者。但注射给药是一种侵入性操作，可引起疼痛或潜在并发症如感染等。因此，护士要严格执行注射原则，确保安全用药。根据针头刺入的组织不同，常用注射法分为皮内注射、皮下注射、肌内注射、静脉注射和动脉注射。

一、注射原则

（一）严格执行查对制度

1. 严格执行"三查八对"　在注射前、中、后均应仔细查对患者的床号、姓名，药名、浓度、剂量、时间、用法及有效期。

2. 认真检查药物质量　若发现药液变质、变色、沉淀、混浊、过期、安瓿有裂痕、瓶盖松动及瓶签模糊不清等现象，均不能使用。

3. 如同时注射多种药物，应查对有无配伍禁忌。

（二）严格遵守无菌操作原则

1. 环境整洁安静，符合无菌技术操作要求。

2. 注射前护士必须洗手，戴口罩，着装整洁，必要时戴手套；注射后护士应洗手。

 考点提示

皮肤消毒方法、无痛注射方法。

3. 注射器的乳头、活塞、空筒内壁及针头的针梗、针尖必须保持无菌。

4. 注射部位皮肤严格消毒，并保持无菌　①用棉签蘸 2% 碘酊，以注射点为中心，由内向外螺旋式旋转涂擦，消毒范围直径大于 5cm，待干后，用 70%～75% 乙醇同法脱碘 2 遍，范围大于碘酊消毒面积，待干后即可注射。② 0.5% 碘附或安尔碘消毒二遍，方法同上。

（三）选择合适的注射器和针头

根据药液量、黏稠度、刺激性强弱及给药途径选择注射器和针头。一次性注射器的包装须密封，且在有效期内。注射器应完好无损、无漏气；针头锐利、无钩、无弯曲、型号合适；注射器和针头衔接紧密。

（四）选择合适的注射部位

注射部位应避开神经和血管（动、静脉注射除外），不可在炎症、硬结、瘢痕、损伤及皮肤病处注射。对需要长期注射的患者，应经常更换注射部位。

（五）药物现配现用

注射药液在规定时间内临时抽取，即刻注射，以防药物效价降低或被污染。

（六）进针前排尽空气

进针前应排尽注射器内空气，特别是动、静脉注射，以防空气进入血管内引起空气栓塞，排气时应防止浪费药液和污染针头。

（七）掌握进针角度和深度

根据注射方法的不同，掌握正确的进针角度和深度（图12-2），进针时不可把针梗全部刺入注射部位，以防断针。

（八）注药前抽回血

进针后注射药液前，应抽动注射器活塞，检查有无回血。动、静脉注射必须见有回血方可注入药液。皮下及肌内注射无回血方可注药，若有回血，须拔出针头更换部位进针，不可将药液注入血管内。

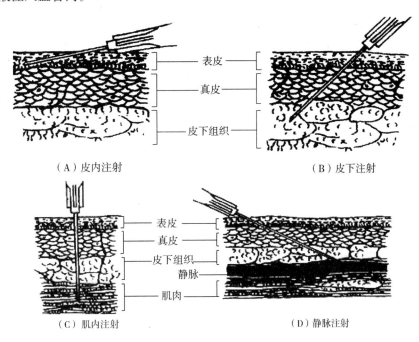

图12-2　各种注射法的进针深度

（九）应用无痛注射技术

1. 做好解释和安慰工作，消除或减轻患者的顾虑和恐惧，分散其注意力。

2. 协助患者取合适的体位，使肌肉放松。

3. 注射时做到"两快一慢加匀速"，即进针和拔针要快、推药液速度缓慢而均匀。

4. 注射刺激性较强的药物，选用较长针头，进针要深。同时注射几种药物时，最后注射刺激性强的药液。

（十）严格执行消毒隔离制度

护士注射前后须消毒双手。注射用物做到一人一物一消毒，包括注射器、针头、止血带、治疗巾等。所用物品须按消毒隔离制度和一次性用物处理原则进行处理，不可随意丢弃。

二、注射前准备

（一）注射用物

1. 基础注射盘 皮肤消毒液（常用 0.5% 碘附、安尔碘，或 2% 碘酊，75% 乙醇）、无菌持物钳及罐、无菌纱布缸、无菌棉签、砂轮、弯盘、启瓶器。

2. 注射器及针头

（1）注射器 有玻璃和一次性注射器两种，临床多用后种。注射器由空筒和活塞两部分组成（图 12 - 3），空筒前端为乳头，空筒表面标有容量刻度，活塞由活塞体、活塞轴和活塞柄部分组成。

（2）针头 由针尖、针梗和针栓三部分组成（图 12 - 3）。

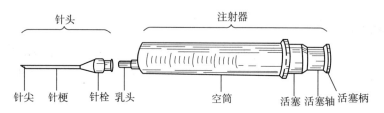

针头   注射器

针尖   针梗   针栓   乳头   空筒   活塞   活塞轴 活塞柄

图 12 - 3 注射器及针头的构造

（3）注射器规格、针头型号及主要用途，见表 12 - 4。

表 12 - 4 注射器、针头规格及主要用途

注射器规格	针头型号	主要用途
1ml	$4\frac{1}{2}$ 号	皮内注射
1ml、2ml、2.5 ml	5～6 号	皮下注射
2ml、2.5 ml、5ml	6～7 号	肌内注射
5ml、10ml、20ml、30ml、50ml、100ml	$4\frac{1}{2}$～9 号	静脉注射
2ml、5ml（视采血量而定）	6～9 号	静脉采血

3. 注射本（卡）及药物 根据医嘱备注射本（卡）及药物。

（二）药液抽吸法

是指运用无菌技术从安瓿或密封瓶内准确、无污染地抽吸药液的方法。

【目的】

遵医嘱准确进行药液抽吸，为各种注射做准备。

【评估】

核对医嘱，检查药物质量、性状、有效期及配伍禁忌。

【计划】

1. 护士准备 着装整洁、洗手、戴口罩，熟悉药液抽吸法。

2. 用物准备

（1）治疗车上层 备基础注射盘、一次性注射器（规格视药量而定）、药物、溶媒、注射卡、手消毒液。必要时备防护用品。

（2）治疗车下层 备置锐器回收盒、医用垃圾桶和生活垃圾桶各 1 个。

3. 环境准备 清洁、安全、宽敞、光线适宜，符合无菌操作的基本要求。

【实施】

1. 操作流程 见表12-5。

表12-5 药物抽吸方法

操作流程	流程说明
（1）核对铺盘	核对医嘱与注射卡，检查药物质量及有效期，铺无菌盘
（2）抽吸药液	◆自安瓿内吸取药液法
	锯痕消毒：轻弹安瓿顶端，使药液弹至体部，用消毒砂轮在安瓿颈部锯痕（其颈部若有蓝点标记或在颈、体之间有一环形凹痕，无需用砂轮划痕，消毒后可直接折断安瓿），用75%乙醇消毒锯痕处并去除玻璃细屑
	折断安瓿：用无菌纱布包裹住安瓿颈部，折断安瓿
	抽吸药液：检查并打开注射器包装袋，调整针头斜面与空筒刻度相反，拧紧针栓，抽动活塞柄，一手持安瓿，一手持注射器并以示指固定针栓，将针尖斜面向下放入安瓿内的液面下，抽动活塞，吸取药液（图12-4）
	◆自密封瓶内吸取药液法
	去盖消毒：用启瓶器去除密封瓶铝盖中心部分，消毒瓶塞及周围，待干
	抽吸药液：注射器内先抽入与所需药液等量的空气，以示指固定针栓，将针头刺入瓶内，注入空气，倒转药瓶使针头斜面在液面下，抽动活塞，吸取所需药量。用示指固定针栓，拔出针头（图12-5）
（3）排尽空气	将针头垂直向上，一手持注射器并以示指固定针栓，另一手持活塞柄，轻拉活塞使针头内的药液流入注射器内，使气泡集中于乳头根部，向上轻推活塞驱尽气体
（4）保管盘内	针梗套上安瓿，或使用盖帽装置将针梗插入针头保护套，再次核对后放入无菌盘中备用
（5）整理用物	用物放于原处，分类处理垃圾，洗手

扫码"看一看"

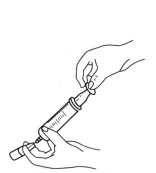 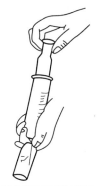

A.自小安瓿内吸取药液　　B.自大安瓿内吸取药液

图12-4 自安瓿内吸取药液

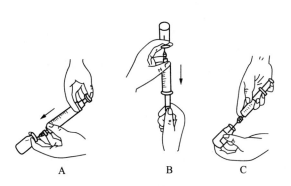

A　　　　B　　　　C

图12-5 自密封瓶内吸取药液

2. 注意事项

（1）严格执行无菌技术操作原则和查对制度。

（2）折断安瓿时应避免捏碎安瓿上端。自安瓿内抽药时，安瓿倾斜度不能过大，以免药液流出，要抽尽安瓿内药液。

（3）抽药时手只能触及活塞轴和活塞柄，不可触及活塞体部，以免污染药液。排气时示指固定针栓，不能触及针梗和针尖，轻推活塞排气，不可浪费药液。

（4）结晶和粉剂需按要求先用无菌生理盐水或专用溶媒等充分溶解，然后再抽吸；混悬液摇匀后抽吸。油剂和混悬液抽吸时，应选用较粗的针头。

（5）操作中要仔细谨慎，防止针刺伤。配制化疗药物时做好个人防护。

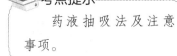

考点提示

药液抽吸法及注意事项。

（6）药液抽取后要及时注射，以免药液污染和效价降低。

【评价】

操作规范、熟练，药量准确。无污染和差错发生，防护得当。

三、常用注射法

（一）皮内注射法

皮内注射法（intradermic injection，id）是将小量药液或生物制品注入表皮和真皮之间的方法。

【目的】

1. 实施药物过敏试验，以判断有无过敏反应。

2. 预防接种。

3. 局部麻醉的前驱步骤。

【评估】

1. 核对医嘱、患者身份信息，解释操作目的。

2. 患者意识状态、诊断、病情、治疗用药史、过敏史和家族史；患者注射部位皮肤状况；患者对疾病了解情况、心理状态及合作程度。

【计划】

1. 护士准备　着装整洁、洗手、戴口罩，熟悉皮内注射操作方法。

2. 用物准备

（1）治疗车上层　备基础注射盘、按医嘱备药液、1ml 注射器（带 $4 \sim 4\frac{1}{2}$ 号针头）、注射卡、手消毒液等。药物过敏试验需另备 0.1% 盐酸肾上腺素 1 支、2ml 注射器 1 支。

（2）治疗车下层　备置锐器回收盒、医用垃圾桶和生活垃圾桶各一个。

3. 环境准备　清洁、安静、光线适宜。必要时遮挡病人。

4. 患者准备

（1）明确注射目的和注意事项，取舒适体位，能配合操作。

（2）常用注射部位　药物过敏试验选择前臂掌侧下段内侧；预防接种一般选择上臂三角肌下缘；局部麻醉前驱步骤选择麻醉的中心部位。

【实施】

1. 操作流程　以药物过敏试验为例，见表 12-6。

扫码"看一看"

表 12 - 6　皮内注射方法

操作流程	流程说明	人文关注
（1）查对备药	操作者洗手，戴口罩。核对医嘱和注射卡，检查用物，铺无菌盘，抽吸药液，排气后将针尖斜面调至与空筒刻度一致，套安瓿放入无菌盘内	认真核对，防止污染
（2）核对解释	携用物至患者床旁。核对床头卡上床号、姓名及腕带信息，询问患者过敏史、用药史和家族史，向患者解释注射目的和注意事项，取得合作	礼貌称呼，自我介绍，耐心解释，询问患者注射哪侧肢体，协助患者暴露前臂掌侧
（3）定位消毒	协助患者取舒适体位，选择前臂掌侧下段内侧，用70%～75%乙醇消毒皮肤，直径5cm以上，待干	嘱患者不要紧张，操作尽量动作轻柔
（4）进针注药	再次核对，排尽空气，操作者左手绷紧注射部位皮肤，右手持注射器，示指固定针栓，针尖斜面向上与皮肤成5°角刺入，待针尖斜面完全进入皮内后，放平注射器，左手拇指固定针栓，右手推入药液0.1ml，使局部隆起呈一圆形皮丘（皮丘处皮肤发白并显露毛孔），快速拔出针头（图12 - 6）	询问患者有无不适
（5）核对计时	再次查对，询问、观察患者有无不适，看表记录注射时间。交代患者勿按压注射部位，原地休息20分钟，若有不适立即呼叫	
（6）整理交代	协助患者取舒适体位，交代注意事项。分类处理用物，注射针头放入锐器盒，洗手	向患者及家属说明结果，耐心回答患者问题，感谢患者配合
（7）记录结果	观察20分钟后判断结果并记录	

2. 注意事项

（1）药物过敏试验前应详细询问用药史、过敏史和家族史，备0.1%盐酸肾上腺素；若患者对注射药物有过敏史者，则不作皮试，并与医生联系，更换其他药物。

（2）忌用碘类消毒剂消毒皮肤，以免因脱碘不彻底而影响局部反应的观察，且避免与碘过敏反应相混淆。

（3）注意进针的角度和深度，以免将药液注入皮下或药液漏出。

（4）拔针后嘱患者勿按揉皮丘或揉擦局部，以免影响局部反应的观察。

（5）药物过敏试验后严密观察患者的反应，首次注射后须观察30分钟，注意局部和全身反应，倾听患者的主诉，做好急救准备工作。

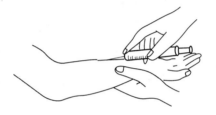

图 12 -6　皮内注射

考点提示

　　皮内注射的方法及注意事项。

3. 健康教育

（1）向患者讲解用药目的，可能出现的反应及注意事项。

（2）告知患者做药物过敏试验过程中及试验之后，若有不适应立即通知护士，以便及时处理。

（3）对皮试结果阳性的患者，应告知患者和家属，今后不能使用该种药物。

【评价】

操作规范、熟练，无污染。护患沟通良好，患者主动配合。

（二）皮下注射法

皮下注射法（hypodermic injection，H）是将小量药液或生物制品注入皮下组织的方法。

【目的】

1. 需要在一定时间内达到药效，而药物不宜或不能经口服给药时。

2. 预防接种。

3. 局部麻醉用药。

【评估】

1. 核对医嘱、患者身份信息，解释操作目的。

2. 患者意识状态、诊断、病情、治疗情况；患者肢体活动情况和注射部位的皮肤状况；患者对用药了解情况，心理状态及合作程度。

【计划】

1. 护士准备　着装整洁、洗手、戴口罩，熟悉皮下注射操作方法。

2. 用物准备

（1）治疗车上层　备基础注射盘、按医嘱备药液、1ml 或 2ml 注射器（带 $5\frac{1}{2}$ ~6 号针头）、注射卡、手消毒液等。

（2）治疗车下层　备置锐器回收盒、医用垃圾桶和生活垃圾桶各 1 个。

3. 环境准备　清洁、安静、光线适宜。必要时遮挡病人。

4. 患者准备

（1）明确注射目的和注意事项，取舒适体位并暴露注射部位，配合操作。

（2）常用部位：上臂三角肌下缘、大腿前侧和外侧、两侧腹壁、后背等（图 12 - 7）。

【实施】

1. 操作流程　见表 12 - 7。

表 12 - 7　皮下注射方法

操作流程	流程说明	人文关注
（1）查对备药	同皮内注射法	认真核对，防止污染
（2）核对解释	携用物至患者床旁，查对床头卡上床号、姓名及患者腕带信息。核对医嘱，向患者解释注射目的及配合方法，取得合作	礼貌称呼，自我介绍、耐心解释
（3）定位消毒	协助患者取舒适体位，选择注射部位，常规消毒注射部位皮肤：用 2%碘酊消毒待干后，70%乙醇脱碘 2 次（或用安尔碘消毒 2 遍）	询问患者注射哪侧肢体，保护隐私
（4）核对进针	再次核对注射卡和患者姓名，排尽空气，操作者左手绷紧注射部位皮肤，右手持注射器，示指固定针栓，针尖斜面向上与皮肤成 30°~40°角快速刺入皮下，针梗进入约 1/2 ~2/3（图 12 - 8）	嘱患者不要紧张，操作尽量动作轻柔
（5）回抽注药	右手固定注射器，左手抽吸无回血后缓慢推注药液	询问患者有无不适
（6）拔针按压	注射完毕，无菌干棉签放于针刺处，快速拔针，按压 1~2 分钟	嘱患者按压至不出血
（7）核对交待	再次核对，询问、观察患者有无不适，交待注意事项	嘱患者若有不适，立即呼叫，耐心回答患者问题，感谢患者配合
（8）整理记录	协助患者取舒适体位，分类处理用物。洗手，记录	

2. 注意事项

（1）皮下注射不宜用于注射刺激性强的药物。

（2）进针角度不宜超过 45°（胰岛素专用针除外），以免刺入肌层。过瘦者或小儿可捏起局部组织，并适当减小进针角度。在三角肌下缘注射者，进针方向稍向外侧，可避免药液注入肌层。

（3）注射药液量少于 1ml 时，必须用 1ml 注射器抽吸药液，保证注入剂量准确。

扫码"看一看"

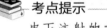
考点提示
　皮下注射的方法及注意事项。

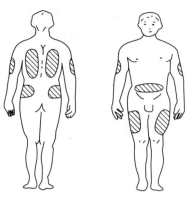
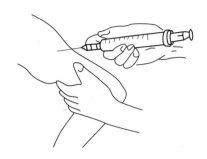

图 12-7　皮下注射常用部位　　　　　　　图 12-8　皮下注射

（4）对长期皮下注射者，应建立轮流交替注射部位的计划，以利于药物充分吸收。

3. 健康教育

（1）向患者及家属讲解用药目的，药物的疗效及不良反应，若有不适及时报告。

（2）长期皮下注射患者，应建立轮流交替注射部位的计划，经常更换注射部位，以利于药物充分吸收。如胰岛素笔注射应教会患者注射方法。

【评价】

1. 护士无菌观念强，操作规范、熟练。

2. 护患沟通有效，患者明确操作目的并主动配合。

知识链接

诺和笔注射器

　　诺和笔注射器是目前注射胰岛素的新方法。每次可以调节的最小剂量是 1 单位，可以从 1 个单位到 70 个单位用量中做选择，应和特制的 3ml 诺和笔芯及诺和针配合使用，安装连接机械装置部分和笔芯架，确认活塞杆已经安全回复到机械装置部分之内，一直保持机械部分与笔芯架之间的紧密结合，不松脱。注射前将针尖朝上排尽空气，注射后检查剂量显示读数已归零。注射悬浮型胰岛素制剂时，注射前要查看笔芯架上的检查窗，若从视窗中看到笔芯橡皮活塞，则不能再次注射。每次注射完应卸下针头，否则温度变化会导致针头滴液，针头滴液将导致笔芯中剩余量胰岛素浓度的变化。一套用物只能供一人使用，防止交叉感染。

（三）肌内注射法

　　肌内注射法（intramuscular injection，im）是将一定量的药液或生物制品注入肌肉组织的方法。人体的肌肉组织有丰富的毛细血管网，药液注入肌肉组织后，通过毛细血管壁进入血液循环。一般选择肌肉较丰厚且远离大神经和大血管的部位。最常用臀大肌，其次为臀中肌、臀小肌、股外侧肌和上臂三角肌。

1. 注射部位定位法

（1）臀大肌注射定位法

1）"十"字法：从臀裂顶点向左或向右侧作一条水平线，然后从髂嵴最高点作一条垂直线，将一侧臀部分为四个象限，其外上象限并避开内角为注射部位（图 12 - 9A）。

2）连线法：取髂前上棘与尾骨连线的外上 1/3 处为注射部位（图 12 - 9B）

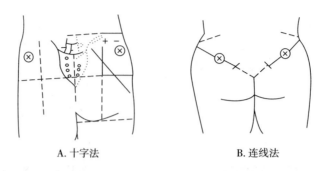

A. 十字法　　　　　　　　　　B. 连线法

图 12 - 9　臀大肌注射定位法

（2）臀中肌、臀小肌注射定位法　常用于小儿及不能翻身患者。

1）三指法：取髂前上棘外侧三横指处（以患者自己的手指宽度为标准）为注射部位。

2）构角法：将操作者的示指尖和中指尖分别置于患者的髂前上棘和髂嵴下缘处，示指、中指和髂嵴之间便构成一个三角区域，此区域即为注射部位（图 12 - 10）。

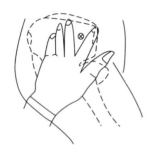 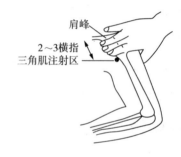

图 12 - 10　臀中、小肌注射定位法　　　　**图 12 - 11　三角肌注射定位法**

（3）股外侧肌注射定位法　在大腿中段外侧，一般成人的膝关节上 10cm、髋关节下 10cm，宽约 7.5cm 处为注射部位。该处大血管、神经干很少，且注射范围较广，适用于多次注射或 2 岁以下幼儿注射。

（4）上臂三角肌注射定位法　取上臂外侧，肩峰下 2～3 横指处（图 12 - 11）。此处肌肉较薄，只用于小量药液注射。

2. 注射方法

【目的】

1. 药物不宜口服或静脉给药，要求比皮下注射更迅速发挥疗效。

2. 注射药量较大或刺激性较强的药物。

3. 预防接种。

【评估】

1. 核对医嘱、患者身份信息，解释操作目的。

2. 患者意识状态、诊断、病情、治疗用药情况；患者肢体活动、注射部位的皮肤状况；患者对用药了解情况，心理状态及合作程度。

【计划】

1. 护士准备　着装整洁、洗手、戴口罩，熟悉肌内注射操作方法。

2. 用物准备

（1）治疗车上层　备基础注射盘、按医嘱备药液、2ml 或 5ml 注射器（6~7 号针头）、注射卡、洗手液等。

（2）治疗车下层　备置锐器回收盒、医用垃圾桶和生活垃圾桶各 1 个。

3. 环境准备　清洁、安静、光线适宜。必要时遮挡病人。

4. 患者准备

（1）明确注射目的和注意事项，能配合操作。

（2）取舒适体位。根据患者情况，取适宜的体位，使注射部位肌肉松弛。

1）臀部注射：侧卧位时上腿伸直下腿屈曲；俯卧位时两足尖相对，足跟分开；仰卧位用于危重及不能翻身的患者，限于臀中肌、臀小肌注射时采用。

2）股外侧肌注射：座椅稍高，以自然坐位为宜。

3）上臂三角肌注射：坐位，注射侧单手叉腰使三角肌显露。

【实施】

1. 操作流程　见表 12-8。

表 12-8　肌内注射方法

操作流程	流程说明	人文关注
（1）查对备药	洗手，戴口罩。核对医嘱和注射卡，检查用物，铺无菌盘，抽吸药液并排气，针头套安瓿放入无菌盘内	认真核对，严格无菌，严防差错和污染
（2）核对解释	携用物至患者床旁，查对床头卡上床号、姓名及患者腕带信息。核对医嘱，向患者解释注射目的及配合方法，取得合作	礼貌称呼，自我介绍，耐心解释
（3）定位消毒	根据患者情况选择注射部位，根据病情选择坐位或卧位，常规消毒注射部位皮肤，待干	选择注射部位时征得患者同意，松弛注射部位肌肉，注意保暖，保护隐私，嘱患者不要紧张
（4）核对进针	再次核对，排尽空气，操作者左手拇指和示指分开并绷紧皮肤，右手持注射器，中指固定针栓，如握毛笔姿势，针头与皮肤成 90°角，快速刺入针梗的 2/3（图 12-12）	操作尽量动作轻柔
（5）回抽注药	右手固定注射器，左手抽动活塞，确认无回血后缓慢推注药液	询问患者有无不适
（6）拔针按压	注射完毕，无菌干棉签放于针刺处，快速拔针，按压针刺处	嘱患者按压至无出血
（7）核对交代	再次核对，询问、观察患者有无不适，交代注意事项	嘱患者若有不适，立即呼叫，耐心回答患者问题，感谢患者配合
（8）整理记录	协助患者取舒适体位，分类处理用物。洗手，记录	

2. 注意事项

（1）同时注射两种以上药物时，应注意配伍禁忌。

（2）2 岁以下婴幼儿不宜选用臀大肌注射，因其臀部肌肉尚未发育好，有损伤坐骨神经的危险。可选用臀中肌、臀小肌或股外侧肌进行注射。

（3）进针时切勿将针梗全部刺入，以防针梗折断难以取出。若针头折断，嘱患者保持原姿势不动，以防断针移位，尽快用无菌止血钳夹紧外露端拔出针梗。若断端全部埋入皮下，速请外科医生处理。

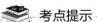 **考点提示**

肌内注射常用注射部位的选择、定位方法及注意事项。

（4）对需长期注射者，要交替更换注射部位，并用细长针头，可避免或减少硬结的发生。

（5）注射刺激性强的药物时，选用长针头深部注射，均匀缓慢推药，防止药物渗漏至

扫码"看一看"

皮下组织，减轻损伤和疼痛。

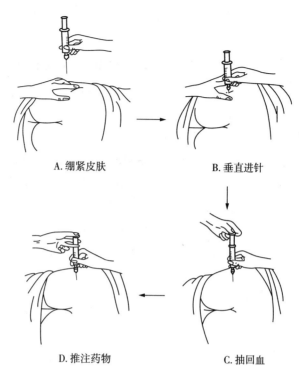

A. 绷紧皮肤   B. 垂直进针

D. 推注药物   C. 抽回血

图 12 - 12 　肌内注射

3. 健康教育

（1）向患者及家属讲解用药目的，药物的疗效及不良反应，若有不适及时报告。

（2）告知患者进针时切勿随意扭动注射部位，防止针梗折断。对出现局部硬结者，指导局部热敷的方法。

【评价】

1. 护士无菌观念强，操作规范、熟练。

2. 护患沟通有效，患者明确操作目的并主动配合。

（四）静脉注射法

静脉注射法（intravenous injection，iv）是将药液注入静脉的方法。选择粗、直、弹性好、易于固定的静脉，避开静脉瓣和关节。常用静脉如下。

1. 四肢浅静脉 上肢常选用肘部浅静脉（头静脉、正中静脉、贵要静脉）、腕部、手背的浅静脉；下肢常选用足背静脉、大隐静脉、小隐静脉（图 12 - 13）。

2. 头皮静脉 头皮静脉注射一般用于婴幼儿。小儿头皮静脉较为丰富，分支多，互相沟通交错成网且表浅易见，易于固定，便于保暖。常选用额静脉、颞浅静脉、耳后静脉和枕静脉（图 12 - 14）。选择时应注意与头皮动脉相鉴别，见表 12 - 9。

3. 股静脉 位于股三角区，在髂前上棘和耻骨结节连线的中点与股动脉相交，在股动脉的内侧 0.5cm 处（图 12 - 15）。

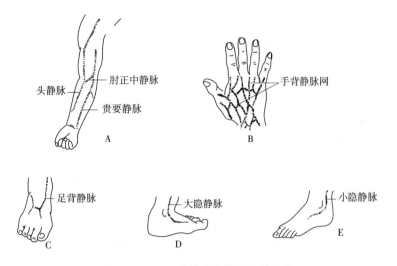

图 12 - 13　四肢浅静脉常用注射部位

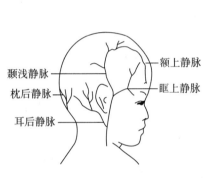

图 12 - 14　小儿头皮静脉分布

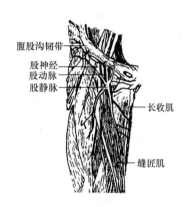

图 12 - 15　股静脉的解剖位置

表 12 - 9　头皮动脉与静脉的鉴别

鉴别项目	头皮静脉	头皮动脉
外观颜色	微蓝色	暗红或与浅红色
触摸搏动	无	有
管壁	薄、易压瘪	厚、不易压瘪
血流方向	向心	离心
回血颜色	暗红	鲜红
注药时状态	阻力小	阻力大、局部皮肤呈树枝状苍白，患儿可出现痛苦状或尖叫

【目的】

1. 药物不宜口服、皮下或肌内注射，需迅速发挥药效，尤其是治疗急重症患者时。

2. 输液、输血。

3. 由静脉注入药物，作某些诊断检查，如肝、肾、胆囊等 X 线片。

4. 股静脉注射，主要用于急救时加压输液、输血或采集血标本。

5. 静脉营养治疗。

【评估】

1. 核对医嘱、患者身份信息，解释操作目的。

2. 患者意识状态、诊断、病情、治疗用药情况；患者肢体活动状况，注射部位的皮肤、静脉血管的弹性和充盈情况；患者对用药了解情况，心理状态及合作程度。

【计划】

1. 护士准备　着装整洁、洗手、戴口罩，必要时戴手套。

2. 用物准备

（1）治疗车上层　备基础注射盘、按医嘱备药液、止血带、小垫枕及一次性治疗巾、一次性注射器、敷贴、注射卡、无菌纱布、洗手液等。必要时备头皮针、手套，股静脉注射备沙袋。

（2）治疗车下层　备置锐器回收盒、医用垃圾桶和生活垃圾桶各一个。

3. 环境准备　清洁、安静、光线适宜。必要时遮挡患者。

4. 患者准备

（1）明确注射目的和注意事项，能配合操作。

（2）取舒适体位。根据患者情况，常见的有以下 3 种。

1）四肢浅静脉注射：协助患者取卧位或坐位。

2）小儿头皮静脉注射：患儿取仰卧位或俯卧位，必要时剃去注射部位头发。

> **考点提示**
>
> 常用静脉注射部位的定位方法；小儿头皮静脉与头皮动脉的鉴别。

3）股静脉注射：取仰卧位，下肢伸直略外展，必要时，臀下垫沙袋以充分暴露注射局部（若给小儿做股静脉穿刺，需用尿布覆盖其会阴，以防排尿弄湿穿刺部位）。

【实施】

1. 操作流程

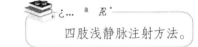

> 四肢浅静脉注射方法。

（1）四肢浅静脉注射法　见表 12 - 10。

表 12 - 10　四肢浅静脉注射法

操作流程	流程说明	人文关注
（1）查对备药	洗手，戴口罩。核对医嘱和注射卡，检查用物，铺无菌盘，抽吸药液并排气，针头套安瓿放入无菌盘内	认真核对、防止污染
（2）核对解释	携用物至患者床旁，查对床头卡上床号、姓名及患者腕带信息。核对医嘱，向患者解释注射目的及配合方法，选择合适的静脉，取得合作	礼貌称呼，自我介绍，耐心解释，选择注射肢体时征求患者意见
（3）定位消毒	根据病情选择坐位或卧位，戴手套，在穿刺部位肢体下垫小枕，在穿刺点上方约6cm处系止血带，常规消毒注射部位皮肤，待干	系带时提起止血带打结，询问有无不适
（4）核对穿刺	再次核对，排气，嘱患者握拳，左手拇指绷紧静脉下端皮肤，右手持注射器，示指固定针栓，针尖斜面向上与皮肤呈15°～30°角，从静脉上方或侧方刺入皮下，再沿静脉走向潜行刺入，见回血后再顺静脉平行进针少许（图 12 - 16A）	嘱患者不要紧张，尽量减少组织内的进针长度
（5）缓慢推药	松止血带，嘱患者松拳，固定针头，缓慢推注药液（图 12 - 16B）	询问患者有无不适
（6）拔针按压	注射完毕，将无菌干棉签置于进针处，快速拔针，按压片刻。分离注射器和针头，针头放入锐器盒，脱去手套	嘱患者按压至无出血；嘱患者输液后休息 20 分钟，若有不适，立即呼叫
（7）核对交代	再次查对，询问、观察患者有无不适，交代注意事项	耐心回答患者问题，感谢患者配合
（8）整理记录	协助患者取舒适体位，分类处理用物。洗手，记录	

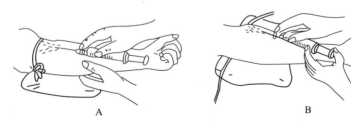

A　　　　　　　　　　　　B

图 12 - 16　静脉注射法

（2）小儿头皮静脉注射法 见表 12－11。

表 12－11 小儿头皮静脉注射法

操作流程	流程说明	人文关注
（1）查对备药	洗手，戴口罩。核对医嘱和注射卡，检查用物，铺无菌盘，抽吸药液，更换型号合适的头皮针，排气后放入无菌盘内	认真核对、防止污染
（2）核对解释	携用物至患儿床旁，核对床头卡及腕带信息。核对医嘱，向患儿家属解释注射目的及配合方法，取得家属支持	礼貌称呼患儿家属，自我介绍，耐心解释
（3）选择静脉	患儿平卧或侧卧位，指导和协助患儿家属固定患儿头部，注意保暖选择合适的头皮静脉	
（4）备皮消毒	剃除穿刺部位毛发，戴手套，用 70%～75% 乙醇消毒皮肤两遍，待干	
（5）进针推药	再次核对，排气，助手固定小儿头部。操作者左手拇指、示指固定静脉两端，右手持头皮针柄，以静脉最清晰点后约 0.1cm 处与皮肤呈 5°～10°角向心方向刺入，见回血后推药少许，无异常固定针头，缓慢注入药液，注毕用干棉签放于穿刺点上方，快速拔出针头按压	
（6）核对记录	处置注射器，脱手套，再次查对，洗手，记录	
（7）观察交代	观察患儿有无不适，向家属交代注意事项	交代家属，患儿若有不适，立即呼叫
（8）整理用物	整理病床单位，分类处理用物，洗手	耐心回答患儿家属问题，感谢家属配合

（3）股静脉注射法 见表 12－12。

表 12－12 股静脉注射法

操作流程	流程说明	人文关注
（1）查对备药	同静脉注射	认真核对、防止污染
（2）核对解释	携用物至患者床旁，核对床头卡及腕带信息。核对医嘱，向患者或患儿家属解释注射目的及配合方法，取得合作	礼貌称呼，自我介绍，耐心解释
（3）定位消毒	患者取仰卧位，下肢伸直略外展外旋，臀下垫沙袋，操作者左手示指和中指扣及股动脉搏动处，其内侧 0.5cm 处为进针点，常规消毒局部皮肤及操作者左手示指和中指，待干	询问患者穿刺哪侧肢体，协助患者摆体位，保护隐私
（4）核对穿刺	再次核对、排尽空气后，操作者在腹股沟中部（图 12－15），用左手示指、中指扪及股动脉搏动最明显处，并用示指固定，右手持注射器，针头与皮肤呈 45°或 90°角，在股动脉内侧 0.5cm 处刺入	嘱患者放松，操作尽量动作轻柔
（5）注药抽血	抽动活塞见暗红色回血，即固定针头，注入药液或抽取所需血量	询问患者有无不适
（6）拔针按压	注射毕，拔出针头，用无菌纱布按压针刺处 3～5 分钟，确认无出血后胶布固定	协助按压至无出血
（7）核对交代	再次核对，询问患者有无不适，交代注意事项	嘱患者若有不适，立即呼叫
（8）整理记录	协助患者取舒适体位，分类处理用物。洗手、记录	耐心回答患者问题，感谢患者配合

扫码"看一看"

2. 注意事项

（1）对长期静脉给药的患者，为保护血管，应有计划地由远心端向近心端选择血管进行注射。

（2）注射对组织有强烈刺激的药物，应另备抽有无菌生理盐水的注射器，穿刺确认针头在血管内后，先注入少量生理盐水，再换上抽有药液的注射器推注，以防药液外溢而致组织坏死。

（3）根据药物性质、患者的年龄及病情，掌握推药速度，注意观察注射局部及病情变化，随时听取患者的主诉。

（4）注药过程中确保针头在静脉内，若局部疼痛、肿胀、抽无回血，应拔出针头，另选静脉注射。

 考点提示

头皮静脉注射常用静脉及消毒方法；股静脉注射定位及进针角度。

（5）有出血倾向的患者不宜采用股静脉注射。股静脉注射时，进针后若抽出鲜红血液，提示针头刺入股动脉，应立即拔出针头，用无菌纱布加压按压穿刺处 5 ~ 10 分钟，直至无出血后再在另一侧股静脉穿刺。

3. 特殊患者提高静脉穿刺成功率的方法

（1）肥胖患者 皮下脂肪较厚，静脉比较深，显露不明显。穿刺时，用消毒后的手指触摸静脉位置和走向，稍加大进针角度（30°~40°角），顺静脉走向从静脉的正上方刺入。

（2）水肿患者 先用手指按揉局部，将皮下水分暂时驱散，使静脉显露后尽快进针。

（3）休克、脱水患者 可在扎上止血带后，由穿刺部位的远心端向近心端方向揉按局部皮肤，使静脉充盈后再进针。

（4）老年患者 皮肤松弛，皮下脂肪较少，且脆性较大，静脉硬化易滑动，使针头不易刺入或易刺破血管壁。可用手指固定穿刺点静脉上下两端后，在静脉上方直接穿刺。

4. 静脉穿刺失败的常见原因（图 12 - 17）

（1）针头刺入过浅未刺入静脉内 刺入过浅或因静脉滑动，针头未刺入静脉内。表现为抽吸无回血，推药局部隆起并有痛感。

（2）针尖斜面未完全进入静脉 穿刺成功后未平行进针或推进距离不够，针尖斜面部分在皮下。表现为抽吸有回血，推药局部隆起并有痛感。

（3）针头刺入较深刺破对侧血管壁 针尖斜面部分在血管内，部分在血管外。表现为抽吸有回血，推入少量药液时局部可无隆起，但患者有痛感。

（4）针头刺入过深穿透对侧血管壁 表现为抽吸无回血，药液注入深层组织，患者有痛感。

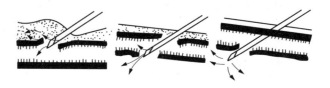

图 12 - 17 静脉注射失败原因

5. 健康教育 向患者及家属讲解用药目的，药物的疗效及不良反应，讲解保护血管的知识，指导患者及家属按压穿刺部位的方法及时间。

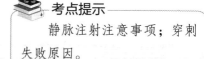

考点提示

静脉注射注意事项；穿刺失败原因。

【评价】

护士无菌观念强，操作规范、熟练。护患沟通有效，患者主动配合。

（五）动脉注射法

动脉注射法（arterial injection）是将药液注入动脉的方法。常选用的动脉有股动脉、颈总动脉、锁骨下动脉和桡动脉。

【目的】

1. 抢救重度休克患者，加压输入血液，以迅速增加有效血容量。

2. 注入造影剂进行某些特殊检查，如血管造影等。

3. 注射抗癌药物进行区域性化疗。

【评估】

1. 核对医嘱、患者身份信息，解释操作目的。

2. 患者意识状态、诊断、病情、治疗情况；患者注射部位皮肤、血管的弹性情况；患者对用药及疾病知识了解情况，心理状态及合作程度。

【计划】

1. 护士准备　着装整洁、洗手、戴口罩，必要时戴手套。

2. 用物准备

（1）治疗车上层　备基础注射盘、按医嘱备药液、型号合适的注射器和针头、无菌纱布、沙袋、注射卡、手消毒液等。必要时备无菌手套和无菌洞巾。

（2）治疗车下层　备锐器回收盒、医用垃圾桶和生活垃圾桶各1个。

3. 环境准备　清洁、安静、光线适宜。必要时遮挡患者。

4. 患者准备

（1）明确注射目的和注意事项，协助取合适体位并暴露注射部位。

（2）选择动脉搏动最明显处，采集血标本常选用桡动脉、股动脉。作区域性化疗时，头面部疾患选用颈总动脉，上肢疾患选用锁骨下动脉或肱动脉，下肢疾患选用股动脉。

【实施】

1. 操作流程　见表12-13。

表12-13　动脉注射法

操作流程	流程说明	人文关注
（1）查对备药	同静脉注射法	认真核对、防止污染
（2）核对解释	携用物至患者床旁，核对床头卡及腕带信息。核对医嘱，向患者解释注射目的及配合方法，取得合作	礼貌称呼，自我介绍，耐心解释
（3）定位消毒	协助患者取合适体位，暴露穿刺部位，常规消毒注射部位皮肤，并消毒护士左手示指和中指（或者护士左手戴无菌手套）	询问患者穿刺哪侧肢体，协助暴露注射部位，保护隐私
（4）核对穿刺	核对后排气，左手食指中指触摸动脉搏动最明显处固定，右手持注射器，在两指间垂直或与动脉走向成40°角刺入动脉	嘱患者放松，操作尽量动作轻柔
（5）注药或抽血	穿刺后见有鲜红色血液进入注射器，马上用右手固定注射器，左手推注药液或抽取血液标本	询问患者有无不适
（6）拔针按压	注射毕，迅速拔针，局部用无菌纱布加压按压5～10分钟	嘱患者按压至无出血；若有不适，立即呼叫
（7）核对交代	再次查对，询问、观察患者有无不适，交代注意事项	耐心回答患者问题，感谢患者配合
（8）整理记录	协助患者取舒适体位，分类处理用物。洗手，记录	

2. 注意事项

（1）有出血倾向者，不宜行动脉穿刺。

（2）注射过程中随时听取患者主诉，密切观察穿刺部位情况及病情变化，若有异常及时处理。

（3）拔针后局部用无菌纱布或沙袋加压止血5～10分钟，防止局部出血或形成血肿。

3. 健康教育　向患者及家属讲解用药目的，药物的疗效及不良反应，指导患者及家属按压穿刺部位的方法及时间。

【评价】

护士无菌观念强，操作规范、熟练。护患沟通良好，患者主动配合。

（六）微量注射泵的应用

微量注射泵（microinjector）是将小剂量药液持续、均匀、定量、准确地注入人体静脉的注射装置。临床上常用于连续低剂量注射液体药剂，如注射麻醉剂、抗凝剂、抗癌药物或升压药物等。具有操作简便、精确控制药量、流速稳定、使用安全等特点。微量注射泵的种类很多，其主要组成与功能大体相同。操作步骤如下。

1. 将注射泵放在仪器车或床旁桌上。

2. 接通电源，打开开关。

3. 把抽吸好药液的注射器稳妥地固定在注射泵上（图 12 - 18）。

4. 遵医嘱设定注射速度。

5. 将注射器与已穿刺成功的静脉穿刺针或留置针连接，固定好后，按"开始"键即开始注射。

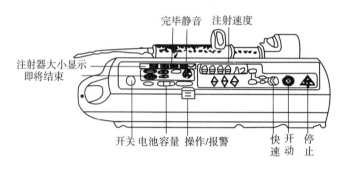

图 12 - 18 注射泵

6. 在药液即将注射完毕时，注射泵会发出报警音，注射完后，注射泵会连续发出报警铃声并自动停止运行。

7. 按压"消音键"消除报警音。

8. 松开注射器与静脉穿刺针的连接。取出注射器，关闭微量注射泵，切断电源。

扫码"学一学"

第四节 雾化吸入法

雾化吸入法（inhalation）是用雾化装置将药液分散成细小的雾滴以气雾状喷出，经鼻或口吸入，达到治疗目的的给药方法。雾化吸入时，药物可直接作用于呼吸道局部，对呼吸道疾病疗效快，故临床应用广泛。临床常用的方法有超声波雾化吸入法、氧气雾化吸入法和手压式雾化吸入法。

一、常用吸入药物及作用

1. 抗生素类药物 常用庆大霉素、卡那霉素等，可以控制呼吸道感染，消除炎症。

2. 稀释痰液药物 常用 α - 糜蛋白酶、乙酰半胱氨酸等，可以稀释痰液，易于排出。

3. 解痉平喘药物 常用氨茶碱、沙丁胺醇等，可以解除支气管痉挛，改善通气功能。

4. 糖皮质激素类药物 常用地塞米松等，与抗生素同时使用，可以增强抗炎效果，减轻呼吸道黏膜水肿。

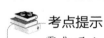

考点提示

雾化吸入常用药物及其作用。

二、常用雾化吸入法

（一）超声波雾化吸入法

超声波雾化吸入法（ultrasonic nebulization）是利用超声波声能，将药液变成细微的气雾，由呼吸道吸入，达到改善呼吸道通气功能和防治呼吸道疾病的给药方法。

1. 基本构造 超声波雾化吸入器（图 12－19）由超声波发生器、水槽、晶体换能器、雾化罐、透声膜、螺纹管和口含嘴（或面罩）组成。

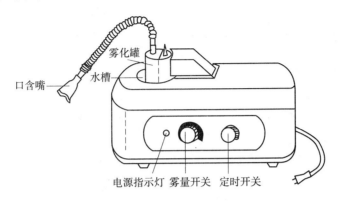

图 12－19 超声波雾化吸入器

2. 工作原理 超声波发生器接通电源后输出高频电能，通过水槽底部晶体换能器将高频电能转换为超声波声能，声能震动并透过雾化罐底部的透声膜作用于罐内的药液，使药液表面张力和惯性受到破坏，从而形成微细的雾滴喷出，通过螺纹管随着患者深吸气进入呼吸道。

3. 作用特点 其雾量大小可以调节，雾滴小而均匀（直径在 5μm 以下），药液可随患者深而慢的吸气到达终末支气管和肺泡。同时由于雾化器的电子部分产热，能对药液起到轻度加温的作用，使患者吸入的气雾温暖舒适。

【目的】

1. 预防和控制呼吸道感染 常用于呼吸道感染、胸部手术前后的患者。

2. 湿化呼吸道 常用于呼吸道湿化不足、痰液黏稠、气管切开术后。

3. 改善通气功能 解除支气管痉挛，保持呼吸道通畅。常用于支气管哮喘等患者。

4. 治疗肺癌 间歇吸入抗癌药物治疗肺癌。

【评估】

1. 核对医嘱、患者身份信息，解释操作目的。

2. 患者意识状态、病情、治疗用药情况；患者面部、口腔黏膜、呼吸道状况；患者心理状态、自理能力，对雾化给药的了解程度。

【计划】

1. 护士准备 着装整洁、洗手、戴口罩，熟悉雾化吸入法。

2. 用物准备

（1）治疗车上层 备超声波雾化吸入器 1 套，治疗盘内放置药液、冷蒸馏水、水温计、弯盘、纸巾、50ml 注射器、手消毒液等。

（2）治疗车下层 备锐器回收盒、医用垃圾桶和生活垃圾桶各 1 个。

3. 环境准备　安静、整洁、安全、温湿度适宜。

4. 患者准备　患者明确操作目的，了解操作过程，能配合采取舒适体位。

【实施】

1. 操作流程　见表12-14。

表12-14　超声波雾化吸入法

操作流程	流程说明	人文关注
（1）备雾化器	检查并连接雾化器各部件，选择口含管。蒸馏水的放置量是根据不同类型的雾化器的水位线而定，水量应浸没雾化罐底部透声膜	认真检查，防止漏电
（2）核对加药	核对医嘱，检查药物质量，将药液用蒸馏水稀释至30~50ml加入雾化罐内，将雾化罐放入水槽，盖紧水槽盖	认真核对，防止污染
（3）核对解释	携用物至患者床旁，核对床头卡及腕带信息，核对医嘱，向患者解释治疗的目的，指导患者深呼吸数次，协助取舒适卧位	礼貌称呼，自我介绍，耐心解释及指导。嘱患者不要紧张
（4）开机调节	接通电源，打开电源开关，调节雾量开关（大档3ml/min、中档2ml/min、小档1ml/min），设定治疗时间	
（5）雾化吸入	当气雾喷出时，协助患者将口含管放入口内，紧闭口唇深吸气，用鼻呼气，或将面罩放置在患者口鼻前，嘱患者张口深吸气，闭嘴用鼻呼气	耐心指导患者做深呼吸动作
（6）结束雾化	治疗毕，取下口含管或面罩，关闭雾化开关，再关闭电源开关。协助患者擦干面部，安置舒适卧位	询问患者感受，嘱患者若有不适，立即呼叫
（7）处理用物	倒净水槽内的水并擦干，雾化罐、螺纹管、口含管浸泡消毒1小时，洗净晾干后备用，分类处理垃圾，洗手	
（8）观察记录	观察疗效与不良反应，记录时间及效果	耐心回答患者问题，感谢患者配合

2. 注意事项

（1）治疗前，应认真检查机器各部件，确保连接正确和性能良好；使用后及时消毒雾化管道，防止交叉感染。

（2）水槽底部晶体换能器和雾化罐底部的透声膜质薄性脆，操作过程中应动作轻稳，以免损坏。

（3）水槽和雾化罐内切忌加温水或热水，水槽内水温超过50℃或水量不足，应先关机，再更换冷蒸馏水；若雾化罐内药量过少，可直接从盖上小孔内添加，不必关机。

> **考点提示**
> 超声雾化的目的、方法及注意事项。

（4）一般治疗时间为15~20分钟，连续使用时，应间歇30分钟后再开机使用。

3. 健康教育　向患者及家属介绍雾化吸入目的，指导患者正确的咳嗽、深呼吸。

【评价】

护士操作规范，机器性能良好。患者主动配合，护患沟通良好。

（二）氧气雾化吸入法

氧气雾化吸入法（oxygen ncbulization）是借助一定压力的氧气产生的高速气流，使药液变成雾状喷出，随患者吸气进入呼吸道，达到治疗目的的吸入法。

1. 氧气雾化器的结构　主要包括吸入管口（口含嘴或面罩）、贮液瓶、输气管（图12-20）。

2. 氧气雾化吸入器原理　利用高速氧气气流通过细管管口时在管口附近产生的负压，将药液由邻近的小管吸出，所吸出的药液又被细管口高速气流撞击成细微的雾滴，呈气雾喷出，随着患者吸气而进入呼吸道。

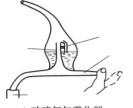
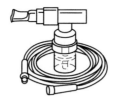
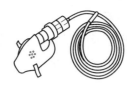

A 玻璃氧气雾化器　　　　　B 吸嘴式氧气雾化器　　　　　C 面罩式氧气雾化器

图 12 - 20　氧气雾化器

【目的】

1. 控制呼吸道感染，稀释痰液，减轻黏膜水肿。

2. 解除支气管痉挛，使呼吸道通畅，改善通气功能。

【评估】

同超声波雾化吸入法。

【计划】

1. 护士准备　着装整洁、洗手、戴口罩，熟悉雾化吸入法。

2. 用物准备

（1）治疗车上层　备氧气雾化吸入器一个，供氧装置（湿化瓶内勿装水），治疗盘内放置药液、纸巾、10ml 注射器、手消毒液。

（2）治疗车下层　备锐器回收盒、医用垃圾桶和生活垃圾桶各 1 个。

3. 环境准备　安静、整洁、安全、温湿度适宜。氧气放置避开明火。

4. 患者准备　患者明确操作目的，了解吸入方法，能配合采取舒适体位。

【实施】

1. 操作流程　见表 12 - 15。

表 12 - 15　氧气雾化吸入法

操作流程	流程说明	人文关注
（1）查对备药	核对医嘱，检查药物质量，抽取药液稀释至 5ml 注入雾化罐内	认真核对，防止污染
（2）核对解释	携用物至患者床旁，核对床头卡及腕带信息，核对医嘱，向患者解释，协助患者取坐位、半坐卧位或侧卧，指导患者深呼吸数次	礼貌称呼，自我介绍，耐心解释
（3）连接氧气	连接雾化器的接气口于氧气装置，调节氧流量至 6～8L/min	请家属防烟火
（4）雾化吸入	嘱患者手持雾化器，将口含嘴放入口中，紧闭口唇深吸气，用鼻呼气，如此反复至药液吸完	耐心指导患者雾化吸入的方法
（5）结束雾化	取下口含嘴，关闭氧气开关，协助患者清洁口腔，擦干面部，安置舒适卧位	询问患者感受，嘱其若有不适，立即呼叫
（6）处理用物	温水冲洗雾化器后浸泡消毒 1 小时，再洗净晾干备用（一次性雾化吸入器按规定处理）	
（7）观察记录	观察疗效与不良反应。洗手，记录	耐心回答患者问题，感谢患者配合

2. 注意事项

（1）注意用氧安全，严禁接触烟火和易燃品。雾化时氧流量不可过大，以免损坏雾化器。

（2）氧气湿化瓶内勿盛水以免液体进入雾化器内使药液稀释而影响疗效。

考点提示

氧气雾化吸入方法及注意事项。

（3）雾化过程中若患者感到疲劳，关闭氧气休息片刻后再行吸入。

3. 健康教育

（1）向患者及家属讲解用氧安全，室内严禁烟火和易燃品。

（2）指导患者深呼吸配合雾化吸入、正确的咳痰方法、预防呼吸道疾病的相关知识。

【评价】

护士操作规范，用氧安全。患者明确操作目的并配合，护患沟通有效。

（三）手压式雾化吸入法

手压式雾化吸入法（hand pressure atomizing inhalation）是将药液预置于雾化器内的高压送雾器中，将雾化器倒置，用拇指按压雾化器（图12-21）的顶部，利用雾化器内腔的高压，使药液以细微的气雾从喷嘴喷出，作用于口咽部、气管、支气管黏膜，进而被局部吸收的治疗方法。适用于支气管哮喘和喘息性支气管炎的对症治疗。

【目的】

解除支气管痉挛，改善通气功能。主要适用于应用肾上腺素类药、氨茶碱或沙丁胺醇等支气管解痉药。

【评估】

同超声波雾化吸入法。

【计划】

1. 护士准备 着装整洁、洗手、戴口罩，熟悉雾化吸入法。

2. 用物准备 根据医嘱备手压式雾化吸入器（含药液）、纸巾。

3. 环境准备 安静、整洁、安全、温湿度适宜。

4. 患者准备 患者明确操作目的，了解操作过程，能配合采取舒适体位。

【实施】

1. 操作流程 见表12-16。

表 12-16 手压式雾化吸入法

操作流程	流程说明	人文关注
（1）查对备药	核对医嘱，准备手压式雾化吸入器（内含药物）	
（2）核对解释	携用物至患者床旁。核对床头卡及腕带信息，核对医嘱，向患者解释，协助取坐位或侧卧位，指导患者深呼吸数次	礼貌称呼，自我介绍，耐心解释
（3）雾化吸入	取下雾化器的保护盖，充分摇匀药液，将雾化器倒置，接口端放入双唇间（图12-21），吸气开始时，按之喷气瓶顶部，使之喷药，药雾随着深吸气经口吸入，尽可能延长屏气时间，然后闭嘴用鼻呼气。每次进行1～2喷，两次之间的间隔时间不少于3～4小时	耐心指导患者雾化吸入的方法
（4）结束雾化	取下雾化器，协助患者清洁口腔，擦干面部，安置舒适卧位	询问患者有无不适
（5）处理用物	雾化器使用后应放在阴凉处（30℃以下）保存，其塑料外壳应定期用温水清洁，洗手	嘱其若有不适，立即呼叫
（6）观察记录	观察疗效与不良反应，记录	耐心回答患者问题，感谢患者配合

2. 注意事项

（1）使用前检查雾化器各部件是否完好，有无松动、脱落等，使用后放在阴凉处保存（30℃以下），塑料外壳定期清洁。

（2）药液随着深吸气经口腔吸入，尽可能延长屏气时间，然后再呼气，提高治疗效果。

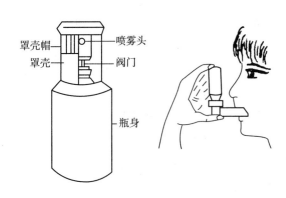

罩壳帽 —— 喷雾头
罩壳 —— 阀门
　　　　　 —— 瓶身

图 12 - 21　手压式雾化器雾化吸入

3. 健康教育

（1）指导患者或家属正确使用手压式雾化吸入器的给药方法。

（2）教会患者评价疗效，当疗效不满意时，不可随意增减用药量或更改用药间隔时间，以免加重不良反应。

（3）指导患者选择适宜的运动，增强体质，预防呼吸道感染。

【评价】

同超声波雾化吸入法。

第五节　药物过敏试验法

临床上使用某些药物时，由于患者的过敏体质会引起不同程度的过敏反应。其发生与药物的剂型、剂量和用药途径无关，与患者的过敏体质有关。过敏反应轻重程度不同，严重者可发生过敏性休克甚至危及生命。因此，在使用可引起过敏反应药物前，先询问过敏史、做药物过敏试验，以避免过敏反应的发生。

一、青霉素过敏试验与过敏反应的处理

（一）青霉素过敏反应的原因

过敏反应系抗原和抗体在致敏细胞上相互作用而引起的异常免疫应答。青霉素本身无抗原性，其降解产物（如青霉烯酸、青霉噻唑酸等）属于半抗原，进入机体后，与组织蛋白结合形成全抗原，刺激机体产生特异性抗体 IgE。IgE 附着于某些组织的肥大细胞和嗜碱性粒细胞表面，使机体处于致敏状态。当机体再次接受该抗原时，抗原与抗体 IgE 结合，形成全抗原，发生抗原抗体反应，导致细胞破裂，释放组胺、缓激肽等血管活性物质。这些物质分别作用于效应器官，使平滑肌痉挛，毛细血管扩张及通透性增高，腺体分泌增多，从而产生一系列过敏反应的临床表现。

（二）青霉素过敏反应的临床表现

1. 过敏性休克　是最严重的过敏反应。发生率为万分之五到万分之十，于用药数秒或数分钟内呈闪电式发生，也有发生在用药 30 分钟后，有极少数发生于连续用药的过程中，但大多发生在用药后 30 分钟之内。主要临床表现为如下。

（1）**呼吸道阻塞症状**　胸闷、气促、呼吸困难和哮喘，伴濒死感。因喉头水肿、肺水肿和支气管痉挛引起。

扫码"学一学"

扫码"看一看"

（2）循环衰竭症状　面色苍白，冷汗，脉搏细弱，血压下降等。因周围血管扩张导致循环血量不足引起。

（3）中枢神经系统症状　头晕眼花，面部及四肢麻木，意识丧失，抽搐，大小便失禁等。因脑组织缺氧引起。

（4）皮肤过敏症状　出现皮肤瘙痒、荨麻疹及其他皮疹。

2. 血清病型反应　临床表现和血清病相似，患者有发热、关节肿痛、腹痛、全身淋巴结肿大、皮肤瘙痒、荨麻疹等症状。一般于用药后 7～12 天发生。

3. 各器官或组织的过敏反应

（1）皮肤过敏反应　出现瘙痒、荨麻疹，严重者发生剥脱性皮炎。

（2）呼吸道过敏反应　可引起哮喘或诱发原有哮喘发作。

（3）消化系统过敏反应　出现过敏性紫癜，以腹痛和便血为主要症状。

（三）青霉素过敏性休克的处理

1. 立即停药就地抢救　立即停药，协助患者平卧，保暖，通知医生。

2. 注射首选药物　立即皮下注射 0.1% 盐酸肾上腺素 0.5～1ml，患儿剂量酌减。症状若不缓解，可每隔半小时皮下或静脉注射该药 0.5ml，直至脱离危险期。盐酸肾上腺素具有收缩血管、增加血管外周阻力、兴奋心肌、增加心输出量及松弛支气管平滑肌的作用。

3. 改善呼吸功能　给予氧气吸入，呼吸受抑制时，应立即进行人工呼吸，并遵医嘱肌内注射尼可刹米、山梗菜碱等呼吸兴奋剂。喉头水肿影响呼吸时，应立即配合医生行气管插管或气管切开术。

4. 维持循环功能　迅速建立静脉通路，遵医嘱给予平衡溶液补充血容量，必要时用多巴胺、间羟胺等升压药。若发生心搏骤停，立即进行复苏抢救，如施行胸外心脏按压术。

5. 遵医嘱给药　遵医嘱给予 5% 碳酸氢钠纠正酸中毒，应用抗组胺类药物如盐酸异丙嗪或苯海拉明对抗过敏反应。同时应用地塞米松 5～10mg 静脉注射或氢化可的松 200～400mg 加入 5%～10% 葡萄糖溶液 500ml 内静脉滴注。

6. 密切观察病情　密切观察并记录患者生命体征、意识、瞳孔、尿量及其他临床变化。患者未脱离危险前不宜搬动。

> **考点提示**
> 青霉素过敏反应的临床表现，青霉素过敏性休克的处理。

（四）青霉素过敏反应的预防

1. 使用各种剂型的青霉素前，必须详细询问患者的用药史、过敏史、家族史。对有青霉素过敏史者，禁止做过敏试验；无过敏史者，凡首次用药、已停药 3 天以上再用药和用药途中更换药物批号者，先做药物过敏试验，结果阴性方可用药。对高敏体质者，应慎做过敏试验。

2. 配制试验液的溶媒应选择生理盐水或专用溶媒，因为青霉素试验液在接近于中性溶液时最稳定。试验液与注射液一定要现用现配，因青霉素溶液放置过久，药物效价降低且易分解产生致敏物质，导致过敏反应发生。

3. 做药物过敏试验，必须准确配制试验药液，严格遵守操作规程，准确判断试验结果，结果阴性方可用药。结果阳性者绝对禁止使用青霉素，同时报告医生，在治疗单上和患者床头卡上，醒目注明青霉素过敏试验阳性，并告知患者及其家属。

4. 做青霉素过敏试验及使用青霉素前，均应备好 0.1% 盐酸肾上腺素、注射器、氧气及其他急救药物和器械；进行过敏试验或使用药物时，密切观察患者反应；注射后嘱患者观察30分钟，无过敏反应方可离开。

5. 护士应加强责任心，严格执行查对制度。

（五）青霉素过敏试验方法

【目的】

预防青霉素过敏反应。

【评估】

1. 核对医嘱、患者身份信息，解释操作目的。

2. 患者意识状态、治疗用药情况、青霉素用药史、过敏史和家族史；患者注射部位皮肤状况，是否空腹；患者对疾病及用药了解情况，心理状态及合作程度。

【计划】

1. 护士准备　同皮内注射法。

2. 用物准备

（1）治疗车上层　备基础注射盘，青霉素，1ml、2ml和5ml注射器各1支，注射卡，0.1%盐酸肾上腺素1支，地塞米松1支，手消毒液等。

（2）治疗车下层　备锐器回收盒、医用垃圾桶和生活垃圾桶各1个。

3. 环境准备　清洁、安静、光线适宜。

4. 患者准备　明确注射目的和注意事项，能配合操作。取舒适体位。

【实施】

1. 操作流程

（1）试验液配制　皮内试验液为每毫升含200～500U的青霉素生理盐水溶液，注入剂量为0.1ml（20～50U）。临床上青霉素的制剂有40万U、80万U、160万U、400万U，以80万U/瓶青霉素为例进行配制，具体配制方法见表12-17。

表12-17　青霉素皮内试验液的配制方法

青霉素	加入0.9%氯化钠溶液（ml）	青霉素含量（U/ml）	要求
80万U/瓶	4.0	20万	充分溶解
取上液0.1ml	0.9	2万	摇匀
取上液0.1ml	0.9	2000	摇匀
取上液0.1～0.25ml	0.9～0.75	200～500	摇匀

（2）试验方法　核对医嘱，确认患者，再次询问患者无过敏史后，于前臂掌侧下段皮内注射青霉素试验溶液0.1ml（含青霉素20～50U），20分钟后观察并判断皮试结果。

（3）结果判断标准

1）阴性　皮丘无改变、周围无红肿及红晕，无自觉症状。

2）阳性　皮丘隆起增大，出现红晕硬块，直径大于1cm，或红晕周围有伪足、痒感，严重时可发生过敏性休克。

（4）记录结果　将试验结果记录在病历、医嘱单、注射卡上，阴性用蓝笔标注（-），阳性用红笔标注（+）。

2. 注意事项

（1）青霉素过敏试验前必须仔细询问用药史、过敏史和家族史，对青霉素有过敏史者禁止做此项试验。初次用药者、停药 3 天后再用或在使用过程中改用不同生产批号的制剂时，均需做过敏试验。

（2）患者不宜空腹时进行皮试。因个别患者空腹注射时，会发生眩晕、恶心或低血糖晕厥等，易与过敏反应相混淆。

（3）配制试验液时，抽吸药液量要准确，每次抽吸后应充分混匀，注射剂量必须准确。

（4）过敏试验结果阳性者禁用青霉素，在医嘱单、体温单、门诊病历、床头卡和注射卡上醒目注明"青霉素阳性"，并告知患者及家属禁止使用此类药物。

（5）配制试验液或溶解青霉素的生理盐水应专用。试验液与注射液要现用现配，因青霉素溶液极不稳定，放置过久，药物效价降低且易分解产生致敏物质。

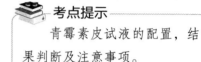

考点提示

　　青霉素皮试液的配置，结果判断及注意事项。

（6）若对试验结果有疑问，应在对侧前臂掌侧下段皮内注射生理盐水 0.1ml，20 分钟后对照观察反应，确认青霉素皮试结果为阴性时方可用药。

3. 健康教育　同皮内注射法。

【评价】

1. 护士操作规范、熟练。试验液配制、试验方法及结果判断正确。

2. 护患沟通有效，患者明确试验目的及配合方法。

二、氨苄西林过敏试验法

【目的】

预防氨苄西林过敏反应。

【评估】

同青霉素过敏试验法。

【计划】

同青霉素过敏试验法，将青霉素换成氨苄西林。

【实施】

1. 操作流程

（1）试验液配制　皮内试验液为每毫升含 500μg 氨苄西林的生理盐水溶液，注入剂量为 0.1ml（50μg）。以 0.5g/瓶的氨苄西林为例进行配制，具体配制方法见表 12-18。

表 12-18　氨苄西林皮内试验液的配制方法

氨苄西林	加入 0.9% 氯化钠溶液	氨苄西林含量	要求
氨苄西林 0.5g/瓶	2.0ml	0.25g/ml	充分溶解
取上液 0.2 ml	0.8ml	50mg/ml	摇匀
取上液 0.1 ml	0.9ml	5mg/ml	摇匀
取上液 0.1ml	0.9ml	500μg/ml	摇匀

（2）试验方法　核对医嘱，确认患者，再次询问患者无过敏史后，于前臂掌侧下段皮内注射氨苄西林试验溶液 0.1ml（含氨苄西林 50μg），20 分钟后观察、判断皮试结果。

（3）结果判断、记录以及过敏反应的处理，同青霉素过敏试验法。

2. 注意事项 同青霉素过敏试验法。

3. 健康教育 同皮内注射法。

【评价】

同青霉素过敏试验法。

三、头孢菌素过敏试验法

头孢菌素类抗生素具有抗菌谱广、疗效好、毒性低等特点，是临床广泛使用的抗生素，但可引起过敏反应，且头孢菌素类与青霉素有部分交叉过敏现象，一般对青霉素过敏者有10%～30%对头孢菌素也过敏，而对头孢菌素过敏者中绝大多数对青霉素过敏，故在用药前需做过敏试验。

【目的】

预防头孢菌素过敏反应。

【评估】

同青霉素过敏试验法。

【计划】

同青霉素过敏试验法，将青霉素换成头孢菌素。

【实施】

1. 操作流程

（1）试验液配制 皮内试验液为每毫升含500μg先锋霉素的0.9%氯化钠溶液，注入剂量为0.1ml（含50μg）。现以先锋霉素0.5g/瓶为例，具体配制方法见表12-19。

表12-19 头孢菌素皮内试验液配制法

先锋霉素	加0.9%氯化钠溶液	先锋霉素含量	要求
0.5g/瓶	2ml	250mg/ml	充分溶解
取上液0.2ml	0.8ml	50mg/ml	摇匀
取上液0.1ml	0.9ml	5mg/ml	摇匀
取上液0.1ml	0.9ml	500μg/ml	摇匀

（2）试验方法 核对医嘱，确认患者，再次询问患者无先锋霉素过敏史后，于前臂掌侧下段皮内注射先锋霉素试验溶液0.1ml（含先锋霉素50μg），20分钟后观察并判断皮试结果。

（3）结果判断、记录以及过敏反应的处理，同青霉素过敏试验法。

2. 注意事项

（1）青霉素过敏者对头孢菌素类有交叉过敏现象，使用头孢菌素应慎重，青霉素过敏性休克者禁止使用头孢菌素类。

（2）在进行试验时，为防止出现假阴性，患者短时间内禁忌使用糖皮质激素类药和抗组胺药。

（3）即使实验结果是阴性，在使用过程中仍有可能发生过敏反应，故使用过程中要严密观察患者的反应。

3. 健康教育 同皮内注射法。

【评价】

同青霉素过敏试验法。

四、链霉素过敏试验法

链霉素因本身的毒性作用及所含杂质（链霉素胍及二链霉胺）能释放组胺，使用时可引起过敏反应或毒性反应。过敏性休克发生率较青霉素低，但比青霉素过敏反应更严重，且死亡率很高，故使用链霉素前，需做过敏试验。

（一）链霉素过敏试验方法

【目的】

预防链霉素过敏反应。

【评估】

同青霉素过敏试验法。

【计划】

同青霉素过敏试验法，将青霉素换成链霉素，另备葡萄糖酸钙或氯化钙。

【实施】

1. 操作流程

（1）试验液配制：皮内试验液为每毫升含 2500U 链霉素的生理盐水溶液，注入剂量为 0.1ml（250U）。现以 100 万 U（1g）/瓶链霉素为例，具体配制方法见表 12－20。

表 12－20　链霉素皮内试验液配制法

链霉素	加 0.9% 氯化钠溶液（ml）	每 ml 链霉素含量（U/ml）	要求
100 万 U（即 1g）/瓶	3.5（溶解后为 4）	25 万	充分溶解
取上液 0.1 ml	0.9	2.5 万	摇匀
取上液 0.1 ml	0.9	2500	摇匀

（2）试验方法：核对医嘱，确认患者，再次询问患者无链霉素过敏史后，于前臂掌侧下段皮内注射链霉素试验溶液 0.1ml（含链霉素 250U），20 分钟后观察并判断皮试结果。

（3）结果判断、记录，同青霉素过敏试验法。

2. 注意事项

（1）过敏试验结果阳性者禁用链霉素，同时告知医生，并在医嘱单、体温单、病历卡、床头卡和注射卡上醒目注明"链霉素阳性"，告知患者及家属。

（2）即使实验结果是阴性，在使用过程中仍有可能发生过敏反应，故使用过程中要严密观察患者的反应。

3. 健康教育　同皮内注射法。

【评价】

同青霉素过敏试验法。

（二）链霉素过敏反应的处理

链霉素过敏反应较少见，临床表现、处理方法和青霉素过敏反应相同。链霉素的毒性反应较过敏反应更常见，可表现为全身麻木、肌肉无力、抽搐、眩晕、耳鸣、耳聋等。发生毒性反应时可缓慢静脉注射 10% 葡萄糖酸钙或氯化钙 10ml，因链霉素可与钙离子络合，

考点提示

先锋霉素、链霉素皮试液配制方法、皮试剂量及方法；链霉素毒性反应处理。

使中毒症状减轻。

五、破伤风抗毒素过敏试验法

破伤风抗毒素（TAT）是一种免疫马血清，能中和患者体液中的破伤风毒素，临床上常用于破伤风的预防和救治。但 TAT 对于人体是一种异种蛋白，具有抗原性，注射后易引起过敏反应，故首次使用前，或曾用过 TAT 但停药时间超过 7 天者，必须做过敏试验。

（一）TAT 过敏试验法

【目的】

预防 TAT 过敏反应。

【评估】

同青霉素过敏试验法。

【计划】

同青霉素过敏试验法，将青霉素换成 TAT。

【实施】

1. 操作流程

（1）试验液配制　皮内试验液为每毫升含 150IU 破伤风抗毒素的生理盐水溶液，注入剂量为 0.1ml（15IU）。具体配制方法：用 1ml 注射器抽取 TAT（每支含 1500IU/ml）原液 0.1ml 加 0.9% 氯化钠溶液稀释至 1ml，则 1ml 内含 TAT 150IU，即为标准试验液。

（2）试验方法　在前臂掌侧下段皮内注射破伤风抗毒素试验液 0.1ml（含 TAT 15IU），20 分钟后观察并判断皮试结果。

（3）结果判断标准

阴性：局部皮丘无改变，周围无红肿，全身无异常反应。

阳性：局部反应为皮丘红肿，硬结直径大于 1.5cm，红晕范围直径超过 4cm，有时出现伪足，痒感。全身过敏反应表现与青霉素过敏反应相类似，以血清病型反应多见。

2. 注意事项

（1）做过敏试验前必须仔细询问用药史、过敏史和家族史。初次用药者、曾用过 TAT 但停药时间超过 7 天者，必须做过敏试验。

（2）皮试液配制时，抽吸药液量要准确，以保证试验液浓度的准确性。

（3）若对试验结果有疑问，应在对侧前臂掌侧下段皮内注射生理盐水 0.1ml，20 分钟后对照观察局部反应。确认 TAT 皮试结果为阴性，将需要剂量一次进行注射，若试验结果为阳性，则采取脱敏注射。

3. 健康教育

（1）向患者讲解用药目的，可能出现的反应及注意事项。

（2）告知患者做药物过敏试验和脱敏注射过程中，若有不适，立即通知护士，以便及时处理。

【评价】

同青霉素过敏试验法。

（二）TAT 脱敏注射法

1. 脱敏注射法 破伤风抗毒素脱敏注射法是对破伤风抗毒素过敏试验阳性者，采用多次剂量递增的方法（表 12 −21），将破伤风抗毒素注入试验阳性者体内。当小剂量 TAT 抗原进入人体后，同吸附于肥大细胞或嗜碱性粒细胞膜上的 IgE 结合，使其逐步释放少量的组胺等活性物质，被机体本身释放的组胺酶分解，不至于对机体产生严重损害。因此，经过多次小量反复注射 TAT 后，可使细胞表面的 IgE 抗体大部分甚至全部被结合而消耗掉，便不会发生过敏反应。

表 12 −21 破伤风抗毒素脱敏注射法

次数	TAT（ml）	加 0.9%氯化钠溶液	注射方法	间隔时间（分钟）
1	0.1	0.9	肌内注射	20
2	0.2	0.8	肌内注射	20
3	0.3	0.7	肌内注射	20
4	余量	稀释至 1ml	肌内注射	20

2. 注意事项 脱敏注射时，要密切观察患者反应，若发现患者有面色苍白、气促、发绀、荨麻疹、头晕、心悸等不适或发生过敏性休克时，应立即停止注射，并配合医生进行抢救。若反应轻微，延长间隔时间，可待反应消退后注射，酌情增加注射次数，以达到顺利完成脱敏注射。

 考点提示
TAT 皮试液配制、皮试方法、结果判断、脱敏注射法。

六、普鲁卡因过敏试验法

普鲁卡因（procaine）是一种常用局部麻醉药，偶尔发生轻重不一的过敏反应，故首次应用前须先做过敏试验，结果阴性才可使用。

【目的】

预防普鲁卡因过敏反应。

【评估】

同青霉素过敏试验法。

【计划】

同青霉素过敏试验法，将青霉素换成普鲁卡因。

【实施】

1. 试验液配制 皮内试验液为每毫升含 2.5mg 普鲁卡因的生理盐水溶液，注入剂量为 0.1ml（含 0.25mg）。以 1%普鲁卡因 1ml（10mg）1 支为例，用 1 毫升注射器抽取 0.25ml 药液，加 0.9%氯化钠溶液稀释至 1ml，则每毫升含 2.5mg，即为普鲁卡因皮试液。

2. 试验方法、结果判断、过敏反应处理均同青霉素过敏试验法。

【评价】

同青霉素过敏试验法。

七、细胞色素 C 过敏试验法

细胞色素 C 是一种辅酶，能引起过敏反应，故用药前须做过敏试验，结果为阴性者方可用药。

【目的】

预防细胞色素 C 过敏反应。

【评估】

同青霉素过敏试验法。

【计划】

同青霉素过敏试验法，将青霉素换成细胞色素 C。

【实施】

1. 操作流程

（1）试验液配制 皮内试验液为每毫升含 0.75mg 细胞色素 C 的生理盐水溶液，注入剂量为 0.1ml（含 0.075mg）。以每支 2ml 含 15mg 细胞色素 C 为例，用 1ml 注射器抽取原液 0.1ml，加 0.9% 氯化钠溶液稀释至 1ml，则每毫升含细胞色素 C 0.75mg，即为细胞色素 C 皮试液。

（2）试验方法

1）皮内试验 在患者前臂掌侧下段按皮内注射的方法注射细胞色素 C 试验液 0.1ml（含细胞色素 C 0.075mg），20 分钟后观察并判断皮试结果。

2）划痕试验 用 75% 乙醇消毒患者前臂掌侧下段皮肤，待干后，滴 1 滴细胞色素 C 原液（每毫升含 7.5mg），用无菌针头透过药液，在表皮划痕两道，长约 0.5cm，深度以微量渗血为宜，20 分钟后观察并判断皮试结果。

（3）皮试结果判断 同青霉素。

2. 过敏反应处理 同青霉素过敏试验法。

【评价】

同青霉素过敏试验法。

八、碘过敏试验法

临床上，常用碘化物造影剂进行支气管、心血管、脑血管、肾脏、胆囊、膀胱等组织和器官的造影，该药物可发生过敏反应，故在造影前 1~2 天应做过敏试验，结果阴性者，方可做碘造影检查。

【目的】

预防碘过敏反应。

【评估】

同青霉素过敏试验法。

【计划】

同青霉素过敏试验法，将青霉素换成碘液。

【实施】

1. 试验方法

（1）皮内注射法 取碘造影剂 0.1ml（30% 泛影葡胺 1ml）作皮内注射，20 分钟后观察并判断皮试结果。

（2）口服法 检查前 3 天开始，口服 5%~10% 碘化钾 5ml，每日 3 次，共 3 天，观察并判断试验结果。

（3）静脉注射法　取碘造影剂 1ml（30% 泛影葡胺 1ml），缓慢静脉注射，观察 5～10 分钟后判断试验结果。在静脉注射造影剂前，必须先行皮内注射，然后再行静脉注射，若实验结果为阴性，方可进行碘剂造影。

2. 结果判断标准

（1）皮内注射法　局部红肿、有硬结，直径超过 1cm 为阳性。

（2）口服法　出现口麻、头晕、心慌、恶心、呕吐、荨麻疹等症状为阳性。

（3）静脉注射法　有脉搏、呼吸、血压和面色等改变为阳性。

3. 注意事项

（1）在静脉注射造影剂前，必须先做皮内试验，结果为阴性时再行静脉注射试验，2 次试验结果均为阴性者，方可进行碘剂造影。

（2）少数人过敏试验为阴性，但在注射碘造影剂时发生过敏反应，故在造影时仍需备好急救物品。

4. 过敏反应的处理　同青霉素过敏反应处理。

考点提示

　普鲁卡因、细胞色素 C 皮试液配置，皮试方法，结果判断。

【评价】

同青霉素过敏试验法。

第六节　局部给药

根据各专科特殊治疗的需要，还可采取以下局部给药方法。

一、滴药法

滴药法是指将药液滴入眼、鼻、耳等处，以达到局部或全身的治疗作用，或者做某些诊断检查的一种给药方法。

（一）滴眼法

1. 目的　用眼药滴瓶或滴管将药液滴入眼结膜囊，以达到消炎、杀菌、麻醉、收敛、散瞳、缩瞳等治疗作用或者做某些诊断检查。

2. 操作方法　护士备齐用物至患者床旁，核对床头卡及腕带信息，向患者解释目的及配合方法，协助患者取坐位或仰卧位，头略后仰，用干棉签拭去眼分泌物，嘱患者眼睛向上注视。左手取一干棉球放于患者下眼睑处，并用示指固定上眼睑，拇指将下眼睑向下牵拉；右手持滴管或滴瓶，手掌根部轻轻放于患者前额，滴管距离眼睑 1～2cm 处，将药液 1～2 滴滴入结膜下穹窿中央。轻提上睑，使药液均匀扩散于眼球表面，以干棉球拭干流出的药液。涂眼药膏者，则将 1cm 左右长度的眼药膏挤入下穹窿部。

3. 注意事项

（1）操作时严格执行无菌操作原则，预防交叉感染。

（2）认真核对，注意检查眼药水的质量和药液的性质。滴药时，一般先左后右，防止遗漏和差错。应用有致痛的眼药或散瞳药时，应事先告知患者以消除紧张。

（3）滴药的动作应轻柔，防止伤及眼球。

扫码"学一学"

（二）滴鼻法

1. 目的 将药液滴入鼻腔，治疗副鼻窦炎；或者滴入血管收缩剂，减少分泌，减轻鼻塞症状。

2. 操作方法 护士备齐用物至患者床旁，核对床头卡及腕带信息，向患者解释目的及配合方法。嘱患者先排出鼻腔分泌物并清洁鼻腔，解开衣领，协助患者取仰卧位或侧卧位。护士一手持干棉球，以手指轻推鼻尖，暴露鼻腔。另一手持滴瓶距离鼻孔 2cm 处向鼻孔内滴入药液 3~5 滴。轻捏鼻翼或嘱患者将头部略向两侧轻轻摇动，然后捏鼻坐起。

3. 注意事项 注意观察患者用药后是否出现黏膜充血加剧。血管收缩剂连续使用时间不可过长。

（三）滴耳法

1. 目的 将药液滴入耳道，以达到清洁消炎的目的。

2. 操作方法 护士备齐用物至患者床旁，核对床头卡及腕带信息，向患者解释目的及配合方法。协助患者侧卧位，患耳向上，用棉签清洁耳道。护士一手持干棉球，将耳郭向后上方轻拉，使耳道变直。另一手持滴管，掌根轻置于耳郭旁，将药液滴入耳道 2~3 滴，并轻提耳郭或轻压耳屏，将干棉球塞入外耳道口。嘱患者保持原体位 1~2 分钟，观察有无不良反应。

3. 注意事项

（1）滴管口不可触及患者外耳道，防止交叉感染。

（2）滴入的药液温度要适宜，避免刺激内耳引起眩晕。

（3）如昆虫类进入耳道，可选用油剂药液，滴药后 2~3 分钟便可取出。清除耳内耵聍滴入软化剂后可有胀感，耵聍取出后胀感即消失，嘱患者不必紧张。

二、插入给药法

插入给药法常用栓剂进行插入给药，包括直肠给药和阴道给药。栓剂的熔点是 37℃左右，进入体腔后能慢慢融化而产生疗效。

（一）直肠栓剂插入法

1. 目的 将栓剂插入直肠，产生局部或全身治疗作用。

2. 操作方法 护士备齐用物至患者床旁，核对床头卡及腕带信息，向患者解释目的及配合方法。协助患者取侧卧位，膝部弯曲，暴露肛门。护士戴上指套或手套，嘱患者张口深呼吸，尽量放松，将栓剂插入患者肛门，并用示指将栓剂沿直肠壁朝脐部方向轻轻送入 6~7cm，保持侧卧姿势，15 分钟后改变体位。

3. 注意事项 操作前嘱患者先排净大便，使药物与肠黏膜充分接触，增强效果。操作时动作要轻柔，注意保护患者隐私。

（二）阴道栓剂插入法

1. 目的 将消炎、抗菌栓剂插入阴道，达到局部治疗作用。

2. 操作方法 护士备齐用物至患者床旁，核对床头卡及腕带信息，向患者解释目的及配合方法。协助患者取屈膝仰卧位，分开双腿，露出会阴部。嘱患者张口深呼吸，尽量放松，护士一手戴指套或手套，以示指或利用置入器将栓剂沿阴道下后方轻轻送入 5cm 以上，嘱患者仰卧 15 分钟以上，以利药物吸收。

3. 注意事项 操作时准确判断阴道口位置，必须置入足够深度，注意保护患者隐私。

指导患者治疗期间避免性生活及盆浴，阴道出血和月经期禁用。

三、皮肤用药法

皮肤用药是将药物直接涂于皮肤，起到局部治疗的作用。皮肤用药有溶液、软膏、糊剂等多种剂型。

（一）溶液类

将塑料布或橡胶单垫在患处下方，用持物钳直接夹取蘸湿药液的棉球，涂抹于患处，直至局部皮肤清洁后用干棉球擦干。主要用于急性皮炎伴有大量渗液或脓液的患者。

（二）软膏类

用棉签将软膏涂于患处，不必涂药过厚，除局部有溃疡或大片糜烂时，一般不需要包扎。

（三）糊剂类

用棉签将药糊直接涂于患处，不宜涂药太厚，还可将药物涂于无菌纱布上，然后贴于受损皮肤处，包扎固定。主要用于亚急性皮炎，有少量渗液或轻度糜烂的患者。皮肤给药操作前了解患者对局部用药处的主观感觉，有针对性地做好解释工作。注意观察用药后局部皮肤反应情况，特别加强对小儿和老年患者的观察，随时评价用药效果。

四、舌下用药法

舌下用药法是药物通过舌下口腔黏膜丰富的毛细血管吸收达到治疗作用，可避免胃肠道刺激、吸收不全和首过消除作用，而且起效快。使用时指导患者将药物放在舌下，让其自然溶解吸收，不可咀嚼吞下，否则会影响药物疗效。同时要教会患者如何评价药效，若用药后症状不缓解，可以重复用药，但应在服药同时及时就医。

本章小结

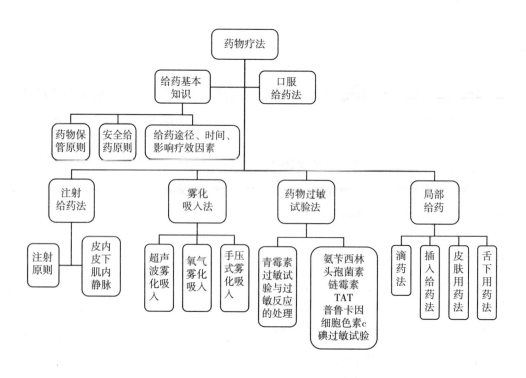

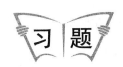

一、选择题

【A1/A2 型题】

1. 关于药品的保管下列哪项是错误的
   A. 抗生素按有效日期先后排列　　B. 药瓶上应有明显的标签
   C. 外用药用红色边标签　　　　　D. 剧毒药用蓝色边标签
   E. 由专人保管，定期检查

2. 执行给药原则中，错误的一项是
   A. 任何时候均可按口头医嘱给药　　　　B. 给药途径要准确
   C. 给药时间要准确　　　　　　　　　　D. 注意用药不良反应
   E. 给药后要注意观察疗效

3. 发生青霉素过敏性休克时，临床最早出现的症状是
   A. 烦躁不安、血压下降　　B. 四肢麻木、头晕眼花　　C. 腹痛、腹泻
   D. 意识丧失、尿便失禁　　E. 呼吸道阻塞症状

4. 抢救青霉素过敏性休克时，首选药物是
   A. 去甲肾上腺素　　　　B. 盐酸肾上腺素　　　　C. 苯肾上腺素
   D. 异丙基肾上腺素　　　E. 盐酸异丙嗪

5. 对接受青霉素治疗的患者，如果停药几天以上，必须重新做过敏试验
   A. 1 天　　　　　　　　B. 2 天　　　　　　　　C. 3 天
   D. 4 天　　　　　　　　E. 5 天

6. 接受破伤风抗毒素脱敏的患者出现气急、发绀、头晕时，应采取的措施是
   A. 立即停止注射　　　　B. 立即通知医生　　　　C. 继续按计划注射
   D. 立即停止注射并从速处理　　E. 重新开始脱敏注射

7. 氧气雾化吸入时，氧流量应调至
   A. 0.5L/min　　　　　　B. 1~2L/min　　　　　　C. 2~4L/min
   D. 6~8L/min　　　　　　E. 8~10L/min

8. 下列有关皮内注射的描述错误的是
   A. 做过敏试验时，不可用碘酊消毒皮肤　　B. 注射部位可在前臂掌侧下段
   C. 进针角度为 5°　　　　　　　　　　　D. 也可用于预防接种
   E. 拔针时应用无菌的干棉签按住针眼

9. 股静脉注射操作哪项不妥
   A. 患者取仰卧位、下肢伸直略外展
   B. 常规消毒局部皮肤并消毒术者左手示指和拇指
   C. 在腹股沟中左手示指触及动脉搏动最明显部位，在其外侧 0.5cm 处垂直刺入
   D. 抽动活塞见暗红色回血，可注入药物
   E. 拔针后局部立即用无菌纱布加压止血 3~5 分钟

10. 进行药物过敏试验前，最重要的准备工作是
    A. 环境要清洁、宽敞　　　　　B. 备好70%乙醇及无菌棉签
    C. 抽药剂量要准确　　　　　　D. 询问患者有无过敏史
    E. 选择合适的注射部位

11. 为长期进行肌内注射的患者进行注射时，下列哪项是错误的
    A. 评估患者局部组织状态　　　B. 针梗全部刺入
    C. 询问患者有无过敏史　　　　D. 认真消毒患者局部皮肤
    E. 患者体位舒适

12. 实施无痛肌内注射的措施，下列哪项不妥
    A. 患者侧卧位时上腿弯曲　　　B. 患者俯卧位时足尖相对，足跟分开
    C. 推注药液速度缓慢　　　　　D. 不在有硬结的部位进针
    E. 同时注射两种药液时，应后注射刺激性强的药液

13. 肌内注射部位为
    A. 髂前上棘与尾骨连线外上1/2处　　　　B. 髂前上棘与尾骨连线内上1/2处
    C. 髂前上棘与尾骨连线外上1/3处　　　　D. 髂前上棘与尾骨连线内上1/3处
    E. 髂前上棘与尾骨连线内下1/3处

14. 注射进针时针梗与皮肤的角度，下列错误的是
    A. 皮内注射呈5°　　　B. 皮下注射呈50°　　　C. 肌内注射呈90°
    D. 静脉注射呈20°　　　E. 股静脉注射呈90°或45°

15. 输液瓶中同时加入数种药物时，应特别注意药物的
    A. 作用和副作用　　　B. 刺激性　　　C. 配伍禁忌
    D. 剂量浓度　　　　　E. 加药顺序

16. 静脉注射操作中，下述不妥的是
    A. 长期注射者由远端到近端选择血管
    B. 进针时针头与皮肤呈20°角
    C. 在穿刺部位上方5cm处扎止血带
    D. 在静脉上方或侧方进针
    E. 拔针后用干棉签按压静脉穿刺点

17. 为防止感染，注射时下列最重要的是
    A. 不在硬结处进针　　　　　B. 注射器完整无裂痕
    C. 针头无锈无钩锐利　　　　D. 注射前洗手戴口罩
    E. 皮肤消毒直径为5cm

18. 注射原则叙述不正确的是
    A. 严格遵守无菌操作　　　　B. 发现药液过期、变质不可使用
    C. 选择合适的注射部位　　　D. 注射前，注射器内空气要排尽
    E. 注射时做到进针、推药要快，拔针要慢

19. 静脉穿刺失败的常见原因不包括
    A. 刺入过深　　　　　　　　　　　　　B. 刺入过浅

C. 针头斜面未完全进入血管内　　　　　　D. 皮下脂肪过多

E. 针头未刺入静脉内

20. 遵医嘱为患者肌内注射小剂量药物，护士为其选用上臂三角肌进行注射，其注射区是

A. 三角肌下缘 2~3 横指处　　　　　　B. 三角肌上缘 2~3 横指处

C. 上臂内侧，肩峰下 2~3 横指处　　　D. 上臂外侧，肩峰下 2~3 横指处

E. 肱二头肌下缘 2~3 横指处

21. 护士在为患者静脉注射 25% 葡萄糖溶液过程中，患者自述疼痛，推注时稍有阻力，推注部位局部水肿，抽无回血，此情况应考虑是

A. 针头滑出血管外　　　　B. 针头部分阻塞

C. 针头斜面紧贴血管壁　　D. 静脉痉挛

E. 针尖斜面一部分穿透下面血管壁

22. 患者因患呼吸系统疾病，需同时服用以下几种药物，安排在最后服用的药物是

A. 维生素 C　　　　　　B. 维生素 B_1　　　　　C. 氨茶碱

D. 复方川贝片　　　　　E. 止咳糖浆

23. 患者，女，66 岁。患慢性心功能不全，医嘱口服地高辛 0.25mg qd，护士发药前应首先

A. 了解心理反应　　　　B. 测量血压　　　　　　C. 观察意识状态

D. 测脉率及脉律　　　　E. 检查瞳孔

24. 患者，男，25 岁。支气管肺炎，医嘱给予青霉素治疗，行青霉素皮试。以下注射操作正确的是

A. 注射部位取前臂掌侧下段　　B. 用稀碘酊消毒皮肤

C. 进针后抽回血　　　　　　　D. 推药液于真皮下

E. 拔针后用干棉签按压

25. 患者青霉素皮试呈阳性反应，下列措施哪项错误

A. 报告医生，修改治疗方案

B. 告知患者、家属，以后再用青霉素一定重做青霉素皮试

C. 在体温单、床头卡或门诊卡醒目注明青霉素阳性标记

D. 做好急救准备

E. 禁用青霉素

26. 患者，男，23 岁。在工地被铁器刺伤。医嘱给予破伤风抗毒素肌内注射，皮试结果呈阳性，脱敏注射方法为

A. 分 2 次肌内注射　　　　　　　B. 分 4 次肌内注射

C. 分 2 次平均稀释，肌内注射　　D. 分 4 次平均稀释，肌内注射

E. 分 4 次稀释，逐渐增量，肌内注射

27. 患者，女，30 岁。扁桃体发炎注射青霉素后 10 天，皮肤瘙痒，腹痛，T 37.8℃，膝关节痛，全身淋巴结肿大，患者发生了

A. 皮肤过敏　　　　　　B. 消化道反应　　　　　　C. 血清病型反应

D. 关节炎　　　　　　　E. 过敏性休克

28. 患者，男，65岁。上午10时行磁共振检查，护士分发口服药时患者未回，此时正确的处理是

    A. 交给病友   B. 暂缓发药   C. 置于床头柜

    D. 交给患者家属   E. 将药品退回药房

29. 肺结核患者使用链霉素治疗过程中，出现全身麻木、抽搐，此时选用治疗的药物是

    A. 10% 葡萄糖酸钙   B. 0.1% 肾上腺素   C. 新斯的明

    D. 地塞米松   E. 山埂茶碱

30. 患者，女，32岁。不慎割破手指，医嘱TAT肌内注射，立刻执行。患者行TAT过敏试验，结果阳性，正确的做法是

    A. 禁用TAT注射   B. 备好抢救物品，直接注射TAT

    C. 注射肾上腺素等药物抗过敏   D. 采用脱敏疗法注射TAT

    E. 再用生理盐水做对照试验

31. 患者患2型糖尿病，需长期注射胰岛素，出院时护士对其进行健康指导，下列不恰当的是

    A. 不可在发炎、瘢痕、硬结处注射   B. 应在上臂三角肌下缘处注射

    C. 进针后不能有回血   D. 注射区皮肤应消毒

    E. 行皮下注射，进针角度为30°~40°

32. 患儿，1岁8个月。因支气管炎需肌内注射青霉素，其注射部位最好选用

    A. 臀大肌   B. 臀中肌、臀小肌   C. 上臂三角肌

    D. 前臂外侧肌   E. 股外侧肌

33. 患者，男。因结核性脑膜性炎需肌内注射链霉素，患者取侧卧位时，正确的体位是

    A. 下腿伸直，上腿稍弯曲   B. 上腿伸直，下腿稍弯曲

    C. 双膝向腹部弯曲   D. 两腿弯曲

    E. 两腿伸直

【A3型题】

(34~36题共用题干)

患者，男，67岁。患慢性支气管炎。近几天咳嗽加剧，痰液黏稠，不易咳出，给予超声波雾化吸入治疗。

34. 为该患者做超声波雾化吸入治疗，首选的药物是

    A. 沙丁胺醇   B. 氨茶碱   C. 地塞米松

    D. α-胰凝乳蛋白酶   E. 青霉素

35. 进行雾化吸入时不正确的操作步骤是

    A. 水槽内盛冷蒸馏水   B. 雾化罐内药液稀释至30~50ml

    C. 先开电源开关，再开雾化开关   D. 使用中水槽内换水时不必关机

    E. 治疗毕，先关雾化开关，再关电源开关

36. 雾化吸入治疗结束后，不需消毒的物品是

    A. 雾化罐   B. 水槽   C. 螺纹管

    D. 口含嘴   E. 面罩

(37~38 题共用题干)

患者，男，64 岁。患糖尿病 10 年，常规进行胰岛素 6U，餐前 30 分钟，H。

37. "H"译成中文的正确含义是

    A. 皮内注射　　　　　　B. 皮下注射　　　　　　C. 肌内注射

    D. 静脉注射　　　　　　E. 静脉点滴

38. 选择合适的注射部位是

    A. 腹部　　　　　　　　B. 股外侧肌　　　　　　C. 臀大肌

    D. 前臂外侧肌　　　　　E. 臀中、臀小肌

(39~41 题共用题干)

患者，男，18 岁，患急性扁桃体炎，医嘱青霉素皮试。

39. 其皮内注射剂量为 0.1ml

    A. 10U　　　　　　　　B. 50U　　　　　　　　C. 100U

    D. 500U　　　　　　　E. 2500U

40. 皮试后 5 分钟患者出现胸闷、气急伴濒危感，皮肤瘙痒，面色苍白，出冷汗，脉细速，血压下降，烦躁不安，考虑患者出现了何种情况

    A. 青霉素毒性反应　　　B. 血清病型反应　　　　C. 呼吸道过敏反应

    D. 青霉素过敏性休克　　E. 皮肤组织过敏反应

41. 根据患者病情，应首先采取的紧急措施是

    A. 立即停药平卧，皮下注射 0.1% 盐酸肾上腺素　　B. 立即皮下注射异丙肾上腺素

    C. 立即静脉注射地塞米松　　　　　　　　　　　　D. 立即注射呼吸兴奋剂

    E. 立即静脉输液，给予升压药滴入

二、思考题

患者，女，18 岁。T 39℃，脉搏 114 次/分，咽喉疼痛，诊断为"化脓性扁桃体炎"。遵医嘱青霉素皮试，在做青霉素皮试试验后约 4 分钟时，患者突然胸闷、气促、面色苍白、脉细弱、出冷汗，血压 70/50mmHg。

请问：

1. 此患者发生了什么情况？应如何处理？

2. 发生这种情况的原因是什么？如何预防这种情况的发生？

3. 为了减少过敏反应的发生应采取哪些防止措施？

综合训练

患者，62 岁。因摔伤致腰背部疼痛，活动受限 2 小时，急诊入院。查体：T 36.5℃，P 86 次/分，R 20 次/分，BP 130/86mmHg。神志清楚，表情紧张，腰背部肿胀、压痛、腰部活动受限，双下肢肌力正常，感觉正常。X 线片示腰 4~5 椎体压缩性骨折。在全身麻醉下行骨折切开复位内固定术，术后当晚主诉伤口疼痛，遵医嘱给予：平卧硬板床；哌替啶 50mg im st；留置导尿；青霉素皮试；请模拟上述情境执行医嘱。

扫码"练一练"

（王君华）

第十三章 静脉输液与静脉输血

学习目标

1. **掌握** 静脉输液原则；静脉输液速度与时间的计算方法；常见输液故障及处理；输液微粒污染的概念；静脉输液、输血反应的临床表现，预防与护理。

2. **熟悉** 静脉输液、静脉输血的目的；输液微粒污染的危害及预防措施；血型和交叉相容配血试验、常用血制品种类及作用。

3. **了解** 静脉输液原理、常用溶液的种类及作用；静脉输液治疗环境；经外周中心静脉置管输液（PICC）治疗方法。

4. 能熟练进行外周静脉输液、输血；能正确处理输液故障，确保静脉输液、输血治疗安全。

5. 具有认真、仔细、严谨的工作态度；尊重关爱患者的意识。

案例导入

患者，男，78岁。因"糖尿病肾病"入院治疗。入院后，患者精神萎靡，面色苍白，眼睑浮肿，尿量减少。护理体检：T 38.7℃，P 92次/分，R 22次/分，BP 150/90mmhg，血FBG 9.8mmol/L，Hb 69g/L，尿蛋白定量0.7g/24h，双肺可闻及干湿啰音。医嘱予抗炎、利尿、降压、控制血糖及对症支持治疗，其中给予头孢米诺钠静脉滴注，同型浓缩红细胞4U静脉输注。

请问：

1. 该患者输液、输血的目的是什么？

2. 静脉输液、输血有哪些方法？如何完成静脉输液与静脉输血？

3. 在输液、输血的过程中，可能发生哪些不良反应？应如何处理与预防？

4. 如何让患者获得相关的健康知识？

静脉输液与静脉输血是临床治疗疾病、抢救病人的重要途径。通过静脉输液与输血能及时、有效地补充水分、血容量，纠正水、电解质及酸碱平衡失调；增加血容量，改善微循环；输注药物，治疗疾病。因此，护理人员须熟练掌握静脉输液输血知识及操作技能，密切观察，预防和处理不良反应，确保患者治疗安全。

扫码"学一学"

第一节 静脉输液

静脉输液（intravenous infusion）是利用大气压和液体静压将大量无菌溶液或药物直接

输入静脉的治疗方法。

一、静脉输液目的

1. 补充水分、电解质，调节或维持体内水、电解质及酸碱平衡。常用于脱水、酸碱代谢紊乱等患者。

2. 增加循环血量，改善微循环，维持血压。用于大出血、休克和严重烧伤患者。

3. 输入药物，治疗疾病。如输入抗生素控制感染；输入解毒剂达到解毒作用。

4. 补充营养，供给热能，促进组织修复，维持正氮平衡。常用于慢性消耗性疾病、胃肠道吸收障碍及不能进食的患者。

二、常用溶液及作用

（一）晶体溶液

晶体溶液（crystalloid solution）分子量小，在血管内存留时间较短，能有效维持血浆晶体渗透压，调节细胞内外水分的平衡。临床常用的晶体溶液见表 13 - 1。

扫码"看一看"

表 13 - 1　常用晶体溶液

种类	作用	常用溶液
葡萄糖溶液	补充水分、热量，减少蛋白质消耗，防止酮体产生，促进钠（钾）进入细胞内。常为静脉给药的稀释液	5% ~10% 葡萄糖溶液
等渗电解质溶液	补充水分、电解质，维持体液容量和渗透压平衡	0.9% 氯化钠溶液、5% 葡萄糖氯化钠溶液、复方氯化钠溶液
碱性溶液	纠正酸中毒，调节酸碱平衡	4% 或 1.4% 碳酸氢钠溶液 11.2% 乳酸钠溶液
高渗溶液	可迅速提高血浆渗透压，利尿脱水，消除水肿。同时可降低颅内压，改善中枢神经系统的功能	20% 甘露醇、25% 山梨醇 25% ~50% 葡萄糖溶液

（二）胶体溶液

胶体溶液（colloidal solution）分子量大，在血液内存留时间长，能有效维持血浆胶体渗透压，调节血管内外环境的平衡，达到增加血容量，改善微循环，提高血压的目的。临床常用的胶体溶液如下。

1. 右旋糖酐　为水溶性多糖类高分子聚合物。常用溶液有中分子右旋糖酐和低分子右旋糖酐。中分子右旋糖酐能提高血浆胶体渗透压，扩充血容量；低分子右旋糖酐能降低血液黏稠度，改善微循环和抗血栓形成。

2. 代血浆　作用与低分子右旋糖酐相似，扩容效果好，急性大出血时可与全血共用。多用于失血性休克、严重烧伤等患者。常用代血浆有羟乙基淀粉（706 代血浆）、聚乙烯吡咯酮、氧化聚明胶等。

3. 血液制品　能提高血浆胶体渗透压，增加循环血量，补充蛋白质和抗体，有利于组织修复和增强机体抵抗力。常用血液制品有 5% 白蛋白和血浆蛋白等。

（三）静脉高营养液

高营养液能供给患者热能，维持正氮平衡，补充各种维生素和矿物质。其主要成分有氨基酸、脂肪酸、维生素、矿物质、高浓度葡萄糖以及水分。常用溶液有复方氨基酸、脂肪乳剂等。

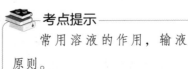

考点提示
　　常用溶液的作用，输液原则。

输入溶液的种类及量应根据患者水、电解质及酸碱平衡紊乱的程度来确定，一般遵循"先晶后胶、先盐后糖、宁酸勿碱、宁少勿多"的原则。

三、常用静脉输液部位

静脉输液部位，应根据患者的病情缓急、年龄、神志、体位和输入溶液的性质及量选择，常用的输液部位如下。

1. 四肢浅静脉　上肢常用的浅静脉有手背静脉网、肘正中静脉、贵要静脉和头静脉。手背静脉网是 3 岁以上小儿及成人患者输液时的首选部位。下肢常用的浅静脉有足背静脉网、小隐静脉和大隐静脉，因下肢静脉有静脉瓣，容易形成血栓，故下肢浅静脉不作为静脉输液的首选部位。

2. 头皮静脉　常用头皮静脉有额静脉、颞浅静脉、枕静脉和耳后静脉，常用于 3 岁以下小儿。

3. 中心静脉

（1）经颈外静脉和锁骨下静脉插管　将导管从锁骨下静脉或颈外静脉插入，远端留置于上腔静脉内。

（2）经外周中心静脉置管　将导管经贵要静脉、肘正中静脉、头静脉、腋静脉插入，其导管末端留置于上腔静脉内。

四、常用静脉输液法

（一）周围静脉输液法

静脉输液可分为全密闭式静脉输液和半开放式静脉输液两种。全密闭式静脉输液是利用原装密闭瓶（袋）插管输液的方法，输液污染机会少，应用广泛；半开放式静脉输液能灵活加入各种药液，在手术室、监护病房及患儿输液时使用，但易污染，目前已少用。以下介绍密闭式静脉输液法。

【评估】

1. 核对医嘱和患者身份信息，解释输液目的。

2. 患者意识状态、病情、治疗用药情况；注射部位皮肤有无红、肿、瘢痕，静脉是否充盈、有无压痛、扭曲及静脉瓣情况；心理状态、配合程度及疾病知识。

【计划】

1. 护士准备　穿戴整齐，修剪指甲，洗手，戴口罩，熟悉所用药物、液体的作用及操作流程。

2. 用物准备

（1）治疗车上层　备基础注射盘、输液卡、液体和药物（按医嘱准备）、一次性注射器、止血带、输液贴或胶布、一次性输液器、笔、一次性手套、手消毒液。必要时备夹板、棉垫和绷带。

（2）治疗车下层　备锐器收集盒、医用垃圾桶和生活垃圾桶。

3. 环境准备　清洁、安静、光线充足，温湿度适宜。

4. 患者准备　了解输液目的、注意事项及配合方法；排空大小便；取舒适体位。

【实施】

1. 操作流程　见表 13 - 2。

表 13 - 2　密闭式静脉输液法

操作流程	流程说明	人文关注
（1）核对检查	根据医嘱，查对输液卡，填写瓶签并核对无误，检查药物及所输液体质量，将瓶签倒贴于输液瓶（袋）上	认真查对，防差错
（2）加药插管	去除输液瓶（袋）拉环，常规消毒瓶口，按医嘱加药，加药后再次检查溶液，检查输液器外包装及有效期，关闭调节器，将带输液器的针头插入瓶塞至针头根部	细致检查，防污染
（3）再次核对	操作者再次查对，请另一护士核对无误并签名	
（4）核对挂瓶	携用物至床旁，核对床号、姓名及手腕信息，安置合适体位，将输液瓶倒挂于输液架上并固定通气管，备输液贴，戴手套	亲切问候，礼貌称呼，耐心解释
（5）初次排气	取出输液管，手执针柄旋紧乳头，倒置茂菲滴管，打开调节器，待滴管内液面达 1/2～2/3 时，折叠滴管根部，迅速放下滴管，使液体流至输液管和针头连接处，关闭调节器，检查茂菲滴管液面以下输液管内无气泡	询问患者注射哪侧肢体，协助暴露注射部位，保护隐私
（6）扎带消毒	穿刺侧肢体下垫小枕及治疗巾，在穿刺点上方 6cm 处扎止血带，按常规方法消毒穿刺部位皮肤，待干，嘱患者握拳	告知扎止血带的目的与握拳方法
（7）穿刺固定	再次核对，取下针帽，再次排气。检查无气泡后手持针柄使针头斜面朝上，与皮肤呈 10°～20°角进针，穿刺静脉。见回血后放平针头，再沿血管平行送入针头少许。嘱患者松拳、松止血带、调节器，待液体滴入顺畅，患者无不适，用敷贴固定，取下止血带和垫枕	动作轻柔，询问患者感受。告知穿刺固定的作用与配合方法
（8）调节记录	根据病情、年龄及药物性质调节滴速，再次核对无误后，记录输液时间、滴速并签名，将输液卡挂于输液架上，协助患者取舒适卧位	解释滴速调节意义，交代注意事项
（9）指导交代	脱手套，洗手，脱口罩。呼叫器置于患者易取处，交代注意事项	演示呼叫器的使用
（10）用物处理	用物按医疗垃圾分类处理，洗手	
（11）巡视观察	局部有无红、肿、疼痛等情况，一旦发现，立即处理	询问患者感受
（12）换液拔针	待一瓶液体输完后，核对第二瓶液体，确认无误后，常规消毒第二瓶液体，从输完液体瓶内拔出输液器针头，插入下一瓶内，液体输入通畅后记录执行时间、滴速、签名。确认输液完毕，关闭调节器，轻揭胶布，用无菌敷贴轻压穿刺点上方或用干棉签轻压，快速拔针，按压至不出血，协助患者取舒适卧位，整理床单位	患者按压至无出血嘱患者若有不适，立即呼叫。耐心回答患者问题，感谢患者配合
（13）用物处理	垃圾分类处理，洗手，记录	

2. 注意事项

（1）严格执行无菌操作及查对制度，防止交叉感染，做到一人一巾一带。

（2）根据治疗原则、疾病缓急、药物半衰期等合理安排输液顺序，注意药物应无配伍禁忌。

（3）输液前，排尽输液管内空气，输液中及时换瓶，输液毕及时拔针，加压输液时应有专人守护，严防空气栓塞的发生。

（4）长期输液者，应合理使用静脉，保护血管。输入刺激性强及特殊药物时，务必确保针头在血管内，防药液外渗。

（5）根据患者病情、年龄及药物性质调节滴速。一般成人 40～60 滴/分，儿童 20～40 滴/分。对年老体弱、心血管功能不良、婴幼儿或输入刺激性较强的药物时速度宜慢；对严重脱水、血容量不足、心肺功能良好者输液速度可适当加快。

（6）输液过程中严密观察液体滴入是否通畅以及滴入速度是否合适；输液管有无漏水、扭曲受压；穿刺局部有无肿胀、疼痛，以及其他不适。发现异常及时处理，并做好记录。

（7）连续输液 24 小时以上者，需每天更换输液器。

3. 健康教育

（1）向患者解释不可自行调节输液滴速的原因。

（2）长期输液的患者，做好心理护理，消除患者焦虑、烦躁等不良情绪。

【评价】

1. 护士正确执行医嘱，严格遵守无菌操作和查对制度，操作规范、熟练、轻稳。

2. 患者能理解输液目的，主动配合，无不良反应。

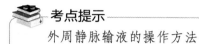

考点提示

> 外周静脉输液的操作方法及注意事项。

（二）静脉留置针输液法

静脉留置针套管柔软，不易穿破血管壁，可留置 3~5 天以避免反复静脉穿刺，减轻血管损伤的程度，还能随时开放静脉输液，便于急救给药，已广泛运用临床。

【评估】

同周围静脉输液法。

【计划】

同周围静脉输液法。

另备静脉留置针一套（图 13-1）、敷贴、封管液（0.9% 氯化钠溶液或稀释肝素溶液）。

【实施】

1. 操作流程 见表 13-3。

表 13-3　静脉留置针输液法

操作流程	流程说明	人文关注
（1）~（5）	同密闭式输液法	同密闭式输液法
（6）扎带消毒	在穿刺侧肢体下方垫小枕，穿刺点上方 8~10cm 处扎止血带，常规消毒穿刺部位皮肤直径不小于 8cm	关爱患者，止血带松紧适宜
（7）备针、穿刺	再次核对输液卡，戴无菌手套，取出静脉留置针，将输液器头皮针全部刺入肝素帽内，取下针套，转动针芯松动外套管，使针头斜面向上，排尽空气，关闭调节器备用。嘱患者握拳，左手绷紧静脉下端皮肤，右手捏紧套管针两翼，针头斜面向上，与皮肤呈 15°~30° 角由静脉上方穿刺，见回血降低角度再将穿刺针推进 0.2cm，固定留置针，退出针芯 0.5cm，将针芯与外套管全部送入静脉，松开止血带，压住导管前端处静脉，迅速抽出针芯	穿刺动作轻巧、准确，及时询问患者感受，耐心解答并适时鼓励，确保穿刺成功
（8）固定记录	嘱患者松拳，打开调节器，见液体滴入通畅，用无菌透明膜做封闭式固定外套管，延长管 U 型固定，肝素帽要高于导管尖端并与血管平行（图 13-2）。在敷贴上记录留置日期、时间及穿刺者	讲解固定的作用
（9）~（11）	同密闭式输液法	
（12）正压封管	输液毕，用抽有封管液的注射器刺入肝素帽内，边推注边退针，使留置针内充满肝素液	告知封管作用及非输液期注意事项
（13）再次输液	常规消毒肝素帽，将静脉输液针刺入肝素帽内，打开调节器，固定输液管道，调节滴速，再次核对无误后，记录执行时间、滴速，并签全名	听取患者主诉，观察输液通畅度
（14）拔针按压	停止输液，除去胶布与敷贴，关闭调节器，用无菌棉签轻触穿刺点上方，快速拔出套管针并按压至不出血，协助患者取舒适卧位，整理床单位	交代按压方法及注意事项，耐心答疑，谢谢配合
（15）用物处理	一次性用物按医疗垃圾分类处理，针头放入锐器盒，洗手，记录	

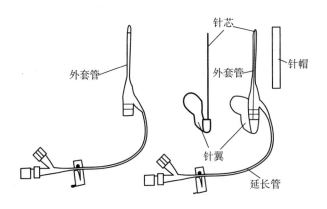

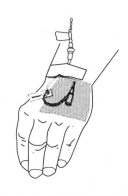

图 13-1　外周静脉留置针　　　　　图 13-2　静脉留置针固定法

2. 注意事项

（1）根据病情及治疗需要选择型号合适的留置针，如短时间内需大量补液者宜选择直径较粗的留置针，如年老体弱、婴幼儿等尽量选择直径较细的留置针，以减少对血管的损伤。

（2）静脉留置针一般可保留 3~5 天，最长不超过 7 天；每次输液前后检查患者穿刺部位及静脉走向有无红、肿、痛，并倾听患者主诉，发现异常及时处理。

（3）注意保护留置针侧肢体，不可测量血压和加压包扎，尽量减少肢体活动，避免肢体下垂及被水沾湿。

（4）每次使用静脉留置针输液前，先抽回血，再用无菌生理盐水溶液冲洗导管。如无回血，冲洗有阻力，则考虑拔管，不可用力推注，以免发生小血栓脱落，造成栓塞。

（5）常用封管液有　①无菌生理盐水溶液，每次 5~10ml，每隔 6~8 小时重复一次。②稀释肝素溶液，含肝素 10~100U/ml，每次用量 2~5ml，可维持 12 小时。

3. 健康教育　告知患者保持留置针局部干燥、整洁，一旦出现留置针敷贴卷边、松动，应及时呼叫通知护士加固处理。留置针侧肢体避免下垂和持重物，防止回血堵塞导管。

> **考点提示**
> 周围静脉留置针输液的优点、操作要点及注意事项。

【评价】

1. 护士正确执行留置针输液操作，动作规范、熟练，穿刺成功率高。

2. 患者能积极配合操作，并能正确叙述留置针留置期间的注意事项。

（三）经外周中心静脉置管输液法

经外周中心静脉置管输液法是经周围静脉插入导管，使导管末端留置于中心静脉的深静脉置管技术。常选贵要静脉、肘正中静脉和头静脉。儿科常选腋静脉，因该静脉管径粗、血流量大、血流速度快，且位置隐蔽不易被小儿抓脱。

经外周中心静脉留置导管有三向瓣膜，能防止血液反流和气体进入血管，并可长期留置，有效避免了以往深静脉穿刺引起的血胸、气胸等并发症，无须局部麻醉、缝针，且创伤小，留置时间长，可保留 6 个月以上。

【适应证】

需要胃肠外营养、输注刺激性较强的药物、长期静脉输液缺乏外周静脉通道的患者。

【评估】

1. 核对医嘱，确定患者身份信息，解释操作目的。

2. 评估患者意识、病情、治疗用药情况；有无穿刺侧手术、化疗、外伤、穿刺置管史；穿刺部位皮肤有无红、肿、瘢痕、感染等；肢体的活动度、穿刺血管的充盈度、弹性情况；心理状态、配合程度及置管知识。

【计划】

1. 护士准备 着装整洁，修剪指甲、洗手、戴口罩。熟练置管方法。

2. 用物准备

（1）治疗车上层 备液体和药物（按医嘱准备）、输液卡、止血带、胶布、无菌透明敷贴、无菌生理盐水、肝素盐水、清洁治疗巾 2 块、软尺、无菌手套 2 副、一次性无菌手术衣、密闭无针正压接头 1 个或肝素帽 1 个、一次性输液器 1 套、手消毒液。无菌 PICC 穿刺包：PICC 导管（图 13 - 3）、链接器、思乐扣、外固定器、75% 酒精棉球、碘附棉球、无菌注射器、穿刺针、镊子、直剪刀、弯盘 2 个、纱布 5 块、无菌治疗巾 2 块、孔巾 1 块、小药杯。

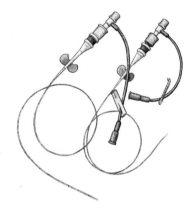

图 13 - 3 外周中心静脉导管

（2）治疗车下层 备锐器收集盒、医用垃圾桶和生活垃圾桶。

3. 环境准备 环境整洁、宽敞、安静、安全、光线明亮。

4. 患者准备 了解 PICC 穿刺置管的目的、配合要点及注意事项，并在知情同意书上签字，排空大小便，按要求取舒适体位。

【实施】

1. 操作流程 见表 13 - 4。

表 13 - 4 经外周中心静脉置管输液法

操作流程	流程说明	人文关注
（1）评估解释	核对医嘱和输液卡，核对床号、姓名及腕带信息，解释置管输液目的，检查穿刺肢体活动度、皮肤及血管情况。请家属到医生办公室签署知情同意书	尊重患者，耐心解释，取得患者及家属配合
（2）查对加药	核对输液卡及药物，按静脉输液法加药物至输液瓶内	
（3）测量定位	携用物至床旁再次核对患者信息，协助患者平卧，手臂呈90°外展，患者手臂下垫一次性治疗巾，确定静脉及穿刺点，避开肘关节。测量导管尖端所在位置（从穿刺点沿静脉走向测量至胸锁关节再测量至第三肋间）；测量臂围（肘窝向上 10cm），预估插管长度	解释测量的部位，请患者抬手
（4）开包铺巾	穿无菌衣，开 PICC 穿刺包，戴无菌手套，在患者手臂下铺无菌巾建立无菌区	请患者勿移动肢体
（5）消毒皮肤	用75% 乙醇消毒3遍脱脂，范围为穿刺点上下 15～20cm，两侧至臂缘；再用 0.5% 碘附消毒 3 遍，待干	
（6）铺孔巾	更换无菌手套，用无菌生理盐水溶液冲洗手套，纱布擦干，铺孔巾及治疗巾，扩大无菌区，按使用顺序排列用物	
（7）预冲导管	抽吸无菌生理盐水溶液，预冲导管	

续表

操作流程	流程说明	人文关注
（8）穿刺置管	穿刺：助手扎止血带，患者握拳。操作者取下穿刺针套，一手绷紧皮肤，另一手持穿刺针以15°~30°角进针，见回血后降低穿刺角度，向前推入导管针鞘1~2cm，松止血带 退穿刺针：操作者左手拇指固定导入鞘，示指或中指轻压套管尖端所处的血管上方，另一手拔出针芯 送入PICC导管：左手固定导入鞘，右手缓慢均匀将PICC导管送入静脉，当导管进入肩部时，嘱患者头部转向穿刺侧，下颌靠肩，导管顺利通过后，头恢复原位 退出导入鞘及支撑导丝：导管置入预计长度后，指压套管端静脉稳定导管，退出套入鞘，拍片，确定导管位置，撤出支撑导丝	向患者解释操作步骤，分散注意力。询问患者感受，观察反应
（9）固定输液	穿刺点盖无菌纱布胶布固定，导管出皮肤处加固定器固定，透明贴膜固定，外固定器固定穿刺点远端，连接正压接头，用10ml以上的注射器抽吸无菌生理盐水溶液冲管，确定导管通畅；接肝素帽或正压接头	告知患者敷贴固定的作用及注意要点
（10）调节滴速	接输液装置，确保点滴通畅；根据患者病情、年龄及药液性质调节滴速。撤治疗巾与止血带，协助患者取舒适卧位，脱手套，在衬纸上标明穿刺日期、时间	说明滴速调节的依据，交代患者不能自行调节
（11）核对记录	再次核对，记录导管名称、型号、置入长度、位置，静脉名称，臂围，穿刺日期及固定情况等	
（12）指导患者	呼叫器置于可取处，交代注意事项，健康教育，整理用物、洗手	告知患者如有异常及时呼叫
（13）巡视观察	巡视病房，观察输液是否通畅，有无输液反应，倾听患者主诉，如有异常立即汇报并及时处理	耐心解答问题，交代注意事项
（14）正压封管	同静脉留置针输液法	
（15）拔管培养	向患者解释并置于平卧位，手臂外展90°。自上而下轻轻撕去透明贴膜，检查穿刺点有无红、肿、渗出。顺血管走向缓慢平行拔出。仔细检查导管是否完整，有无残留，尖端送细菌培养，穿刺点用无菌纱布覆盖外贴透明敷贴，并嘱患者按压30分钟	边拔管边询问患者感受，观察反应，指导按压方法
（16）整理用物	整理用物，医疗垃圾分类处理，洗手，记录拔管日期及具体情况	谢谢患者配合

2. 注意事项

（1）对高凝倾向的患者，置管前使用肝素稀释液预冲导管、穿刺针，尽可能缩短穿刺置管时间，防止因堵塞而致穿刺失败。如导管留置时间超过两月，则避免选择同侧肘静脉再次置管，以减少因前端血管狭窄而致置管失败。

（2）置管过程中如遇送管不畅，说明静脉有阻塞或导管位置有误，勿强行送管，可后撤导丝及导管少许后再继续置入，也可在超声引导下进针。严密观察患者病情变化及穿刺部位有无渗血等。

（3）严格执行无菌操作，预防感染。保持穿刺部位清洁、干燥，穿刺后透明贴膜在第一个24小时必须更换，以后每周更换1~2次，如有污染、潮湿、脱落或危及导管时随时更换。如需用纱布，应放在贴膜下面，贴膜每48小时更换一次；贴膜上注明更换时间。肝素帽或正压接头每周更换。

（4）定期检查导管位置、导管头部定位、流通性能及固定情况。密切观察患者体温变化及穿刺部位有无渗血、红、肿、疼痛等情况。发生感染时应及时处理或者拔管。

（5）每次输液后，封管时不需要抽回血，可用10ml以上注射器抽吸生理盐水10~20ml以脉冲方式进行冲管，并正压封管。当导管发生堵塞时，可使用尿激酶边推边拉的方式溶解导管内的血凝块，严禁将血块推入血管。

（6）治疗间歇期每周对PICC导管进行冲洗，更换贴膜、正压接头。

3. 健康教育

（1）嘱患者避免穿刺侧肢体剧烈运动及过度用力，睡眠时避免压迫血管。保持局部清洁干燥，不要擅自撕下贴膜，贴膜有卷曲、松动、贴膜下有汗液时，及时请护士更换。

（2）长期置管患者，做好解释工作，消除患者焦虑、恐惧心理。

【评价】

1. 操作者动作规范、熟练、轻巧，正确执行无菌操作和查对制度。

2. PICC 置管顺利，输液通畅，无并发症发生。

考点提示

经外周中心静脉置管的操作要点及注意事项。

（四）颈外静脉穿刺插管输液法

颈外静脉属于颈部最大的浅静脉，其位置表浅，易于穿刺、固定。穿刺点在下颌角与锁骨中点连线上 1/3 处，颈外静脉外缘（图 13 - 4）。

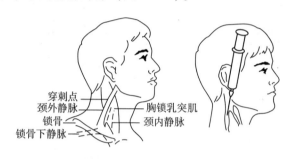

穿刺点
颈外静脉 —— 胸锁乳突肌
锁骨 —— 颈内静脉
锁骨下静脉

图 13 - 4 颈外静脉穿刺点

【目的】

1. 需长期输液，周围静脉不宜穿刺者。

2. 周围循环衰竭需监测中心静脉压者。

3. 长期静脉输注高浓度、刺激性强的药物。

4. 采用静脉营养疗法的患者。

【评估】

1. 核对医嘱，确定患者身份信息，解释操作目的。

2. 评估患者意识、病情、治疗用药情况；有无穿刺侧手术、化疗、外伤、穿刺置管史；穿刺部位皮肤有无红、肿、瘢痕、感染等；心理状态、配合程度及置管知识。

【计划】

1. 操作者准备 着装整洁，符合要求，修剪指甲、洗手、戴口罩。

2. 用物准备

（1）无菌穿刺包（穿刺针 2 根、硅胶管 2 根、5ml 和 10ml 注射器各 1 付、平针头、尖刀片、镊子、无菌纱布、孔巾、弯盘）、1% 普鲁卡因注射液、0.9% 氯化钠溶液、无菌手套、无菌敷贴、0.4% 枸橼酸钠生理盐水或肝素溶液。

（2）其他同静脉输液。

3. 环境准备 整洁、安静、宽敞、光线充足。

4. 患者准备 了解颈外静脉输液目的、配合要点及注意事项，已签知情同意书，排空大小便，取舒适卧位。

【实施】

1. 操作流程 见表13－5。

表13－5 颈外静脉穿刺插管输液法

操作流程	步骤说明	人文关注
(1) 评估解释	核对医嘱和输液卡，核对床号、姓名及腕带信息，解释置管输液目的，检查穿刺肢体活动度、皮肤及血管情况。请家属签署知情同意书	解释操作目的取得合作
(2) 查对加药	核对输液卡及药物，按静脉输液法加药物至输液瓶内	
(3) 定位消毒	协助患者去枕仰卧，头转向对侧，肩下垫小枕，取下颌角和锁骨上缘中点连线上1/3处，颈外静脉外缘为穿刺点，常规消毒局部皮肤，范围为8cm×8cm，打开无菌穿刺包，戴无菌手套，铺好孔巾	动作轻巧，嘱患者保持头部姿势
(4) 局部麻醉	用1%普鲁卡因在穿刺处作局部麻醉，10ml注射器抽0.9%氯化钠溶液，平针头连接硅胶管，排尽空气，用刀片尖端刺破皮肤，减少穿刺阻力	
(5) 穿刺固定	助手按压颈静脉三角，使静脉充盈，操作者手持穿刺针与皮肤呈45°角进针，进皮肤后降为25°角，沿颈外静脉方向刺入。见回血后，立即按压针孔，另一手持硅胶管快速由针孔插入约10cm。插管同时，助手持注射器，抽回血，缓慢注入0.9%氯化钠溶液，确定硅胶管在血管内，退出穿刺针，撤孔巾，接输液器及肝素帽，输入液体。用无菌透明敷贴覆盖穿刺点，固定针栓及肝素帽，调节输液速度	询问患者感受，告知患者配合方法，顺利完成操作
(6) 输毕封管	输液毕，按静脉留置针输液法封管，并妥善固定。再次输液时，先检查导管是否在静脉内，再常规消毒肝素帽，接输液器即可	告知患者封管作用
(7) 拔管消毒	停止输液拔管时，接上注射器，边抽吸、边拔管，拔管后用无菌纱布加压穿刺点至不出血，并用70%乙醇消毒穿刺点皮肤，覆盖无菌纱布，协助患者取舒适卧位，整理床单位	交代患者按压方法，耐心解答问题，交代注意事项
(8) 处理用物	医疗垃圾分类处理，洗手，记录	

2. 注意事项

（1）输液过程中应加强巡视，观察输液是否顺利，置管内有无回血，若有回血，应立即用无菌生理盐水或稀释生理盐水肝素液冲洗，以免堵塞管腔。

（2）每天用碘附消毒穿刺点及周围皮肤，并及时更换敷料。

（3）拔管时应注意动作轻柔，避免按压过重，以不出血为宜。

3. 健康教育

向患者及家属说明，保持穿刺部位敷料清洁、干燥，固定牢靠，防脱管的发生；如发现颈外静脉输液部位肿胀、疼痛、液体外渗，应立即呼叫。

【评价】

1. 操作者动作规范、熟练、轻柔，符合无菌操作要求及操作流程。

2. 颈外静脉插管顺利，输液顺畅，无不良反应发生。

3. 患者能理解颈外静脉插管输液的目的，并积极配合操作。

（五）锁骨下静脉穿刺置管术

锁骨下静脉管径粗大，常处于充盈状态，周围有结缔组织固定，较易穿刺，硅胶管插入后可保留较长时间。通常用于长期不能进食或需迅速补充大量液体、较长时间接受化疗、测定中心静脉压、需紧急放置心内起搏导管以及长期输液而周围静脉穿刺困难者。穿刺部位于胸锁乳突肌外侧缘与锁骨上缘所

 考点提示

颈外静脉、锁骨下静脉穿刺点。

形成的夹角平分线上，距顶点 0.5~1cm 处（图 13-5）。

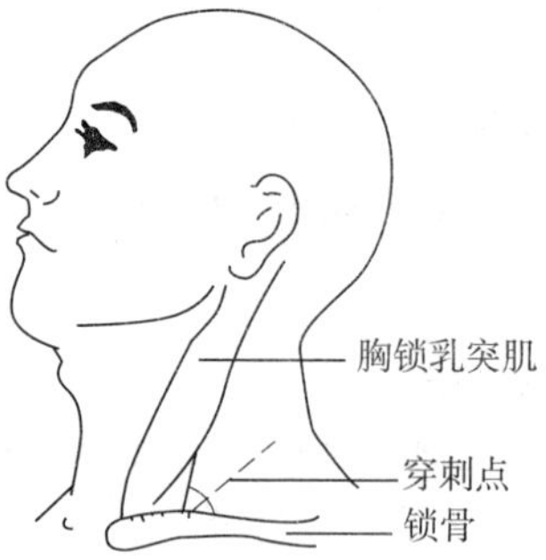

【目的】

1~4 同颈外静脉穿刺插管输液。

5. 紧急置入心内起搏导管者。

【评估】

同颈外静脉输液法。

【计划】

1. 操作者准备 着装整洁、符合要求，修建指甲、洗手、戴口罩。

2. 用物准备

（1）无菌穿刺包（20 号穿刺针 2 根、硅胶管 2 根、射管水枪 1 付、5ml 注射器 1 付、平针头 2 个、镊子、纱布、结扎线、孔巾 2 块、弯盘）、1% 普鲁卡因注射液、1% 甲紫、无菌手套、无菌敷贴、0.4% 枸橼酸钠生理盐水或肝素溶液。

（2）其他同静脉输液法。

3. 环境准备 环境整洁、宽敞、光线适宜。

4. 患者准备 了解锁骨下静脉穿刺插管输液目的、配合要点及注意事项，已签知情同意书，排空大小便，取舒适卧位。

【实施】

1. 操作流程 见表 13-6。

图 13-5 锁骨下静脉穿刺点

表 13-6 锁骨下静脉穿刺置管术

操作流程	步骤说明	人文关注
（1）~（2）	同颈外静脉输液法	同颈外静脉输液法
（3）定位消毒	协助患者去枕仰卧，头偏向一侧，肩下垫枕，头低肩高位，穿刺点在胸锁乳突肌外侧缘与锁骨上缘所形成的夹角平分线上，距顶点 0.5~1cm（图 13-5），用 1% 甲紫标记进针点，常规消毒局部皮肤	协助患者安置体位，动作轻巧；嘱患者保持头部姿势
（4）开包铺巾	打开无菌穿刺包，戴无菌手套，铺孔巾成一无菌区	
（5）备射管水枪	射管水枪抽吸 0.4% 枸橼酸钠生理盐水，连接穿刺针头	
（6）备药麻醉	用 5ml 注射器抽吸 1% 普鲁卡因在标记的进针点作局部麻醉	告知麻醉目的
（7）穿刺固定	在穿刺点针尖指向胸锁关节，与皮肤成 30°~40° 角进针，边进针边抽回血，操作者持射管水枪刺入锁骨下静脉，抽到暗红色血液，嘱患者屏气，操作者一手按住水枪的圆孔及硅胶管末端，另一手快速推动活塞，硅胶管随液体进入锁骨下静脉，左侧射入长度 16~19cm，右侧 12~15cm，压住穿刺针顶端，将穿刺针退出皮肤，将硅胶管从水枪中取出，将输液管连接平针头，插入硅胶管内输液，常规消毒穿刺点周围，无菌敷料盖住穿刺点，固定硅胶管，用无菌透明敷贴固定，调节输液速度	询问患者感受，注意倾听患者主诉，观察患者反应
（8）输毕封管	输液毕，按静脉留置针输液法封管，用无菌静脉帽塞住针栓孔，用无菌敷料覆盖并妥善固定。再次输液时，取下静脉帽，消毒针栓孔，接输液装置	告知患者带管期间注意事项
（9）拔管消毒	停止输液拔管时，接上注射器，边抽吸、边拔管，拔管后用无菌纱布加压穿刺点至不出血，并用 70% 乙醇消毒穿刺点皮肤，覆盖无菌纱布，协助患者取舒适卧位，整理床单位	交代患者按压方法
（10）处理用物	医疗垃圾分类处理，洗手，记录	

2. 注意事项

（1）锁骨下静脉穿刺插管技术要求较高，如操作不当，极易导致气胸、血肿、血胸、感染等并发症的发生，故应严格掌握适应证，如患者配合度差或呼吸急促及肺气肿患者，均不宜施行此项操作。

（2）每周更换无菌透明敷料，常规消毒穿刺点周围皮肤，防止感染的发生。

（3）因深静脉导管置入上腔静脉，应加强巡视，及时加药与更换输液瓶，防止空气栓塞的发生。

3. 健康教育

（1）告知患者及家属，妥善固定穿刺导管的意义，严防脱管的发生。

（2）向患者及家属说明，置管期间如有呼吸困难、胸闷不适等症状，应及时呼叫并处理。

【评价】

患者配合操作全过程，穿刺插管顺利，输液通畅，未发生不良反应。

知识拓展

植入式静脉输液港

植入式静脉输液港（Port）是一种完全埋植于人体的闭合性血管通道系统。该装置由穿刺座和导管组成，经锁骨下静脉穿刺置管后将导管送入上腔静脉，而导管的另一端与穿刺座相连埋植到胸壁皮下组织中，缝合固定。植入式静脉输液港适用于长期、反复、间断需要静脉输液者，方便患者抽血、输血及高浓度、刺激性强的药物使用。具有以下优点。

1. 感染风险低　皮下埋植，减少了穿刺血管次数，降低了感染的风险。

2. 方便患者　埋植于皮下不易被人注意，一般不影响日常生活。

3. 维护简单　治疗间歇期每 4 周维护一次。

4. 使用期限长　注射座的穿刺次数可达 2000 次。

五、输液速度及时间的调节

（一）输液速度的计算

每毫升溶液的滴数为该输液器的点滴系数，常记录在输液器外包装上。常见的点滴系数为 10、15、20 三种。静脉输液的速度与时间可按下列公式计算。

1. 已知输液总量和计划输液时间，计算每分钟滴数。

$$每分钟滴数 = \frac{液体总量（ml）\times 点滴系数}{输液时间（分钟）}$$

例：一位脑水肿患者静脉滴注 20% 甘露醇 50ml，要求 5 分钟滴完，输液器的点滴系数为 15，请问每分钟滴数为多少？

$$每分钟滴数 = \frac{50 \times 15}{5} = 150$$

2. 已知每分钟滴数和输液总量，计算输液所需时间。

$$输液时间（小时）= \frac{液体总量（ml）\times 点滴系数}{每分钟滴数 \times 60（分钟）}$$

例： 某患者需输 1000ml 液体，每分钟滴数为 50 滴，所用输液器的点滴系数为 15，请问需多长时间输完？

$$输液时间（小时）= \frac{1000 \times 15}{50 \times 60} = 5（小时）$$

（二）输液泵的使用

电脑微量输液泵（infusion pump）是电子输液控制装置，通过作用于输液导管达到控制输液速度的目的，能将药液微量、均匀、精确地输入体内。常在需严格控制输液速度与药量的情况下使用，如危重患者、心血管疾病患者、婴幼儿的抢救与治疗；抗心律失常药、升压药的使用。输液泵种类繁多，主要操作程序大致相同。

1. 输液泵的结构（图 13 - 6）

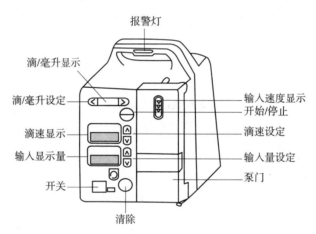

图 13 - 6　输液泵

2. 输液泵的使用方法

（1）将输液泵固定在输液架上或床旁桌上，接通电源，打开开关。

（2）排尽输液管内空气，打开"泵门"，将输液管放置在输液泵的管道槽中，关闭"泵门"，设定输液速度及输液总量。

（3）按静脉输液法穿刺固定针头。

（4）确认输液泵正确设置后，按"开始/停止"键，启动输液。

（5）当输液量接近设定的"输液量限制"时，"输液量显示"键闪烁，提示输液结束。

（6）输液结束，按"开始/停止"键，停止输液。按"开关"键，关闭输液泵，打开"泵门"，取出输液管。

（7）消毒、保养输液泵。

3. 使用输液泵注意事项

（1）避免任何固体微粒进入输液泵，以免影响输液泵的正常使用。

（2）防止输液管内的溶液流完，否则空泵运转可磨损柱塞、缸体等，最终产生漏液。

（3）输液管务必先排尽空气，以免泵内气泡影响流量的稳定。

六、输液故障排除法

（一）溶液不滴

1. 针头滑出血管外　液体输入皮下组织，导致注射局部肿胀、疼痛，此时检查无回血，应尽快将针头拔出，更换针头后变换穿刺部位再穿刺。

2. 针头斜面紧贴血管壁　针尖斜面贴紧静脉内壁，堵塞针孔，导致溶液滴入不畅。应调整针头方向，或变换肢体位置，分离斜面与静脉内壁，使液体顺畅滴下。

3. 针头阻塞　轻挤近针头处输液管，感觉有阻力，松手后无回血，表明针头已阻塞。应拔出针头更换后，重新穿刺。

4. 压力过低　因输液瓶位置过低、患者肢体抬举过高或周围循环不良所致液体滴入不畅。应适当抬高输液瓶或放低肢体位置。

5. 静脉痉挛　因肢体暴露在寒冷环境中时间过长或输入的液体温度过低导致。可局部热敷或按摩等方法使静脉扩张，也可将输液器下端置于恒温器上，以解除静脉痉挛。

（二）茂菲滴管内液面过高

1. 滴管侧壁有调节孔　先夹住滴管上端输液管，再打开调节孔，当滴管内液面降至 1/3～1/2 时，关闭调节孔，松开上端输液管。

2. 滴管侧壁无调节孔　将输液瓶取下并倾斜，使插入瓶内的针头露出液面，待溶液缓慢流下至滴管露出液面，再将输液瓶挂于输液架上继续点滴。

（三）茂菲滴管内液面过低

夹紧滴管下端输液管，挤压滴管，迫使溶液下流至滴管内，待液面升至所需高度时停止挤压，松开滴管下端输液管，点滴通畅即可。

（四）茂菲滴管内液面自行下降

输液过程中，若茂菲滴管内液面自行下降，应检查接管与针头有无脱离，衔接是否松动，滴管下端输液管有无漏气或裂隙，必要时更换输液器。

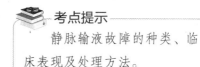

考点提示
　静脉输液故障的种类、临床表现及处理方法。

扫码"看一看"

七、输液微粒污染

输液微粒污染是指在输液过程中，输入液体中的非代谢性颗粒杂质，其直径一般为 1～15μm，少数可达 50～300μm，造成机体危害的过程。

（一）输液微粒的来源

1. 药液制作过程中混入异物与微粒，如空气、水源或工艺过程的污染。

2. 药液盛装容器不洁净。

3. 一次性输液（血）器或一次性注射器不洁净。

4. 操作中的污染，如切割安瓿、开启瓶塞以及加药时反复穿刺等造成。

（二）输液微粒污染的危害

输液微粒污染对机体的危害主要有堵塞血管、阻断血流及人体对微粒的反应等，最易受损的脏器为脑、肺、肝、肾等器官。具体对人体的危害如下。

1. 微粒直接阻塞血管，引起局部组织缺血、缺氧，甚至坏死。

2. 微粒进入肺毛细血管，导致巨噬细胞增殖，包绕微粒形成肉芽肿，影响肺功能。

3. 红细胞凝集后形成血栓，引起血管栓塞与静脉炎。

4. 引起血小板减少症及过敏反应。

5. 微粒刺激组织引起炎症或形成肿块。

（三）预防输液微粒污染的措施

1. 严格控制制剂生产流程 严格执行制剂生产操作规程，生产车间安装空气净化装置；工作人员穿戴整齐、规范，必要时戴手套、防护面罩；选用优质材料，采用先进工艺，提高检验技术，确保药液质量。

2. 规范输液操作流程

（1）净化操作室空气，静脉输液药物配置中心或配液室采用 100 级净化工作台，消除微粒污染。

（2）采用密闭式一次性输液（血）器。在通气管放置滤膜和安装输液终端过滤器以截留各种输液微粒。加药时避免大针头反复穿刺瓶塞。

（3）正确切割与擦拭玻璃安瓿，安瓿锯痕应小于瓶颈段的 1/4 周，开启前用 75% 乙醇擦拭瓶颈段以减少微粒污染。

（4）严格执行无菌技术操作，药液现配现用，避免污染。

八、输液反应与护理

（一）发热反应

1. 原因 发热反应为输液反应中最常见的反应。多由输入致热源所致。

（1）药物方面 输入的溶液或药液制剂不纯；药物在贮存、运输或使用中被污染；临床上合并用药、联合用药时出现不溶性药物微粒。

（2）输液器具方面 一次性输液器和注射器质量不合格。

（3）输液环境及操作方面 输液环境及配药室空气洁净度不符合要求；未严格执行无菌操作；不溶性微粒进入药液，如配药时反复针刺橡胶塞及涤纶薄膜、安瓿折断时的玻璃碎屑等被吸入药液等，可增加发热反应发生的概率。

（4）患者方面 如体质虚弱或患有血栓性疾病者，血液处于高凝状态，高龄、危重、儿童、特殊体质者，对致热原的耐受程度明显降低。

2. 临床表现 常发生于输液后数分钟至 1 小时，患者出现畏冷、寒战、发热。轻者发热在 38℃ 左右，严重者初起寒战，继之达 40℃ 以上，并有恶心、呕吐、头痛、脉速等全身不适。

3. 护理

（1）预防 输液前严格检查药液、输液用具质量及灭菌有效期；严格执行无菌操作；加入多种药物时查有无配伍禁忌，加药后认真检查药液澄清度，发现异常，立即弃去。

（2）处理 ①立即停止输液，立即报告医生、护士长。②高热患者给予物理降温，必要时给予抗过敏药物或激素治疗。③及时记录发热反应的时间，输入液体及药物的名称、批号、产地，剩余液量，患者主要症状、生命体征和意识状态等。密切观察病情变化与治疗效果。④及时与患者及其家属沟通，由医、护、患三方当场对剩余溶液及输液器采用无菌技术封存，并三方签字，送制剂室与检验科进行细菌培养。如不能立即送检，置 4℃ 冰箱内保存，并尽快联系送检。⑥由护士长填写输液反应报告单，报护理部、药剂科、医院感染管理科等部门。⑦遵医嘱抽血行血培养及药物敏感试验。

（二）循环负荷过重反应

1. 原因　短时间内输入液体过多，循环血容量急剧增加，心脏负荷过重；患者原有心肺功能不良。

2. 临床表现　患者突然出现面色苍白、胸闷、气促、呼吸困难、咳嗽、出冷汗、咯白色或粉红色泡沫样痰，严重时痰液由口鼻涌出，肺部听诊有广泛湿啰音，心率快且节律不齐。

3. 护理

（1）预防　输液前了解患者病情、年龄、心肺功能，输入液体总量及药物性质；输液过程中，密切观察患者情况，控制输液速度和量，应对年老体弱、心肺功能不全及婴幼儿等患者加强观察。

（2）处理　①立即停止输液，通知医生，若病情许可，协助患者取端坐位，双腿下垂，以减少下肢静脉血回流，减轻心脏负担。安慰患者，缓解患者紧张情绪。②给予高流量吸氧，氧流量为 6～8L/min，以提高肺泡内氧分压，使肺泡内毛细血管渗出液减少，增加氧弥散，改善低氧血症。用 20%～30% 乙醇湿化，因乙醇可降低肺泡内泡沫表面张力，使泡沫破裂消散，改善肺部气体交换。③按医嘱给予镇静、平喘、强心、利尿、扩血管等治疗，增强心肌收缩力，加速液体排出，舒张周围血管，减少回心血量，减轻心脏负担。④必要时四肢轮扎，用橡胶止血带或血压计袖带做适当加压，以阻断静脉血回流，而动脉血仍保持通畅。每 5～10 分钟轮流放松止血带，达到有效减少静脉血回流的目的。⑤密切观察患者呼吸、脉搏、面色，及时记录病情变化。

（三）静脉炎

1. 原因

（1）化学因素　主要是输注高浓度、刺激性较强的液体，引起局部静脉壁发生化学性炎症反应。

（2）物理因素　反复静脉穿刺，或静脉留置针留置时间过长，造成静脉壁的机械性刺激，导致炎症反应。

（3）其他因素　也可在输液过程中未能严格执行无菌操作，引起局部静脉的感染。

2. 临床表现　沿静脉走向出现条索状红线，局部组织出现红、肿、热、痛，甚至伴有畏寒、发热等全身症状。美国静脉输液协会（INC）将静脉炎按严重程度分五级。

0 级：无临床症状。

1 级：输液部位发红，有或无疼痛。

2 级：输液部位疼痛，伴有发红和（或）水肿。

3 级：输液部位疼痛，伴有发红和（或）水肿；条索样物形成；可触摸到条索状的静脉。

4 级：输液部位疼痛，伴有发红和（或）水肿；条索样物形成；可触及条索状的静脉长度大于 2.54cm；有脓液流出。

3. 护理

（1）预防　①严格无菌操作，输注刺激性强的药物时，应充分稀释，减慢滴速。同时输注几种刺激性强的药物时，两瓶间应输入少量无菌生理盐水溶液，以减少药物对静脉的刺激性。②合理使用血管，避免同一部位多次、长时间输液。③尽量选用最短、最细穿刺针，减少穿刺损伤。对输注抗肿瘤药、凝血机制障碍或静脉留置针患者，拔针后按压时间适当延长。

（2）处理　①立即停止在此部位输液，报告医生与护士长。②患肢抬高、制动，局部可用50%的硫酸镁湿热敷或活血化瘀中药湿敷。③超短波理疗，每日1次。④合并感染时遵医嘱使用抗生素。⑤抗肿瘤药物、血管活性药物引起的静脉炎，可用特异性解毒剂、拮抗剂局部封闭。若有局部组织坏死，则应及时清除坏死组织、抗感染等，促进创面愈合。⑥及时与患者及其家属沟通，避免纠纷发生。

（四）空气栓塞

空气栓塞是由于空气进入静脉形成气栓，随血流先进入右心房，后进入右心室。若空气量少，则随心脏的收缩被右心室压入肺动脉，并分散到肺小动脉内，最后经毛细血管吸收，故损害较小；若空气量大，空气在右心室内阻塞肺动脉入口，使右心室内的血液不能进入肺动脉内（图13-7），气体交换发生障碍，引起机体严重缺氧而死亡。

扫码"看一看"

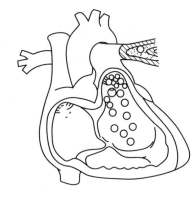

图13-7　空气在右心室内阻塞肺动脉入口

1. 原因

（1）输液导管内未排尽空气，导管连接不紧，有漏气。

（2）加压输液、输血时无人守护，液体输完未及时更换药液或拔针。

（3）拔出较粗的、近胸腔的深静脉导管后，穿刺点封闭不严密。

2. 临床表现

患者感到胸部不适或胸骨后疼痛，继之出现呼吸困难和严重发绀，并伴有濒死感。心前区听诊可闻及响亮、持续的"水泡声"，心电图呈心肌缺血和急性肺心病样改变。

3. 护理

（1）预防　输液前应认真检查输液器的质量，各部位衔接是否紧密，排尽输液管内空气；输液过程中应加强巡视，及时添加药液或更换输液瓶；加压输液、输血时应专人守护；输液完毕及时拔针，深静脉插管输液结束拔管时，必须严密封闭穿刺点。

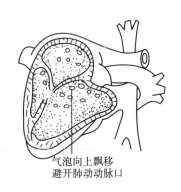

气泡向上飘移
避开肺动脉口

图13-8　气泡避开肺动脉入口

（2）处理　①发生上述临床表现时，应立即停止输液，将患者置于头低足高左侧卧位。该体位可使气泡向上漂移到右心室尖部，避开肺动脉入口（图13-8），并随着心脏的舒缩，空气被血液振荡成泡沫，分次小量进入肺动脉内，最后逐渐被吸收。②立即通知医生，进行紧急救护。③立即给予高流量氧气吸入，流量可达10L/min，以提高患者血氧浓度，纠正严重缺氧状态。④有条件时可通过中心静脉导管抽出空气。⑤严密观察患者病情变化，如有异常及时对症处理。⑥心理护理，消除患者恐惧等不良情绪。

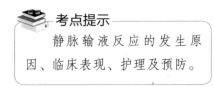

考点提示

静脉输液反应的发生原因、临床表现、护理及预防。

第二节 静脉输血

扫码"学一学"

静脉输血（blood transfusion）是将血液或血制品通过静脉输入体内的方法。静脉输血是临床上急救和治疗疾病的重要措施之一，故护理人员必须熟练掌握静脉输血的目的及使用原则，保证输血安全有效。

一、静脉输血目的

1. 补充血容量 增加有效循环血量，促进全身血液灌流，提高血压。用于急性失血、失液引起的血容量减少或休克患者。

2. 纠正贫血 补充血红蛋白，促进血液携氧功能。用于纠正各种原因所致贫血及某些慢性消耗性疾病的患者。

3. 改善凝血功能 补充血小板和各种凝血因子，改善凝血机制，有助于止血。用于凝血功能障碍患者。

4. 增强机体免疫能力 补充抗体、补体及白细胞，增强机体抵抗力。用于严重感染、烧伤患者。

5. 增加白蛋白 维持血浆胶体渗透压，减轻组织渗出和水肿。用于低蛋白血症患者。

6. 增强骨髓系统和网状内皮系统的功能 常用于白血病、再生障碍性贫血等。

二、血液及血液制品种类

（一）全血

全血指采集的血液未经任何加工而保存的血液。全血可分为新鲜血和库存血两类。

1. 新鲜血 指在4℃冰箱内保存时间少于一周的血液。它基本保留了血液的所有成分，适用于血液病患者，可补充各种血细胞、凝血因子和血小板。

2. 库存血 指在4℃冰箱内保存2~3周的血液。库存血主要保留了血液中的血细胞与血浆蛋白，主要适用于各种原因引起的大出血。由于随着保存时间的延长，血液中白细胞、血小板、凝血酶原等成分破坏增多，钾离子含量增多，酸性增高，故大量输注时，要防止高血钾和酸中毒。

（二）成分血

成分输血是将血液中各种细胞成分用科学的方法加以分离、提纯，加工成高浓度、高纯度、低容积的血液制剂，根据患者治疗需要，有针对性地输入。其优点为一血多用，节约血源，针对性强，治疗效果好，不良反应少。

1. 血浆 为全血分离后所得的液体部分。其主要成分为血浆蛋白，不含血细胞，无凝集原，因此不出现凝集反应，不必化验血型，保存期较长。可用于补充蛋白质、凝血因子和血容量。常用的血浆可分为以下几种。

（1）新鲜血浆 在采血后立即分离，除红细胞外，含全部凝血因子，适用于凝血因子缺乏者。

（2）保存血浆 除血浆蛋白外，其他成分逐渐被破坏，常可保存6个月，适用于低血容量、低血浆蛋白的患者。

（3）冰冻血浆 普通血浆在 -30℃低温环境下保存，有效期1年，应用时放在37℃温水中融化，并于 6 小时内输入。

（4）干燥血浆 是将冰冻血浆放在真空装置下干燥而成，保存时间为 5 年，使用时加适量等渗盐水或 0.1% 枸橼酸钠溶液溶解。

2. 红细胞

（1）浓缩红细胞 指新鲜全血经离心或沉淀去除血浆后剩余的部分，仍含少量血浆，可直接输入也可加等渗盐水加工成红细胞悬液后备用，用于携氧功能缺陷和血容量正常的贫血患者。

（2）洗涤红细胞 指红细胞经生理盐水溶液洗涤数次后，再加入适量生理盐水制成。因含抗体物质少，适用于免疫性溶血性贫血患者、对血浆蛋白有过敏反应的贫血患者、器官移植及反复输血者等。应在 6 小时内输完，2~6℃ 环境下保存时间在 24 小时内。

（3）红细胞悬液 指提取血浆后的红细胞加入等量红细胞保养液制成，适用于战地急救及中小手术者。

3. 白细胞浓缩悬液 指新鲜全血经离心后取其白膜层的白细胞，于 4℃ 环境下保存，48 小时内有效，适用于粒细胞缺乏伴严重感染的患者。

4. 血小板浓缩悬液 经全血离心所得，22℃ 环境下保存，24 小时内有效，用于血小板减少或功能障碍性出血患者。

5. 各种凝血制剂 如凝血酶原复合物等，适用于各种凝血因子缺乏的出血性疾病。

（三）其他血液制品

1. 白蛋白液 从血浆提纯而来，能提高血浆蛋白含量和胶体渗透压，适用于低蛋白血症患者。

2. 纤维蛋白原 用于纤维蛋白缺乏症，弥散性血管内凝血（DIC）患者。

3. 抗血友病球蛋白浓缩剂 用于血友病患者。

三、血型和交叉相容配血试验

（一）血型

血型（blood group）是指红细胞膜上特异性抗原类型。血型一般分为 ABO 血型、RH 血型、MNS 血型、P 血型等多个不同的红细胞血型系统。与临床关系最为密切是"ABO 血型系统"和"Rh 血型系统"。

1. ABO 血型系统 根据人类红细胞膜上所含凝集原的不同，将血型分为 A、B、AB、O 四种类型。红细胞膜上只有 A 凝集原，血清中含有抗 B 凝集素者为 A 型；只有 B 凝集原，抗 A 凝集素者为 B 型；含有 A、B 凝集原者为 AB 型；不含 A、B 凝集原者为 O 型。

2. Rh 血型系统 人类红细胞膜上除含 A、B 抗原外，还有 C、c、D、d、E、e 六种抗原，称为 Rh 抗原（也称 Rh 因子），其中 D 抗原的作用最强。通常，医学上将红细胞膜上含有 D 抗原者称为 Rh 阳性，D 抗原缺乏者称为 Rh 阴性。汉族人中，约 99% 为 Rh 阳性，1% 为 Rh 阴性。

（二）血型鉴定和交叉相容配血试验

为确保输血安全，受血者与献血者间必须进行血型鉴定和交叉相容配血试验。血型鉴定主要是鉴定 ABO 血型、Rh 血型；交叉相容配血试验主要是检查受血者与供血者之间有无不相容抗体。

> **考点提示**
>
> 静脉输血的目的，主要血制品的保存时间及作用。

1. 血型鉴定

（1）ABO 血型鉴定　通常用已知的抗 A、抗 B 血清来检测红细胞的抗原并确定血型。若只在抗 A 血清中发生凝集，抗 B 血清中不发生凝集，说明被检血液为 A 型；若只在抗 B 血清中发生凝集，抗 A 血清中不发生凝集，说明被检血液为 B 型；若在抗 A 血清和抗 B 血清中均凝集，说明被检血液为 AB 型；若在抗 A 血清和抗 B 血清中均不凝集，则被检血液为 O 型。

（2）Rh 血型鉴定　主要用抗 D 血清来鉴定 Rh 血型。若受检者红细胞遇抗 D 血清发生凝集反应，则受检者为 Rh 阳性；若受检者红细胞遇抗 D 血清后不发生凝集反应，则受检者为 Rh 阴性。

2. 交叉相容配血试验

（1）直接交叉相容配血试验　指用受血者血清与供血者红细胞进行配合试验，检查受血者血清中有无破坏供血者红细胞的抗体。

（2）间接交叉相容配血试验　指用供血者血清和受血者红细胞进行配合试验，检查供血者血清中有无破坏受血者红细胞的抗体。

（3）结果判断　直接交叉配血试验和间接交叉配血试验均未发生凝集反应，即交叉配血阴性，为配血相容，可以输血；否则为阳性，不可输血。

四、静脉输血法

目前临床上静脉输血法可分为直接静脉输血法和间接静脉输血法两种。由于直接静脉输血副反应多，在国内已少用，只有在急需输血又无血库，以及婴幼儿少量输血时使用。

【评估】

1. 核对医嘱、输血卡，两人核对患者姓名、床号、住院号、血袋号、血型、交叉配血试验结果、血液种类和血量。

2. 评估患者病情、生命体征、意识状态、心肺功能、肝肾功能及目前的治疗情况等；血型、输血史、过敏史及是否发生输血反应等。穿刺部位皮肤的完整性，有无瘢痕、破损、发红、硬结、皮疹等情况。静脉位置、充盈程度、弹性等血管情况。心理状态、配合程度及相关知识。

【计划】

1. 操作者准备　着装整洁、符合要求，修剪指甲、洗手，戴口罩。

2. 用物准备

（1）间接静脉输血法　一次性输血器（9 号及以上粗针头）、无菌生理盐水溶液、血液制品（根据医嘱准备）、其余物品同密闭式静脉输液。

（2）直接静脉输血法　同静脉注射，另备一无菌注射盘、一次性 50ml 注射器数副（据输血量而定）、3.8% 枸橼酸钠溶液。

3. 环境准备　环境安静、整洁、宽敞、明亮，适宜输血操作。

4. 患者准备　理解输血目的、方法、配合要点及注意事项；签署知情同意书；排空大小便；取舒适体位。

5. 输血前准备

（1）知情同意　输血前告知患者或其家属输血的必要性与不良反应，对方理解后在输血协议书上签字，以保证安全医疗。

（2）备血　根据医嘱抽患者静脉血标本 2ml，与输血申请单和配血单一起送血库做血型鉴定和交叉配血试验。禁止同时采集两位患者的血标本，以免混淆。

（3）取血　根据输血医嘱，护士凭取血单取血，并与血库人员共同做好"三查八对"。

1）"三查"　血液有效期、血液质量和输血装置是否完好。正常血液分为两层：上层为血浆呈浅黄色半透明，下层为红细胞呈暗红色，两者界限清楚，血液无变色、无浑浊、无凝块、无气泡或其他异物。确认血液在有效期内，血袋完整无破漏。

2）"八对"　对姓名、床号、住院号、血瓶（袋）号、血型、交叉配血试验结果、血液种类和血量。

血液制品防剧烈震荡，以免红细胞大量破坏而溶血。如为库存血，应于室温下放置 15~20 分钟后再输入。血制品不能加温，防止血浆蛋白凝固变性而引起输血反应。

【实施】

1. 操作流程　见表 13-7。

表 13-7　静脉输血法

操作流程	步骤说明	人文关注
间接静脉输血法	将血液制品按静脉输液法输入患者体内的方法	
（1）三查八对	核对医嘱，经三查八对后携用物至床旁，两名护士再次核对床号、供血者及患者的姓名、血型、交叉配血试验结果，并解释操作目的与过程。协助患者取舒适体位，将无菌生理盐水溶液瓶及血袋挂于输液架上，固定通气管，备胶布，戴手套	尊重患者，核对到位，解释输液目的，消除其不良情绪
（2）静脉输液	按静脉输液法输入少许无菌生理盐水，冲洗输血器管道	
（3）输入血液	轻轻摇匀血液，常规消毒血袋上塑料管，将输血器针头插入贮血袋塑料管内，挂于输液架上；调节输血滴数在 20 滴/分以内，观察 10~15 分钟，无不良反应后，再据患者病情、年龄及血液种类调节滴速	倾听患者主诉，告知患者先慢滴后再调节的理由
（4）调节记录	再次核对无误后，记录输血时间、滴速，并签全名	
（5）指导患者	脱手套，洗手，脱口罩，呼叫器放置于患者易取处，告知注意事项	指导使用呼叫器
（6）巡视观察	加强巡视，观察生命体征及患者病情变化，仔细倾听患者主诉，保持输血通畅	关爱患者，询问患者感受
（7）拔针按压	输血毕，再继续滴入少量无菌生理盐水溶液，直到将输血器内的血液全部输入体内后，拔针，按压至不出血，协助患者取舒适卧位	告知患者按压方法及时间
（8）整理用物	整理床单位及用物，垃圾分类处理，血袋保留 24 小时，洗手，记录	
直接静脉输血法	将供血者的血液抽出后立即输入患者体内的方法	
（1）三查八对	核对医嘱，经"三查八对"确认无误后，向供血者与患者解释，取得配合；请供血者与患者分别仰卧于床上，并露出一侧手臂	仔细核对，耐心解释操作目的
（2）备注射器	操作人员戴手套，一次性 50ml 注射器抽入 3.8% 枸橼酸钠溶液 5ml，轻轻转动，筒壁沾上 3.8% 枸橼酸钠溶液，排气后放入无菌盘内备用	
（3）选择静脉	选取粗大静脉（以肘正中静脉为主），缠绕血压计袖带于供血者上臂并充气（压力约为 100mmHg 左右），常规消毒穿刺部位	告知缠绕袖带的目的与意义
（4）抽血输血	再次核对双方姓名、血型及交叉配血结果，三人合作：一人按静脉穿刺法抽血，一人传递，另一人按静脉注射法缓慢输入受血者体内，如此重复至所需量。连续抽血时，不拔针头，只换注射器，在更换期间放松袖带，并用手指压迫穿刺部位前端静脉处，以减少出血	密切观察供血者与受血者生命体征的变化，倾听患者主诉

续表

操作流程	步骤说明	人文关注
（5）拔针按压	输血毕，拔出针头，用无菌纱布按压至不出血，安置供血者及受血者体位，并交代注意事项，整理床单位	介绍有效按压的方法，告知注意事项谢谢配合
（6）整理用物	垃圾分类处理，洗手，记录	

2. 注意事项

（1）血标本的采集必须根据医嘱及输血申请单，并且一次采集一位患者的血标本，严禁同时采集两位及以上患者的血标本，杜绝差错的发生。

（2）严格执行无菌操作和查对制度，输血时须由两人核对无误后方可输入。

（3）血制品内不得加入药物，如钙剂、酸性或碱性药物、高渗或低渗溶液，以防血液变质或出现凝集、溶解等现象。冷藏血制品禁忌加温，以防血浆蛋白凝固变性而引起不良反应。

（4）输血前、后及输入两袋血之间，应输入少量无菌生理盐水溶液，防止发生不良反应。

（5）加强输血过程中的巡视，观察输血是否顺利，有无输血反应的发生，一旦出现异常情况立即停止输血，及时处理。

（6）输入成分血时还应注意，除红细胞外须在24小时内输完；除血浆、白蛋白制剂外均需做交叉相容配血试验；一次输入多个献血者的成分血时，按医嘱给予抗过敏药物，以防发生过敏反应；若患者全血与成分血同时输注时，应先输成分血后输全血，保证成分血新鲜输入；应严密监护输注成分血的全过程。

（7）输血后，血袋应放入4℃冰箱中保存24小时以上，患者无反应，再按医疗垃圾处理。

3. 健康教育

（1）向患者介绍静脉输血目的、血型及输血相关知识。

（2）向患者解释输血速度的调节依据，强调勿擅自调节。

（3）向患者说明常见输血反应的症状及防治方法，一旦出现不适症状，及时呼叫。

> **考点提示**
>
> 静脉输血的操作流程及注意事项。

【评价】

1. 护士能严格执行查对制度及无菌操作原则，操作熟练，沟通有效，安全输血。

2. 患者满意，输血顺畅，无输血反应发生。

五、常见输血反应与护理

（一）发热反应

1. 原因 血液、贮血器和输血器等被致热原污染；输血时未严格遵守无菌操作原则，导致污染；多次输血后，受血者体内产生抗体，当再次输血时发生免疫反应而发热。

2. 临床表现 常发生在输血中或输血后1~2小时内，患者出现畏寒、寒战、发热，体温可达38~41℃，并伴有恶心、呕吐、头痛、皮肤潮红、肌肉酸痛、脉速等全身症状，一般血压无下降。发热持续时间不等，轻者持续1~2小时可缓解。

3. 护理

（1）预防　严格灭菌采血、输血用具，严格管理保养液，去除致热原，严格执行无菌操作。

（2）处理　①反应轻者，减慢滴速，加强观察。②严重者立即停止输血，告知医生；畏寒、寒战者保暖，高热者物理降温；必要时按医嘱给予解热镇痛药和抗过敏药；密切观察生命体征。③将输血器、剩余血与贮血袋一并送检。

（二）过敏反应

1. 原因　患者为过敏体质，输入血液中的异体蛋白与机体内的组织细胞结合，形成全抗原而致敏；输入血液中含致敏物质，如供血者在采血前服用可致敏的食物和药物；多次输血产生过敏性抗体，再次输血时，抗原、抗体相互作用而导致过敏反应的发生。

2. 临床表现　其症状轻重不一，出现越早，反应越严重。轻者可有皮肤瘙痒、局部或全身出现荨麻疹，颜面部出现轻度的血管神经性水肿；重者可发生喉头水肿、支气管痉挛，两肺闻及哮鸣音，甚至出现过敏性休克。

3. 护理

（1）预防　①严格管理血液和血制品，保证血制品质量。②勿选用有过敏史的献血员。③献血员在采血前4小时内不宜食高蛋白和高脂肪食物，可饮糖水或清淡饮食，以免血中含有致敏原。④若患者有过敏史，则在输血前遵医嘱给予抗过敏药物。

（2）处理　根据过敏反应程度给予不同的处理。①反应轻者减慢输血速度，重者立即停止输血，通知医生。②对症处理：呼吸困难者及时氧气吸入；喉头水肿伴严重呼吸困难者可行气管插管或气管切开；皮肤瘙痒者，及时给予抗过敏药物，如地塞米松、苯海拉明、异丙嗪等。③若出现过敏性休克，则遵医嘱立即皮下注射 0.1% 的盐酸肾上腺素 0.5～1ml，按过敏性休克处理。④严密观察、记录病情及生命体征变化。

（三）溶血反应

溶血反应是受血者或供血者血细胞发生异常破坏或溶解引起的一系列临床症状。是最严重的输血反应。

1. 原因

（1）输入异型血　即供血者与受血者血型不符而造成血管内溶血，反应迅速，输入 10～15ml 血液即出现症状，后果严重。

（2）输入变质血　输血前红细胞已溶解破坏，如血液贮存过久、温度过高、被剧烈震荡或被细菌污染，高渗或低渗溶液，影响 pH 值的药物等加入血液内，均导致红细胞破坏溶解。

（3）Rh 因子所致溶血　Rh 阴性者首次输入 Rh 阳性血时不发生溶血反应，但输入 2～3 周后体内即产生抗 Rh 阳性抗体。若再次输入 Rh 阳性血液，则可发生溶血反应。Rh 因子不合所引起的溶血反应发生较慢，可在输血后几天或几周发生，并且症状较轻，较少见。

2. 临床表现

在输入 10～15ml 左右血液时即出现临床症状，通常分为三个阶段。

（1）第一阶段　由于受血者血清中的凝集素与输入血中红细胞表面的凝集原发生凝集反应，导致红细胞凝集成团，阻塞部分小血管而出现组织缺血缺氧。患者出现头部胀痛、面部潮红、恶心、呕吐、心前区压迫感、四肢麻木、腰背部剧痛等反应。

（2）第二阶段　凝集的红细胞发生溶解，大量血红蛋白释放入血浆。患者出现黄疸和血红蛋白尿，伴有寒战、高热、呼吸困难和血压下降等休克症状。

（3）第三阶段　大量血红蛋白由血浆进入肾小管，遇酸性物质形成结晶，阻塞肾小管，以及抗原和抗体的相互作用，引起肾小管内皮缺血、缺氧、坏死脱落，进一步加重了肾小管的阻塞。患者出现管型尿和蛋白尿、少尿或无尿、高钾血症、酸中毒等急性肾衰竭症状，严重者因尿毒症而死亡。

3. 护理

（1）预防　①确保血型鉴定和交叉配血试验结果正确无误。②严格执行查对制度和操作规程。③严格执行血液采集及保存制度等，防止血液变质。

（2）处理　①立即停止输血，报告医生、护士长与科主任。②更换输血器，输注无菌生理盐水溶液，立即吸入氧气。③采集患者静脉血与血袋剩余血一并送检。④碱化尿液：遵医嘱静脉滴注碳酸氢钠溶液，促进血红蛋白结晶溶解，防止肾小管阻塞。⑤保护肾功能：双侧腰部封闭并热敷，以达到解除肾血管痉挛、保护肾脏的目的。⑥严密观察生命体征及尿量的变化，对少尿、无尿者，遵医嘱按急性肾衰竭处理；有休克症状者按抗休克处理。⑦心理护理，关心、安慰患者，消除其紧张、恐惧心理。

（四）与大量输血有关的反应

大量输血指在 24 小时内输血量大于或等于患者总血容量。最常见的有循环负荷过重、出血倾向、枸橼酸钠中毒等反应。

1. 循环负荷过重反应　其发生原因、临床症状及护理同静脉输液反应。

2. 出血倾向

（1）原因　长期反复输血或短时间内大量快速输血超过了患者原血液总量时，库血中血小板、凝血因子已基本破坏，使凝血功能障碍，导致出血。

（2）临床表现　患者皮肤、黏膜出现瘀点，穿刺部位大块瘀血，或手术切口渗血、伤口渗血，牙龈出血等。

（3）护理　①密切观察患者有无出血倾向，观察意识、血压、脉搏等变化，观察皮肤、黏膜或手术伤口有无渗血等。②大量输血时，根据医嘱间隔输入新鲜血液或血小板悬液，每输入 3~5 个单位库存血，输注 1 个单位新鲜血，以补充血小板与凝血因子，以免出血倾向的发生。

3. 枸橼酸钠中毒反应

（1）原因　大量输血导致大量的枸橼酸钠进入体内，若患者肝功能不全，枸橼酸钠未被完全氧化与排出，并与血中游离钙结合使血钙下降，导致凝血功能障碍、毛细血管张力降低、血管收缩不良以及心肌收缩无力等。

（2）临床表现　血压下降、手足抽搐、出血倾向、心率缓慢，心室纤颤，甚至发生心搏骤停。

（3）护理　密切观察患者反应。遵医嘱每输入库血 1000ml，静脉注射 10% 葡萄糖酸钙或氯化钙 10ml，以防止发生低血钙。

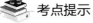 **考点提示**

常见静脉输血反应的原因、临床表现、护理及预防。

（五）其他反应

如空气栓塞，微血管栓塞，细菌污染反应等，远期还可有输血传染的疾病，如病毒性肝炎、艾滋病、疟疾、梅毒等。

严格把握采血、储血与输血各环节，严格执行无菌操作及查对制度，确保患者安全输血，是预防上述输血反应的关键。

知识链接

临床输血技术规范

为在各级医疗机构中推广科学、合理的用血技术，杜绝血液的浪费和滥用，保证临床用血的质量和安全，卫生部根据《医疗机构临床用血管理办法（试行）》组织专家制订了《临床输血技术规范》，并自 2000 年 10 月 1 日起实施。

第七章　输血

第二十九条　输血前由两名医护人员核对交叉配血报告单及血袋标签各项内容，检查血袋有无破损渗漏，血液颜色是否正常。准确无误方可输血。

第三十条　输血时，由两名医护人员带病历共同到患者床旁核对患者姓名、性别、年龄、病案号、门急诊/病室、床号、血型等，确认与配血报告相符，再次核对血液后，用符合标准的输血器进行输血。

第三十一条　取回的血应尽快输用，不得自行贮血。输用前将血袋内的成分轻轻混匀，避免剧烈震荡。血液内不得加入其他药物，如需稀释只能用静脉注射生理盐水。

第三十二条　输血前后用静脉注射生理盐水冲洗输血管道。连续输用不同供血者的血液进，前一袋血输尽后，用静脉注射生理盐水冲洗输血器，再接下一袋血继续输注。

第三十三条　输血过程中应先慢后快，再根据病情和年龄调节输注速度，并严密观察受血者有无输血不良反应，如出现异常情况应及时处理：

1. 减慢或停止输血，用静脉注射生理盐水维持静脉通路。

2. 立即通知值班医师和输血科（血库）值班人员，及时检查、治疗和抢救，并查找原因，做好记录。

第三十四条　疑为溶血性或细菌污染性输血反应，应立即停止输血，用静脉注射生理盐水维护静脉通路，及时报告上级医师，在积极治疗抢救的同时，做核对检查：

1. 核对用血申请单、血袋标签、交叉配血试验记录。

2. 核对受血者及供血者 ABO 血型、Rh（D）血型。用保存于冰箱中的受血者与供血者血样、新采集的受血者血样、血袋中血样，重测 ABO 血型、RH（D）血型、不规则抗体筛选及交叉配血试验（包括盐水相和非盐水相试验）。

3. 立即抽取受血者血液加肝素抗凝剂，分离血浆，观察血浆颜色，测定血浆游离血红蛋白含量。

4. 立即抽取受血者血液，检测血清胆红素含量、血浆游离血红蛋白含量、血浆结合珠蛋白测定、直接抗人球蛋白试验并检测相关抗体效价，如发现特殊抗体，应作进一步鉴定。

5. 如怀疑细菌污染性输血反应，抽取血袋中血液做细菌学检验。

6. 尽早检测血常规、尿常规及尿血红蛋白。

7. 必要时，溶血反应发生后5~7小时测血清胆红素含量。

第三十五条 输血完毕，医护人员对有输血反应的应逐项填写患者输血反应回报单，并返还输血科（血库）保存。输血科（血库）每月统计上报医务处（科）。

第三十六条 输血完毕后，医护人员将输血记录单（交叉配血报告单）贴在病历中，并将血袋送回输血科（血库）至少保存一天。

详见（卫医发［2000］184号）文件。

本章小结

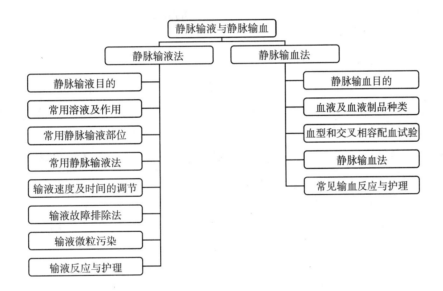

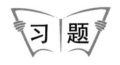

一、选择题

【A1/A2型题】

1. 下列溶液对纠正体内电解质失调有显著效果的是

    A. 晶体溶液　　　　　　B. 浓缩白蛋白　　　　　　C. 右旋糖酐

    D. 血浆　　　　　　　　E. 全血

2. 下列对维持血浆胶体渗透压、增加血容量、升高血压效果显著的是

    A. 中分子右旋糖酐　　　B. 生理盐水　　　　　　C. 10%葡萄糖溶液

    D. 5%葡萄糖溶液　　　　E. 林格液

3. 最适宜血液病患者输入的是

A. 白蛋白　　　　　　　　　B. 水解蛋白　　　　　　　C. 新鲜血

D. 血浆　　　　　　　　　　E. 库存血

4. 大量输入库存血后，患者易出现

A. 高血钾　　　　　　　　　B. 低血钾　　　　　　　　C. 高血钠

D. 高血铁　　　　　　　　　E. 低血磷

5. 静脉输液时，导致茂菲滴管内液面自行下降的原因是

A. 输液瓶位置太高　　　　　B. 输液速度太快　　　　　C. 环境温度太低

D. 滴管或滴管以下导管有漏气 E. 患者肢体摆放不当

6. 对严重烧伤、休克、大出血患者采用静脉输液治疗的目的是

A. 补充水分与电解质　　　　B. 补充营养，供给热量　　C. 改善心脏功能

D. 输入药物，治疗疾病　　　E. 增加循环血量，改善微循环

7. 输液过程中，出现静脉痉挛，其原因是

A. 输液速度过快　　　　　　B. 针头阻塞

C. 液体输入皮下组织　　　　D. 输入药液的温度过低

E. 患者肢体抬举过高

8. 引起静脉输液发热反应的常见原因是输入液体

A. 量过多　　　　　　　　　B. 制剂不纯　　　　　　　C. 温度过低

D. 时间过长　　　　　　　　E. 速度过快

9. 发生溶血反应后，为增加尿中血红蛋白的溶解度，常用

A. 枸橼酸钠　　　　　　　　B. 氯化钙　　　　　　　　C. 乳酸钠

D. 碳酸氢钠　　　　　　　　E. 葡萄糖酸钙

10. 静脉输液引起空气栓塞，致死原因是栓子阻塞

A. 肺动脉入口　　　　　　　B. 肺静脉入口　　　　　　C. 主动脉入口

D. 上腔静脉入口　　　　　　E. 下腔静脉入口

11. 下列关于输血前准备，哪项是错误的

A. 抽取血标本作血型鉴定　　B. 禁止同时采集两位患者的血标本

C. 从血库取血时应认真核对　D. 应检查血制品的质量

E. 如血制品温度太低，可在热水中稍加温

12. 最为严重的输血反应是

A. 发热反应　　　　　　　　B. 溶血反应　　　　　　　C. 过敏反应

D. 疾病感染　　　　　　　　E. 大量输血后反应

13. 以下操作，错误的是

A. 检查库血质量，血浆呈红色，不能使用

B. 血液从血库取出，应在室温内放置15分钟后再输入

C. 在血中加入异丙嗪25mg，以防发生过敏反应

D. 两人核对供、受血者姓名、血型和交叉配血试验结果

E. 先给患者静脉滴注0.9%氯化钠溶液

14. 输血时患者发生溶血反应，错误的处理方法是

A. 停止输血　　　　　　　　B. 双侧腰部热敷

  C. 尿闭者增加入水量　　　　D. 视病情需要用升压药

  E. 碱化尿液

15. 静脉输液的速度，成人一般为多少滴/分

  A. 20～40　　　　　　　　B. 40～60　　　　　　　　C. 60～80

  D. 80～100　　　　　　　　E. 100～110

16. 肺水肿患者给予高流量吸氧的目的是

  A. 使毛细血管扩张　　　　B. 提高肺泡内氧分压

  C. 降低肺泡表面张力　　　D. 防止肺部感染

  E. 降低肺泡内泡沫的表面张力

17. 输液过程中，发现针头阻塞的处理方法是

  A. 抬高输液瓶，增加压力　　B. 用手挤压输液管，使针头通畅

  C. 加压冲洗针头　　　　　　D. 更换针头，重新穿刺

  E. 调整针头位置

18. 下列关于静脉痉挛导致输液滴注不畅的处理，正确的是

  A. 局部血管热敷　　　　　　B. 加压输液　　　　　　C. 调整肢体位置

  D. 减慢滴速　　　　　　　　E. 抬高输液瓶

19. 输液导致急性肺水肿的典型症状是

  A. 面色苍白、血压下降　　　B. 心悸、烦躁不安　　　C. 胸痛、咳嗽

  D. 呼吸困难，咳粉红色泡沫样痰　　　　　　　　　　E. 发绀、胸闷

20. 输液时溶液滴入不畅，局部肿胀，查无回血，此时应

  A. 改变针头位置　　　　　　B. 提高输液瓶

  C. 局部热敷　　　　　　　　D. 用手挤压橡胶管，使针头通畅

  E. 更换针头重新穿刺

21. 在输入两袋血之间，需输入的少量溶液是

  A. 5%葡萄糖溶液　　　　　　B. 5%葡萄糖氯化钠液

  C. 4%枸橼酸钠生理盐水　　　D. 10%葡萄糖酸钙溶液

  E. 0.9%氯化钠液

22. 静脉输液是利用何种原理

  A. 负压作用　　　　　　　　B. 虹吸作用　　　　　　C. 空吸作用

  D. 液体静压　　　　　　　　E. 以上都不是

23. 溶血反应第二阶段的典型临床表现是

  A. 胸闷、呼吸急促　　　　　B. 腰背部剧痛、四肢麻木

  C. 黄疸、血红蛋白尿　　　　D. 少尿或无尿

  E. 以上都不是

24. 下列疾病中，不宜快速大量输液的有

  A. 急性胃肠炎　　　　　　　B. 缺水患者　　　　　　C. 胃次全切除术后

  D. 休克　　　　　　　　　　E. 高血压心脏病

25. 输液时发生急性肺水肿，让患者端坐，两腿下垂，其目的是

  A. 减少回心血量，减轻心脏负担

B. 改善呼吸困难

C. 减轻咳嗽症状

D. 减轻组织水肿

E. 促进血液循环，改善缺氧

26. 患者，女，45 岁。护士为其静脉注射 50% 葡萄糖溶液时，患者诉疼痛，推注时有阻力，注射局部隆起，抽无回血，此时应考虑

A. 静脉痉挛   B. 针头滑出血管外   C. 针头部分阻塞

D. 针头斜面紧贴血管壁   E. 针头斜面部分穿透血管壁

27. 患者，女，68 岁。因感染诱发慢性阻塞性肺病急性发作，入院后予抗炎、平喘、祛痰治疗，输液总量为 800ml，计划 5 小时输完，输液器滴系数为 15，每分钟滴数为

A. 20 滴   B. 30 滴   C. 40 滴

D. 50 滴   E. 60 滴

28. 患者，男，28 岁。因急性淋巴细胞白血病行静脉输血治疗，输血约 15ml 后，主诉头部胀痛、胸闷、四肢麻木、腰背剧痛，继而出现酱油色尿及黄疸，此时患者可能发生

A. 空气栓塞   B. 急性肺水肿   C. 过敏反应

D. 枸橼酸钠中毒反应   E. 溶血反应

29. 患者，男，42 岁，重度贫血。医嘱为该患者静脉输血，其治疗目的是

A. 补充血红蛋白   B. 增加白蛋白   C. 补充血容量

D. 排出有害物质   E. 补充抗体和补体

30. 患儿，女，9 岁。两周前曾患上呼吸道感染，近日出现畏寒、发热，全身皮肤、黏膜出血，有大片瘀斑，实验室检查血小板计数 $18 \times 10^9 / L$，出血时间延长。该患儿静脉输血治疗的目的是

A. 增加血红蛋白   B. 纠正贫血   C. 供给血小板

D. 输入抗体、补体   E. 增加白蛋白

31. 患者，女，69 岁，因乳癌住院化疗，输液过程中，患者突然出现呼吸困难，听诊心前区有响亮的"水泡音"，患者极有可能发生空气栓塞，栓塞部位是在

A. 主动脉入口   B. 肺动脉入口   C. 肺静脉入口

D. 下腔静脉入口   E. 上腔静脉入口

32. 患者，女，66 岁。因体质弱，短时间内输入大量液体，引起急性循环负荷过重，患者的特征性症状是

A. 喘憋，呼吸困难   B. 恶心，心慌   C. 发绀，烦躁不安

D. 呼吸困难，心悸   E. 胸闷，呼吸困难，咳粉红色泡沫痰

33. 患者，男，70 岁。输液过程中发生急性肺水肿，吸氧时需用 20% ~30% 乙醇湿化，其目的是

A. 减低肺泡表面张力   B. 消毒吸入的氧气

C. 使患者呼吸道湿润   D. 减低肺泡内泡沫的表面张力

E. 使痰液湿薄，易咳出

34. 患者，男，28 岁。手术后大量输血，现患者出现手足抽搐、血压下降，可静脉缓慢注射

A. 10%氯化钙 10ml　　　B. 4%碳酸氢钠 10ml　　　C. 地塞米松 5mg

D. 盐酸肾上腺素 2ml　　　E. 0.9%氯化钠 10ml

35. 患者，男，50岁。阑尾炎术后第6天，今输液1小时后，突然寒战、高热，体温40℃。患者发热的主要原因可能是

A. 溶液中含有对患者致敏的物质　　　B. 溶液中含有致热物质

C. 患者是过敏体质　　　D. 输液速度过快

E. 溶液温度过低

36. 患者，女，50岁。患十二指肠溃疡，突然呕血，面色苍白，脉搏120次/分，血压60/45mmHg，医嘱输血 400ml，目的是补充

A. 血容量　　　B. 抗体　　　C. 血小板

D. 红细胞　　　E. 血红蛋白

37. 患者，男，消化道溃疡久治不愈，今日输血15分钟后患者自述头痛、发热、四肢麻木，腰背部剧痛伴胸闷、气促，患者可能发生了

A. 发热反应　　　B. 过敏反应　　　C. 溶血反应

D. 急性肺水肿　　　E. 空气栓塞

38. 患者，女，37岁。输液第10天，手腕至肘上2/3处，沿静脉走向出现一条索状红线，感觉局部灼痛，此反应为

A. 动脉炎　　　B. 静脉炎　　　C. 发热反应

D. 空气栓塞　　　E. 静脉栓塞

【A3 型题】

(39 ~ 40 题共用题干)

患者，男，58岁。静脉输液过程中，突然主诉胸骨后疼痛，随之呼吸困难，严重发绀，听诊心前区有"水泡音"。

39. 根据患者的表现，该患者可能出现了

A. 急性肺水肿　　　B. 心肌梗死　　　C. 过敏反应

D. 空气栓塞　　　E. 发热反应

40. 此时应立即停止输液，协助患者取

A. 俯卧位　　　B. 头高足低位　　　C. 去枕仰卧位

D. 左侧卧位，头低足高　　　E. 半坐卧位床尾抬高

(41 ~ 43 题共用题干)

患者，女，78岁。输血15分钟后主诉头胀痛、胸闷、腰背剧痛，随后出现酱油色尿。

41. 根据患者临床表现，该患者可能出现了

A. 急性肺水肿　　　B. 溶血反应　　　C. 发热反应

D. 过敏反应　　　E. 空气栓塞

42. 尿液呈酱油色，是因尿中含有

A. 红细胞　　　B. 白细胞　　　C. 胆红素

D. 血小板　　　E. 血红蛋白

43. 发生此反应时，护士首先应

A. 吸氧　　　B. 通知医生　　　C. 停止输血

D. 腰部封闭治疗　　　　　　E. 静脉注射碳酸氢钠

二、思考题

1. 患者，女，70 岁。因慢性阻塞性肺气肿住院治疗。当日上午 10 时起开始静脉输入 0.9% 氯化钠溶液 500ml 及 5% 葡萄糖溶液 500ml。滴速为 70 滴/分。11 时许，当护士巡房时，发现该患者呼吸急促，咳嗽、咳粉红色泡沫样痰，大汗淋漓。

请问：

（1）根据患者的临床表现，可能出现了什么反应？

（2）护士应立即采取哪些措施？为什么？

2. 患者，男，52 岁。因车祸致大出血欲急诊手术。术前医嘱输血 400ml。护士从血库冷藏室取回血后，为尽早输血，便将血袋放热水中升温，15 分钟后给患者输入。当患者输入库血 10 分钟后，突然感到头部胀痛，伴恶心呕吐，腰背部剧痛。

请问：

（1）患者可能出现了什么反应？

（2）发生此反应的可能原因是什么？

（3）应如何抢救护理？

（黄利全）

扫码"练一练"

第十四章　标本采集

案例导入

　　患者，女，40岁，因近3日来出现恶心、呕吐、腹泻、四肢无力等症状入院就诊，护理体检：体重55kg，T 38.6℃，P 110次/分，R 22次/分，BP 75/55mmHg。为进一步明确诊断，医嘱：血常规、尿常规、便常规、肝功能。

请问：

1. 护士应该采集哪些标本？
2. 护士在采集标本时应遵循哪些原则？
3. 如何正确采集各种标本以保证结果的准确性？
4. 采集标本时如何指导患者配合，并作好健康宣教？

　　标本检验是临床基本的诊断方法之一，通过各种实验室技术和方法对患者的血液、体液、排泄物、分泌物、呕吐物和脱落细胞等进行检验，从而获得反映机体功能状态、病因、病理变化或治疗结果的客观资料。各种标本的检验目的不同，标本的留取方法也不同，正确的标本采集是获得正确检验结果的保证，因此护士必须了解各种标本检验的临床意义，熟练掌握标本采集的基本知识和技能，以确保检验结果的准确性。

第一节　标本采集的意义和原则

一、标本采集的意义

　　标本采集是指采集患者少许的血液、体液（胸腔积液、腹水、脑脊液）、排泄物（尿液、粪便）、分泌物（痰、鼻咽分泌物、白带等）、呕吐物以及组织脱落细胞等样本，经过物理、化学、生物学的实验室技术和方法进行检验，其检验结果可作为判断患者机体功能和结构有无病理变化的客观依据。因此，标本检查具有如下意义：①协助明确疾病诊断。②观察病情变化，推测病程进展。③作为制定治疗、护理措施的依据。④进行疗效评价，判断预后。

扫码"学一学"

二、标本采集的原则

（一）遵照医嘱采集标本

采集各种标本均应按医嘱执行。医生填写检验申请单，要求项目填写完整，目的明确，字迹清楚，医生签全名。护士根据医嘱核实化验单后进行采集，凡对医嘱、检验单有疑问者必须及时核实，核准后方可执行。

（二）采集前做好充分准备

1. 采集标本前应明确检验项目、检验目的，选择采集的方法，确定采集标本的量，了解注意事项。

2. 应认真评估患者的病情、心理反应与合作程度。耐心向患者解释检验的目的及注意事项，消除患者顾虑，取得患者信任和合作。

3. 根据检验目的准备物品，选择适当的容器，容器外按要求贴上标签，注明患者的科别、病室、床号、姓名、住院号、检查目的和送检日期。

（三）严格执行查对制度

采集前须认真查对医嘱及化验单，核对申请项目、患者姓名、科室、床号、住院号、采集容器上标签或条形码。采集中根据化验单核对患者床号、姓名及腕带信息，确认无误后方可执行。采集后再次核对容器标签上内容，确保标本采集无误。

（四）正确采集标本

1. 要确保标本质量，必须掌握正确的采集方法、采集时间和采集的量。如作妊娠试验要留晨尿，因为晨尿内绒毛膜促性腺激素的含量高，容易获得阳性检验结果。

2. 培养标本的采集应严格执行无菌操作技术，标本须盛放于无菌容器内，且容器无裂缝，瓶塞干燥，不可混入防腐剂、消毒剂及其他药物，培养基应足量，无浑浊、变质，以免影响检验结果的准确性。尽量在使用抗生素之前采集，已经使用抗生素，应在血药浓度最低时采集，并在检验单上注明已使用的抗生素的名称、剂量、时间。

（五）及时送检

标本采集后应及时送检，不能放置过久，避免污染或变质而影响检验结果，特殊标本还应注明采集时间或加入防腐剂。

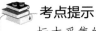
考点提示
标本采集的原则；培养标本的采集要求。

第二节 各种标本的采集

一、血标本的采集

血液检查是判断机体各种功能及异常变化的重要指标之一，是临床最常用、最重要的检验项目。临床上血液标本采集方法包括：毛细血管采血法、静脉采血法以及动脉采血法。毛细血管采血法主要用于血常规检查，一般由检验人员执行，临床护理人员要求掌握静脉及动脉采血法。静脉血标本分全血标本、血清标本、血培养标本。

【目的】

1. 全血标本 用于血常规、血沉检查及测定血液中某些物质的含量，如血糖、尿素氮、肌酐、尿酸、肌酸、血氨。

扫码"学一学"

2. 血清标本　用于测定血清酶、脂类、电解质和肝功能等。

3. 血培养标本　用于查找血液中的病原微生物。

4. 动脉血标本　用于做血气分析。

【评估】

1. 核对医嘱，查对患者身份信息，解释操作目的。

2. 评估患者年龄、意识、病情、治疗用药情况；穿刺部位的血管及皮肤情况；患者心理状态、合作程度，既往有无采集血标本的体验，对疾病、标本采集的目的及注意事项的认知程度。

【计划】

1. 护士准备　确认血标本采集的目的，掌握血标本采集相关知识与方法，着装整洁，洗手、戴口罩。

2. 用物准备　根据检验项目选择容器，容器外贴条形码或标签，标签上注明科别、床号、姓名、性别、检验目的和送检日期。

（1）治疗车上层　备检验申请单、条形码、一次性注射器或一次性采血针（图14-1直刺式双向采血针、图14-2头皮针式蝶翼采血针）、标本容器（密封瓶、图14-3真空采血管）、持针器（图14-4）、无菌手套、皮肤消毒剂、棉签、止血带、弯盘、一次性小治疗巾、无菌纱布、胶布、手消毒液。采集血培养标本时备酒精灯、火柴。动脉采血时另备一次性血气针（或5ml注射器、0.5%肝素、橡胶塞）。

（2）治疗车下层　备医用垃圾桶、生活垃圾桶、锐器盒。

3. 环境准备　安静、整洁、宽敞、光线充足，符合采血要求。

4. 患者准备　采血局部皮肤清洁，患者了解采血目的、注意事项，能主动配合并做好准备。

扫码"看一看"

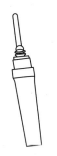

图14-1　直刺式双向采血针图

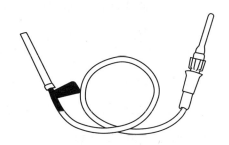

图14-2　头皮针式蝶翼采血针

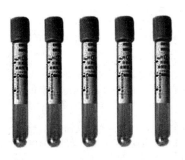

图14-3　真空采血管

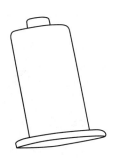

图14-4　持针器

【实施】

1. 操作流程

（1）静脉血标本采血法　见表 14 - 1。

表 14 - 1　静脉血标本采血法

操作流程	流程说明	人文关注
（1）核对解释	核对医嘱、检验申请单及条形码无误，将条形码贴于标本容器上，携用物至床旁，核对床号、姓名、腕带信息，向患者解释采血目的和配合方法，协助患者取舒适体位。操作者戴手套	礼貌称呼，严格查对，尊重患者耐心解释
（2）选择血管	选择合适的静脉，垫治疗巾，在静脉穿刺点上方约 6cm 处扎止血带，常规消毒皮肤 2 遍	询问患者扎带处感受
（3）采集血标本	▲注射器采血	
	①穿刺抽血：嘱患者握拳，按静脉穿刺法穿刺血管，见回血后固定好针头，抽取所需血量。②拔针按压：松止血带，嘱患者松拳，迅速拔针，干棉签按压穿刺点 1~2 分钟。将注射器活塞略向后抽以免血液凝固堵塞针头。③标本处理	
	◆血培养标本：①密封瓶：先除去铝盖中心部分，常规消毒瓶盖，更换无菌针头后将血液注入瓶内，轻轻摇匀。②三角烧瓶：先点燃酒精灯，将瓶口纱布松开，取出瓶塞，迅速在酒精火焰上消毒瓶口，取下针头，将血液注入瓶内，轻轻摇匀，再将瓶塞和瓶口经火焰消毒后盖紧，扎紧封瓶纱布	
	◆全血标本：取下针头，将血液顺管壁缓慢注入抗凝试管内，立即轻轻转动试管，使血液和抗凝剂混匀	
	◆血清标本：取下针头，将血液沿管壁缓慢注入干燥试管内，勿注入泡沫，不可摇动，防止红细胞破裂造成溶血	动作轻稳，尽量做到一次穿刺成功；指导患者按压方法防止污染；询问患者进食时间，确保空腹血液
	▲真空采血器采血（双向采血针为例）①穿刺抽血：旋开双向采血针取下针套，暴露针的后端，将双向针后端按顺时针方向旋入持针器中；嘱患者握拳，操作者左手绷紧皮肤，右手持针（斜面向上）与皮肤成 20° 角穿刺；示指和中指钩住持针器的凸缘，拇指将采血管推到持针器顶端，见回血即将瓶塞穿刺针刺入真空管内，若需采集多管采血标本，第一管采完后，拔出瓶塞穿刺针再刺入另一真空管，如此反复进行多管采血。若为抗凝标本，采集完后，立即将真空管轻轻来回倾倒 6~8 次，使血液和添加剂充分混匀。②拔针按压：同注射器采集	
（4）再次核对	操作后再次核对床号、姓名、检验项目	
（5）安置患者	脱手套，整理患者衣物、被服，协助患者取舒适体位	耐心解答患者问题，感谢患者配合
（6）用物处理	将针头放入锐器盒，脱下手套，洗手	
（7）及时送检	将血标本分类，连同化验单及时送检，特殊标本注明采集时间	

（2）动脉血标本采集法　见表 14 - 2。

表 14 - 2　动脉血标本采集法

操作流程	流程说明	人文关注
（1）核对解释	核对医嘱、检验申请单及条形码无误，将条形码贴于标本容器上，携用物至床旁，核对患者床号、姓名、腕带信息及检验项目，解释采血标本目的、注意事项，协助患者取舒适体位	礼貌称呼，严格查对，尊重患者，耐心解释
（2）选择动脉	选择合适的动脉，充分暴露穿刺部位，若选用股动脉，协助患者仰卧，下肢稍屈膝外展，可垫沙袋于腹股沟下，常规消毒局部皮肤 2 遍，抽吸肝素 0.5ml 入注射器，抽动活塞、转动注射器，使注射器内壁湿润后，弃去余液	指导患者采取正确的体位，态度和蔼，耐心解释
（3）穿刺抽血	操作者戴无菌手套，用左手示指和中指在已消毒的范围内触及动脉搏动最明显处，固定于两指间，右手持注射器，在两指间垂直刺入或与动脉走向成 40° 角刺入动脉，见鲜红色回血后，右手固定注射器，左手轻拉活塞，抽取所需血量	穿刺准确，询问患者感受，保证患者安全

续表

操作流程	流程说明	人文关注
(4) 拔针按压	采血完毕，迅速拔针，用无菌纱布按压穿刺点 5~10 分钟，必要时用沙袋压迫止血，防止皮下血肿	指导患者按压方法，必要时协助按压
(5) 隔绝空气	拔针后立即将针尖斜面刺入无菌橡胶塞内以隔绝空气，用手推动注射器使血液与抗凝剂混匀	
(6) 安置患者	脱手套，整理患者衣物、被服，协助患者取舒适体位	感谢患者配合
(7) 用物处理	用物按消毒、隔离原则处理，预防交叉感染。洗手记录	
(8) 及时送检	连同化验单及时送检	

2. 注意事项

（1）采血前核对检验项目，明确标本采集要求，正确选择真空采血管。采集血清标本时，需用干燥试管；采集全血标本时，需用抗凝试管；采集血培养标本时，需用无菌培养瓶。若同时抽取不同种类的血标本，应先注入血培养瓶，然后注入抗凝试管，最后注入干燥试管。若为真空系统采血法采集血标本，采集顺序为：血培养标本—无添加剂标本—凝血试验标本—含抗凝剂标本—含促凝剂标本。

（2）当真空采血管插入双向针时，要固定好持针器，防止针头移动而刺破血管壁。

（3）做生化检验需抽取空腹血时，应提前通知患者禁食，避免因进食而影响检验结果。

（4）根据不同的检验目的计算采血量。一般血培养采血为 5ml，对亚急性细菌性心内膜炎患者应采血 10~15ml，以提高细菌培养阳性率。血气分析采血量一般为 0.5~1ml。

（5）采集血标本应严格执行无菌操作，培养液的种类及量符合要求，无污染，瓶塞保持干燥。严禁在输液、输血的针头处抽取血标本，应选择对侧肢体采集。

（6）有出血倾向的患者，谨慎使用动脉采血法。

3. 健康教育

（1）向患者及家属解释静脉采血的目的和注意事项，消除患者的思想顾虑，取得配合。

（2）向患者及家属介绍血标本化验项目的正常值。

（3）指导患者拔针后的按压方法和时间，防止皮下血肿的发生。

【评价】

1. 严格遵守无菌技术操作要求，认真查对。

2. 采集的血标本符合检验项目的要求。

3. 患者配合，对操作满意。

知识链接

真空试管分类及用途

试管名称	头盖颜色	检验项目	分类	采血量（ml）
普通血清管	红色	血清生化、血库和血清学相关检验	血清	3.0~5.0
快速血清管	橘红色	急诊血清生化实验	血清	3.0~5.0
肝素抗凝管	绿色	血浆生化、血液流变学实验	血浆	3.0~5.0
血浆分离管	浅绿色	常规和急诊血浆生化检验	血浆	3.0~5.0

续表

试管名称	头盖颜色	检验项目	分类	采血量（ml）
血清分离胶促凝管	金黄	急诊血清生化、血库和血清学相关检验	血清	3.0 ~ 5.0
EDTA 抗凝管	紫色	全血实验、血型鉴定、交叉配血	全血	2.0 ~ 5.0
枸橼酸钠凝血管	蓝色	血液凝固实验	血浆	1.8 ~ 3.6
枸橼酸钠血沉管	黑色	血细胞沉降率实验	全血	1.6 ~ 2.4

二、尿液标本的采集

尿液的成分和性状，不仅与泌尿系统疾病直接相关，而且反应机体其他系统的功能状态和机体的代谢状况。临床上常采集尿液标本作物理、化学、细菌学等检查，以了解病情，协助诊断疾病和观察疗效。尿标本分常规标本、培养标本和 12 小时或 24 小时标本。

【目的】

1. 常规标本　检查尿液的颜色、透明度、比重、有无细胞和管型、尿蛋白、尿糖定性等。

2. 尿培养标本　采集未被污染的尿液作细菌学检查或药物敏感试验。

3. 12 小时或 24 小时尿标本　用于各种尿生化、激素检查和尿浓缩查结核杆菌，如钠、钾、氯、肌酐、肌酸、17 – 羟类固醇、17 – 酮类固醇等。

【评估】

1. 核对医嘱，查对患者身份信息，解释操作目的。

2. 评估患者年龄、意识、病情、治疗用药情况；患者会阴部卫生情况、女性有无月经等出血情况；患者心理状态、合作程度，既往有无留取尿标本的体验，对疾病、标本采集的目的及注意事项的了解程度。

【计划】

1. 护士准备　了解患者病情与尿本采集的目的，掌握尿标本采集相关知识与能力，着装符合护士执业规范。

2. 用物准备

（1）治疗车上层　备检验申请单、条形码或标签、薄膜手套、手消毒液，根据检验目的备标本容器（一次性集尿杯、容量为 3000 ~ 5000ml 的清洁带盖集尿瓶、无菌试管）、防腐剂，尿培养标本另备试管夹、酒精灯、火柴、无菌手套、外阴冲洗及消毒用物、必要时备导尿包。

（2）治疗车下层　备便盆或尿壶、医用垃圾桶和生活垃圾桶。

3. 环境准备　安静、舒适、安全、隐蔽，注意保护患者的隐私。

4. 患者准备　患者能理解采集尿标本目的、方法及注意事项，主动配合。

【实施】

1. 操作流程　见表 14 – 3。

表 14 –3 尿标本采集方法

操作流程	流程说明	人文关注
（1）核对解释	核对医嘱及申请单，贴标签于容器上，注明科别、床号、姓名、性别、检验目的。携用物至床旁，核对患者床号、姓名、腕带信息及检验项目，向患者或家属解释留取尿标本目的、方法及注意事项，取得合作。协助患者取舒适体位	礼貌称呼，严格查对，耐心解释
（2）标本采集	◆常规标本 ①自理的患者，给予标本容器，嘱其留取清晨第一次尿液约50ml 于标本瓶内（测量尿比重留取100ml）。因晨尿浓度高，未受饮食的影响，检验结果准确。②行动不便的患者，协助患者在床上使用便器或尿壶，再收集尿液于标本容器中。③留置导尿的患者，于集尿袋下方引流孔处打开橡胶塞收集尿液 ◆培养标本 ①中段尿留取法：用于清醒合作者，屏风遮挡，协助患者取舒适卧位，妥善放置便器，按导尿法清洁、消毒外阴；嘱患者自行排尿，弃去前段尿液，用试管夹夹住无菌试管，并在酒精灯上消毒试管口，留取中段尿约5ml，再将无菌试管口及棉塞在酒精灯火焰上消毒，立即盖紧棉塞，防止污染，熄灭酒精灯。操作完毕，协助患者穿裤，整理用物，及时送验。②导尿术留取法：按照导尿术插入导尿管将尿液引出，留取尿标本 ◆12 小时或 24 小时尿标本 ①标签上注明留取尿液起止时间，贴于容器壁上，交代患者先将尿液排在便盆或便壶内，再倒入集尿瓶，留取最后一次尿液后，测总量。②12 小时尿标本：嘱患者于晚 7 时排空膀胱，弃去尿液后，开始留取尿液至次晨 7 时留取最后一次尿液。③24 小时尿标本：嘱患者于清晨 7 时排空膀胱，弃去尿液后，开始留取尿液至次晨 7 时留取最后一次尿液。④根据检验的加入相应的防腐剂见表 14 –4	细心指导方法，保护患者隐私，注意保暖 交待患者有尿意感时留取 耐心交代留取时间段，注意事项
（3）安置患者	协助患者穿裤、取舒适体位，整理床单位	耐心解答患者问题，健康宣教，感谢患者配合
（4）用物处理	用物按消毒、隔离原则处理，洗手	
（5）记录送检	记录尿液总量、颜色、气味等，将标本连同化验单及时送检	

表 14 –4 常用防腐剂的作用及用法

名称	作用	用法	检查项目
甲醛	固定尿液中有机成分，防腐	每30ml 尿液中加40% 甲醛 1 滴	艾迪计数
浓盐酸	使尿液保持在酸性环境中，防止尿液中激素被氧化，防腐	24 小时尿液中加 5～10ml	17 – 羟类固醇、17 – 酮类固醇
甲苯	可形成一薄膜盖于尿液表面，防止细菌污染，以保持尿液的化学成分不变	应在第一次尿液倒入后再加，按每100ml 尿液加 0.5%～1% 甲苯10ml	尿蛋白定量、尿糖定量及钾、钠、氯、肌酐、肌酸定量

2. 注意事项

（1）女性患者在月经期不宜留取尿标本，必要时先清洁外阴，再用无菌干棉球塞住阴道后留取。

（2）不可将粪便混于尿液中，以防粪便中的微生物使尿液变质。会阴部分泌物过多时，应先清洗，再留取尿标本。

（3）小孩或尿失禁患者可用尿袋或集尿器等协助收集。

（4）昏迷或尿潴留患者可导尿留取标本，男性患者可用假性导尿套固定接尿。留置导尿者可于集尿袋下方引流孔处打开橡胶塞收集尿液。

（5）留取 12 小时或 24 小时尿标本，应根据检验要求加入相应防腐剂，并将集尿瓶放置于阴凉通风处。

 考点提示

各种尿标本的采集方法；常用防腐剂作用、检查项目及用法。

（6）留取尿培养标本，应严格无菌操作，以防污染尿液标本影响检验结果。

3. 健康教育

根据不同检验目的向患者介绍留尿标本的方法及注意事项，消除紧张情绪，取得患者的理解。

【评价】

1. 留取标本符合检验项目的要求，无污染。

2. 护患沟通有效，患者配合无不适。

三、粪便标本的采集

粪便标本的检验结果有助于临床评估患者的消化系统功能、协助诊断、观察疗效。根据不同的检验目的，粪便标本分为常规标本、培养标本、潜血标本及寄生虫和虫卵标本。

【目的】

1. 常规标本　用于检查粪便颜色、性状、其中的混合物和细胞等。

2. 培养标本　用于检查粪便中的病原微生物。

3. 寄生虫、虫卵标本　用于检查粪便中的寄生成虫、幼虫及虫卵。

4. 隐血标本　用于检查粪便中肉眼不能观察到的微量血液。

【评估】

1. 核对医嘱，查对患者身份信息，解释操作目的。

2. 评估患者年龄、意识、病情、治疗用药情况；患者会阴部卫生情况、大便排泄情况；患者心理状态、合作程度，既往有无留取粪便标本的体验，对疾病、标本采集的目的及注意事项的了解情况。

【计划】

1. 护士准备　了解患者病情与粪便标本采集的目的，掌握粪便标本采集相关知识与方法，着装符合护士执业规范。

2. 用物准备　根据检验目的选择适当容器，贴标签于容器上，注明科别、床号、姓名、性别、检验目的和送检日期。

（1）治疗车上层　备检验申请单、检便盒（内附检便匙或棉签）、透明胶带、载玻片、薄膜手套、无菌培养瓶、无菌棉签、手消毒液。

（2）治疗车下层　备医用垃圾桶、生活垃圾桶、清洁便盆。

3. 环境准备　安静、舒适、安全、隐蔽，注意保护患者的隐私。

4. 患者准备　患者能理解采集粪便标本目的、方法及注意事项，主动配合。

【实施】

1. 操作流程　见表 14 - 5。

表 14 - 5　粪便标本采集方法

操作流程	流程说明	人文关注
（1）核对解释	核对医嘱及申请单，贴标签于容器上，注明科别、床号、姓名、性别、检验目的。备齐用物至床旁，核对患者床号、姓名、腕带信息及检验项目，向患者及家属解释留取粪便标本目的、方法及注意事项，协助患者取舒适体位	礼貌称呼，严格查对，尊重患者，耐心解释
（2）标本采集	◆常规标本和潜血标本 嘱患者排尿后，排便于清洁便盆内，用检便匙取粪便中央部分或黏液、脓血等异常粪便5g左右（相当于蚕豆大小），放于检便盒内。（重症患者由护士协助留取，腹泻患者应将水样便盛于容器中送检）	向患者说明留取时间及方法
	◆寄生虫或虫卵标本 检查寄生虫卵：嘱患者排便于清洁便盆内，用检便匙取不同部位带血或粘液粪便 5～10g，放于检便盒内。如患者服用驱虫药或做血吸虫孵化检查，应留取全部粪便 检查蛲虫：晚上 12 点或清晨未起床前，将透明胶带贴在患者肛门周围，取下胶带，将粘有虫卵的一面贴在载玻片上或相互对合。也可在 23 点左右，患者感觉肛门周围发痒时，用无菌棉签蘸生理盐水，自肛门周围皱壁处拭取，然后插入试管内，塞好管口 检查阿米巴原虫：在采集标本前，应先将便盆加温，再嘱患者排便于便盆内，并连同便盆立即送检，以保持阿米巴原虫的活动状态，因阿米巴原虫在低温环境中可失去活力，难以查找	动作轻稳，向患者说明便盆加温及时送检的必要性
	◆培养标本 嘱患者排便于已消毒的便盆内，用无菌棉签在粪便中央或取黏液、脓血等异常粪便 2～5g，放于无菌培养瓶内盖紧瓶塞。如患者无便意，可用无菌长棉签蘸 0.9% 生理盐水，轻轻插入肛门 6～7cm，沿肛周壁旋转一周退出，将棉签放于无菌培养瓶中，盖紧瓶塞	防止污染，用棉签取便时，动作轻柔
（3）安置患者	再次核对，协助患者穿裤、整理床单位，协助患者取舒适体位	
（4）用物处理	用物按消毒、隔离原则处理，消毒双手	耐心解答患者问题，谢谢患者配合
（5）记录送检	记录粪便颜色、量、性状、气味。将标本连同化验单及时送检	

2. 注意事项

（1）采集潜血标本时，嘱患者检查前 3 天禁食肉类、动物肝脏、动物血、绿叶蔬菜以及含铁丰富的药物和食物，第 4 天采集标本，以避免出现假阳性。

 考点提示

　　各种粪便标本的采集方法；不同检验目的的寄生虫、虫卵标本的粪便采集要求。

（2）采集寄生虫标本时，若患者服用驱虫药或做血吸虫孵化检查，应将大便排于清洁便盆内，留取全部粪便送检。

3. 健康教育　根据不同检验目的向患者或家属介绍留取粪便标本的方法及注意事项，消除紧张情绪，取得患者的理解。

【评价】

1. 留取的粪便标本符合检验的要求，及时送检。

2. 护患沟通有效，患者配合无不适。

四、痰标本的采集

临床通过收集痰标本，观察痰液的性状和检查痰液内容物，协助诊断、观察疗效。痰标本按检验目的分为痰常规标本、痰培养标本、24 小时痰标本三种。

【目的】

1. 常规标本检查痰液的一般性状，涂片后经特殊染色，查细菌、虫卵和癌细胞。

2. 培养标本用于检查痰液中的致病菌。

3. 24 小时痰标本用于观察 24 小时痰液的量和性状。

【评估】

1. 核对医嘱，查对患者身份信息，解释操作目的。

2. 评估患者年龄、意识、病情、治疗用药情况；口腔黏膜及咽部情况，听诊肺部呼吸音、痰鸣音、咳嗽、咳痰等情况；患者心理状态、合作程度，既往有无留取痰标本的体验，对疾病、标本采集的目的及注意事项的了解程度。

【计划】

1. 护士准备　了解患者病情与痰标本采集的目的，掌握痰标本采集相关知识与方法。洗手。

2. 用物准备

（1）治疗车上层　备检验申请单、条形码或标签、薄膜手套、手消毒液，常规标本备一次性痰盒；培养标本备无菌培养盒或无菌集痰器、漱口溶液 200ml、必要时备无菌手套；24 小时标本备痰杯或清洁的玻璃广口瓶（容量为 500ml）。

（2）治疗车下层　备医用垃圾桶及生活垃圾桶。

3. 环境准备　安静、舒适、安全。

4. 患者准备　患者能理解采集痰标本目的、方法及注意事项，主动配合。

【实施】

1. 操作流程　见表 14 - 6。

表 14 - 6　痰标本采集方法

操作流程	流程说明	人文关注
（1）核对解释	核对医嘱及申请单，贴标签于容器上，注明科别、床号、姓名、性别、检验目的。备齐用物至床旁，核对患者床号、姓名、腕带信息及检验项目，向患者及家属解释留取粪便标本目的、方法及注意事项，取得合作	礼貌称呼，严格查对，耐心解释
（2）标本采集	◆常规痰标本 能自行咳痰患者：嘱患者清晨醒来未进食前，用清水漱口去除口腔中杂质，深呼吸数次后用力咳出气管深处的痰液盛于痰盒内 无力咳痰或昏迷患者：协助患者取合适体位，叩击胸背部（自下而上），使痰液松动，然后将集痰器分别连接吸引器和吸痰管吸痰（集痰器开口高的一端接吸引器，开口低的一端接吸痰管），置痰液于集痰器中，加盖（图 14 - 5）	指导患者留取方法，操作中动作轻柔，避免引起患者不适
	◆培养痰标本 能自行咳痰的患者，嘱患者清晨醒来未进食前，先用多贝尔溶液漱口，去除口腔细菌，再用清水漱口，以清洁口腔，在深呼吸数次后用力咳出气管深处的痰液，留于无菌集痰器内，加盖 无力咳痰或昏迷患者：取合适体位，叩击胸背部 3~5 分钟（自下而上），使痰液松动，戴无菌手套，将无菌集痰器分别连接吸引器和吸痰管（集痰器开口高的一端接吸引器，开口低的一端接吸痰管），按吸痰法吸入 2~5ml 痰液于集痰器中（图 14 - 5）	指导患者留取方法，操作中动作轻柔，避免引起患者不适
	◆24 小时痰标本 清洁广口瓶贴好标签，注明起止时间，并作好交接班，嘱患者清晨起来，漱口后，将晨 7 时开始至次日晨 7 时的全部痰液留在容器中。交代患者不可将漱口液、唾液等混入	指导患者留取方法
（3）安置患者	协助患者漱口，必要时做口腔护理，整理床单位	
（4）记录送检	洗手，记录痰液的量、颜色和性状，将标本连同化验单及时送检	认真解答患者问题健康宣教，感谢配合
（5）用物处理	用物按消毒、隔离原则处理，防止交叉感染	

2. 注意事项

（1）若留痰标本查找癌细胞，应立即送检，也可用10%甲醛溶液或95%乙醇溶液固定。

（2）采集标本过程中，应嘱患者不可将唾液、漱口水、鼻涕等混入痰液中。

（3）收集痰液时间宜选择在清晨，因此时痰量较多，痰内细菌也较多，以提高阳性率。

（4）采集痰培养标本，应严格无菌操作，以免影响检验结果。

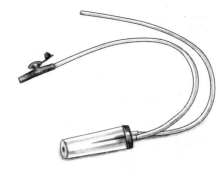

图14-5 集痰器

3. 健康教育

（1）采集标本前向患者说明正确留取痰标本的重要性，介绍留取方法及注意事项，取得患者的理解配合。

（2）教会患者有效咳嗽的方法，正确咳痰，保证检验结果准确。

【评价】

1. 留取标本无污染，符合检验要求。

2. 与患者进行有效沟通，取得合作，患者无不适。

五、咽拭子标本的采集

【目的】

从咽部或扁桃体采集分泌物作细菌培养或病毒分离，以协助临床诊断、治疗和护理。

【评估】

1. 核对医嘱，查对患者身份信息，解释操作目的。

2. 评估患者年龄、意识、病情、治疗用药情况；口腔、咽喉部黏膜有无破损、出血、溃疡、炎症等；患者心理状态、合作程度，既往有无留取咽拭子标本的体验，对疾病、标本采集的目的及注意事项的了解程度。

【计划】

1. 护士准备 了解患者病情与咽拭子标本采集的目的，掌握咽拭子标本采集相关知识与能力，着装整洁、洗手。

2. 用物准备

（1）治疗车上层 备检验申请单、无菌咽拭子培养试管、条形码或标签、酒精灯、火柴、无菌手套、压舌板、手电筒、手消毒液。

（2）治疗车下层 备医用垃圾桶及生活垃圾桶。

3. 环境准备 安静、舒适、安全、光线充足。

4. 患者准备 患者能理解采集咽拭子标本目的、方法及注意事项，主动配合。

【实施】

1. 操作流程 见表14-7。

表14-7 咽拭子标本采集方法

操作流程	流程说明	人文关注
（1）核对解释	核对医嘱及申请单，贴标签于容器上，注明科别、床号、姓名、性别、检验目的。备齐用物至床旁，核对患者床号、姓名、腕带信息及检验项目，向患者及家属解释留取标本目的、方法及注意事项，取得合作，操作者戴手套	礼貌称呼，严格查对，尊重患者，耐心解释
（2）标本采集	点燃酒精灯，嘱患者张口发"啊"音（必要时用压舌板），取出培养管内的无菌长棉签，快速擦拭腭弓两侧、咽、扁桃体的分泌物。在酒精灯火焰上消毒试管口，将棉签插入试管，塞紧试管口	指导患者配合，动作轻柔，避免引起患者不适
（3）安置患者	整理床单位，协助患者取舒适体位	
（4）用物处理	用物按消毒、隔离原则处理，防止交叉感染，洗手	耐心回答患者的问题，感谢患者配合
（5）记录送检	记录采集时间，将标本连同化验单及时送检	

2. 注意事项

（1）采集方法正确，注意棉签不要触及其他部位，防止污染标本，影响检验结果。

（2）应避免在患者进食后2小时内采集标本，防止呕吐，同时动作应轻、稳。

（3）采集真菌培养标本，应在口腔溃疡面上取分泌物。

3. 健康教育 向患者讲解采集咽拭子标本的目的，指导患者正确配合方法及注意事项消除紧张情绪，取得患者的理解。

【评价】

1. 留取标本无污染，符合检验标要求。

2. 与患者进行有效沟通，取得配合，患者无不适。

六、呕吐物标本的采集

当患者呕吐时，用弯盘接取呕吐物送检，不明原因中毒的患者，送检洗胃前抽出的胃内容物标本。

本章小结

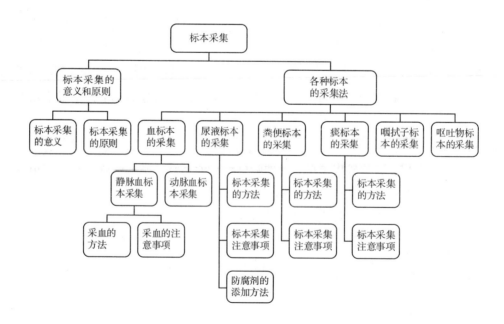

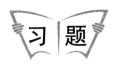

一、选择题

【A1/A2 型题】

1. 用注射器采集静脉血，同时进行多项化验检查时，血液注入各试管的顺序是
   A. 血常规试管→查电解质的试管→血培养瓶
   B. 血常规试管→血培养瓶→查电解质的试管
   C. 血培养瓶→查电解质的试管→血常规试管
   D. 血培养瓶→血常规试管→查电解质的试管
   E. 查电解质的试管→血培养瓶→血常规试管

2. 肝功能检查所需血清标本不宜
   A. 用干燥试管
   B. 在清晨空腹抽血
   C. 顺管壁将血液注入试管
   D. 注入血液速度宜缓慢
   E. 轻轻摇动试管防止血凝固

3. 采集尿液标本做尿常规检查的目的不包括
   A. 观察尿液颜色
   B. 测定尿比重
   C. 尿糖定量
   D. 尿蛋白定性
   E. 检查尿中有无管型

4. 下列有利于保持尿中化学成分不变，防止细菌污染的防腐剂是
   A. 甲醛
   B. 甲苯
   C. 浓盐酸
   D. 稀盐酸
   E. 乙醛

5. 采集粪便寄生虫、虫卵标本时应
   A. 取全部粪便
   B. 取中段大便
   C. 用竹签取少量异常粪便
   D. 取不同部位的异常粪便 10g 左右
   E. 置于加温便盆内送检

6. 尿标本中加防腐剂浓盐酸，用于
   A. 尿蛋白定量
   B. 尿糖定性
   C. 尿浓缩查结核杆菌
   D. 尿 17 – 羟类固醇检查
   E. 尿细胞艾迪计数

7. 真菌培养的拭子标本应在何处采集
   A. 双侧腭弓
   B. 口腔溃疡面
   C. 咽部
   D. 扁桃体
   E. 舌面

8. 患者，女，40 岁。患泌尿系感染，医嘱做尿培养，患者神志清楚，护士可采用留取尿标本的方法是
   A. 随机留尿 100ml
   B. 留取中段尿
   C. 行导尿术留尿
   D. 收集 24 小时尿液
   E. 留晨首次尿液 100ml

9. 患者，男，23 岁。高热 5 天，怀疑败血症，需采集血标本做血培养其目的是
   A. 查白细胞数量
   B. 查红细胞数量
   C. 查心肌活性酶

D. 测转氨酶　　　　　　　　E. 查找致病菌

10. 患者，男，30岁。按医嘱服驱虫药后，需留取大便标本检查寄生虫，护士告知患者留取粪便的正确方法是

A. 留取全部大便　　　　B. 取不同部位粪便　　　　C. 取边缘部位粪便

D. 取前段粪便少许　　　　E. 取带血或黏液部分粪便

【A3型题】

(11~12题共用题干)

患者，女，60岁。糖尿病酮症酸中毒，尿糖阳性。

11. 患者的尿液有

A. 大蒜味　　　　　　　B. 腥臭味　　　　　　　C. 氨臭味

D. 烂苹果味　　　　　　E. 酸臭味

12. 作尿糖定量检查，可加入防腐剂是

A. 甲苯　　　　　　　　B. 40%甲醛　　　　　　C. 10%甲醛

D. 浓盐酸　　　　　　　E. 95%乙醇

二、思考题

患者，男，68岁。既往患有2型糖尿病20年，近1周发热（体温39.5℃）、厌食、恶心、呕吐、腹泻、体重下降，以发热待查收入院，为进一步明确诊断，医嘱：血培养、肝功能、血糖、尿糖定量、大便常规等检查。

请问：

1. 如何正确采集血标本？采集血标本的注意事项是什么？

2. 如何留取尿糖定量标本？怎样添加防腐剂？

3. 如何正确指导患者留取大便常规标本？

扫码"练一练"

（冯莉苹）

第十五章　病情观察及危重患者的抢救与护理

学习目标

1. **掌握** 病情观察的方法及内容；危重患者的支持性护理；吸痰、吸氧的目的及注意事项；氧疗副作用；洗胃目的、常用洗胃溶液、注意事项；人工呼吸器的使用参数及注意事项。

2. **熟悉** 抢救工作的组织管理；抢救设备的准备、管理和使用；供氧、吸痰装置及简易呼吸器的构造。

3. **了解** 病情观察的意义。

4. 能对危重患者进行病情观察及护理；能规范正确实施给氧、吸痰、洗胃等抢救技术；正确使用人工呼吸器。

5. 具有认真、严谨的工作态度，尊重、关爱患者，正确指导及健康宣教，有效护患交流沟通。

案例导入

患者，女，72岁。高血压病史20余年，今晨起床时在家中跌倒，家人急诊送入院，诊断"高血压脑出血"。T 38.5℃，P 104 次/分，R 26 次/分，BP 185/120mmHg。患者意识模糊，谵妄、躁动，右侧肢体感觉、运动障碍，大小便失禁。

请问：

1. 如何对该患者进行病情观察？观察重点内容有哪些？

2. 针对患者病情，应采取哪些护理措施？

观察是对事物、现象进行仔细查看的过程，是一项系统的工程。对患者的病情观察，应是从症状到体征，从生理到心理的全面细致观察。危重患者病情严重，病情变化迅速，随时可能出现危及生命的征象，护士应及时、准确、全面的观察患者病情病化，熟悉抢救基本流程，做好抢救物品的管理，积极配合抢救工作，准确实施基本抢救技术，如心肺复苏、吸氧、吸痰、洗胃等，确保抢救工作顺利、有效进行。

第一节　病情观察

一、病情观察的意义

病情观察（clinical observation）是医护人员在诊疗、护理工作过程中运用视觉、听觉、嗅觉、触觉等感觉器官或借助工具获得患者信息的过程，临床护理工作中对患者病情观察

扫码"学一学"

的主要意义包括以下几个方面。

1. 为诊断疾病、制订治疗方案、护理计划提供依据。

2. 有助于判断疾病的发展趋势、转归及愈后。

3. 可及时了解治疗、护理的效果。

4. 有助于及时发现危重症患者病情变化或并发症，以便及时采取措施，防止病情恶化。

二、病情观察的方法

（一）直接观察法

1. 视诊（inspection） 指用视觉观察患者的全身状态和局部情况的观察方法。视诊能观察到患者的全身状态，如年龄、性别、发育、营养状态、肢体活动、姿势体位、意识状态、面容表情、皮肤和黏膜颜色等。通过视诊可以了解患者分泌物、引流物、呕吐物、排泄物的颜色、性质、量等。视诊时光线要充足，避开有色光线，并充分暴露观察部位。

2. 触诊（palpation） 用手直接触摸或按压患者某些部位，通过手的感觉感知患者身体某部位有无异常的观察。通过触诊可了解患者皮肤的温、湿度，弹性，光滑度；某些脏器的大小、形状、软硬度、移动情况；肿瘤的位置、大小和性质等。触诊时应指导患者放松受检部位。

扫码"看一看"

3. 叩诊（percussion） 利用手指叩击或手掌拍击患者身体被检查部位，使之震动产生音响，并根据所产生的震动或音响来了解被检查部位有无病变和病变性质的观察方法。叩诊主要用于观察及确定患者的脏器大小、形状、位置及密度，有无腹水及腹水的量等。

4. 听诊（auscultation） 利用耳直接或借助听诊器及其他仪器听取患者身体被检查部位发出的声音，通过分析声音来判断患者病情状况的观察方法。听诊主要用于观察患者的咳嗽声、呼吸音、心音、肠鸣音以及说话的语气、语调等。

5. 嗅诊（smelling） 利用嗅觉来辨别患者的各种气味，以了解其临床意义的观察方法。患者的气味可以来自皮肤、黏膜、呼吸道、胃肠道以及分泌物、呕吐物、排泄物、伤口渗出液等。

（二）间接观察法

通过与患者的家属、朋友、其他医务人员交流，查阅病历、阅读检查报告及相关资料、床旁和书面交班等获取患者有关病情信息的观察方法。

> **考点提示**
> 常用病情观察方法，不同观察方法可收集的资料信息。

三、病情观察的内容

（一）一般情况的观察

1. 发育与体型 发育状况通常以年龄与身高、体重、智力及第二性征之间的关系来综合判断。个体的发育情况与遗传、营养代谢、体育锻炼、生活条件等内、外因素有密切关系。成人发育正常的判断指标包括：胸围约为身高的一半，坐高等于下肢的长度，两上肢展开的长度约等于身高。临床上的发育异常与内分泌的关系最为密切。如在发育成熟前垂体前叶功能亢进时，体格异常高大，称为巨人症。反之，垂体功能减退时，体格异常矮小，称为垂体性侏儒症。体型是身体各部发育的外观表现，包括骨骼、肌肉的成长与脂肪分布状态等。临床上成人体型有三种：①均称型（正力型）：身体各部分匀称适中。②瘦长型（无力型）：身体瘦长，颈长肩窄，胸廓扁平，腹上角＜90°。③矮胖型（超力型）：身短粗壮，颈粗肩宽，胸廓宽厚，腹上角 >90°。

2. 姿势与步态 姿势是指举止的状态，依靠骨骼、肌肉的紧张度来维持，并受到健康状态和精神状态的影响。步态是指患者走路时所表现出的姿态。健康成人躯干端正、肢体活动自如、步态平稳。患者可出现特殊的姿势，某些疾病可表现出特征性的步态，如小脑疾患、巴比妥中毒的患者走路时躯干重心不稳、步态紊乱如醉酒状，为醉酒步态；双侧先天性髋关节脱位、进行性肌营养不良的患者，走路时身体左右摇摆，称为蹒跚步态。突发的步态改变是病情变化的征兆之一，如高血压患者突然出现跛行，则提示有发生脑血管意外、偏瘫的可能。

3. 饮食与营养 饮食在疾病治疗方面起着重要作用。护士应注意观察患者的食欲、食量、饮食习惯、特殊嗜好或偏食等情况。营养状态与食物的摄取、消化、吸收和机体代谢有关，是判断机体健康状况的重要指标，也是判断患者疾病程度以及转归的指标之一。护士通过了解患者的体重指数、皮下脂肪厚度、肌肉发育状况、皮肤弹性、光泽度、毛发指甲的润泽程度等情况，对其营养状态进行综合判断，临床上将营养状态分为良好、中等、不良三个等级。

4. 表情与面容 健康人表情自然，神态安详。疾病与情绪变化使人的表情与面容发生变化，通常表现为痛苦、忧虑、疲惫和烦躁等面容与表情。某些疾病发展到一定的程度，会出现特征性的面容和表情，临床上常见的典型面容有：①急性病容：患者表现为面色潮红、烦躁不安、呼吸急促、表情痛苦等，多见于急性感染性疾病。②慢性病容：表现为面容憔悴、面色苍白或灰暗、消瘦无力、精神萎靡等，常见于恶性肿瘤晚期、结核病、肝硬化等慢性消耗性疾病。③病危面容：表现为表情淡漠、双目无神、反应迟钝、面容枯槁、面色苍白或发绀等，常见于休克、脱水、大出血等患者。④甲亢面容：表现为表情惊愕，眼裂增大，眼球突出，兴奋、烦躁。⑤二尖瓣面容：表现为双颊紫红、口唇发绀，见于风湿性心脏病患者。⑥贫血面容：表现为面色苍白、结膜色淡、疲乏无力，见于各种贫血患者。

5. 皮肤与黏膜 皮肤、黏膜的异常可反应某些全身疾病的情况。观察皮肤、黏膜时，要注意其弹性、颜色、温度、湿度，有无黄疸和发绀、出血、溃疡、水肿、皮疹、皮下结节等情况。贫血患者皮肤苍白；胆道梗阻、溶血性疾病患者巩膜、皮肤黄染；缺氧患者口唇、面颊、指端皮肤发绀；休克患者皮肤湿冷；脱水患者皮肤干燥且弹性减弱；出血性疾病患者皮肤、黏膜可见瘀点、瘀斑、紫癜；心源性水肿多表现为下肢水肿；肾性水肿多于晨起眼睑、颜面水肿。

6. 睡眠与休息 睡眠是休息的重要表现形式。影响睡眠的因素包括生理、心理、病理、环境等，应注意观察患者睡眠的时间、深度，有无失眠、睡眠过度等异常现象。

（二）生命体征的观察

生命体征是衡量机体内在活动状况的一种客观指标，体温、脉搏、呼吸、血压通过大脑皮层、神经、体液的控制，保持相对恒定。当机体患病时，生命体征变化最为敏感，因此，生命体征的观察在患者病情观察中占重要地位，应贯穿于患者护理的全过程。

1. 体温 体温突然升高，多见于急性感染。体温过高（超过41℃）及持续的高热，提示病情严重；体温过低（低于35℃）或持续低温，是病情凶险的征兆。

2. 脉搏 脉搏或心率反映患者的心血管功能，应注意观察脉搏的频率、节律和强弱，若脉搏少于 60 次/分或大于 140 次/分，或出现间歇脉、脉搏短促，均提示病情有变化。脉搏微弱或不能触及，往往提示有效循环血量严重不足。对心率进行监测可以及时发现心律异常，以便及时采取急救措施。

3. 呼吸　各种原因导致的通气功能障碍、肺内气体交换受损，都可使患者呼吸改变。观察呼吸应注意患者呼吸的频率、节律、深浅度以及伴有的呼吸音、气味等情况。呼吸超过 40 次/分或少于 8 次/分，出现潮式呼吸、间断呼吸、叹息样或点头样呼吸，都是病情严重的征象。

4. 血压　血压是判断危重患者病情的重要参数，观察血压对休克患者、高血压病患者有着特殊的意义。舒张压持续高于 95mmHg 或收缩压持续低于 90mmHg，或血压时高时低不平稳，均为异常血压。

（三）意识状态的观察

意识状态是人体大脑功能活动的综合表现，是生命个体对环境的知觉状态。正常人意识清晰，反应敏捷，语言流畅、准确，思维合理，情感活动正常，对时间、地点、人物的判断和定向力正常。任何原因影响大脑功能时，都会引起不同程度的意识障碍。意识障碍是指个体对外界环境刺激缺乏正常反应的一种精神状态，表现为对自身及外界环境的知觉、记忆、思维、情感等精神活动的不同程度的异常改变。根据意识障碍的程度一般可分为嗜睡、意识模糊、昏睡、昏迷。也可出现谵妄，谵妄是一种以兴奋性增高为主的高级神经中枢的急性失调。

1. 嗜睡（somnolence）　是最轻的意识障碍，患者处于持续睡眠状态，可被轻度刺激或语言唤醒，醒后能正确、简单而缓慢地回答问题，反应迟钝，停止刺激后又很快入睡。

2. 意识模糊（confusion）　表现为思维和语言不连贯，表情淡漠，对时间、地点、人物的定向力部分或完全发生障碍，患者可出现错觉、幻觉、烦躁不安、谵语或精神错乱。

3. 昏睡（stupor）　患者处于熟睡状态，不易被唤醒，压迫眶上神经、摇动身体等强烈刺激可唤醒，醒后回答问题含糊或答非所问，停止刺激很快又进入熟睡状态。

4. 昏迷（coma）　是最严重的意识障碍，也是病情危重的信号。按程度不同又可分为浅昏迷和深昏迷。①浅昏迷：患者意识大部分丧失，无自主活动，对周围事物及光、声刺激无反应，对强烈刺激（如压迫眶上神经）可有痛苦表情或躲避反应（如肢体退缩）。角膜反射、瞳孔对光反射、眼球运动、吞咽反射、咳嗽反射等可存在。生命体征一般无明显改变，可有大小便潴留或失禁。②深昏迷：患者意识完全丧失，对各种刺激均无反应，全身肌肉松弛，各种深、浅反射均消失，偶有深反射亢进或病理反射出现，机体仅能维持呼吸与血液循环的最基本功能，呼吸不规则，血压下降，大小便潴留或失禁。

观察意识状态，应根据患者的语言反应，了解其思维、反应、情感活动、定向力等，必要时可通过观察神经反射，如瞳孔对光反应、角膜反射、对强烈刺激的反应、肢体活动等，来判断患者有无意识障碍以及意识障碍的程度。也可用格拉斯哥昏迷评分（GCS）量表（表 15-1），对患者的意识障碍及程度进行观察与测评。使用时，对每一个项目进行测评并计分，各项目的分值相加求其总和，即为患者意识障碍程度的客观评分。GCS 量表最高分是 15 分，最低分是 3 分，分数越高，意识状态越好。总分低于 7 分为浅昏迷，低于 3 分为深昏迷。

表15–1　格拉斯哥昏迷评分量表

项目	状态	分值
睁眼反应	自发性的睁眼反应	4
	声音刺激有睁眼反应	3
	疼痛刺激有睁眼反应	2
	任何刺激无睁眼反应	1
语言反应	对人物、时间、地点等定向问题清楚	5
	对话混淆不清，不能准确回答有关人物、时间等定向问题	4
	言语不流利，但可分辨字意	3
	言语模糊不清，对字意难以分辨	2
	任何刺激均无语言反应	1
运动反应	可按指令动作	6
	能确定疼痛部位	5
	对疼痛刺激有肢体退缩反应	4
	疼痛刺激时肢体过屈（去皮质强直）	3
	疼痛刺激时肢体过伸（去大脑强直）	2
	疼痛刺激时无反应	1

（四）瞳孔的观察

瞳孔变化是颅内疾病、药物中毒、昏迷等病情变化的一个重要指征。观察瞳孔要注意以下两个方面。

1. 瞳孔的形状、大小及对称性　正常人瞳孔呈圆形、位置居中、边缘整齐、两侧对等。瞳孔的形状异常可因眼科疾病引起，如瞳孔呈不规则形，常见于虹膜粘连；瞳孔呈椭圆形并伴有散大，常见于青光眼。在自然光下，正常瞳孔直径为2~5mm。瞳孔直径大于5mm，称为瞳孔散大。双侧瞳孔散大多见于颠茄类药物中毒、颅内压增高、颅脑损伤及濒死状态；一侧瞳孔散大、固定，常提示同侧颅内病变导致的小脑幕切迹疝发生。瞳孔直径小于2mm，称为瞳孔缩小，小于1mm为针尖样瞳孔。双侧瞳孔缩小，多见于有机磷农药、氯丙嗪、吗啡等药物中毒；一侧瞳孔缩小，常提示存在早期同侧小脑幕切迹疝。

2. 瞳孔对光反射　正常情况下，当光线照射瞳孔时，瞳孔立即收缩变小，移开照射光源后，瞳孔又可迅速恢复到原来的大小。正常人瞳孔对光反射灵敏，如果瞳孔大小不随光线刺激的变化而改变，称瞳孔对光反应消失，一般见于深昏迷患者。瞳孔对光反应可分为灵敏、迟钝和消失。

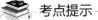 考点提示

　常见病理性步态、典型面容、意识状态的判断、瞳孔异常改变的常见病因。

（五）心理状态的观察

护士应从患者对疾病的认识、对住院的反应、对健康问题的理解及处理能力等方面，观察患者的语言和非语言行为，判断患者的认知能力、思维能力、情绪状态等有无异常，如有无记忆力减退、思维混乱、反应迟钝，有无焦虑、忧郁、绝望、恐惧等异常情绪。

（六）特殊检查、治疗或用药后的观察

1. 特殊检查和治疗后的观察　临床实际操作中，协助疾病诊断的某些特殊检查，如胃镜、肠镜检查，胆囊造影、冠状动脉造影，胸穿、腹穿、腰穿、骨穿等，均会给患者带来

不同程度的创伤。护士应掌握检查前、后的注意事项,加强检查后的观察,倾听患者的主诉,防止并发症的发生,如冠状动脉造影后要对患者局部止血情况进行观察;腰椎穿刺后的患者,应注意观察其生命体征、意识状态、瞳孔变化,以便及时发现颅内压降低及脑疝情况。患者置有引流管时,护士应注意观察引流管是否通畅,有无受压、扭曲、脱落的现象,并加强对引流液的量、性质、颜色等的观察。

2. 特殊药物治疗后的观察 药物治疗是临床最常用的治疗方法,对实施药物治疗的患者,护士应注意观察其疗效、副作用及毒性反应,如服用强心剂的患者应注意心率的变化;服用降压药的患者应注意血压的变化;注射胰岛素的患者应观察有无心慌、出冷汗、神志不清等低血糖反应;患者使用易产生过敏反应的血清类和抗生素类药物时,应注意观察有无过敏反应等。

(七)其他方面的观察

除对以上内容的观察外,护士还应了解患者的睡眠情况、自理能力。可通过观察患者的活动能力及耐力,综合判断患者的自理能力,如自己完成进食、如厕、穿衣、上下床等活动的情况。也可以应用日常生活活动能力量表(ADL)来测评患者的生活自理能力,或应用总的生活能力量表(TLS)评定患者的病残程度。

知识链接

日常生活活动能力评估

日常生活活动是指人们为独立生活而每天必须反复进行的、最基本的、具有共性的身体动作群,即进行衣、食、住、行、个人卫生等基本动作与技巧。ADL评定的内容较多,目前临床上常用的评定内容主要包括体位转移能力、个人卫生自理能力、行走及乘坐交通工具能力、交流能力、社会认知能力等方面。Barthel指数是最常用的ADL评定法,方法简单,可信度、灵敏度高,使用广泛。Barthel指数评定法将ADL分为良、中、差三个等级:高于60分为良;41~60分为中,提示有功能障碍;低于40分为差,提示依赖较明显或完全依赖。

Barthel 指数评分表

ADL 项目	自理	较小帮助	较大帮助	完全依赖
洗漱	5	0	0	
洗澡	5	0		
进食	10	5	0	0
穿衣	10	5	0	
控制大便	10	5	0	
控制小便	10	5	0	
如厕	10	5	0	
床椅转移	15	10	5	0
平地行走	15	10	5	0
上下楼梯	10	5	0	

扫码"学一学"

第二节　危重患者的抢救与护理

危重患者（critical clients）是指病情严重，随时可能发生生命危险的患者。危重患者通常存在多脏器功能不全，病情严重而复杂多变，随时有生命危险，需要密切、连续的病情观察和全面的治疗、监护，并随时做好抢救的准备。抢救工作必须做到严密、科学的组织管理，及时、有效地实施抢救措施，以挽救患者的生命。

一、抢救工作的组织管理与抢救设备的管理

（一）抢救工作的组织管理

1. 建立职责明确的抢救小组　接到抢救任务应立即组成抢救小组，指定抢救负责人。抢救工作分为全院性和科室（病区）性抢救两种，全院性抢救常见于大型事故、灾害等突发事件，由院长（医疗院长）组织实施，各科室参与抢救工作；科室性抢救一般由科主任、护士长负责组织实施，各级医护人员参与并听从指挥。在抢救过程中态度要严肃、认真，动作要迅速、准确，既要明确分工，又要密切配合。

2. 制定抢救方案和护理计划　根据患者情况，制订抢救方案，护士参与抢救方案的制订，并根据抢救方案制订抢救护理计划，明确护理诊断与预期目标，制定有针对性的护理计划，认真落实护理措施，解决患者存在的健康问题。

3. 严格查对、规范记录　各种急救药物须严格查对，经两人核对无误后方可使用。执行口头医嘱前须向医生复述一遍，双方确认无误后方可执行，抢救完毕及时由医生补写医嘱和处方。抢救过程中使用的各种药物安瓿、输液空瓶、输血空袋（瓶）应集中放置，以便查对。抢救记录要按要求及时书写，字迹清晰、详细、全面、正确、无涂改，并注明执行时间与执行者。

4. 密切观察病情　责任护士应随医生参加每次查房、会诊、病例讨论，熟悉危重患者病情、重点监测项目，了解治疗方案。注意抢救后的病情观察，随时掌握病情的动态变化。

5. 抢救药品和物品管理　抢救室内应备有充足的抢救药品和功能完好的抢救设备，严格执行"五定"制度，护士应熟悉抢救物品性能和使用方法，并能排除一般故障。抢救药品和物品使用后按要求及时清理、补充，归还原处。

6. 做好交接班工作　包括物品交接和患者交接。抢救室内物品完好率要求达100%，且物品一律不得外借，值班护士要班班交接，并作记录；患者交接包括床边交接、书面交接和口头交接，以保证抢救工作和护理措施的连续性。

（二）抢救设备的管理

1. 抢救室　急诊科和病区均应设有抢救室，病区抢救室应邻近护士办公室。抢救室要宽敞、明亮、安静、整洁，安放1~2张抢救床，床间距不低于2m，以床帘隔开。

2. 抢救床　以多功能床为宜，另备木板一块，以便实施胸外心脏按压时使用。

3. 抢救车　车上按要求配置各种常用急救药品和急救物品。

（1）常用急救药品　见表15-2。

（2）各种无菌急救包　静脉切开包、气管切开包、气管插管包、各种穿刺包（心穿包、胸穿包、腹穿包、腰穿包）、导尿包、缝合包等。

（3）各种无菌用品 各种型号一次性注射器、输液器、输血器、静脉留置针、吸痰管、氧气导管、吸痰管、鼻胃管、开口器、舌钳、牙垫、无菌手套、无菌敷料、止血带、皮肤消毒剂等。

（4）其他物品 血压计、听诊器、体温计、手电筒、夹板、止血带、多用电源插座等。

表 15 - 2 常用急救药品

类别	药物
呼吸兴奋药	尼可刹米（可拉明）、山梗菜碱（洛贝林）
升压药	去甲肾上腺素、盐酸肾上腺素、异丙肾上腺素、间羟胺、多巴胺
降压药	硝普钠、利舍平、乌拉地尔、硝酸甘油
强心剂	乙酰毛花苷丙（西地兰）、毒毛花苷 K
脱水利尿药	20% 甘露醇、呋塞米（速尿）、25% 山梨醇
抗心律失常药	利多卡因、氨碘酮、心律平（普罗帕酮）、异搏定（维拉帕米）、普鲁卡因酰胺
止血药	安特诺新（卡巴克洛）、氨甲苯酸、垂体后叶素、立止血（巴曲酶）
镇痛镇静药	哌替啶、吗啡、苯巴比妥（鲁米那）、氯丙嗪（冬眠灵）
解毒药	阿托品、解磷定、氯解磷定、亚甲蓝、硫代硫酸钠
抗过敏药	异丙嗪、苯海拉明、氯苯那敏（扑尔敏）
抗惊厥药	地西泮（安定）、苯巴比妥钠、硫酸镁、阿米妥钠
碱性药	5% 碳酸氢钠、11.2% 乳酸钠
其他	地塞米松、氢化可的松、生理盐水、平衡液、各种浓度的葡萄糖溶液、右旋糖酐、代血浆、氯化钾、氯化钙等

4. 抢救器械 包括给氧装置（氧气筒或中心供氧系统）、电动吸引器或中心负压吸引装置、简易呼吸器、心电图机、呼吸机、洗胃机、除颤仪、心电监护仪等，各种抢救器械要加强维护，保证性能完好。此外，配备自动传呼机、电话、对讲机等通信设备，以便抢救中科室、部门之间的联系与协作。

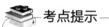
考点提示

抢救工作组织管理及抢救物品的管理要求，常用抢救设备及急救药品。

二、危重患者的护理

危重患者的护理，既要实施高技术性的专科护理，也要加强患者的基础生活护理，满足患者的基本生理需要、舒适安全需求，预防压疮、坠积性肺炎、失用性肌肉萎缩、下肢静脉血栓形成等并发症。

（一）病情观察与监测

危重患者病情严重、复杂多变，护士须密切观察患者的生命体征、意识、瞳孔及其他情况，对各系统器官功能进行持续监测，动态了解患者的整体情况，尤其要注意随时了解心、肺、脑、肝、肾等重要脏器的功能及治疗反应与效果，并做好记录。

（二）保持呼吸道通畅

清醒患者，护士应定时协助翻身、指导其做深呼吸，轻拍患者背部，以助痰液咳出。昏迷患者应安置去枕仰卧位，头偏向一侧，防止因咳嗽、吞咽反射消失，呼吸道分泌物积聚咽喉部而引起呼吸困难甚至窒息。要及时吸出呼吸道分泌物，保持呼吸道通畅，并通过呼吸咳嗽训练、肺部物理治疗、吸痰等方法，预防坠积性肺炎及肺不张等并发症。

扫码"看一看"

（三）加强基础护理

1. 保持身体清洁

（1）眼部护理 眼睑不能自行闭合的患者，由于眨眼少，角膜干燥，易发生溃疡、角膜炎，可涂金霉素眼膏或盖凡士林纱布，以保护角膜。

（2）口腔护理 保持口腔清洁、湿润，促进舒适，对不能经口腔进食者，应做好口腔护理，防止发生口腔炎症、口腔溃疡、腮腺炎、中耳炎、口臭等并发症。

（3）皮肤护理 危重患者由于长期卧床、大小便失禁、大量出汗、营养不良及应激等因素，有发生皮肤完整性受损的危险，应加强皮肤护理，做到"六勤一注意"，即：勤观察、勤翻身、勤按摩、勤擦洗、勤更换、勤整理，注意交接班。

2. 协助肢体活动 卧床患者若病情平稳，应协助患者进行肢体被动运动，每天 2~3 次全范围关节活动，同时按摩受压部位，以促进血液循环，增加肌张力，帮助恢复功能，防止肌腱、肌肉萎缩，关节僵直，静脉血栓和足下垂的发生。

3. 补充营养及水分 危重患者机体分解代谢增强、消耗大，对营养物质的需要量增加，而患者多食欲不佳，消化功能减退，为保证患者有足够营养和水分，维持体液平衡，应采取措施增进患者饮食。自理缺陷的患者应协助其进食，不能经口进食者可采用鼻饲或完全胃肠外营养；大量引流或额外体液丧失等水分丢失较多的患者，应注意补充足够的水分。

4. 维持排泄功能 行动不便患者，协助其大小便，卧床患者可将便盆、尿壶放在患者易取处，若发生尿潴留，可采取诱导排尿的方法，以减轻患者的痛苦，必要时导尿。留置导尿者，要保持引流管的通畅，防止泌尿系统感染。便秘者可给予缓泻药物或灌肠，粪便嵌塞者，护士可戴手套进行人工取便。

（四）加强管道护理

危重患者身上常置有多种引流管，如导尿管、胃肠减压管、伤口引流管等，应注意妥善固定、安全放置，加强观察，做好标记，防止扭曲、受压、堵塞、脱落，保持通畅，发挥置管作用，同时对患者及家属做好宣教。护士在更换引流管或倾倒引流液时，要遵守操作要求，严格执行无菌操作，防止逆行感染。

（五）确保患者安全

准确及时执行医嘱，确保患者的医疗安全。年老体弱、意识丧失的患者，防止坠床或跌倒，必要时安置床档；谵妄、躁动、精神异常患者，要保证其安全，必要时可使用保护器具；牙关紧闭、抽搐的患者，可用牙垫或开口器放于上下白齿之间，以免因咀嚼肌痉挛而被咬伤。室内光线宜柔和，工作人员动作要轻稳，避免患者因外界刺激而引起抽搐。

（六）注重心理护理

在对危重患者进行诊治的过程中，由于频繁的检查、治疗、抢救，给患者带来极大的心理压力，表现出各种各样的心理问题，如急性病患者或突发意外损伤患者常表现

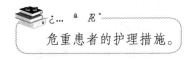

危重患者的护理措施。

为恐惧、焦虑、悲伤、过分敏感等；慢性疾病患者会因病程长、治疗效果不佳，而出现消极、多疑、绝望等情绪变化。因此，在抢救危重患者时，护士举止应沉着稳重，操作应认真娴熟，及时向患者和家属解释各种抢救措施的目的及作用，给患者以安全感和信任感。同时，密切观察患者的心理变化，病情允许时，鼓励家属多来探视和陪伴患者，鼓励患者表达引起其不安的因素。

扫码"学一学"

扫码"看一看"

知识链接

重症监护病房

重症监护病房是收治危重患者的专用病房，是应用现代急诊重症医学理论和高科技现代化医疗设备，对危重患者进行集中监护、治疗的一种特殊场所。护士是 ICU 的主体，承担着监测、治疗、护理等任务，24h 连续观察患者病情，提供各种护理治疗服务，满足危重患者的生活需要、治疗护理需求。ICU 护士须经过专业培训，专业素养高，熟悉各系统疾病急危重症患者的急救常规，熟练掌握各种抢救技术和各种监护仪器的使用与保管，具备敏锐的观察力、科学的分析判断能力、较强的应变能力、良好的沟通能力，还应有吃苦耐劳的精神和健硕的体魄。

第三节　常用抢救技术

护士对临床常用抢救技术掌握的程度直接影响着抢救方案的有效实施，甚至关系到抢救的成败。因此，护士必须掌握常用的急救知识和技能，配合医生做好抢救工作。

一、心肺复苏技术

（见《急救护理学》）

二、吸痰法

吸痰法（aspiration of sputum）是指利用负压经口、鼻腔、人工气道，将呼吸道内的分泌物吸出，以保持呼吸道通畅的方法。临床上主要用于昏迷、危重、年老体弱、麻醉未清醒等不能有效咳嗽、排痰的患者，可预防吸入性肺炎、肺不张、窒息等并发症。

【目的】

1. 清除呼吸道分泌物，保持呼吸道通畅。

2. 促进呼吸功能，改善肺通气。

3. 预防吸入性肺炎、肺不张等并发症。

【评估】

1. 核对医嘱，查对患者身份信息，解释操作目的。

2. 评估患者病情、年龄、疾病诊断、治疗用药情况；呼吸有无鼾声、有无痰鸣音，双肺呼吸音、口腔、鼻腔黏膜情况；心理状态、合作程度及疾病相关知识。

【计划】

1. 护士准备　着装整洁、洗手、戴口罩，熟悉吸痰技术的操作程序。

2. 患者准备　清醒患者了解操作目的、程序、所需时间、操作过程中的感觉和配合方法，体位舒适，情绪稳定；昏迷患者协助其头偏向一侧。

3. 用物准备

（1）吸引装置

1）中心负压吸引装置（图 15-1）：中心负压装置的吸引管道连接到各病室病床单位，

使用时安装吸引瓶（内盛 100ml 消毒液），连接吸痰导管，开启开关，调节吸引负压后即可吸痰。

2）电动吸引器（图 15 - 2）：由马达、偏心轮、气体过滤器、负压表、贮液瓶（内盛 100ml 消毒液）、安全瓶组成。安全瓶与贮液瓶通过橡胶管相互连接，安全瓶瓶塞上另一导管连接吸引器，贮液瓶瓶塞上另一导管连接吸痰管。

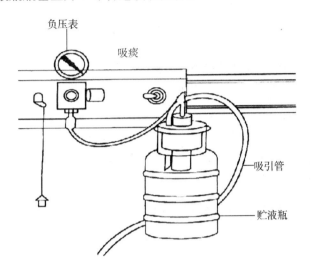

图 15 - 1 中心负压吸引装置

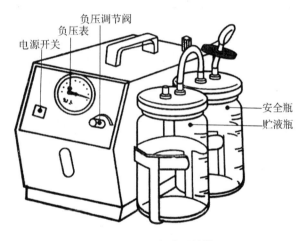

图 15 - 2 电动吸引器

（2）治疗车上层 备治疗盘内置一次性吸痰包（一次性吸痰管、无菌手套）、治疗碗 2 只（内盛无菌生理盐水，试吸检查吸痰管通畅和冲洗吸痰管用）、无菌弯盘（内有纱布数块、压舌板）、棉签、纸巾、手电筒、带盖无菌盒（内盛开口器、舌钳、牙垫）、浸泡瓶（内盛消毒液）、快速免洗手消毒液。

（3）治疗车下层 备医用垃圾桶、生活垃圾桶。

4. 环境准备 环境安静、光线充足、温度适宜。

【实施】

1. 操作流程 见表 15 - 3。

表 15 – 3　吸痰法

操作流程	流程说明	人文关注
（1）核对解释	携物至床旁，核对床头卡及腕带上患者的床号、姓名，解释操作目的，取得患者合作	礼貌称呼患者，耐心解释
（2）检查性能	◆电动吸引器：接通电源，打开开关，调节吸引压力（成人 40.0～53.3kPa，儿童低于 33.0～40.0kPa），检查吸引器性能，关闭开关 ◆中心负压吸引装置：挂好贮液瓶，安装压力表，调节吸引压力，检查吸引器性能	正确连接，检查性能，确保安全
（3）检查准备	检查患者口、鼻腔，若有活动性义齿应取下，听诊呼吸音，必要时进行背部叩击，松懈痰液以利痰液吸出	动作轻柔，正确指导患者配合
（4）安置体位	协助患者取舒适体位，头偏向一侧，面向护士	
（5）调节试吸	打开一次性吸痰包，右手戴手套后取出吸痰导管，与吸引器连接，打开开关，试吸生理盐水通畅	操作规范，防止感染
（6）吸痰冲洗	左手折叠吸痰管末端，右手持吸痰管插入患者口咽部，松开吸痰管末端，向上提拉吸痰管的同时左右旋转吸痰管，吸净口咽部分泌物，退出吸痰管，吸生理盐水冲洗。更换吸痰管试吸通畅后，按上述同样方法再吸净患者气管内分泌物，每次吸引时间不可超过 15 秒	嘱患者若有不适举手示意，耐心指导患者配合
	气管切开者，先经气管切开处吸净气管内痰液，再换管吸口腔、鼻咽处痰液	无菌操作，防止感染
（7）分离处置	关闭开关，分离吸痰管，将吸引器（吸引瓶）上的引流管末端插入浸泡瓶内，脱下右手手套并包裹吸痰管，弃于医用垃圾桶内	
（8）观察病情	用纸巾擦净患者脸部，检查口、鼻腔有无损伤及气道是否通畅，观察呼吸、面色、心率和吸出液的色、量、性质，必要时给予患者高流量吸氧 3～5 分钟	动作轻稳，询问患者感受，告之吸痰效果
（9）安置整理	取舒适体位，整理床单位，健康宣教	耐心解答患者疑问
（10）洗手记录	洗手，取下口罩，记录吸痰时间、痰液量和性质	谢谢患者配合

2. 注意事项

（1）吸痰前检查电动吸引器或中心负压吸引装置的性能，管道连接正确，调节压力适宜。

（2）严格执行无菌操作，无菌生理盐水每次更换，吸痰管每吸一次更换 1 根，其他吸痰用物每天更换 1 次；贮液瓶内放入 100ml 消毒液，瓶内液体及时倾倒，不能超过 2/3；贮液瓶及连接导管每天清洁消毒。

（3）吸痰动作轻柔，防止呼吸道黏膜损伤。

（4）吸痰前试吸生理盐水，确保吸痰管通畅；每次吸痰后再吸生理盐水，以及时冲洗管道，防止堵塞。

（5）每次吸痰时间不超过 15 秒，以免患者缺氧；若痰液较多需要再次吸引，应间隔 3～5 分钟。用呼吸机或缺氧严重者，吸痰前后需高流量给氧 3～5 分钟。

（6）痰液黏稠者，可协助其变换体位，配合叩拍胸背、雾化吸入等方式稀释痰液后再吸痰。

（7）经口腔吸痰困难者可经鼻腔吸痰，但颅底骨折患者不可经鼻腔吸痰；气管切开患者应先吸净气管切口处痰液，再吸净口腔、鼻腔分泌物。

> **考点提示**
>
> 吸痰负压调节、方法及注意事项。

3. 健康教育

（1）指导清醒患者吸痰时正确配合，及时、有效地清除呼吸道分泌物，确保气道通畅。

（2）向患者和家属讲解呼吸道疾病的预防保健知识。

【评价】

1. 护士操作规范、熟练，患者感觉舒适，无呼吸道黏膜损伤。

2. 患者呼吸道分泌物被及时吸出，气道通畅，呼吸功能得到改善。

3. 护患沟通有效，患者及家属对操作满意。

三、氧气吸入疗法

氧气吸入疗法（oxygenic therapy）是指通过给氧，提高动脉血氧分压、血氧饱和度，增加动脉血氧含量，纠正各种原因导致的缺氧状态，促进组织细胞新陈代谢，维持机体生命活动的一种治疗方法。

扫码"看一看"

（一）氧气吸入适应证

血气分析检查是用氧的指标，当患者的动脉血氧分压低于 6.67 kPa（正常范围为 10.6 ~ 13.3 kPa，6.67 kPa 为最低限值），则应给氧。

1. 肺活量减少　因呼吸系统疾病而影响肺活量者，如哮喘、支气管肺炎或气胸等。

2. 心肺功能不全　因肺部充血而致呼吸困难者，如心力衰竭时出现的呼吸困难。

3. 各种中毒引起的呼吸困难　因氧不能由毛细血管渗入组织而导致缺氧，如巴比妥药物中毒、一氧化碳中毒等。

4. 昏迷患者　如脑血管意外或颅脑损伤患者。

5. 其他　某些外科手术前后，大出血休克患者以及分娩时产程过长或胎心音不良等。

（二）缺氧程度的判断

判断缺氧程度时，应观察患者临床表现，分析患者动脉血氧分压（PaO_2）、血氧饱和度（SaO_2）后综合判断（表 15 - 4）。

表 15 - 4　缺氧程度判断

程度	发绀	呼吸困难	神志	PaO_2（kPa）	SaO_2
轻度	轻	不明显	清楚	>6.67	>80%
中度	明显	明显	烦躁	4 ~ 6.67	60% ~ 80%
重度	显著	严重，三凹征明显	不清	<4	<60%

（三）供氧装置

1. 氧气筒及氧气表

（1）氧气筒量（图 15 - 3）　是一圆柱形无缝钢筒。一般容积为 40 升，筒内可容高压达 15MPa（150kg/cm²）氧气，容纳氧气量约 6000L。氧气筒顶部有一总开关，控制氧气的进出。总开关下方侧面有一气门，可与氧气表衔接，是筒内氧气输出口。

（2）氧气表（图 15 - 3）　由压力表、减压器、安全阀、流量表和湿化瓶组成。

1）压力表：可测知氧气筒内的压力，以 MPa（kg/cm²）表示，压力越大表示筒内氧气越多。

2）减压器：是一种弹簧自动减压装置，可将来自氧气筒内的压力减小至 0.2 ~ 0.3MPa（2 ~ 3kg/cm²），使氧气流量平稳，保证用氧安全。

3）安全阀：位于减压器的下方，当氧气流量过大、压力过高时，内部的活塞自行上推，四周小孔开放，过多的氧气由四周小孔流出，确保用氧安全。

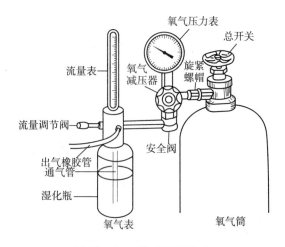

图 15 - 3　氧气筒及氧气表

4）流量表：可测量每分钟氧气的流出量。流量表内有浮标，打开流量开关，浮标浮起，浮标上端平面所指的刻度，即为每分钟氧气的流出量。

5）湿化瓶：内装 1/3 ～ 1/2 的无菌水以湿化氧气，防止干燥氧气对患者鼻、咽及呼吸道黏膜的刺激，瓶内通气管浸没水中，出气口与输氧导管相连。

（3）装表方法　将氧气表装在氧气筒上，以备急用。装表时，将氧气筒置于氧气架上，打开氧气筒上总开关，放少量氧气从气门处流出后迅速关闭开关，以清洁气门，防止灰尘吹入氧气表内。将氧气表置于氧气筒气门上，稍向后倾，用手初步旋紧，再用扳手拧紧，安装好的氧气表应直立于氧气筒一侧。取下湿化瓶盛水后连接好，输氧导管连接湿化瓶上出气口。确认流量开关呈关闭状态后，打开总开关，再打开流量开关，检查氧气装置无漏气，氧气流出通畅，关闭流量开关，将氧气筒推至病室待用。

2. 中心供氧装置　医院设有氧气供应站，氧气管道通至病房、门诊、急诊的病床单位床头，床头有中心供氧出口。使用时，将流量表插入氧气出口，湿化瓶连接在流量表下方。打开流量开关，调节流量后即可使用（图 15 - 4）。

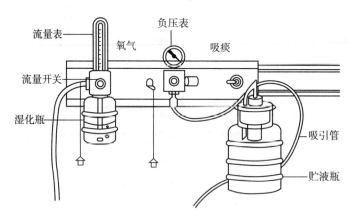

图 15 - 4　中心供氧法与中心负压吸引装置

（四）氧疗方法

1. 鼻导管给氧法　有单侧鼻导管给氧法和双侧鼻导管给氧法两种。①单侧鼻导管给氧法是将氧气鼻导管末端连接供氧装置上的输氧导管，另一端由一侧鼻孔经鼻腔插入至鼻咽部，以此来给氧的方法。鼻导管插入的长度为患者鼻尖至耳垂长度的 2/3（图 15 - 5）。此给氧方法由于鼻导管插入较深，导管对局部刺激较大，患者不易耐受，并且导管易被分泌物堵塞，因此，目前临床不常用。②双侧鼻导管给氧法（图 15 -6）是将双侧鼻导管插入患者鼻孔内约 1cm，导管环绕耳部后固定妥当即可，此法操作简单，患者较为舒适，容易接受，是目前常用的给氧方法之一。

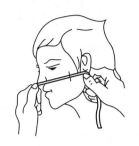

图 15 -5　单侧鼻导管插管长度

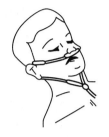

图 15 -6　双侧鼻导管给氧法

2. 鼻塞给氧法　是将球状鼻塞塞入患者一侧鼻前庭内给氧的方法，刺激性小，患者较为舒适，两侧鼻孔可交替使用，适用于长时间用氧的患者（图 15 -7）。

3. 面罩给氧法　将给氧面罩置于患者的口鼻部供氧，氧气自面罩下端输入，患者呼出的气体从面罩两侧小孔排出（图 15 -8）。此法由于口、鼻部都能吸入氧气，效果较好，多用于病情较重、氧分压明显下降或张口呼吸的患者。给氧时必须要有足够的氧流量，一般调节氧流量为 6 ~ 8L/min。

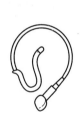

图 15 -7　鼻塞给氧法

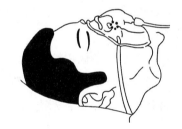

图 15 -8　给氧面罩

4. 头罩式给氧法　此法多用于小儿。是一种将患者头部置于氧气头罩里，将氧气通过导管输入头罩内供给患者氧气的方法（图 15 -9）。使用时头罩与患者颈部之间保持适当的空隙，防止二氧化碳潴留及重复吸入。头罩上面有多个小孔，通过调节该孔可保持罩内一定的氧浓度、温度和湿度，防止氧中毒。

5. 氧气枕（袋）给氧法　氧气枕（图 15 -10）是一长方形橡胶袋，袋的一角有橡胶管，上有调节器，可调节用氧流量。氧气枕充入氧气后，连接湿化瓶即可使用。氧气枕体积小，携带方便，多用于家庭氧疗、现场急救及患者转运途中用氧。

> **考点提示**
> 缺氧程度的判断、氧气表各结构的作用、不同给氧方法的应用情况。

【目的】

1. 纠正各种原因造成的缺氧状态，提高动脉血氧分压、血氧饱和度，增加动脉血氧含量。

2. 促进组织细胞的新陈代谢，维持机体生命活动。

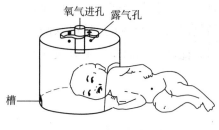

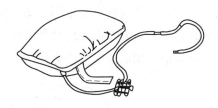

图 15 -9 头罩式给氧 　　　　　　　　　图 15 -10 氧气枕（袋）

【评估】

1. 核对医嘱，查对患者身份信息，解释操作目的。

2. 评估患者病情、年龄、疾病诊断、治疗用药情况；鼻腔是否通畅、有无分泌物，黏膜有无破损、红肿、出血，鼻中隔有无偏曲等；心理状态、合作程度及疾病知识。

【计划】

1. 护士准备　着装整洁，洗手、戴口罩。熟悉供氧装置及给氧技术的操作程序。

2. 患者准备　了解吸氧的目的、方法、注意事项及配合要点；体位舒适，情绪稳定，愿意配合。

3. 用物准备

（1）治疗车上层　备治疗盘内备小杯（内盛冷开水）、一次性双侧给氧鼻导管（或其他给氧用具，如面罩、鼻塞）、弯盘（内盛纱布数块）、棉签、扳手。治疗盘外备用氧记录单、快速免洗手消毒液。

（2）治疗车下层　备医用垃圾桶、生活垃圾桶。

（3）氧气筒及氧气表或中心供氧装置。

4. 环境准备　安静整洁、光线充足、温湿度适宜、远离明火和热源，有安全用氧标识。

【实施】

1. 操作流程　见表 15 -5。

扫码"看一看"

表 15 -5　氧气吸入疗法（双侧鼻导管给氧法）

操作流程	流程说明	人文关注
（1）核对解释	携用物至床前，核对床头卡和患者腕带上床号、姓名等信息，解释给氧目的	礼貌称呼患者，耐心解释
（2）清洁鼻腔	检查患者鼻腔情况，无菌棉签蘸水后清洁双侧鼻腔	动作轻柔，棉签不滴水
（3）检查连接	氧气筒：检查一次性给氧鼻导管包的有效期及包装，取出鼻导管，与湿化瓶上出气口连接	
（4）湿润插管	打开流量表开关，调节氧流量，湿润鼻导管前端，检查鼻导管是否通畅	动作轻柔，询问患者固定松紧度是否合适
（5）固定嘱咐	将氧气导管轻轻插入患者双侧鼻腔，导管环绕患者两侧耳郭后向下固定于下颌处，调节松紧适宜，观察用氧情况，告知相关注意事项	告知患者及家属勿自行调节流量，安全用氧知识
（6）洗手记录	洗手，记录用氧时间和流量	

续表

操作流程	流程说明	人文关注
（7）巡视观察	患者用氧过程中，加强巡视，观察患者缺氧症状有无改善、供氧装置是否通畅、有无用氧不良反应	询问患者感受、观察缺氧症状有无改善
（8）停用氧气	核对患者，做好解释；取下氧气导管并与湿化瓶分离，关闭流量开关，氧气导管放入医疗垃圾桶	礼貌称呼患者，耐心解释、动作轻柔
（9）清洁整理	帮助患者清洁鼻面部，整理床单位、协助患者取舒适体位	动作轻柔、安慰患者
（10）卸表处置	氧气筒：关闭总开关，放出余气，关闭流量开关，卸下氧气表 中心供氧：关闭流量开关，取下氧气表，盖好防尘帽	耐心解答患者问题，健康宣教，谢谢患者配合
（11）洗手记录	洗手，记录停氧时间及效果	

2. 注意事项

（1）用氧前检查供氧装置是否完好，有无漏气，是否通畅。

（2）严格遵守操作规程，注意用氧安全，切实做好"四防"（防火、防油、防热、防震）。氧气筒应放于阴凉处，周围禁止烟火及易燃品，距离明火至少5m，距离暖气至少1m，以防引起燃烧或爆炸。搬运氧气筒时避免倾倒撞击，氧气表及螺旋口勿上油，也不可用带油的手装卸。

（3）使用氧气时应调节氧流量后再插管使用；停用氧气时先拔出鼻导管再关闭氧气开关；中途需调节氧流量时，先分离鼻导管与湿化瓶连接处，调节好流量后再连接上。防止开、关不当，大量氧气冲入患者呼吸道而致肺部组织损伤。

（4）保持湿化瓶内有1/3~1/2无菌水，并每日更换。急性肺水肿者用20%~30%乙醇湿化氧气，乙醇有降低肺泡内泡沫表面张力的作用，使泡沫破裂、消散，有利于改善肺通气。

（5）随时观察用氧效果，持续用氧者保持给氧管道、呼吸道通畅。每日更换鼻导管2次以上，双侧鼻孔交替使用；鼻塞每日更换1次，面罩应4~8小时更换1次。湿化瓶和通气管应定期消毒。

（6）氧气筒内压力保持$5kg/cm^2$（0.5MPa）以上，筒内氧气不能用尽，以防再次充气时引起爆炸。

（7）对未用或已用空的氧气筒应分别悬挂"满"、"空"的标志，已经用尽的氧气筒要及时调换，以防急救时搬运错误，影响抢救速度。

3. 用氧浓度与流量的调节

（1）用氧浓度与流量的关系　给氧浓度% = 21 + 4 × 氧流量（L/min）

（2）氧气筒内氧气供应时间计算

$$氧气筒内氧气可供时间（h）= \frac{（压力表压力 - 5kg/cm^2）×氧气筒容积（L）}{1kg/cm^2 × 氧气流量（L/min）×60分钟}$$

4. 氧疗监测

（1）观察缺氧症状　患者心率、呼吸、血压逐渐平稳，皮肤红润温暖，由烦躁不安变为安静，表示缺氧症状有所改善。

（2）分析实验室检查结果　主要观察氧疗后PaO_2（正常值80~100mmHg）、$PaCO_2$（正常值35~45mmHg）、SaO_2（正常值95%以上）

考点提示

氧疗的注意事项、氧疗的监测、用氧浓度与流量的计算。

等血气分析指标，可作为氧疗监测的客观指标。

（3）确保用氧装置性能良好　使用前要检查供氧装置性能，连接正确，管道通畅无漏气。氧疗过程中要经常观察，防止给氧导管因患者翻身或其他医疗护理操作而脱落、受压、扭曲，并对患者和家属做好宣教。

（4）预防氧疗的副作用　若吸氧浓度过高，持续吸氧时间过长，可出现氧疗的副作用。

1）氧中毒：若吸氧浓度高于60%，持续时间超过24小时，可出现氧中毒。患者自感胸骨下不适、疼痛、灼热感，继而呼吸增快、恶心、呕吐、烦躁不安、进行性呼吸困难、脉搏减弱、血压下降，甚至昏迷。应避免长时间、高浓度氧疗，经常进行血气分析，注意观察氧疗效果，动态调整给氧浓度和流量。

2）肺不张：表现为烦躁，呼吸、心跳加快，继而呼吸困难，发绀，昏迷。主要是高浓度吸氧后，肺泡内氮气被大量置换，一旦支气管阻塞，易致肺泡塌陷，引起肺不张。应鼓励患者多咳嗽、深呼吸，经常更换体位、姿势，防止呼吸道被分泌物阻塞。

3）呼吸道分泌物干燥：氧气是一种干燥气体，吸入后可导致呼吸道黏膜干燥，分泌物黏稠，不易咳出，且可抑制呼吸道纤毛运动。因此，氧疗时应加强氧气湿化，并注意对患者进行雾化吸入，以湿化呼吸道。

4）晶状体后纤维组织增生：高浓度吸氧引起新生儿（特别是早产儿）视网膜血管收缩、视网膜纤维化，出现不可逆的失明。因此，新生儿给氧要严格控制吸氧浓度和吸氧时间。

5）呼吸抑制：见于Ⅱ型呼吸衰竭的患者，此类患者由于$PaCO_2$长期处于较高水平，呼吸中枢失去了对二氧化碳的敏感性，呼吸的调节主要依靠缺氧对周围化学感受器的刺激来维持，高浓度吸氧后，缺氧对呼吸的刺激作用解除，使呼吸中枢抑制加重，甚至导致呼吸停止。因此，此类患者应低浓度低流量持续吸氧，氧流量一般为 1~2L/min，维持PaO_2在8kPa即可。

5. 健康教育

（1）向患者及家属解释给氧治疗的目的及重要性，使其能配合操作。

（2）指导患者及家属用氧方法、注意事项，使患者及家属能理解"四防"的重要性，不在病室内抽烟、使用明火，不自行调节氧气流量。

（3）向患者及家属宣传相关疾病保健知识和有关改善呼吸的知识。

【评价】

1. 护士操作规范、熟练，患者无呼吸道黏膜损伤及其他意外发生。

2. 患者缺氧症状改善、呼吸平稳。

3. 护患沟通有效，患者配合，对操作满意。

四、人工呼吸器的使用

人工呼吸器是采用人工或机械装置产生通气，对无呼吸的患者进行强迫通气，对通气障碍的患者进行辅助呼吸，可达到维持和增加机体通气量、改善换气功能、纠正低氧血症的目的。常用于各种原因所致的呼吸停止或呼吸衰竭的抢救以及麻醉期间的呼吸管理。

（一）简易呼吸器

简易呼吸器是急救必备的设备之一，由于其结构简单，携带方便，特别适宜于现场急救，一般在未建立人工气道或呼吸机突然发生故障的情况下使用。简易呼吸器由呼吸囊、呼吸活瓣、面罩和衔接管组成（图 15 - 11）。

【目的】

1. 维持和增加机体通气量。

2. 纠正威胁生命的低氧血症。

【评估】

1. 核对医嘱，查对患者身份信息，解释操作目的。

2. 评估患者病情、年龄、疾病诊断、治疗用药情况；有无自主呼吸、呼吸形态、呼吸道是否通畅；心理状态、合作程度及疾病知识。

【计划】

1. 护士准备　着装整洁，洗手，戴口罩，熟悉简易呼吸器的使用方法。

2. 患者准备　去枕仰卧，取下活动义齿，开放呼吸道；解开领扣、领带、腰带；清除上呼吸道的分泌物和呕吐物。

3. 用物准备

（1）治疗车上层　备简易呼吸器、弯盘（内盛纱布），快速免洗手消毒液。

（2）治疗车下层　备医用垃圾桶、生活垃圾桶。

（3）必要时备供氧装置及给氧用物。

4. 环境准备　宽敞明亮，安静整洁、安全。

【实施】

1. 操作流程　见表 15 - 6。

表 15 - 6　简易呼吸器使用法

操作流程	流程说明	人文关注
（1）核对解释	携用物至床前，核对患者床头卡及腕带上的床号、姓名等信息，解释操作目的	礼貌称呼患者，耐心解释
（2）安置患者	将患者去枕平卧，头颈躯干平平直无扭曲，双手放躯干两侧；解开患者的领扣、领带、腰带	动作轻柔、熟练，安慰患者不要紧张
（3）开放气道	清除口鼻腔分泌物，取下活动性义齿，操作者站在患者头侧，托起下颌使患者头后仰	动作轻稳，防止损伤
（4）挤压通气	将面罩紧扣于患者口鼻部，一手以"EC"手法固定面罩（图 15 - 12），另一手有规律地挤压简易呼吸器气囊，频率 16 ~ 20 次/分，每次送气 500 ~ 1000ml，每次送气时间应长于 1 秒，挤压放松比为 1∶2	动作轻重适宜，既保持面罩密闭无漏气，又防止过度压迫患者面部
（5）撤物整理	抢救完毕，撤去呼吸器，整理床单位，消毒呼吸器并检测，放于定点位置	

2. 注意事项

（1）要定时检查、测试、维修和保养简易呼吸器，确保呼吸器性能良好。

（2）在使用简易呼吸器进行辅助呼吸时，操作者应站在患者头顶处，以方便操作和观察患者情况。

考点提示

简易呼吸器面罩固定方法、挤压简易呼吸器的频率、送气量、送气时间等要求。

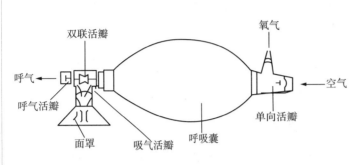

图 15 −11　简易呼吸器

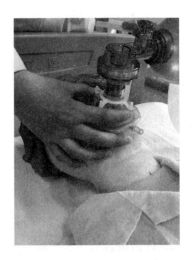

图 15 −12　"EC"手法固定面罩

（3）连接氧气时，若氧流量为 6L/分，吸入氧气浓度为 40% ~ 60%。

（4）在操作过程中应严密观察病情变化，评价抢救效果，重点观察意识变化、自主呼吸、血氧饱和度等。若患者自主呼吸恢复，简易呼吸器挤压频率应与患者呼吸同步，即患者吸气时顺势挤压呼吸囊，达到一定潮气量后完全松开气囊，让患者自行完成呼气动作。

3. 健康教育

向清醒患者及其家属说明使用简易呼吸器的目的、必要性，以减轻患者及家属的顾虑。

【评价】

1. 护士沉着冷静，判断准确，操作熟练、规范。

2. 患者自主呼吸恢复或呼吸困难缓解。

（二）人工呼吸机

人工呼吸机（图 15 − 13）是利用机械动力建立肺泡与气道口的压力差。当气道口的压力高于肺泡压，气体流向肺内，产生吸气动作，当释放气道口的压力时，肺泡压高于大气压，肺泡气体排出体外，达到呼气的作用。主要用于危重患者或长期循环、呼吸支持的患者，分为定压型、定容型、混合型三种。

【目的】

同简易呼吸器的使用。

【评估】

同简易呼吸器的使用。

【计划】

1. 护士准备　着装整洁，洗手，戴口罩，熟悉人工呼吸机的使用方法。

图 15 −13　人工呼吸机

2. 患者准备　患者去枕仰卧，取下活动义齿，开放呼吸道；解开领扣、领带、腰带；清除上呼吸道的分泌物和呕吐物。

3. 用物准备

（1）治疗车上层　备弯盘（内盛纱布数块），快速免洗手消毒液。

（2）治疗车下层　备医用垃圾桶、生活垃圾桶。

（3）人工呼吸机，供氧装置。

4. 环境准备　宽敞明亮，安静整洁、安全。

【实施】

1. 操作流程　见表 15 - 7。

表 15 - 7　人工呼吸机使用法

操作流程	流程说明	人文关注
（1）核对解释	同简易呼吸器使用方法	
（2）安置患者	同简易呼吸器使用方法	
（3）开放气道	同简易呼吸器使用方法	
（4）连机调节	呼吸机管道与患者气道连接（面罩法、气管插管法、气管切开法）根据患者的病情调节各预置参数，见表 15 - 8	连接正确，参数合适
（5）观察记录	观察呼吸机运行情况并及时记录，及时清理呼吸道分泌物，定时翻身、叩背、吸痰，保持呼吸道通畅，必要时进行雾化吸入	倾听患者主诉，翻身时动作轻稳
（6）停用撤离	遵医嘱撤机，逐渐减少呼吸机通气量，降低患者对呼吸机的依赖，分离导管或面罩，拔管，关闭呼吸机电源开关	撤机前做好心理护理，告知撤机原因
（7）消毒保养	呼吸机接口、集水瓶、螺纹管等进行消毒灭菌，保养其他部件	正确消毒
（8）洗手记录	处置其他用物，洗手，记录呼吸机参数、时间、效果及患者反应	

2. 注意事项

（1）观察呼吸机工作情况　注意呼吸机参数、吸氧浓度、通气量是否合适，呼吸机工作是否正常，是否与患者自主呼吸同步，有无脱落、漏气等，及时、准确做好记录和交接班。

（2）密切观察病情变化　密切观察患者自主呼吸、生命体征，有无压力损伤、循环障碍、肺不张、气管损伤等并发症发生。定期监测患者血气分析和电解质变化。保持呼吸道通畅，湿化吸入气体，促进排痰。

（3）观察通气量是否合适　①通气量合适：吸气时患者胸廓起伏，肺部呼吸音清晰，生命体征平稳。②通气量不足：患者皮肤潮红、多汗、血压升高、脉搏增快，表浅静脉充盈消失。③通气过度：患者昏迷、抽搐。

（4）预防医源性感染　每日更换呼吸机的雾化器、接口、螺纹管等，并用消毒液浸泡消毒。病房空气、地面、家具每天消毒 2 次。严格无菌吸痰技术，常规作痰培养。

（5）掌握呼吸机的撤离指征　患者神志清楚，呼吸衰竭的原发病因得到有效控制，缺氧完全纠正，咳嗽反射良好，血气分析基本正常，心功能良好，生命体征稳定，无威胁生命的并发症，可遵医嘱撤离呼吸机。

> **考点提示**
>
> 人工呼吸机常用参数、通气量合适情况观察、呼吸机撤离指征。

表 15 - 8　呼吸机常用参数

项　目	数　值
呼吸频率（R）	10～16 次/分钟
每分通气量（VE）	8～10 L/min
潮气量（Vr）	600～800 ml（10～15 ml/kg）
吸呼比值（1/E）	1:1.5～3.0
呼气压力（EPAP）	0.147～1.96 kPa，＜2.94 kPa
呼气末正压（PEEP）	0.49～0.98kPa（渐增）
吸入氧浓度	30%～40%，＜60%

3. 健康教育

（1）向患者及其家属说明使用人工呼吸机的目的和必要性。

（2）向患者及其家属交代人工呼吸机使用的注意事项，不可自行调节或摆弄仪器。

【评价】

患者呼吸通畅，能维持有效呼吸，通气良好，气体交换有效，生命体征平稳，血气指标稳定。患者无压力损伤、循环障碍、肺不张、气管损伤等并发症发生。

五、洗胃法

洗胃法（gastric lavage）是将胃管由口腔或鼻腔插入胃内，经胃管反复灌入和吸出一定量的洗胃溶液，以冲洗胃腔并排出胃内容物的方法。

【目的】

1. 解毒　清除胃内毒物或刺激物，减少有毒物质的吸收，并利用不同的灌洗溶液中和毒物，以达到解毒目的，用于急性食物或药物中毒的患者，服毒后 6h 内洗胃最佳。

2. 减轻胃黏膜水肿　幽门梗阻患者通过洗胃能将胃内潴留食物排除，减少潴留物对胃黏膜的刺激，消除或减轻胃黏膜水肿与炎症。

3. 手术或某些检查前的准备　如食管下段、胃十二指肠手术前准备。

【评估】

1. 核对医嘱，查对患者身份信息，解释操作目的。

2. 评估患者病情、年龄、疾病诊断、治疗用药情况；有无活动义齿，口、鼻腔黏膜有无损伤，近期有无上消化道出血；心理状态、合作程度及疾病知识。

【计划】

1. 护士准备　着装整洁，洗手、戴口罩。熟悉洗胃技术的操作程序。

2. 患者准备　清醒患者了解操作目的、程序、所需时间、操作过程中的配合方法，并根据病情和洗胃法的要求取合适卧位；拒绝治疗的服毒患者必要时进行约束；有活动义齿者应取下义齿。

3. 用物准备

（1）口服催吐洗胃法

1）治疗车上层：备量杯、压舌板、毛巾、塑料围裙、水温计、快速免洗手消毒液。

2）治疗车下层：备盛水桶 2 只（分别盛洗胃溶液和污水）。

3）洗胃溶液：遵医嘱根据毒物性质准备洗胃液10 000～20 000ml，温度25～38℃。毒物不明时，备生理盐水或温开水。常用洗胃溶液见表15－9。

（2）胃管洗胃法

1）治疗车上层：备治疗盘内置无菌洗胃包（内置胃管或漏斗胃管、镊子、纱布、压舌板、开口器）、量杯、液状石蜡、棉签、10ml注射器、50ml注洗器、胶布、弯盘、听诊器、手电筒、水温计、一次性垫巾、标本瓶（必要时备）、快速免洗手消毒液等。

2）治疗车下层：备盛水桶2只（分别盛洗胃溶液和污水）、医用垃圾桶、生活垃圾桶。

3）洗胃设备：自动洗胃机或电动吸引器及三通管、止水夹、输液架、开放式输液瓶及输液导管。

4）洗胃溶液：同口服催吐法。

4. 环境准备　宽敞明亮、温度适宜，床帘或屏风遮挡患者。

表15－9　常用洗胃溶液

毒物种类	灌洗溶液	禁忌药物
酸性物	镁乳、蛋清水、牛奶	强酸药物
碱性物	5%醋酸、白醋、蛋清水、牛奶	强碱药物
敌百虫	1%盐水或清水、1∶15000～1∶20000高锰酸钾洗胃	碱性药物
1605、1059、4049（乐果）	2%～4%碳酸氢钠	高锰酸钾
DDT、666	温开水或生理盐水洗胃，50%硫酸镁导泻	油性泻药
敌敌畏	2%～4%碳酸氢钠、1%盐水、1∶15000～1∶20000高锰酸钾洗胃	—
巴比妥类（安眠药）	1∶15000～1∶20000高锰酸钾洗胃，硫酸钠导泻	硫酸镁导泻
氰化物	3%过氧化氢溶液引吐后，1∶15000～1∶20000高锰酸钾洗胃	—
灭鼠药（磷化锌）	1∶15000～1∶20000高锰酸钾洗胃；0.5%硫酸铜溶液洗胃或催吐	牛奶、鸡蛋、脂肪及其他油类食物
发芽马铃薯	1%活性炭悬浮液	—
毒蕈、河豚、生物碱	1%～3%鞣酸	—
异烟肼	1∶15000～1∶20000高锰酸钾洗胃，硫酸钠导泻	—
百草枯	碱性溶液洗胃，口服白陶土、活性炭等吸附	高浓度氧疗

注：①蛋清水、牛奶等可黏附于胃黏膜上起保护作用，并减轻疼痛。②氧化剂可将化学性毒物氧化，改变其性能，减轻或去除其毒性。③硫酸镁对心血管和神经系统有抑制作用，可加重巴比妥类中毒。④1605、1059、4049（乐果）等中毒禁用高锰酸钾洗胃，以免氧化形成毒性更强的物质。⑤敌百虫中毒禁用碱性药物，以免分解出毒性更强的敌敌畏，其分解过程随药物碱性的增强和温度的升高而加速。⑥磷化锌易溶于油类物质，故禁用脂肪类食物，以免促进磷的溶解与吸收。

【实施】

1. 操作流程　见表15－10。

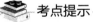 **考点提示**

洗胃的目的、洗胃溶液的选择与准备。

表15－10　洗胃法

操作流程	流程说明	人文关注
（1）核对解释	携用物至床边，核对患者床头卡及腕带上床号、姓名等信息，解释操作目的及配合方法，取得合作	礼貌称呼患者，耐心解释
（2）安置体位	口服催吐法：坐位 胃管洗胃法：中毒较轻者取坐位或半坐位；中毒较重者取左侧卧位；昏迷患者取去枕平卧位，头偏向一侧，必要时用压舌板、开口器撑开口腔，置牙垫于上下磨牙之间	动作轻稳，正确指导患者配合

续表

操作流程	流程说明	人文关注
（3）安全洗胃	根据患者病情，采用不同洗胃方法	
	◆口服催吐法 适用于意识清醒、愿意配合的患者	
	安置准备：患者坐于椅上，胸前戴围裙，座位前置水桶	搀扶患者，嘱咐坐稳
	刺激引吐：用压舌板刺激患者咽部引发呕吐，必要时留取标本送检以明确毒物性质	嘱患者张口
	饮液灌洗：嘱患者自饮洗胃液，每次 300～500ml，然后用压舌板压其舌根或刺激咽部引发呕吐，如此反复进行，直至吐出的灌洗液澄清无味为止	耐心指导患者并鼓励
	◆漏斗胃管洗胃法 利用虹吸原理，将胃内容物及毒物排除（图 15－14）	
	安置准备：协助患者取合适体位，弯盘置口角处，盛水桶放于床头下方	动作轻稳，体位恰当
	插管吸引：将胃管前端涂状液状石蜡后自口腔插入，证实胃管在胃内后用胶布固定，置漏斗低于胃部的位置，挤压橡胶球抽尽胃内容物，必要时送检标本	正确指导患者配合插管，若有不适举手示意
	反复灌洗：举漏斗高过头部 30～50cm，将洗胃液缓慢倒入漏斗 300～500ml，当漏斗内尚余少量溶液时，迅速将漏斗降至低于胃的位置，倒置于盛水桶内进行引流，反复灌洗直至洗出液澄清无味为止	注意观察患者情况及洗出液性状，询问患者感觉并鼓励患者
	◆注洗器洗胃法 主要用于幽门梗阻和胃手术前洗胃	
	安置准备：协助患者取合适体位，弯盘置口角处，盛水桶放于床头下方	动作轻稳，体位恰当
	插管灌洗：将胃管由鼻腔插入胃内并固定，用注洗器抽尽胃内容物后注入洗胃液 200ml，再抽吸，反复进行，直至抽出液澄清无味	动作轻柔，正确指导患者配合插管，若有不适举手示意
	◆电动吸引洗胃法 利用负压吸引原理进行洗胃，调节负压在 13.3kPa 左右	
	安装灌洗装置：接通电源，检查吸引器性能；三通管主管与输液瓶上输液导管相连，其余两管分别连接洗胃管和储液瓶的引流管，输液瓶内倒入灌洗液，夹紧输液管，挂于输液架上（图 15－15）	管道连接正确，吸引器性能良好
	安置准备：协助患者取合适体位，弯盘置口角处，盛水桶放于床头下方	动作轻稳，体位恰当
	插管固定：将胃管前端涂状液状石蜡后自口腔或鼻腔插入，证实胃管在胃内后固定	正确指导患者配合插管，若有不适举手示意，观察胃内容物性状
	抽吸胃液：开动吸引器，抽尽胃内容物后关闭，必要时取胃内容物送检	
	反复灌洗：夹住引流管，开放输液管，使溶液流入胃内 300～500ml，夹住输液管，开放引流管，打开吸引器开关，吸出灌入液体，反复灌洗至洗出液澄清无味为止	注意观察患者情况及洗出液性状，询问患者感受并鼓励患者
	◆自动洗胃机洗胃法 连管检查：将 3 根橡胶管分别与洗胃机上的进水接口、排水接口、胃管接口相连。连接进水接口橡胶管的另一端放入洗胃溶液桶内，连接排水接口橡胶管的另一端放入空水桶内，连接胃管接口的橡胶管与胃管连接（图 15－16）接通电源，打开开关，检查调试自动洗胃机，性能良好方可使用	管道连接正确、紧密、无漏气，洗胃机性能良好
	插管固定：将胃管前端涂状液状石蜡后自口腔插入，证实胃管在胃内后固定	
	抽吸胃液：按"手吸"键，吸出胃内容物，必要时送检	注意观察患者情况及洗出液性状，询问患者感受并鼓励患者
	反复冲洗：按"自动"键，反复冲洗直至洗出的液体澄清无味，再按"停机"键，机器停止工作	
（4）拔管整理	洗胃完毕，拔出胃管，协助患者漱口、洗脸，扶助患者上床休息，取舒适卧位，整理床单位，清理用物	嘱患者屏气，反折胃管末端快速拔出胃管

操作流程	流程说明	人文关注
（5）消毒设备	清洗机器及管道：将 3 根橡胶管同时放入消毒液中，按"清洗"键，反复冲洗消毒洗胃机及各管路 30 分钟，而后用清水冲洗 5 分钟，提出 3 根橡胶管，待机器内的水完全排净后，按"停机"键，关机	
（6）观察记录	洗手，记录洗胃液的名称、量，洗出液的性质、气味、颜色和量，观察患者面色、脉搏、呼吸、血压有无异常	询问患者感受，告知患者洗胃效果，并安慰，谢谢配合

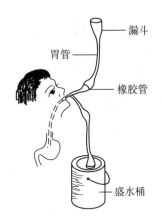

图 15-14　漏斗胃管洗胃法

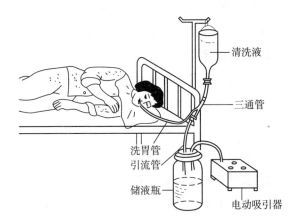

图 15-15　电动吸引洗胃法

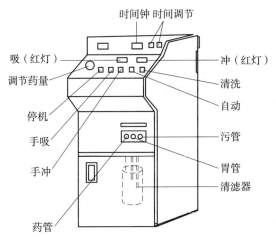

图 15-16　自动洗胃机

2. 注意事项

（1）洗胃前注意了解患者中毒情况，如中毒时间、途径及毒物种类、剂量等，询问入院前有无呕吐。

（2）准确掌握洗胃的适应证　非腐蚀性毒物中毒，如有机磷农药、安眠药、食物中毒等可行洗胃；肝脏疾病伴有食管胃底静脉曲张、上消化道大出血、胃穿孔、胃癌、吞服强酸或强碱等腐蚀性药物者禁忌洗胃。吞服强酸或强碱等腐蚀性药物者可按医嘱给予物理性对抗剂，如牛奶、豆浆、蛋清、米汤等保护胃黏膜。昏迷患者洗胃需谨慎。

（3）急性中毒患者，若清醒能配合，应迅速采取口服催吐法，必要时进行洗胃，以减

 考点提示

各种洗胃方法的适用情况、操作要点。

少毒物的吸收。当中毒物不明时，先抽出胃内容物送检，洗胃液可选用温开水或生理盐水。

（4）胃管洗胃插管时，动作要轻稳迅速，切勿损伤食道黏膜或误入气管。洗胃过程中要严密观察患者的面色、生命体征、意识、瞳孔变化情况，若有腹痛、血性液体洗出、急性胃扩张等现象发生，应立即停止洗胃，并做好相应的急救措施。

（5）洗胃溶液每次灌入量成人以 300～500ml 为宜，婴幼儿以 100～200ml 为宜，保持进出液量的平衡，以免造成窒息或急性胃扩张。

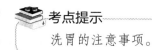

考点提示

洗胃的注意事项。

（6）为幽门梗阻患者洗胃，宜在饭后 4～6 小时或睡前进行，并记录胃内潴留量。

3. 健康教育

（1）指导患者洗胃过程中的配合方法，嘱咐洗胃后注意事项。

（2）对服毒自杀拒绝治疗者应给予耐心开导，使其配合治疗并获得生活的信心。

【评价】

1. 操作熟练规范、动作轻巧准确，患者无创伤或其他并发症。

2. 解释到位，沟通有效，患者及家属理解洗胃目的，接受操作并主动配合。

3. 患者中毒症状得到缓解或控制，患者无洗胃相关并发症发生。

本章小结

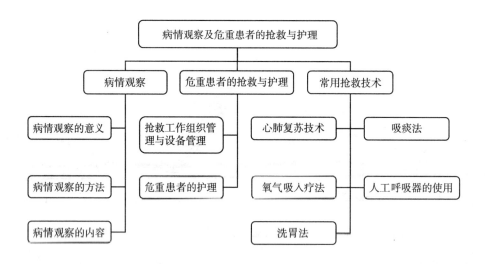

习题

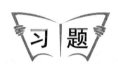

一、选择题

【A1/A2 型题】

1. 最轻的意识障碍为

    A. 嗜睡   B. 意识模糊   C. 昏睡

    D. 浅昏迷   E. 深昏迷

2. 减压器可使氧气筒内的压力减低至

    A. 0.1~0.2MPa   B. 0.2~0.3MPa   C. 0.3~0.4MPa

    D. 0.4~0.5MPa   E. 0.5~0.6MPa

3. 吸氧时，湿化液占湿化瓶内体积的

    A. 1/3~1/2   B. 1/3~2/3   C. 1/3~1/4

    D. 1/4~1/2   E. 1/2~3/4

4. 氧气筒内氧气不可再用时，筒内压力应不低于

    A. 0.2MPa   B. 0.5MPa   C. 1.0MPa

    D. 2.0MPa   E. 5.0MPa

5. 为保证安全用氧，氧气筒应远离暖气

    A. 1m 以上   B. 2m 以上   C. 3m 以上

    D. 4m 以上   E. 5m 以上

6. 当患者的动脉血氧分压低于多少时需给予吸氧

    A. 15kPa   B. 12kPa   C. 10.6kPa

    D. 8.6kPa   E. 6.6kPa

7. 应用简易呼吸器辅助患者呼吸，挤压、放松呼吸气囊的频率是

    A. 16~20 次/分   B. 14~18 次/分   C. 12~16 次/分

    D. 10~14 次/分   E. 8~12 次/分

8. 每次吸痰时间应小于

    A. 5s   B. 10s   C. 15s

    D. 20s   E. 25s

9. 护士在为某患者体查时，发现患者双侧瞳孔扩大，提示患者可能

    A. 颅内压增高   B. 有机磷农药中毒   C. 吗啡中毒

    D. 氯丙嗪中毒   E. 浅昏迷

10. 患者，女，70 岁。腹部手术后第 3 天，护士在观察病情时获得资料：患者的肠鸣音每分钟 4 次。护士收集资料的方法属于

    A. 视觉观察法   B. 触觉观察法   C. 听觉观察法

    D. 嗅觉观察法   E. 味觉观察法

11. 患者，男，68 岁。脑出血，现处于持续睡眠状态，但能被语言或被轻度刺激唤醒，刺激去除后又很快入睡，此时患者处于

    A. 嗜睡   B. 昏睡   C. 浅昏迷

    D. 深昏迷   E. 意识模糊

12. 患者，女，50 岁。昏迷 2 天，眼睑不能闭合，护理眼部首选的措施是

    A. 按摩双眼睑   B. 热敷眼部   C. 干纱布遮盖

    D. 滴眼药水   E. 凡士林纱布覆盖

13. 患者，男，59 岁。慢性支气管炎，鼻导管吸氧后病情好转，按医嘱停用氧气。停用氧时首先应

    A. 关闭氧气筒总开关   B. 关闭氧气流量开关   C. 取下湿化瓶

    D. 拔出鼻导管   E. 记录停氧时间

14. 患者，男，55 岁。呼吸困难，张口呼吸，按医嘱给予氧疗，合适的方法是

  A. 鼻导管法   B. 鼻塞法   C. 面罩法

  D. 氧气枕法   E. 头罩法

15. 患者，女，48 岁。因服安眠药自杀，现需要洗胃。对于该患者，禁用的洗胃液或药物是

  A. 碱性药物   B. 高锰酸钾   C. 硫酸镁

  D. 硫酸钠   E. 蛋清水

16. 患者，男，65 岁。呼吸衰竭，行人工呼吸机治疗。下列哪项提示患者通气量合适

  A. 皮肤潮红   B. 血压升高   C. 表浅静脉充盈消失

  D. 吸气时胸廓隆起   E. 抽搐

17. 患者，女，67 岁。因"肺气肿合并肺部感染"入院。现患者呼吸道分泌物较多，需使用电动吸引器吸痰，下列操作中，哪项不妥

  A. 使用前先调节负压，一般成人的吸痰负压为 40 ~ 53.3kPa

  B. 吸痰前应将患者头部转向护士，取下活动的义齿

  C. 吸痰时先吸净气管内分泌物，再吸净口咽部分泌物

  D. 吸痰时一定要左右旋转吸痰管向上抽吸

  E. 每次吸痰时间不超过 15s

【A3 型题】

(18 ~ 21 题共用题干)

  患者，男。慢性肺心病多年，近日淋雨后咳嗽、咳痰、发热而入院。今晨患者诉气促、呼吸费力，护士给予患者吸氧。

18. 适宜患者吸氧的形式是

  A. 高流量高浓度持续吸氧 B. 高流量高浓度间断吸氧

  C. 低流量低浓度持续吸氧 D. 低流量低浓度间断吸氧

  E. 高流量低浓度持续吸氧

19. 患者吸氧流量 2L/min，其吸氧浓度为

  A. 25%   B. 29%   C. 33%

  D. 37%   E. 41%

20. 护士执行给氧操作，错误的是

  A. 清洁氧气筒气门后装氧气表 B. 吸氧前为患者清洁鼻腔

  C. 连接鼻导管后检查是否通畅 D. 鼻导管插入患者鼻腔后遵医嘱调节氧流量

  E. 用氧过程中加强观察

21. 吸氧治疗中，患者欲到门诊行 B 超检查，护士应为其更换用氧方式为

  A. 鼻塞法   B. 面罩法   C. 头罩法

  D. 氧气枕法   E. 氧气帐法

(22 ~ 26 题共用题干)

  患者，女，42 岁。与家人争吵后喝农药中毒，急诊入院，意识不清，中毒物质不明确。

22. 欲为患者洗胃，洗胃液宜选择

  A. 1% 盐水   B. 蛋清水   C. 温开水

D. 2%碳酸氢钠溶液　　　　E. 1：15000 高锰酸钾溶液

23. 洗胃溶液的温度应调节在
    A. 15~20℃　　　　　B. 25~38℃　　　　　C. 39~41℃
    D. 40~45℃　　　　　E. 4℃

24. 采用电动吸引器洗胃，应调节吸引器负压为
    A. 13.3kPa　　　　　B. 16.6kPa　　　　　C. 23.3kPa
    D. 40.0kPa　　　　　E. 53.3ka

25. 洗胃时，患者应取
    A. 坐位　　　　　　　B. 平卧位　　　　　　C. 左侧卧位
    D. 右侧卧位　　　　　E. 去枕平卧头偏向一侧

26. 洗胃中，每次灌注洗胃溶液量不超过
    A. 200ml　　　　　　B. 300ml　　　　　　C. 400ml
    D. 500ml　　　　　　E. 600ml

二、思考题

患者，女，52 岁，果园管理员。因家庭纠纷，近日情绪低落，今日下午家属发现患者处于熟睡状态，呼之不应，患者口有农药味，找寻后发现床下有一农药瓶，标签不明，当即把患者送入医院就诊，初步诊断：农药中毒。经检查：患者呈熟睡状态，不易唤醒，摇动身体可被唤醒，醒后答话含糊或答非所问，停止刺激后即又进入熟睡状态。

请问：

1. 该患者目前的意识状态如何？
2. 护士应如何准备洗胃溶液？为什么？
3. 为患者洗胃的过程中，应注意观察什么？

综合训练

患者，男，58 岁。今日中餐进食鱼后半小时，突然呕血1000ml，暗红色；排柏油样便900ml，急诊入院。有"肝炎"病史10 余年。近 2 年来常感疲劳、乏力，食欲减退，经常出现鼻衄和牙龈出血。查体：T 36.8℃，P 124 次/分，R 26 次/分，BP 70/40mmHg；患者皮肤湿冷，四肢发凉，心、肺正常，腹平软、无压痛及反跳痛；肝肋下触及；肠鸣音亢进。经 B 超检查见肝硬化回声图像，未见占位性改变。初步诊断：上消化道出血，肝硬化。医嘱：禁食；休克卧位、头偏一侧；输同型血400ml、输液2000 ml；给氧；留置导尿管测定每小时尿量；抽血查血常规及肝功能。模拟上述情境执行上述医嘱。

（刘　艳）

扫码"练一练"

第十六章 临终护理

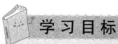

学习目标

　　1. **掌握**　临终关怀的概念；临终患者的心理反应及护理；现代死亡的判断标准；死亡过程的分期及各期的临床表现；尸体护理的操作方法及注意事项。

　　2. **熟悉**　临终患者的生理反应及护理；临终患者家属的护理以及丧亲者的健康教育；临终关怀的理念。

　　3. **了解**　临终关怀的历史及发展；临终关怀的组织形式；各国对濒死的观点。

　　4. 能为死者正确实施尸体护理。

　　5. 具有尊重患者，关爱和同情患者及家属的意识。

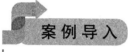

案例导入

　　患者，男，35岁。因脑外脑伤入院，昏迷，脉搏快而弱并逐渐消失，出现潮式呼吸，血压测不到。

　　请问：

　　1. 该患者处于什么状态？

　　2. 什么情况下可以做尸体护理？

　　生、老、病、死是人类发展的自然规律，完整的生命过程应该包括死亡过程，死亡是生命历程的最后阶段，是无法抗拒的，任何人都不可能逃避死亡。在护理工作中，护士既面临着新生命的到来，又面对着生命的逝去，生与死的感受使得护理工作更加的艰巨和神圣。在护理临终患者时，要求护士不但应具备熟练的护理技能，而且还应树立正确的生死观和高度的职业情操，尊重患者、尊重生命的价值，富有爱心和责任心，为临终患者实施身心两方面的人性化护理，从而提高生命和生活的质量，使其安静、坦然地面对死亡，有尊严的到达人生的终点站。同时给予家属安慰和指导，使其早日释怀，得以解脱，保持身心健康。

第一节　临终关怀

一、临终关怀的概述

（一）概念

　　临终关怀（hospice care），又称善终服务、安宁照顾、安息所等。是向临终患者及其家属提供一种全面的照顾，包括生理、心理、社会等方面，使临终患者的生命得到尊重，症

扫码"学一学"

状得到控制，生命质量得到提高，家属的身心健康得到维护和增强，使患者在临终时能够无痛苦、安宁、舒适地走完人生的最后旅程。临终关怀不仅是一种服务，而且也是一门以根据临终患者的生理、心理发展特点为临终患者提供全面照料，减轻患者家属精神压力为研究对象的一门新兴学科。

（二）意义

1. 对临终患者的意义　通过对临终患者实施全面照顾，使他们的生命得到尊重，疾病症状得以控制，生命质量得到提高，使其在临终时能够无痛苦、安宁、舒适地走完人生的最后旅程。

2. 对患者家属的意义　能够减轻死者家属的精神痛苦，帮助他们接受亲人死亡的现实，顺利度过沮丧期，尽快适应亲人去世的生活，缩短悲伤过程，还可以使家属的权利和尊严得到保护，获得情感支持，保持身心健康。

3. 对医学的意义　临终关怀是以医学人道主义为出发点，以提高人的生命质量为服务宗旨的医学人道主义精神和生物－心理－社会医学模式的具体体现。作为一种新的医疗服务项目，是对现行医疗服务体系的补充。

4. 对社会的意义　临终关怀能反映人类文化的时代水平，它是非物质文化中的信仰、价值观、伦理道德、审美意识、宗教、风俗习惯、社会风气等的集中表现，从优生到优死的发展是人类文明进步的重要标志。

（三）发展史

临终关怀的概念起源于西方，Hospice 一词原意为"收容院"、"救济院"的意思，中世纪西欧的修道院和济贫院内设有 Hospice，旨在为长途劳累或患病的朝圣者提供休息和照料，为濒死的患者提供关怀和照顾，使其得到最后的安宁。现代临终关怀创始于 20 世纪 60 年代，创始人桑德斯博士（Dame Cicely Saunders）于 1967 年在英国创办了世界上第一所"圣·克里斯多弗临终关怀院"（St Christopher's Hospice），被誉为"点燃了世界临终关怀运动的灯塔"。从此以后，美国、法国、日本、加拿大、荷兰、瑞典、挪威、以色列等近百个国家相继建立了多种形式的临终关怀机构。

在中国，追溯到两千多年前，春秋战国时期已有人们对濒死者、年老者的照顾和关怀的记载；1986 年在中国香港成立了善终服务中心；1990 年在中国台湾马偕医院成立了台湾第一家安宁病房；1988 年 7 月，我国天津医学院在美籍华人黄天中博士的资助下，成立了中国第一个临终关怀研究中心，同年 10 月在上海诞生了中国第一家临终关怀医院——南汇护理院；1992 年在北京成立了中国大陆第一所民办临终关怀医院——松堂医院；1993 年成立了"中国心理卫生协会临终关怀委员会"；1996 年创办了"临终关怀杂志"。这些都标志着我国已跻身于世界临终关怀研究与实践的行列。此后，沈阳、北京、南京、河北、西安、广州、深圳等省市相继建立了临终关怀机构。从 2001 年开始，知名实业家李嘉诚先生在北京、天津、上海、广州等城市的 20 家重点医院设立了免费宁养医疗服务机构。

二、临终关怀的内容

（一）临终患者及家属的需要

1. 临终患者的需求　包括生理、心理及社会方面的需求。

2. 临终患者家属的需求　包括家属对临终患者的治疗和护理要求、心理需求及为其提供殡葬服务等。

（二）临终患者的全面照护

包括患者医疗护理、生活护理、心理护理，尤其应注意控制临终患者的疼痛，并给予相应的心理照护。临终关怀的核心是控制疼痛及其他主要的不适如恶心、呕吐、便秘、食欲减退、口腔炎、吞咽困难、焦虑、抑郁、意识障碍、惊厥及呼吸困难等，因为这些不适时刻困扰着患者并使他们产生不适、焦虑甚至恐惧。

（三）临终患者家属的照护

临终患者家属在面对亲人死亡时心理都是十分复杂的，应对其家属进行生死观教育，提供心理、社会支持，使家属做好心理准备，坦然面对和接受患者的死亡。

（四）临终关怀的模式

由于东西方文化的不同导致患者对死亡的态度存在着很大的差异，这种差异决定了中国的临终关怀项目应具有中国的特色。因此，探讨适合我国国情的临终关怀模式和特点，并从社会学角度寻寻求因地制宜地开展临终关怀工作的途径，成为临终关怀研究的重要内容之一。

（五）其他

1. 包括研究临终关怀机构所采用的医疗体系。

2. 临终医师应遵守的医疗护理原则。

3. 临终关怀机构的管理、实施的研究与实践。

4. 临终关怀工作人员的构成与培训。

5. 临终关怀与其他学科的关系。

6. 临终关怀与社会发展的关系等。

三、临终关怀的组织形式和理念

（一）临终关怀的组织形式

1. 临终关怀专职医院　配备完善的医疗、护理设备，具有一定的娱乐设施。照护人员技术专业化、规范化、人性化、组织管理科学化，能独立为临终患者提供专业化服务。

2. 综合型医院内附设临终关怀病房　是目前最主要的临终关怀形式，是根据医院的条件，利用现有资源，组建临终关怀病房或病区，为临终患者提供医疗、护理和生活照料。如天津第二医院开设的"安宁病房"。

3. 居家照护关怀服务　根据临终患者病情，医护人员定期上门访视，为其提供医疗、护理、心理支持，生活照料等服务，使患者在人生的最后旅途依然感受着家人对他的关心和体贴，从而缓解患者生理和心理痛苦，同时也满足家属照料患者的需求，使生者无愧、无憾。

（二）临终关怀的理念

1. 以对症为主的医疗照料　临终关怀是针对处于各种疾病的末期，如晚期肿瘤，治疗不再有效，生命即将结束的患者。对这些患者不以延长其生命时间为主，而是对其提供姑息性治疗，施行全面的身心照料，控制症状，解除痛苦，获得心理、社会支持，使其得到最后的安宁。

2. 提高患者的生命（存）质量　临终关怀不是以延长患者生存时间为主，而是让临终患者在有限的生存时间里，接受关怀，有意义、有尊严的生活，以提高其生命质量为宗旨，为临终患者营造一种舒适、宁静、安详的生活氛围。临终关怀充分显示了人类对生命的热爱与尊重。

3. 尊重临终患者的尊严和权利 临终患者是临近死亡而尚未死亡的生命个体，其个人的尊严和权利仍应该受到尊重。医护人员应该维护临终患者的尊严，尊重他们的权力。不能因生命活力降低而忽视了患者的个人尊严，因身体衰弱而剥夺了患者的个人权力。应尽量满足患者的合理需求，鼓励患者参与医护方案的制定，保留患者原有的生活方式等。

4. 注重临终患者家属的心理支持 临终患者及其家属在面对死亡时心理都是十分复杂的，在全面照料临终患者的同时，也应对其家属进行生死观教育，提供心理、社会支持，帮助家属适应患者病情的变化和死亡，缩短哀伤过程，增强自我调节的能力。

四、临终患者的生理反应及护理

（一）临终患者的生理变化

1. 循环衰竭 表现为皮肤苍白、湿冷，口唇、四肢发绀，大量出汗，脉搏快而弱、不规则甚至无法测出，血压逐渐下降或测不出，心尖冲动常为最后消失。

2. 呼吸衰竭 表现为呼吸频率由快变慢，呼吸深度由深变浅，出现点头样呼吸、潮式呼吸、张口呼吸等，最终呼吸停止。由于分泌物在支气管内潴留，出现痰鸣音和鼾声呼吸。

3. 胃肠道功能紊乱 表现为呃逆、腹胀、食欲不振、便秘或腹泻、脱水、口干等。

4. 肌张力丧失 患者肛门和膀胱括约肌松弛导致大小便失禁；喉部肌肉松弛导致吞咽困难；四肢肌肉张力丧失导致肢体软弱无力，不能进行自主躯体活动，无法维持良好舒适的功能体位；出现希氏面容（面肌消瘦、面部呈铅灰色、眼眶凹陷、双眼半睁半滞、下颌下垂、嘴微张）。

5. 感知觉、意识改变 病变未累及中枢神经系统时，患者直至死亡神志尚可清醒；若病变累级脑部，可表现为嗜睡、意识模糊、谵妄、昏睡或昏迷等。视觉功能逐渐减退，由仅能看近物发展到只有光感，最后视力丧失。听觉常是人体最后消失的一种感觉。

6. 疼痛 表现为烦躁不安，血压及心率改变，呼吸变快或减慢，瞳孔放大，不寻常的姿势，疼痛面容（五官扭曲、眉头紧锁、眼睛睁大或紧闭、双眼无神、咬牙）。

7. 临近死亡的特征 各种反射逐渐消失，肌张力减退、丧失，脉搏快而弱，血压降低，呼吸急促、困难、出现潮式呼吸，皮肤湿冷。通常呼吸先停止，随后心跳停止。

（二）常见护理问题

1. 排便失禁 与肛门括约肌松弛有关。

2. 尿失禁 与膀胱括约肌张力降低有关。

3. 活动无耐力 与肌肉张力降低、体力丧失、疼痛有关。

4. 皮肤完整性受损 与大小便失禁、无法自行改变体位、循环不良、营养缺乏有关。

5. 营养失调（低于机体需要量） 与吞咽困难、食欲不振、肠蠕动缓慢有关。

6. 体液不足 与液体摄入量减少有关。

7. 清理呼吸道无效 与咳嗽无力、呼吸道分泌物增多有关。

8. 自理能力缺陷 与体力下降、疲劳有关。

9. 感知改变 与濒死过程有关。

10. 疼痛 与疾病性质有关。

11. 有误吸的危险　与意识障碍、吞咽困难、喉部肌肉松弛有关。

（三）护理目标

1. 患者临终期间生理需要基本得到满足。

2. 患者在临终期间的症状得到控制、疼痛减轻，平静、安详、舒适地度过人生的最后阶段。

（四）临终患者的身体护理

1. 促进患者舒适

（1）可以按照患者要求在房间内适当放置一些绿色植物和鲜花，摆放一些装饰物品，如装饰画、照片、慰问卡、宗教物件等，摆在患者看得见的地方，增加病房中的温馨气氛，减轻患者焦虑、绝望的情绪。

（2）重视皮肤护理，严防压疮发生。大、小便失禁者，注意保持局部皮肤的干燥、清洁，必要时留置导尿管，大量出汗者，应勤擦洗、勤更换衣裤，床单位应清洁、平整、干燥、无碎屑。

（3）加强口腔护理，晨起、睡前、餐后协助患者漱口，口唇干裂者可抹唇膏或液状石蜡，也可间断喂水，还可用湿棉签湿润或在唇上覆盖湿纱布。有溃疡或真菌及细菌感染者可酌情涂药，选用相应的漱口液漱口。

（4）保持舒适、良好的体位，定时翻身。

2. 增进食欲，加强营养

（1）了解患者饮食习惯，最大限度的满足其饮食要求。同时给予恶心、呕吐等原因的解释，从而减轻焦虑，获得心理支持。食物应色、香、味俱全，增进食欲，少食多餐，以缓解恶心症状。

（2）给予热量足够、营养均衡的流质或半流质饮食，便于患者吞咽。必要时采用鼻饲法或完全胃肠外营养（TPN），保证患者营养供给。

（3）加强监测，观察患者电解质指标及营养状况。

3. 改善血液循环

（1）观察体温、脉搏、血压、四肢末梢血液循环情况以及皮肤色泽和温、湿度等。

（2）患者四肢冰冷不适时，应加强保暖，必要时给予热水袋，并保持皮肤清洁、干燥。

4. 改善呼吸功能

（1）保持室内空气新鲜，温、湿度适宜，定时通风换气。

（2）神志清醒者，采用半卧位，扩大胸腔容量，减少回心血量，改善呼吸困难。

（3）昏迷者，头偏向一侧，防止呼吸道分泌物误入气管，引起肺部并发症或窒息。呼吸道分泌物较多或黏稠者，应给予患者翻身、拍背或雾化吸入等措施促进排痰。必要时给予吸痰，保持呼吸道通畅。

（4）呼吸困难者，给予吸氧，改善缺氧状态。

5. 减轻感、知觉改变的影响

（1）及时用湿纱布拭去眼部分泌物，若患者眼睑不能闭合，可涂金霉素、红霉素眼膏或覆盖凡士林纱布，以保护角膜，防治角膜干燥发生溃疡或结膜炎。

（2）听觉常是人体最后消失的感觉，护理中应避免在患者周围窃窃私语，以免增加患者的焦虑。

（3）可采用触摸患者的非语言交流方式，配合柔软温和的语调、清晰的语言进行交谈，使临终患者感到即使在生命的最后时刻，也同样受到人们的关爱，并不是孤独面对死亡。

6. 减轻疼痛

（1）晚期癌症患者常伴有疼痛，护理中应注意观察疼痛的性质、部位、程度及持续时间。指导和协助患者选择减轻疼痛的最有效的方法。

（2）给予药物镇痛后注意观察用药后的反应，把握好用药的阶段、时间，选择恰当的剂量和给药方式，达到控制疼痛的目的。

（3）也可采用其他镇痛方法，如松弛术、音乐疗法、外周神经阻断术、针灸疗法、生物反馈法等。

（4）护理人员应同情、安慰、鼓励患者，多与患者交谈，稳定患者情绪，并适当引导分散患者注意力，从而减轻患者疼痛。

五、临终患者的心理反应及护理

（一）护理评估

个体接近死亡时，其心理反应是十分复杂的。美国精神病学家伊丽莎白·库勒·罗斯（Elisabeth Kubler Ross）通过观察 400 位临终患者，提出临终患者的心理反应可分为五期，即否认期、愤怒期、协议期、忧郁期和接受期。这五个心理反应期因人而异，有的可以重合，有的可以提前，有的可以推后，有的可以始终停留在否认期。

1. 否认期（denial） 当患者得知自己病重将面临死亡时，其心理反应是"不，这不会是我，那不是真的!"以此极力否认、拒绝接受事实，他们怀着侥幸的心理四处求医，希望是误诊，无法接受任何对病情的解释和说明。几乎所有患绝症的患者都会出现否认心理。这段时间的长短因人而异，大部分患者能很快停止否认，而有些人会持续到死亡。

2. 愤怒期（anger） 当否认无法再继续下去，患者常表现为生气与激怒，产生"为什么是我，这不公平"的心理，患者变得难以接近或不配合，往往将愤怒的情绪向身边的人发泄。患者会经常斥责医护人员和家属，或者对医院的制度、治疗等方面表示不满，以发泄内心的苦闷与无奈。

3. 协议期（bargaining） 愤怒的心理逐渐消失，患者逐渐接受临终的事实。此期患者为了尽量延长生命，言行举止都变得友善，甚至会做出许多承诺作为交换条件，希望对自己的病情有所帮助，并且能很好地配合治疗。

4. 忧郁期（depression） 随着病情的日益加重，患者真切地感到自己正接近死亡，任何努力都无济于事，因此他不得不承认这一事实"好吧，那就是我"，表现出明显的忧郁、悲伤、退缩、情绪低落、沉默、哭泣等反应，要求与亲朋好友见面，希望有他喜爱的人陪伴照顾。

5. 接受期（acceptance） 这是临终的最后阶段，在一切的努力、挣扎之后，变得平静、安详，身心均极度疲劳、衰弱，静静地等待死亡的来临，喜欢独处，有的则进入嗜睡状态。

 考点提示

临终患者的心理变化——五个心理反应阶段的特征。

（二）常见护理问题

1. 恐惧 与疼痛、身体衰竭、死亡的威胁有关。

2. 焦虑　与预感到的死亡威胁及与亲人的永久离别有关。

（三）护理目标

1. 患者的恐惧、焦虑情绪有所减轻。

2. 患者逐渐接受事实，配合治疗，无意外发生。

（四）护理措施

1. 否认期护理　护理人员不要急于揭穿患者的心理防卫，让其有较多的时间调整自己、接受事实。根据患者对病情的认识情况，进行沟通，在交谈中因势利导、循循善诱，使其建立正确的生死观，并注意医护人员及家属对病情言语的一致性，言行举止要体现真诚、关爱、理解和尊重。

2. 愤怒期护理　护理人员应多理解、多包容患者的言行，提供一定的时间和空间让患者进行情感的合理宣泄，对其健康也是有帮助的。当有破坏性行为时，护理人员应加强安抚和疏导，必要时采取制止措施，防止意外事件的发生。

3. 协议期护理　此期的心理反应对患者是有利的，护理人员应加强对患者的照护，鼓励其表达出内心的感受，尽量满足患者提出的各种需求，减轻痛苦、控制症状。

4. 忧郁期护理　护理人员应多给予同情和照顾，经常陪伴患者，允许患者用不同方式宣泄情感，表达忧伤，尽量满足患者的合理需求，注意预防自杀。同时动员亲朋好友多探望患者，给予精神支持，让其感到自己依然被关爱，生活在温暖中，忘记孤独和烦恼，保持较好的心境。

5. 接受期护理　护理人员应继续尊重、关心、支持患者，不要强迫与其交谈。为其创造一个安静、清洁、舒适、明亮、单独的环境，减少外界干扰。尽量帮助患者了却未尽的心愿，加强生活护理，让其安详、平静地告别人世。

六、临终患者家属的护理

（一）护理评估

患者的临终过程也是其家属心理应激的过程。家属在感情上难以接受即将失去亲人的现实，在行动上四处求医以望奇迹出现，延长亲人的生命。当看到亲人死亡不可避免时，他们的心情十分沉重、苦恼、烦躁不安。临终患者家庭可出现以下改变。

1. 个人目标的改变　一人生病，牵动全家，尤其是高额的治疗费用，更会造成经济条件的改变、平静生活的失衡、精神支柱的倒塌，家庭成员不得不放弃或改变自己既定的人生目标，如升学、就业、结婚、出国等。

2. 家庭角色的调整与适应　临终患者在家庭中角色缺如，家庭必须重新调整有关成员的角色，如慈母兼严父、长姐如母、长兄如父，保持家庭的稳定。

3. 压力增加，社会互动减少　照料临终患者期间，家属因精力、体力、财力的消耗而感到心力交瘁，可能对患者产生欲其生又欲其死的矛盾心理，这也常引起家属的内疚与罪恶感。由于东西方文化的差异，我们倾向于向患者隐瞒病情，因此家属不得不压抑自我的哀伤。家属长期照料患者，与亲友、同学、朋友间的社会互动减少，内心的苦恼无处宣泄，这些都加重了家属的身心压力。

（二）常见护理问题

1. 焦虑　与亲人面临死亡的威胁有关。

2. 家庭应对无效（妥协性）　与面对濒死的亲人有关。

（三）护理目标

1. 家属能逐渐正确认识临终患者不同阶段的生理和心理反应，并能进行适当的调节和适应。

2. 家属对护理工作感到满意和精神宽慰。

（四）护理措施

1. 满足家属照顾患者的需要　1986 年费尔斯特和霍克（Ferszt & Houck）提出临终患者家属的七大需要。

（1）了解患者病情、照顾等相关问题的发展。

（2）了解临终关怀医疗小组中哪些人会照顾患者。

（3）参与患者的日常照顾。

（4）知道患者受到临终关怀医疗小组良好照顾。

（5）被关怀与支持。

（6）了解患者死亡后相关事宜。

（7）了解有关资源　经济补助、社会资源、义工团体等。

2. 指导家属照护患者　家属在照护亲人的过程中获得心理慰藉，也可减轻患者的孤独无助感。在病情允许的情况下，安排家庭活动，以增进患者的心理调适能力，保持家庭完整性，与亲人共享天伦之乐。

3. 鼓励家属表达感情　护理人员要积极与家属沟通，建立良好信任关系，鼓励其表达内心情感，理解、同情他们，耐心倾听他们内心感受，使他们的痛苦体验得到缓解与释放。

4. 满足家属的身心需求　多关心体贴家属，帮助其安排陪伴期间的生活，调动患者的支持系统，关心家属，尽量为他们解决实际困难。同时教会家属一些减轻心理压力的自我疏导方法，如松弛术、气功、饮食调理等。

第二节　濒死与死亡

扫码"学一学"

一、濒死及死亡的定义

（一）濒死

濒死（dying）即临终。是生命活动的最后阶段。指患者已接受治疗性和姑息性的治疗，虽然意识清楚，但病情加速恶化，各种迹象显示生命即将终结。临终的时限可长可短，目前世界上尚无统一的界定标准，各个国家都有自己的观点。

1. 美国　将临终定义为患者已无治疗意义，估计只能存活 6 个月。

2. 日本　以患者只有 2~6 个月存活时间为临终阶段。

3. 英国　以患者存活期 1 年或不到 1 年为临终期。

4. 其他　不少国家倾向于以垂危患者住院治疗至死亡，平均 17.5 天为标准。

5. 中国　我国学者提出当患者处于疾病末期，死亡在短期内（估计存活时间为 2~3 个月）不可避免地要发生时即属于临终阶段，并指出对晚期癌症患者，只要出现生命体征和代谢方面的紊乱即可开始实施临终护理。

（二）死亡

死亡（death）是个体生命活动和新陈代谢永久性的终止。美国《布莱克法律辞典》（1951）定义死亡为："生命之终结，人之不存在；即自医生确定血液循环全部停止以及由此导致的呼吸、脉搏等生命活动终止之时。"

二、死亡的诊断标准

随着医学科学的发展和进步，尤其是器官移植和复苏术的广泛应用，传统的死亡标准（呼吸、心跳停止），已不再构成对人整体死亡的威胁。心肺功能停止的患者，可以借助药物、机器和器官移植来维持生命，只要大脑功能保持完整，一切生命活动都有可能恢复。因此，医学界人士提出新的比较客观的标准，即脑死亡标准。

脑死亡（brain death），即全脑死亡，包括大脑、中脑、小脑和脑干的不可逆死亡。不可逆的脑死亡是生命活动结束的象征，其诊断基本沿用 1968 年美国哈佛大学在世界第 22 次医学会上提出的脑死亡标准。

1. 对刺激无感受性及反应性。

2. 无运动、无呼吸。

3. 无反射。

4. 脑电波平坦。

凡符合上述标准并在 24 小时内反复复查无改变，并排除体温过低（低于 32℃）及中枢神经系统抑制剂的影响，即可做出脑死亡的诊断。脑死亡诊断标准的确立具有非常重要的意义：①减少医疗资源的浪费。②为器官移植开辟广泛的前景。③减轻了患者家属等待无望的痛苦，让患者"死"得有尊严，能促使人们对生存质量的探寻。④死亡还是个法律概念，科学、准确地判断一个人的死亡时间，在司法工作中具有重要的意义。

三、死亡过程的分期

死亡并不是骤然发生的，而是一个连续进展的过程，是一个从量变到质变的过程。一般将死亡分为濒死期、临床死亡期和生物学死亡期三个时期。

（一）濒死期

濒死期（agonal stage），又称临终状态。此期机体各系统的功能出现严重障碍，中枢神经系统脑干以上部位的功能丧失或深度抑制，患者表现出神志不清、循环衰竭、呼吸衰竭、代谢紊乱、各种反应迟钝、肌张力减弱或丧失等。濒死期持续时间的长短可因患者机体状况及死亡原因而异，年轻强壮者及慢性病患者较年老体弱者及急性病患者濒死期长；猝死、严重颅脑损伤者可不经此期直接进入临床死亡期。濒死期生命处于可逆阶段，若得到积极有效的救治，生命可复苏，反之，则进入临床死亡期。

（二）临床死亡期

临床死亡期（clinical death stage），又称个体死亡或躯体死亡，此期中枢神经系统的抑制过程已由大脑皮质扩散到皮质下部分，延髓处于极度抑制状态，患者表现为心跳、呼吸完全停止，瞳孔散大，各种反射消失。但各种组织细胞仍有微弱而短暂的代谢活动。此期一般持续 5～6 分钟，超过这个时间，大脑将发生不可逆的变化。但在低温条件，尤其是头部降温，脑细胞耗氧量降低时，临床死亡期可延长达 1 小时或更久。临床上失血、窒息、触电等致死患者，及时采取积极有效的急救措施仍有复苏的可能，因为此期重要器官的代谢过程尚未停止。

（三）生物学死亡期

生物学死亡期（biological death stage）是死亡过程的最后阶段，又称全脑死亡、细胞死亡或分子死亡。从大脑皮质开始，整个神经系统以及各器官的新陈代谢相继停止，无任何复苏希望。随着生物学死亡期的进展，相继出现早期尸体现象（尸冷、尸斑、尸僵）和晚期尸体现象（尸体腐败）。

1. 尸冷 是最先发生的尸体现象，死亡后机体内产热停止而散热仍然继续，尸体温度逐渐降低，称尸冷。死亡后尸体温度的下降有一定的规律，一般死亡后 10 小时内尸温下降速度约为每小时 1℃，10 小时后为每小时 0.5℃，24 小时左右，尸温降至与环境温度相同。测量尸温常以直肠温度为准，对估计死亡时间有一定参考价值。

2. 尸斑 死亡后血液循环停止，由于地心引力的作用，血液向身体的最低部位坠积，透过皮肤呈现条纹或暗红色斑块，称尸斑。尸斑的出现时间是死亡后 2～4 小时，故若患者死亡时为侧卧或俯卧，则应将其转为仰卧位，尸体护理时，应注意头下置枕，以防面部淤血青紫。

3. 尸僵 尸体肌肉僵硬，并使关节固定，称为尸僵。形成机制主要是死亡后肌肉中三磷酸腺苷（ATP 酶）分解而不能再合成，导致肌肉收缩、关节固定，尸体变硬。一般在死亡后 1～3 小时先从小块肌肉开始，如由咬肌、颈肌开始，向下至躯干、上肢和下肢。4～6 小时扩展到全身，12～16 小时发展至高峰，24 小时后尸僵开始减弱，肌肉逐渐变软，称为尸僵缓解。

4. 尸体腐败 是最常见的晚期尸体现象。死后机体组织的蛋白质、脂肪和碳水化合物在腐败细菌作用下分解的过程称为尸体腐败。一般在死亡 24 小时后出现，并与环境温度有关，表现为尸臭、尸绿等。尸臭是肠道内

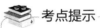

考点提示

死亡过程的分期及各期特征。

有机物分解，产生以硫化氢和氨为主的腐败气体，从口腔、鼻腔、肛门逸出。尸绿是死后 24～48 小时，腐败气体与血红蛋白及其衍生物结合成硫化血红蛋白，或与血液中的游离铁结合成硫化铁，透过皮肤呈绿色，死后一般先出现在右下腹，逐渐扩展到全腹，最后波及全身。

知识拓展

安乐死

是指对无法救治的患者停止治疗或使用药物，让患者无痛苦地死去。"安乐死"一词包括两层含义，一是安乐的无痛苦死亡，二是无痛致死术。中国的定义指患"不治之症"的患者在垂危状态下，由于精神和躯体的极端痛苦，在患者和其亲友的要求下，经医生认可，用人道方法使者在无痛苦状态中结束生命的过程。

安乐死的理论和实践都有很长久的历史。斯巴达人为了保持健康与活力，处死生来就存在病态的儿童。亚里士多德曾在其著作中表示支持这种做法。在《理想国》一书中，柏拉图赞成把自杀作为解除无法治疗的痛苦的一种办法。毕达哥拉斯等许多哲人、学者、政治家都认为，在道德上对极其衰老与虚弱者，实施自愿的安乐死是合理的。

尽管安乐死在多数国家至今还没有合法化，但人们对给予病情危重而又无法治愈的患者以死的权力和自由，以摆脱残酷的病痛折磨的做法，愈来愈多地采取同情的态度，认为这是符合人道主义精神的。虽然西方许多国家都把安乐死看成犯罪行为，但支持实行安乐死的人数在不断增加。有人已立下遗嘱，告诉医生：一旦他们患了不治之症，生命行将结束时，不要再用人工延长生命的措施进行抢救。如日本的安乐死协会建立于1976年，三年后已拥有两千名会员。

扫码"学一学"

第三节 死亡后护理

死亡后护理包括死亡者的尸体护理和死者家属的护理。尸体护理是对临终患者实施整体护理的最后步骤，也是临终关怀的重要内容之一，是对死者生前良好护理的继续，不仅是对死者人格的尊重，而且也是对家属心灵的安慰，体现人道主义精神和崇高的护理职业道德。尸体护理应在确认患者死亡，医生开出死亡诊断书后尽快进行，以防尸体僵硬，同时也避免死者对其他患者产生不良的影响。护理人员应以严肃认真的态度做好尸体护理工作，尊重患者的遗愿，满足家属的合理要求。护理人员对死者家属应给予情绪上的支持和心理疏导，缓解其身心的痛苦，使其早日从悲痛中解脱出来。

一、尸体护理

【目的】

1. 保持尸体整洁，表情安详，姿势良好，易于辨别。

2. 避免体液外流及疾病的传播。

3. 安慰家属，减轻哀痛。

【评估】

1. 核对医嘱，医生确定患者死亡，开具死亡医嘱或死亡诊断书。

2. 死者生前的诊断、治疗、抢救过程、死亡原因及时间；尸体清洁程度、有无伤口、引流管及医疗器械等；家属的心理状况及对患者死亡的态度。

【计划】

1. 护士准备 着装整齐，表情严肃，洗手，戴口罩、手套，熟练掌握尸体护理操作程序。

2. 用物准备

（1）治疗车上层 备清洁衣裤、尸单、血管钳、不脱脂棉球、剪刀、尸体识别卡3张（表16-1）、梳子、松节油、绷带、敷料、擦洗用具、手消毒液。必要时备隔离衣。

（2）治疗车下层 备锐器盒、医用垃圾桶、生活垃圾桶、污水桶。

3. 环境准备 保持安静、肃穆，拉上床帘。

4. 死者及家属准备 停止死者的一切治疗和护理。劝慰家属暂离开病房。

表 16 - 1　尸体识别卡

姓名_____	住院号_____	年龄_____	性别_____
病室_____	床号_____	籍贯_____	诊断_____
住址_____			

死亡时间_____年_____月_____日_____时_____分

_____医院　护士签名_____

【实施】

1. 操作流程　见表 16 - 2。

表 16 - 2　尸体护理方法

操作流程	流程说明	人文关注
(1) 准备物品	洗手、戴口罩，填写尸体识别卡，备齐用物携至床边，必要时拉上床帘遮挡	态度严肃、认真，尊重死者
(2) 劝慰家属	请家属暂离病房，若家属不在医院，应尽快通知死者亲属来医院探视遗体	感谢家属的配合
(3) 撤除用物	撤去所有治疗用物（如治疗仪器、器械及各种导管）	
(4) 安置体位	将床放平，尸体仰卧，头下垫枕头，防止面部淤血变色；双臂放于身体两侧，用大单遮盖尸体	操作规范，动作熟练
(5) 清洗脸部	洗脸，有义齿为其装上，闭合口眼。若眼睑不能闭合，可用毛巾湿敷或在上眼睑下垫少许棉花，使上眼睑下垂闭合。嘴不能闭者，轻揉下颌或用绷带托住，梳理头发	擦洗干净
(6) 填塞孔道	用血管钳将棉花填塞口、鼻、耳、阴道及肛门等孔道，防止体液外溢，棉花勿外露	减少暴露
(7) 清洁身体	脱去衣裤，依次洗净上肢、胸、腹、背、臀、下肢。若有胶布痕迹用松节油擦净；有创口者应更换敷料；有引流管者应拔出后并缝合创口或用蝶形胶布封闭，再用纱布盖上包扎	
(8) 更衣包裹	穿上尸衣裤，系第一张尸体识别卡在死者的手腕部。用大单包裹尸体，绷带在胸、腰、踝部固定，系第二张尸体识别卡于死者胸或腰前的尸单上	
(9) 运送尸体	盖上大单，将尸体送至太平间，置于停尸屉内，置第三张识别卡于停尸屉外	
(10) 终末处理	处理床单位及各种用物	
(11) 洗手记录	洗手，填写死亡通知单，完成各项记录，在体温单上记录死亡时间，注销各种执行单（治疗、药物、饮食卡等），整理病历、归档，办理结账	记录规范、准确
(12) 交接遗物	清点遗物交给家属	

2. 注意事项

（1）患者经过抢救无效，由医生开出死亡医嘱，方能进行尸体护理。

（2）态度要严肃认真，一丝不苟，注意维护死者的隐私，避免影响其他患者。

（3）尸体识别卡放置正确，便于识别。

（4）清点遗物交给家属，若家属不在，应由 2 名护士共同清点，将贵重物品列出清单，2 人签全名后交护士长保存，以便交还死者家属或工作单位。

（5）床单元处理，非传染病患者按一般出院患者方法处理，传染病患者按传染病患者终末消毒方法处理。

【评价】

1. 尸体整洁，表情安详，姿势良好，易于辨别。

2. 对死者家属进行有效的劝慰，减轻家属的哀痛。

二、丧亲者的护理

丧亲者即死者家属，主要指失去父母、配偶、子女者。死亡对患者来讲是痛苦的结束，对亲属来说是悲哀的延续，是一个重大的生活事件，在霍姆斯（Holmes）和拉赫（Rahe）编制的"社会再适应评定量表（SRRS）"中，按照生活改变单位（LCU）排列出重大生活事件，其中丧偶高达100 LCU，是最强的应激事件，直接影响丧亲者的身心健康，因此护理人员应理解和帮助他们，尽力做好家属的护理工作。

（一）丧亲者的心理反应

美国社会学家帕克斯（M Parkes，1972）提出，悲伤的过程可分成不同的阶段并且是循序进展的，而每个阶段的转换是逐渐推进的，中间并无明显界限。他将失去亲人的临终患者家属所产生的悲伤反应分成四阶段。

1. 麻木震惊阶段 丧失亲人的第一个反应是麻木和震惊，特别是突然或意料外的亲友死亡。产生这种反应的人，可能会发呆几分钟、几小时或者几天，而不能发泄自己的悲伤。

2. 渴望阶段 麻木之后的反应是悲伤，渴望和思念已逝去的亲人，希望死去的人能够回来。反复回忆死者在世时的情形，检视自己以往对死者的过错。有时，临终患者家属会强烈感觉死者的存在，看到影子或听到声音，就以为死者已经回来。

3. 颓丧阶段 寻求死者复生的努力失败，临终患者家属开始接受这个永久的事实，痛苦的程度和次数随着时间渐渐削减，但人会变得颓丧，感到人生的空虚及平淡，对一切事物不感兴趣。

4. 复原阶段 随着时间的流逝，家属逐渐接受现实，悲痛渐渐地减弱，并且开始探索他可以面对的世界。意识到只有放弃不现实的希望，放弃原有的"自我"，重新建立起一种新的生活取向，才能有新的开始，才能恢复正常生活。

据帕克斯的观察，临终患者家属经历上述四个阶段，大约需要一年的时间，有时候临终患者家属在许多年之后，会偶然触景生情，思念失去的亲人，这种思念会成为临终患者家属新生活的一个组成部分。

（二）影响丧亲者调适的因素

1. 对死者的依赖程度 家属对死者经济上、情感上、生活上依赖性越强，面对患者死亡后的调适越困难。常见于配偶关系。

2. 病程的长短 急性死亡病例，由于家人对突发事件毫无思想准备，易产生自责、内疚心理；慢性死亡病例，家人已有心理准备，则较能调适。

3. 死者的年龄 死者若为高龄年长死亡，一般会认为是自然规律，民间称之为"老喜丧"。对这样的死者，亲人的悲痛时间较短，悲伤的程度也较轻。死者若为中壮年或青少年，"白发人送黑发人"历来是最悲哀的事情，那么死者的配偶、父母或其他亲友自然会悲痛欲绝。

4. 家属的支持系统 家属存在其他支持系统，且能提供支持援助，则较易度过哀伤期。

5. 失去亲人后的生活改变 失去亲人后的生活改变越大、越难调适，如中年丧夫、老年丧子。

（三）丧亲者的护理

1. 做好尸体护理 体现了对生者的抚慰，对死者的尊重。

2. 陪伴鼓励家属 死亡是患者痛苦的结束，而对丧亲者则是悲哀的高峰，必将影响其身心健康和生存质量，护理人员对家属关怀的方法是陪伴、鼓励及认真倾听，诱导他们把痛苦的感情全部宣泄出来，再做出全面评估，针对不同的心理反应制定护理措施。

3. 加强心理疏导 根据丧亲者不同的心理问题采取心理疏导，协助其表达内心痛苦、悲伤、愤怒、罪恶等各种情绪，疏导过程中尊重家属的宗教信仰及文化差异。护理人员可采用移情与解释相结合的方式使家属能正视现实，正确认识疾病及其他问题，从而平衡自己的心理状态。

4. 提供生活指导 护理人员深入了解家属的实际困难，根据具体情况对不同对象予以指导，如经济问题、家庭组合、社会支持系统等，使丧亲者感受人世间的温暖。

5. 追踪随访家属 对死者家属进行追踪式服务和照护，可通过信件、电话、访视形式开展随访工作。鼓励家属参加社会活动，建立新的生活方式。

本章小结

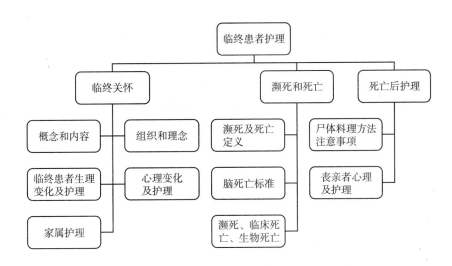

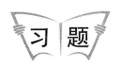

一、选择题

【A1/A2 型题】

1. 死亡的三个阶段是
    A. 心跳停止、呼吸停止、对光反射消失   B. 昏迷、呼吸停止、心跳停止
    C. 濒死、临床死亡、生物学死亡   D. 肌力消退、肌张力减退、反射消失
    E. 尸斑、尸冷、尸僵

2. 目前医学界对死亡的判断标准是
    A. 各种反射消失   B. 无呼吸   C. 心搏停止
    D. 无运动和反应性   E. 心电波平直

3. 以下不属于脑死亡判断标准的是
    A. 心电波平直   B. 脑干反射消失   C. 自发呼吸停止
    D. 不可逆的深度昏迷   E. 脑电波消失

4. 患者，男，70 岁。晚期肝癌患者，得知病情后，感到非常恐惧和绝望，当其发怒时，护士应

A. 说服教育，使患者理智面对病情   B. 理解忍让，陪伴保护患者

C. 热情鼓励，帮助患者树立信心   D. 同情照顾，满足患者需要

E. 指导合理用药，减轻痛苦

5. 患者，男，65 岁。心力衰竭于上午 9：30 抢救无效，死亡。护士对患者死亡后的护理不正确的是

A. 撤去床上用物，立即铺好备用床

B. 在体温单的 40～42℃栏间用红笔填写死亡时间

C. 停止一切医嘱

D. 按出院手续办理结账

E. 整理病历

6. 患者，男，68 岁。因急性重症肝炎、肝衰竭死亡。护士在进行尸体护理时不正确的是

A. 用消毒液清洁尸体   B. 用 1%氯胺溶液棉球堵塞孔道

C. 用一次性尸单或尸袍包裹   D. 在袋外做传染病标志

E. 包裹后装入棉布袋中

【A3 型题】

(7～8 题共用题干)

患者，女，78 岁。晚期肝癌，肝区疼痛剧烈，腹水，呼吸困难，患者感到痛苦、悲哀，有轻生念头。

7. 患者心理反应属于

A. 否认期   B. 忧郁期   C. 协议期

D. 愤怒期   E. 接受期

8. 随着病情进展，患者出现意识模糊，进而昏迷，护士采取的措施中不正确的是

A. 躁动时选用保护具   B. 有呼吸道分泌物及时吸出

C. 眼睑不能闭合时可盖凡士林纱布   D. 保持患者口腔清洁，定期漱口

E. 注意营养及水分的补充

二、思考题

患者，男，65 岁，结肠癌术后第二次入院。入院时患者神志清楚，消瘦，呈恶病质状态，极度衰弱，生活不能自理，大小便失禁，咳嗽无力，有痰鸣音，疼痛不明显，骶尾部发红，面积 2cm×2cm，拒绝进食。患者情绪尚稳定，合作，并对护士的照顾表示感谢，但对周围事物不关心，不愿意与他人交谈。

请问：

1. 患者的心理反应属于哪个阶段？

2. 请列举患者此阶段主要的护理诊断及护理措施。

(周丽平)

扫码"练一练"

第十七章 出院护理

学习目标

1. **掌握** 出院前护理、出院后护理。
2. **熟悉** 社区护理的概念、工作内容；延续性护理的概念、方式。
3. **了解** 社区护士的职责和角色；延续性护理特点。
4. 具有认真、严谨的工作态度，尊重关爱患者的意识。

案例导入

患者，男，65 岁。已婚，因糖尿病酮症酸中毒入院治疗，经过治疗病情好转，医嘱出院。

请问：

1. 患者出院前应提供哪些护理措施？
2. 患者出院后床单位如何处理？
3. 患者出院回家后，应如何为患者提供延续性护理？

第一节 出院护理

出院护理（discharge nursing）是指患者经过治疗与护理，病情好转、稳定、痊愈需出院或转院（科），或患者不愿接受医生的建议而自动离院时，护理人员对患者进行的一系列护理工作。

一、出院前护理

（一）通知患者和家属

护士根据医生开写的出院医嘱，将出院日期通知患者及家属，协助其做好出院准备。

（二）办理出院手续

1. 填写出院通知单 指导并协助患者、家属到住院处办理出院手续。结算住院费用。

2. 用药指导 患者出院后需继续用药者，凭医嘱处方到药房领取药物，交患者或家属带回，给予用药知识指导。

3. 填写患者出院护理评估单 出院前护士应对患者身心情况进行评估，及时填写出院护理评估单。

4. 健康教育 根据患者情况进行健康教育，给予相应的饮食、休息、清洁卫生、功能锻炼及复查指导。同时观察患者出院前的心理变化，给予相应的鼓励和支持，以减少患者

扫码"学一学"

扫码"看一看"

·397·

对出院的焦虑和恐惧。

5. 征求意见 征求患者对医院医疗、护理等各项工作的意见，以便改进工作，不断提高医疗护理服务质量。

6. 护送出院 护士收到出院证后，协助患者整理用物，归还所存物品及衣服，开写物品带出证。使用轮椅、平车或步行等方式护送患者出院，礼貌道别。

二、出院后护理

（一）有关文件的处理

1. 停止一切医嘱 注销各种执行卡、诊断卡及床头（尾）卡。

2. 填写出院时间 在体温单上 $40 \sim 42 \text{℃}$ 之间用红笔书写出院时间。

3. 病案归档 按出院病历排列顺序整理病历，交病案室保存。

4. 填写出院患者登记本

（二）床单位的处理

患者出院后方可整理床单位，避免在患者未离开病床时撤去被服，给患者带来心理上的不舒适感。

（1）撤下污被服放入污衣袋，根据疾病的种类决定清洗、消毒方法。

（2）床垫、床褥、枕芯、棉胎或毛毯放于日光下暴晒 6 小时或用紫外线照射消毒后，按要求折叠。

（3）床及床旁桌椅用消毒液擦拭。非一次性使用的痰杯、脸盆、便盆，须用消毒液浸泡消毒。

（4）病室开窗通风。

（5）铺好备用床，准备迎接新患者。

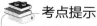

考点提示

患者出院后医疗文件及床单位的处理。

（6）传染病患者的床单位及病室，按传染病终末消毒法处理。

扫码"学一学"

第二节　出院后续护理

一、社区护理

出院是患者从医疗环境回归到家庭及社区的过程，部分出院患者将在社区内完成其后续的治疗和护理工作。

（一）概念

对于社区护理的解释，目前尚无统一的定义，我国多采用美国护理协会（American Nursing Association）赋予社区护理的定义：社区护理是将公共卫生学及护理学理论相结合，用以促进和维护社区人群健康的综合性学科。社区护理以健康为中心，以社区人群为对象，以促进和维护社区人群健康为目标。

社区护理的概念包含三个方面的内涵，即促进健康、保护健康、预防疾病及残障，最大限度保证及促进人们的健康。促进健康的活动包括指导社区居民养成良好的生活习惯，注意合理的营养、饮食、锻炼，组织有益的文体活动（跳舞、太极拳、健美操等），开展各种卫生宣传教育（包括优生优育、卫生保健知识竞赛等），促进社区的全民健康；保护健康的主要任务是贯彻落实第一级预防措施，保护社区居民免受环境中有害因素的侵袭，如注意饮食、饮水卫生，防止空气、噪声、居家装修的污染，并禁止在公共场合吸烟等；预防疾病及残障则是通过二、三级预防保健，防止疾病或伤害的发生、发展，减少并发症、后遗症的出现，促进残障的康复等。

（二）工作内容

社区护理范围非常广泛，将其工作内容加以归纳，可以概括为下列几个方面。

1. 社区保健服务　是指向社区各类人群提供不同年龄阶段的身心保健服务，其重点人群为妇女、儿童、老年人。

2. 社区慢性身心疾病患者的管理　是指向社区的所有慢性疾病、传染病及精神疾病患者提供他们所需要的护理及管理服务。

3. 社区急、重症患者的转诊服务　是指帮助那些在社区无法得到适当的救护、治疗的急、重症患者转入上一级或适当的医疗机构，使患者得到及时、必要的救治。

4. 社区临终关怀　社区护士为居家的临终患者提供临终护理服务，以减轻临终患者的身心痛苦，维护其尊严，改善其生活质量，使临终患者能平静舒适地度过人生的最后阶段。同时为临终患者的家属提供心理、精神支持，帮助丧亲者安全度过居丧期。

5. 社区健康教育　是指以促进和维护居民健康为目标，向社区各类人群提供有计划、有组织、有评价的健康教育活动，从而提高居民对健康的认识，促进健康生活方式及行为的养成，提高其健康水平。

6. 社区康复服务　是指向社区残障者提供康复护理服务，帮助其改善健康状况，恢复功能。

7. 传染病的防治　社区护士参与社区传染病的预防与控制工作，对社区居民进行预防传染病的知识培训，提供一般消毒、隔离技术等护理咨询与指导。

（三）社区护士的职责

1. 照顾　照顾是护士的基本职责。社区护理的对象包括个人、家庭、社区和社会，这就要求社区护士既要熟悉临床护理的知识和技能，为患者进行整体护理，又要具有流行病学的知识，能及时发现疾病的致病因素并进行预防。

2. 健康教育　社区健康教育更多侧重在疾病的康复、预防和建立健康的行为与生活方式方面。护士是社区健康教育的主要实施者，应运用健康教育程序，有计划、有目的、系统地实施教育，把知识和技术教给患者、家庭、社区人群。要充分认识人的行为改变的艰巨性和长期性，开展持之以恒的健康教育。

3. 健康咨询　护士运用沟通技巧，通过解答护理对象的问题，提供相关信息，给予患者情绪支持及健康指导，澄清护理对象对疾病与健康有关问题的疑惑，使护理对象清楚地认识自己的健康状况，并且以积极有效的方法应对及处理问题，提高其健康水平。

4. 健康协调　在对护理对象的服务过程中，护士需联系并协调与相关人员及机构之间的相互关系，维持有效沟通，以便诊断、治疗、救助、护理或其他卫生保健工作得以顺利进行，保证护理对象获得最适宜的全面医护照顾。

5. 健康合作　合作是双方或多方共同决定某项活动或工作。在社区，护士需要合作的部门与人员很多，社区护士可能需要与居委会、学校、厂矿或当地行政机构通力合作，才能做好社区卫生工作。

6. 康复训练　护士运用相关专业知识和技能，对患者进行心理康复教育，协助并训练患者在疾病限制下发挥其身体最大的能力，利用残肢或矫正用具工作或生活，使其能自我照顾，减除对家庭、社会的依赖。

7. 护理研究　目前我国社区护理尚处于起步阶段，有许多问题需研究探讨，社区护士有责任针对社区护理中涉及的问题进行研究探讨，形成能真正指导社区护理实践的具有中国特色的社区护理理论，以推动我国社区护理的有序发展。

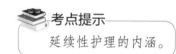

考点提示

社区护理概念的内涵；社区护士职责。

二、延续性护理

（一）概念

20 世纪 80 年代，美国宾夕法尼亚大学科研组织总结形成了延续性护理模式（transitional care model，TCM），并在其后的 20 余年里一直致力于该模式的应用和推广。然而迄今为止，延续性护理尚无统一的概念。美国老年医学会将延续性护理（transitional care）定义为：为了确保高危人群在变更医疗场所或改变医疗服务的提供者时，能够得到连续、协调的卫生服务和及时预防不良结果发生，而设计的一系列按时间和环境划分的护理服务。延续性护理的内涵如下。

1. 信息的延续　对患者信息（过去发生的事件和个人情况）的使用，使当前的照顾适合每一个人。

考点提示

延续性护理的内涵。

2. 管理的延续　对患者不断变化的需求做出反应，对患者的健康状况实施的一种连续、一致的管理方法。

3. 关系的延续　患者与一个或者多个卫生服务提供者之间的一种持续的治疗性关系。

（二）特点

延续性护理具有复杂的多维度、多机构、跨专业的属性，强调患者在疾病急性期以及出院后的需求，尤其是患者出院回归家庭后，因为在此期间错误的发生率以及为此付出的代价均较高。延续性护理的特征可概括为"4C"，即：综合性（comprchensiveness）：是指综合评估患者的状况，促进从医院到社区或家庭的延续性服务的实现；延续性（continuity）：是指确保常规随访的持久性；协调性（coordination）：是指医护人员之间或医护人员与患者的照护者之间的沟通协调；合作性（collaboration）：即患者与医护人员就彼此设定的特定目标而进行的相互合作。

（三）方式

目前，延续性护理有多种方式，如上门随访、电话随访、微信公众号及专用热线电话等。

1. 上门随访　是指护理人员进入患者家庭提供延续性护理服务的一种随访方式。这种随访方式可以与患者面对面交流，护理人员可以准确地评估患者的情况，给予针对性的护理服务及健康指导，可以使患者及其家属较快地掌握自我护理技能，同时还可增进护患关系。但缺点是家庭随访有时间的局限，医院的人力资源相对缺乏，实施起来比较困难，若能与社区卫生机构协作实施，患者会得到更周到的健康照护。

2. 电话随访　由护士引导的电话随访是国内外一种比较新的干预和随访形式，它最大的特点就是经济、方便、高效，不需要使用者掌握特殊的技能和拥有特殊的设备，能和更多的患者接触，随时了解患者的病情变化，及时给予护理指导，并给患者提供信息和支持。电话随访的实施需要制定出院患者电话随访指南、电话随访流程图、电话随访记录单以及电话随访配套的书面出院指导，患者在出院前除接受医院常规的出院指导外，还要接受与电话随访相配套的书面出院指导。

3. 微信公众号　利用微信公众号进行远程医疗咨询服务和健康教育，将方便经济的通信工具延伸到护理服务中，不但节省了大量时间，还节省了人力资源。根据患者的不同健康需求，由微信延续性教育团队共同编写并推送针对性的健康教育内容。缺点是很多老年患者或残障人士不方便应用。

4. 专用热线电话　医院各科室开设专用热线电话，安排专人接打电话，及时解答出院患者提出的疑问、提醒复诊时间、进行健康指导等。这种方法方便快捷，能够随时解决患者提出的问题，缺点是如果患者描述不清楚，会出现指导错误。

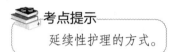

考点提示

延续性护理的方式。

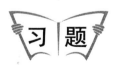

本章小结

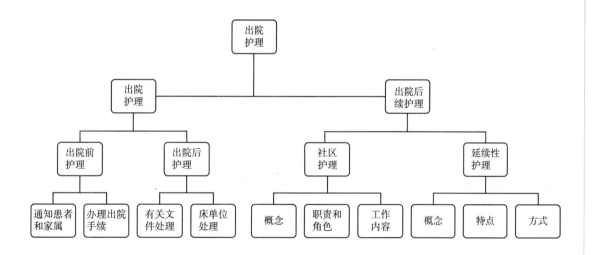

习题

一、选择题

【A1/A2 型题】

1. 以下哪项不属于延续性护理的特点

    A. 综合性　　　　　　　B. 延续性　　　　　　　C. 协调性

    D. 合作性　　　　　　　E. 计划性

2. 以下哪项不是社区护理的工作内容

    A. 社区保健服务　　　　　　　　B. 社区急、重症患者的转诊服务

    C. 急危重症治疗　　　　　　　　D. 社区临终关怀

    E. 传染病的防治

3. 患者出院后，对病床单元的处理中，下列哪项不妥

    A. 撤下被服送洗　　　　　　　　B. 床垫、棉胎置于日光下暴晒6小时

    C. 痰杯、便盆浸泡于消毒液中　　D. 病床单元用消毒液擦拭

    E. 立即铺好暂空床

4. 患者，因糖尿病住院治疗，出院后社区护士教患者注射胰岛素的方法，该护士的角色为

    A. 健康教育者　　　　　　B. 照顾者　　　　　　C. 健康合作者

    D. 健康协调者　　　　　　E. 康复训练者

5. 患者，阑尾炎术后康复出院，护士送其出院，以下用语哪项不妥

    A. 欢迎再来　　　　　　　B. 请多保重　　　　　　C. 请定期检查

    D. 慢走，注意安全　　　　E. 请按时服药

6. 患者，诊断为"肺结核"，经过治疗病情稳定，经医生同意后出院，该患者出院时的终末消毒处理中，哪项不妥

    A. 患者洗澡，换清洁衣裤　　　B. 个人用物消毒后方可带离病区

    C. 被服及时送洗衣房清洗　　　D. 室内空气采用喷洒过氧乙酸消毒

    E. 病床、桌椅用消毒液擦拭

【A3 型题】

(7 ~9 题共用题干)

患者，男，72 岁。因糖尿病足入院做截肢手术，术后恢复良好，医生医嘱出院。

7. 以下出院护理的措施中，哪项不妥

    A. 办理出院手续　　　　　　　B. 通知患者和家属

    C. 协助患者整理用物　　　　　D. 介绍出院后注意事项

    E. 撤出床上污单，铺备用床

8. 患者出院前，护士教给患者康复锻炼的方法，该护士的角色为

    A. 健康评估者　　　　　　B. 照顾者　　　　　　C. 健康合作者

    D. 健康协调者　　　　　　E. 康复训练者

9. 患者出院后，以下有关医疗文件的处理中，哪项不妥

    A. 注销各种执行卡

    B. 在体温单上40 ~42℃之间用蓝笔书写出院时间

    C. 按出院病历排列顺序整理病案，交病案室保存

    D. 填写出院患者登记本

    E. 撤掉床尾卡或床头卡

二、思考题

患者，女，67 岁，胃大部切除术后 2 周，患者恢复良好，医生医嘱出院。

请问：

1. 患者出院前，护士应为其提供哪些护理服务？
2. 患者出院后，护士应完成哪些护理工作？

（李青文）　　扫码"练一练"

附　　录

附表1

体 温 单

姓名 <u>李　某</u>　　科室　<u>外科</u>　　床号　<u>18</u>　　入院日期 <u>2016-12-29</u>　　住院病历号　<u>20091156</u>

日　期	2016-12-29	30	31	2017-1-1	2	3	4
住院天数	1	2	3	4	5	6	7
术后天数			1	1 / 2	2 / 3	3 / 4	4 / 5
时　间	3 7 11 15 19 23	3 7 11 15 19 23	3 7 11 15 19 23	3 11 15 19 23	3 7 11 15 19 23	3 7 11 15 19 23	3 7 11 15 19 23

脉搏 体温 （次/分）℃

180 42
160 41
140 40
120 39
100 38
80 37
60 36
40 35
20 34

入院于十一时卡分　　外科于十一时卡分　　手术　　分娩于十九时卡五分　　手术2　　不开　　外出　　出院于十一时三十分

呼吸（次/分）	20 18	20 20	18 20 22 24	® ® ® 24 ® 22	20 20 18		18 20
大便（次/日）	2	※	1/E	0	1		
小便	+	1580	1800	1500	2000		
体重（kg）	平车						
身高（cm）							
血压(mmHg)	130/80						
入量(ml)		2380	2690	2260			
出量(ml)		2460	2880	2200			
药物过敏	氨苄西林	细胞色素c					

附表 2

长期医嘱单

姓名　李某　　　　　科别　内一科　　　　　床号　25　　　　　住院病历号　2016120221

开　始					停　止			
日期	时间	医　嘱	医师签名	护士签名	日期	时间	医师签名	护士签名
2016 - 10 - 3	9：42	内科护理常规						
		一级护理						
		测 BP、P、R　q6h			10 - 5	9：00	李未	唐青
		维生素 B_{12}　1mg im qod						
		维生素 B_1　100mg im qd						
		螺内酯片　20mg po bid						
		记24小时尿量	李未	崔英				
	10：10	生理盐水　10ml　静滴						
		头孢拉定　2.0　30滴/分	李未	崔英				

第　页

附表 3

临时医嘱单

姓名　李某　　　　　科别　内一科　　　　　床号　25　　　　　住院病历号　2016120221

日期	时间	医　嘱	医师签名	执行护士签名	执行时间
2016 - 10 - 3	9：42	血常规			
		尿常规			
		便常规			
		床旁心电图			
		葡萄糖测定（快速）　1次			
		肝肾功能检查	李未		
	9：45	头孢拉定　　　皮试（－）	李未	唐青	10：05
	20：06	呋塞米片　20mg po st	张明	王冰	20：10

第　页

附表4

手术清点记录单

科别_____ 姓名_____ 性别_____ 年龄_____ 住院病历号_____

手术日期_____年_____月_____日 手术名称_____

输入血型_____ 血液成分名称_____ 血量_____ml

器械名称	术前清点	术中加数	关体腔前	关体腔后	器械名称	术前清点	术中加数	关体腔前	关体腔后
卵圆钳					咬骨钳				
巾钳					骨刀、凿				
持针钳					拉钩				
组织钳					刮匙				
大弯血管钳					脊柱牵开器				
弯血管钳					腹腔牵开器				
直血管钳					胸腔牵开器				
蚊式钳					有齿镊				
直角钳					无齿镊				
扁桃腺钳					刀柄				
柯克钳					手术剪				
胃钳					吸引头				
肠钳					电烧（头）				
取石钳									
胆石刮									
胆道探子					大纱垫				
肾蒂钳					小纱垫				
输尿管钳					纱布				
沙式钳					纱条				
持瓣钳					棉片				
阻断钳					棉签				
肺叶钳					阻断带				
心房钳					花生米				
心耳钳					缝针				
哈巴狗					注射器				
气管钳					针头				
剥离子					棉球				
髓核钳									

手术器械护士签名_____　　　　巡回护士签名_____

体内植入物条形码粘贴处：

填表说明：
1. 表格内的清点数必须用数字说明，不得用"√"表示。
2. 空格处可以填写其他手术物品。
3. 表格内的清点数目必须清晰，不得采用刮、粘、涂等方法涂改。
4. 本表为参考表，由于不能涵盖所有手术器械，建议医院根据实际设定器械名称。

附表5

出入液量记录单

姓名　李某　　　　科别　　　内一科　　　　床号　25　　　　住院病历号　2016120221

时间		入量		出量		签名
		项目	量（ml）	项目	量（ml）	
2016－10－3	10：00	温开水	50	小便	100	
		生理盐水	250			张 惠

附表 6

护理记录单

科别＿＿＿　姓名＿＿＿　性别＿＿＿　年龄＿＿＿　床号＿＿＿　住院病历号＿＿＿　入院日期＿＿＿　诊断＿＿＿

日期时间	意识	体温(℃)	脉搏(次/分)	呼吸(次/分)	血压(mmHg)	血氧饱和度(%)	吸氧(L/min)	入量		出量			皮肤情况	管路护理	病情观察及措施	护士签名
								名称	(ml)	名称	(ml)	颜色性状				

第＿＿＿页

注：本表为参考表，医院应当根据本院各专科特点设定记录项目。

附表7

病室护理交班报告

年　月　日

班次	原有	现有	出院	转出	死亡	入院	转入	手术	分娩	病危	病重	特护	一级护理	发热	心理行为障碍
白班	34	33	1	1		1		1		1		1	11	15：00 02 - 38.9℃ 11 - 39.8℃	跌倒高危：15床
晚班	33	33								1		1	11	19：00 02 - 38.0℃ 11 - 38.8℃	压疮高危：20床
夜班	33	33								1		1	11	7：00 11 - 38.0℃	

项目	床号	姓名	诊断	白（A）班	晚（P）班	夜（N）班
出院	01	刘云	胃癌	10：00 出院		
转出	30	王芳	甲亢	10：00 转院		
入院	05	张雄	甲亢	9：00 步行入院		
手术	20	胡明	脾破裂		18：00 急诊入院，20：00 术毕回病房，详见护理记录单	7：00 腹腔引流血性液体300ml
病危	16	王晓	肝癌		上腹部疼痛，遵医嘱予以镇痛处理	夜间入睡困难

护士长：　　　　　　签名：　　　　　　签名：　　　　　　签名：

参考答案

第一章

1. D   2. C   3. E   4. B   5. C   6. B   7. D   8. B   9. D   10. B
11. B

第二章

1. B   2. B   3. B   4. C   5. D   6. E   7. D   8. C   9. E   10. C
11. D   12. C   13. A   14. D   15. B   16. D   17. E   18. C   19. E   20. E
21. C   22. E   23. B   24. E   25. E   26. E   27. D   28. E   29. B   30. E

第三章

1. B   2. D   3. E   4. D   5. A   6. D   7. C   8. E   9. D   10. D
11. C   12. E

第四章

1. D   2. C   3. C   4. E   5. D   6. C   7. B   8. D   9. A   10. C
11. B   12. E   13. B   14. D   15. D   16. C   17. E   18. E   19. C   20. D

第五章

1. D   2. D   3. C   4. C   5. A   6. B   7. E   8. A   9. A   10. C
11. C   12. C   13. B   14. D   15. E   16. D   17. E   18. C   19. E   20. E
21. A   22. E   23. B   24. C   25. A

第六章

1. C   2. B   3. A   4. E   5. D   6. C   7. A   8. E   9. E   10. A
11. E   12. C   13. E   14. C   15. C

第七章

1. D   2. B   3. D   4. C   5. D   6. C   7. C   8. C   9. B   10. E
11. C   12. E   13. C   14. B   15. E   16. D

第八章

1. E   2. B   3. C   4. C   5. B   6. E   7. A   8. C   9. B   10. A
11. C   12. C   13. B   14. B   15. C   16. D

第九章

1. B   2. D   3. D   4. C   5. C   6. B   7. C   8. C   9. E   10. C
11. C   12. C   13. D   14. B   15. C

第十章

1. B   2. C   3. D   4. E   5. A   6. B   7. D   8. B   9. E   10. C

11. C   12. B   13. A   14. C   15. C   16. D   17. C   18. D   19. E   20. B

21. D   22. E   23. D

第十一章

1. C   2. E   3. A   4. C   5. C   6. C   7. E   8. B   9. A   10. E

11. E   12. B   13. D   14. D   15. B   16. B   17. C   18. D   19. C   20. E

21. E   22. B   23. C   24. E   25. E   26. D   27. D   28. C   29. C   30. C

31. B   32. B   33. B   34. D   35. D   36. D   37. D   38. E   39. D   40. C

第十二章

1. D   2. A   3. E   4. B   5. C   6. D   7. D   8. E   9. C   10. D

11. B   12. A   13. C   14. B   15. C   16. C   17. E   18. E   19. D   20. D

21. A   22. E   23. D   24. A   25. B   26. E   27. C   28. B   29. A   30. D

31. B   32. B   33. B   34. D   35. D   36. B   37. B   38. A   39. B   40. D

41. A

第十三章

1. A   2. A   3. C   4. A   5. D   6. E   7. D   8. B   9. D   10. A

11. E   12. B   13.   14. C   15. B   16. B   17. D   18. A   19. D   20. E

21. E   22. D   23. C   24. E   25. A   26. B   27. C   28. E   29. A   30. C

31. B   32. E   33. D   34. A   35. B   36. A   37. C   38. B   39. D   40. D

41. B   42. E   43. C

第十四章

1. D   2. E   3. C   4. B   5. D   6. D   7. B   8. B   9. B   10. A

11. D   12. A

第十五章

1. A   2. B   3. A   4. B   5. E   6. E   7. A   8. C   9. A   10. C

11. A   12. E   13. D   14. C   15. C   16. D   17. C   18. C   19. B   20. D

21. D   22. C   23. B   24. A   25. E   26. D

第十六章

1. C   2. C   3. D   4. B   5. A   6. E   7. B   8. D

第十七章

1. E   2. C   3. E   4. B   5. A   6. C   7. E   8. E   9. B

参考文献

[1] 李小寒，陈少梅．基础护理学［M］．6版．北京：人民卫生出版社，2017．

[2] 博傲教育专家编写组．全国护士执业资格考试应试教材［M］．上海：第二军医大学出版社，2017．

[3] 周更苏，王芳．基础护理学［M］．北京：人民卫生出版社，2016．

[4] 颜文贞，肖洪玲．基础护理学［M］．北京：人民卫生出版社，2016．

[5] 左凤林，韩斗玲．基础护理学［M］．北京：中国协和医科大学出版社，2016．

[6] 左凤林，董翠红．基础护理技术［M］．北京：中国中医药出版社，2016．

[7] 李玲，蒙雅萍．基础护理学［M］．3版．北京：人民卫生出版社，2015．

[8] 李丽娟，付能荣．基础护理与技术［M］．北京：中国医药科技出版社，2015．

[9] 谢秀茹，王君华．基础护理学［M］．3版．西安：第四军医大学出版社，2015．

[10] 袁静，宋建中．基础护理技术［M］．武汉：华中科技大学出版社，2015．

[11] 张美琴，邢爱红．护理综合实训［M］．北京：人民卫生出版社，2014．

[12] 周春美，张连辉．基础护理学［M］．3版．北京：人民卫生出版社，2014．

[13] 陶丽云．护理基本技术［M］．2版．北京：高等教育出版社，2014．

[14] 医政医管局．病历书写基本规范详解［M］．北京：科学出版社，2014．

[15] 叶玲，苗晓琦．基础护理学［M］．北京：中国医药科技出版社，2013．

[16] 章晓幸，张美琴．基本护理技术［M］．北京：高等教育出版社，2013．

[17] 于兰，谢娜．基础护理学［M］．北京：中国医药科技出版社，2013．

[18] 薛松梅．基础护理学［M］．北京：军事医学科学出版社，2013．

[19] 彭刚艺，刘学琴．临床护理技术规范（基础篇）［M］．2版．广东：广东科技出版社，2013．

[20] 左凤林，王艳兰，韩斗玲．基础护理学［M］．2版．西安：第四军医大学出版社，2012．

[21] 姜安丽．护理学基础［M］．2版．北京：人民卫生出版社，2012．

[22] 湖南省卫生厅．湖南省医院护理工作规范［M］．长沙：湖南科学技术出版社，2011．

[23] 陶莉．护理学基础［M］．北京：北京大学医学出版社，2011．

[24] 王春梅．两种降温方法在小儿先天性心脏病术后高热中的运用及效果分析［J］．护士进修杂志，2013，28（4）：368－369

[25] 王新．ICU高热伴脑损伤患儿亚低温治疗仪降温护理［J］．实用临床医药杂志，2011，15（14）：16－17，20．

[26] 中华人民共和国卫生行业标准 WS/T 525—2016 医院感染管理专业人员培训指南．

[27] 中华人民共和国卫生行业标准 WS/T 508—2016 医院医用织物洗涤消毒技术规范．

［28］中华人民共和国卫生行业标准 WS/T 509—2016 重症监护病房医院感染预防与控制规范．

［29］中华人民共和国卫生行业标准 WS/T 510—2016 病区医院感染管理规范．

［30］中华人民共和国卫生行业标准 WS/T 511—2016 经空气传播疾病医院感染预防与控制规范．

［31］中华人民共和国卫生行业标准 WS/T 512—2016 医疗机构环境表面清洁与消毒管理规范．

［32］中华人民共和国卫生行业标准 WS/T 313—2009 医务人员手卫生规范．

［33］中华人民共和国卫生行业标准 WS/T 311—2009 医院隔离技术规范．